U0238731

感染与免疫

Infection and Immunity

马春红　主编

山东大学出版社
·济南·

图书在版编目(CIP)数据

感染与免疫 / 马春红主编. —济南:山东大学出
版社,2021.3(2024.1 重印)
ISBN 978-7-5607-6896-0

Ⅰ. ①感… Ⅱ. ①马… Ⅲ. ①感染－疾病－诊疗－医
学院校－教材 ②免疫性疾病－诊疗－医学院校－教材
Ⅳ. ①R4②R593

中国版本图书馆 CIP 数据核字(2021)第 049304 号

Ganran yu Mianyi

策划编辑	唐　棣
责任编辑	李昭辉
封面设计	周香菊
插　图	张　蕾

出版发行	山东大学出版社
社　址	山东省济南市山大南路 20 号
邮政编码	250100
发行热线	(0531)88363008
经　销	新华书店
印　刷	济南华林彩印有限公司
规　格	787 毫米×1092 毫米　1/16 28.25 印张　628 千字
版　次	2021 年 3 月第 1 版
印　次	2024 年 1 月第 2 次印刷
定　价	76.00 元

《感染与免疫》编委会

前　言

为顺应现代生命医学科学的迅猛发展趋势,提高我国生命医学科学的教育水平,满足不断扩大的人才培养需求,需要打破传统的单一学科教学模式,建立起模块式和整合式的教学模式。为此,我们整合医学免疫学、医学微生物学、人体寄生虫学三门学科,编写了《感染与免疫》一书。本书实现了三门学科的有机整合,内容编排符合循序渐进的过程,各章节紧密衔接而不重复,并融入了医学发展史和重大医学研究成果等相关内容,重在培养学生的创新思维和科学精神。我们在编写时充分考虑了学生的培养需求和理解能力,遵循"大医学""大健康"的理念,贯穿了病原体感染、致病机理与免疫防治的应用导向,深入浅出,既顾及了学科发展的基本内容及最新进展,亦顾及了作为一门整合学科的内容系统性,意在帮助学生打下扎实的理论基础和塑造科学创新思维,致力于培养能独立开展生物医学科学研究的高层次人才。

《感染与免疫》全书共二十章,主要内容包括感染与免疫概述、免疫系统与免疫应答、微生物感染与免疫、寄生虫感染与免疫、异常应答与免疫干预五个板块。全书以"感染与免疫"为主线讲解了病原生物学和免疫学的基本概念及理论学说,并介绍了常见病原体诱导免疫应答及逃逸的机制。全书篇幅较大,受学时限制,在教学中可在课堂上有选择性地讲授,主要聚焦于基本概念和难点,至于免疫防治、免疫学技术及病原生物体检测等内容可由学生自行学习。本书主要供生物医学专业的本科生使用,临床医学(五年制、本硕班、八年制)、药学、口腔医学、护理学及预防医学专业学生亦可选用。

为体现更广泛的适用性、代表性及新颖性,本书编委由各学科的资深骨干教师或相关领域的研究专家担任,主编和副主编对全书内容进行了审定和校对,并由张蕾负责插图绘制,山东大学出版社负责全书的出版工作。

本书经过全体编委的通力合作才得以完成。作为第一版整合教材,难免存在疏漏及不当之处,在此特恳请广大师生在使用过程中多多提出宝贵意见,以便帮助我们在今后的修订中不断提高教材质量,使之更加完善。

编　者
2021年1月

目 录

第一章　感染与免疫概述

在漫漫的历史长河中,感染以及感染引起的各类疾病一直困扰着人类。在历史上,感染性疾病曾经多次导致世界范围内的大流行,造成的死亡人数远高于死于战争或其他天灾人祸的人口总数。英国乡村医生爱德华·詹纳(Edward Jenner)研制出了牛痘苗,通过免疫接种预防天花,开创了免疫预防的先河。法国微生物学家路易·巴斯德(Louis Pasteur)等相继发明了预防炭疽、狂犬病等传染病的疫苗,有效地遏制了多种烈性传染病的发生。20世纪中期,世界卫生组织通过推行疫苗接种计划,成功地消除了自然界中的天花病毒对人类的威胁,这也让天花成了人类历史上成功被消灭的第一种恶性传染病。伴随着普遍开展的疫苗免疫和根除病原体计划,世界范围内乙肝病毒的携带率已大大降低,脊髓灰质炎极有希望在不久的将来被消灭。但是,目前流行的多种传染病仍缺乏疫苗,尤其是伴随人类工业开发导致的生态系统与环境改变、全球化进程加速、微生物适应/改变引起跨物种传播和耐药等因素的影响,感染性疾病重新成为严重威胁人类健康的重要卫生问题。近年来,新型流感病毒、重症急性呼吸综合征(SARS)病毒、中东呼吸综合征(MERS)病毒、新型冠状病毒(SARS-CoV-2)等造成的新发传染病和再发传染病不断出现,给全球公共卫生和经济带来了极大的影响。深入理解病原体产生、变异与致病机制等特点,阐明其免疫应答规律,并进行有效的免疫防治,仍是感染与免疫研究的重要任务。

我们的机体时刻受到各类病原生物的威胁,只要有机会,它们就会在人体内生长繁殖,引起疾病。人类在经历无数次流行病、战胜各种各样传染病的过程中逐渐认识了包括微生物和寄生虫在内的各种病原生物,明确了病原生物感染是导致传染病的根本病因,从而形成了病原生物学这门学科。伴随着分子生物学与新技术的进步,现代病原生物学突飞猛进。人类在同病原生物的斗争中,很早就发现人体具有抵抗病原生物感染的能力,从而提出了"抗感染免疫"的概念。随着技术的进步及科学的发展,人们逐渐揭示了免疫系统及免疫应答的原理,形成了免疫学。本章将以人类对微生物、寄生虫及免疫的认识过程为线索,介绍病原生物学和免疫学的发展历史,并贯穿介绍相关主要概念和基本原理。

第一节 病原生物的发现与病原生物学的建立

数千年前，人们已经知道许多严重的疾病会在人群中发生传播，但直到 17 世纪荷兰人列文虎克（A. van Leeuwenhoek）发明了显微镜之后，凭借 19 世纪德国细菌学家罗伯特·科赫（Robert Koch）和巴斯德的出色工作，才真正使人们认识到传染病是由寄生于体内且肉眼不可见的感染性病原生物在人与人之间传播造成的，但同时也发现很多寄生生物的出现并不一定引起疾病。这促使人们思考：这些微生物为什么会存在？它们需要什么？如何才能更好地寄生？为什么有些微生物引起疾病而另一些则是无害的？机体又该如何更好地防御和抵抗致病微生物的感染？对这些问题的回答推动了病原生物学及传染病学的发展。

一、传染病病因认识时期

古代人类虽然没有确切观察到病原生物的存在，但却早已将微生物学知识运用到了一些疾病的防治之中。我国北宋时期（11 世纪初）的医家刘景就曾经提出"肺痨由小虫引起"的论点。意大利医生吉罗拉莫·弗拉卡斯托罗（Girolamo Fracastoro）利用他对流行病的观察和了解，于 1546 年撰写了一篇关于病原生物理论的论文，名为《传染病》。弗拉卡斯托罗正确地推测，自然界中存在微小的自由生命有机体，他称之为"疾病的种子"。尽管肉眼看不见，但他假定这些致病生物可以在人与人之间传播，从而引发疾病，疾病的传播方式可分为接触传染、媒介间接传染和空气传染三种方式，这一观点至今仍然符合流行病学规律。我国清代乾隆年间（1736～1796），师道南曾在《天愚集·鼠死行篇》中写道："东死鼠，西死鼠，人见死鼠如见虎，鼠死不几日，人死如圻堵……"，生动描述了当时鼠疫猖獗的可怕情形，指出了鼠疫的流行环节。19 世纪 40 年代早期，匈牙利产科医生伊格纳茨·赛麦尔维斯（Ignaz Semmelweis）观察到，当产科医生没有进行尸检时，诊所的产褥热死亡率会显著下降。他据此提出，某些形式的腐烂物质会由医生在尸检和分娩台之间的轮转过程中携带并传播给孕妇，导致孕妇感染产褥热死亡。1849 年，英国著名医生约翰·斯诺（John Snow）出版了一本小册子，推测霍乱是一种由水或食物传播的肠道疾病，他直接挑战了当时主流的"瘴气理论"，即霍乱和其他疾病是由恶劣空气引起的。1854 年，伦敦暴发霍乱疫情，斯诺用显微镜检查了受污染的水源，观察到了"白色的絮状小颗粒"。他推测这些小颗粒是霍乱的病原体，但并未获得明确的证据。

除肉眼不可见的微生物外，自然界中存在着形形色色的各种寄生虫。寄生虫的感染和寄生虫病的流行有着悠久的历史。人类对寄生虫的认识可以追溯到公元前 3000 年，早在古希腊、古罗马和古代阿拉伯时期就有对寄生虫的文字记载，埃及的木乃伊和中国的西汉古尸中都发现了血吸虫卵；甲骨文、中医古书《黄帝内经》中也有对疟疾的描述。

然而，人类对于疟疾病原体的认识却经历了几千年，古代中外医家都认为疟疾与污浊的空气（即"瘴气"）有关，直到 1880 年，法国学者查尔斯·拉韦朗（Charles Louis Alphonse Laveran）在疟疾患者的血液中发现了疟原虫，才揭示了疟疾的病原体。

二、病原生物的发现与病原生物学的建立

荷兰纺织商人、自学成才的科学家列文虎克（Antonie van Leeuwenhoek）首先观察到了微生物。1677 年，列文虎克利用他最新研制的显微镜首次发现了许多运动着的"微小动物"，从而证实了弗拉卡斯托罗的假设，为微生物的存在提供了依据，奠定了微生物学的发展基础。

1857 年，法国微生物学家路易·巴斯德（Louis Pasteur）通过实验证明，有机物质的发酵、腐败或污染是由于环境微生物的存在，热杀菌、化学杀菌或对空气和水的过滤可使有机物质无限期地保持在无菌条件下，而不产生任何活的微生物。巴斯德的工作驳斥了当时流行的"自然发生"理论，基本上证明了导致疾病的细菌理论，并开创了现代微生物学。由巴斯德发明的"巴氏杀菌"技术很快被推广，在随后的一段时间里挽救了数百万人的生命。巴斯德还建立了巴斯德研究所，并在日后成为微生物学、免疫学和医学的国际研究中心。

德国细菌学家罗伯特·科赫（Robert Koch）发明了琼脂固体培养基，首次成功地从患病组织中培养出了细菌。他鉴定了患炭疽病的绵羊血液中的炭疽杆菌，并成功地将炭疽杆菌传染给健康的实验动物。1882 年，科赫在柏林发现了结核病的病原微生物。结核病在当时是人们最重要的死因之一，这项工作使得科赫变得家喻户晓。科赫还提出了"科赫法则"：病原体必须能够在发生疾病的个体中被发现，但不存在于健康个体中；病原体从患病个体体内分离、提纯、培养并反复传代后，可在动物模型中诱发相似疾病；同一病原体必须可以从实验动物中重新被分离。"科赫法则"至今仍然是判断微生物致病因果关系的"金标准"。

科赫和巴斯德是 19 世纪微生物学史上最有影响力的两位人物。继科赫和巴斯德在细菌学领域的里程碑式发现之后，其他病原生物学学科如真菌学、寄生虫学和病毒学从19 世纪末开始迅速发展。1876 年，德国植物病理学家和真菌学家安东·德·巴里（Anton de Bary）得出了结论，证明马铃薯枯萎病的病因实际上是一种真菌——致病疫霉（*Phytophthora infestans*）。1880 年，法国医生查尔斯·拉韦朗在检查疟疾患者的血涂片时，偶然用显微镜发现了一些可疑的"小虫子"，由此找到了导致疟疾的真凶——疟原虫。1892 年，迪米特里·伊万诺夫斯基（Dimitri Iwanovski）报告说，受"马赛克病"感染的烟叶汁液通过一个细菌过滤器后，仍能感染健康的烟草叶，从而发现了烟草花叶病毒。1898 年，弗里德里希·洛夫勒（Friedrich Loeffler）和保罗·弗罗施（Paul Frosch）发现了第一种动物病毒性疾病——口蹄疫。1926 年年底，洛克菲勒研究所的著名医学研究员托马斯·里弗斯（Thomas Rivers）向美国细菌学家学会描述了"可过滤病毒"的相关状况。随后，人们又相继分离出了很多对人类、动物和植物都具有致病性的病毒。病原

生物学发展史上主要的里程碑事件如图 1-1 所示。

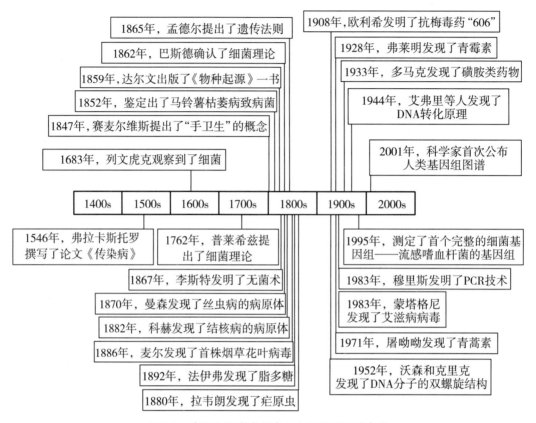

图 1-1　病原生物学发展史上主要的里程碑事件

三、病原生物的分类与基本特点

能够引起人、动物和植物罹患疾病的生物体统称为**病原生物（pathogenic organism）**。病原生物的范畴非常广泛，包括病毒、细菌、真菌、支原体、衣原体、螺旋体、蠕虫、原虫和节肢动物。其中，前六类病原生物因结构简单、体形微小，须借助显微镜才能看到，称为**微生物（microorganism，microbe）**，后三类称为**寄生虫（parasite）**。

（一）微生物

微生物是存在于自然界中的一类形体微小、结构简单，肉眼不能直接看见，必须借助光学显微镜或电子显微镜放大几百倍甚至几万倍后才能观察到的微小生物。微生物种类繁多、分布广泛，在自然界中存在数十万种微生物。按照微生物的大小、化学组成、自身结构等特点，可将其分为以下三类。

1. 非细胞型微生物

非细胞型微生物无典型的细胞结构，无产生能量的酶系统，必须在活细胞内生长增殖，由核酸（DNA 或 RNA）和蛋白质外壳组成，是最小的一类微生物。病毒就属于非细胞型微生物。

2.原核细胞型微生物

原核细胞型微生物即广义的细菌,其细胞核无核膜包裹,无核仁,只存在由裸露 DNA 形成的拟核;拥有细胞的基本构造,含有细胞质、细胞壁、细胞膜,细胞质内仅有核糖体。根据核糖体 RNA(16S rRNA)的序列分析资料,这类微生物包括真细菌和古细菌。真细菌种类繁多,包括细菌、衣原体、支原体、立克次体、螺旋体和放线菌等,后五类结构和组成与细菌相近,所以在分类学上将它们列入广义的细菌范畴;古细菌的细胞结构更简单,而且不合成细胞壁中的肽聚糖,此外古细菌还具有独特的新陈代谢方式,可在极端环境(如高温、高盐或低 pH 值等)条件下生存。

3.真核细胞型微生物

真核细胞型微生物的细胞核分化程度高,有核膜、核仁和染色体,能进行有丝分裂,细胞器完整。真菌就属于此类微生物。

在自然界中,绝大多数微生物对人类和动物、植物都是有益的,有些还是必需的,只有少数具有致病性。能引起人类及动物、植物罹患病害的微生物被称为病原微生物。例如,病原微生物可引起人类罹患伤寒、痢疾、脊髓灰质炎、艾滋病、脑炎等疾病,引起禽畜罹患鸡霍乱、牛炭疽、猪气喘等疾病,引起农作物罹患小麦赤霉病、烟草花叶病、大豆病毒病等疾病。有的微生物在正常情况下是无害的,但在某些特定的条件下可致病,故又称为条件致病性微生物。

(二)寄生虫

两种生物共同生活,其中一方获益,另一方受到损害,受害者一方给受益者一方提供营养物质和居住场所,这种关系称为**寄生(parasitism)**。寄生关系是最重要的一类共生关系,过寄生生活,暂时或永久地寄生于人或动物体表或体内以获取营养、赖以生存,并损害对方健康的生物统称为寄生物,其中多细胞的无脊椎动物和单细胞的原生生物称为寄生虫(parasite)。与人类健康有关的寄生虫称为医学寄生虫(medical parasite)。医学寄生虫根据其进化及形态特点分为以下三类。

1.原虫

原虫是单细胞真核生物,但这一个细胞却能够完成生命活动的全部功能,如摄食、代谢、呼吸、排泄、运动及生殖等。原虫体积微小,但不同虫种的大小差距很大,从几微米到几毫米。阿米巴、杜氏利什曼原虫、疟原虫、弓形虫、阴道毛滴虫等都属于医学原虫。

2.蠕虫

蠕虫是一类寄生于人体的多细胞无脊椎动物,因其借助肌肉伸缩做蠕形运动而得名。蠕虫在自然界分布广泛,绝大多数营自生生活,仅少数营寄生生活。与人类健康有关的蠕虫称为医学蠕虫,包括线虫、吸虫、绦虫和棘头虫,如蛔虫、钩虫、血吸虫和猪肉绦虫等都属于医学蠕虫。

3.节肢动物

节肢动物是动物界中最大的门,其种类繁多,分布广泛,全世界已发现的节肢动物约占动物种类总数的87%。节肢动物中,有些种类通过刺蜇、寄生和传播病原生物体等方式危害人类健康,这类具有医学重要性的节肢动物称为医学节肢动物(medical arthropod)。医学节肢动物对人类的致病作用包括直接危害和间接危害两个方面,前者如骚扰、刺蜇、吸血、致病、毒害及寄生等,代表生物如蚊、白蛉、虱、蚤、蜱和螨等;后者主要指机械性或生物性传播疾病,代表生物如蝇等。

寄生虫的种类繁多,根据其对宿主的选择性,可分为专性寄生虫(如蛔虫、钩虫和绦虫)、兼性寄生虫(如粪类圆线虫)和偶然寄生虫(如蝇蛆);根据其寄生部位,可分为体内寄生虫(如原虫和蠕虫)和体表寄生虫(如某些节肢动物);根据其寄生时间,可分为永久性寄生虫(如绦虫和丝虫)和暂时性寄生虫(如蚊和蜱)。有些寄生虫在宿主免疫功能正常时处于隐性感染状态,当宿主免疫功能低下时,虫体才大量繁殖,致病力增强,导致宿主出现临床症状,此类寄生虫(如刚地弓形虫、微小隐孢子虫等)称为机会性致病寄生虫(opportunistic parasite)。

四、病原生物对人类的危害

病原生物对人类的危害主要包括其作为病原体引起传染性疾病及作为媒介传播疾病两方面。自1973年以来,已有近40种新的病原微生物被发现,如幽门螺杆菌、超级耐药菌、人类免疫缺陷病毒(HIV)、新型肝炎病毒(HCV、HDV、HEV、HGV等)、埃博拉病毒、西尼罗河病毒、SARS病毒及2019年的新型冠状病毒SARS-CoV-2等。传染病重新成为重大的公共卫生问题,人类面临着新出现和再出现的传染病的双重威胁。

(一)病原微生物

1976年,在苏丹南部和刚果(金)(旧称"扎伊尔")的埃博拉河地区首次发现了埃博拉病毒(EBOV),该病毒在非洲爆发过数次大流行,是迄今为止致死率最高的病毒之一,能引起人类和其他灵长类动物罹患埃博拉出血热等烈性传染病。

1997年,美国科学家斯坦利·布鲁希纳(Stanley Prusiner)分离出了只含蛋白质,不含核酸组分的朊粒(prion),发现其能够导致慢性进行性致死性中枢神经系统疾病,常见的有牛海绵状脑病(即"疯牛病"),该病对养牛业、饮食业以及人的生命安全造成了巨大的威胁。此外,朊粒还能够引起人类罹患库鲁病、克-雅病、致死性家族失眠症等疾病。

超级耐药菌是指几乎对目前所有的抗菌药物都耐药的细菌,健康人感染这类细菌后几乎无法治愈。2007年,据世界卫生组织统计,每年全球有数百万人感染耐药性金黄色葡萄球菌,其中约30%的人最终不治身亡,比艾滋病病毒的死亡率还高。

2003年,发现了具有包膜的单股正链RNA病毒——SARS冠状病毒(SARS-CoV),该病毒是目前已知的最大的RNA病毒,能够导致重症急性呼吸综合征(SARS)。2003年的SARS疫情肆虐了中国广东之后,又扩散至东南亚乃至全球,波及了32个国家和地区,直至2003年中期疫情才被逐渐消灭。

2019年,出现了一种新型冠状病毒——SARS-CoV-2,能够导致人类发生急性感染性肺炎、严重急性呼吸综合征、肾衰竭,甚至死亡。该病毒自发现后,短时间内造成全球疫情大爆发,波及了全球200多个国家和地区,被世界卫生组织列为"国际关注的突发公共卫生事件"。

(二)医学寄生虫

在世界范围内,特别是在热带和亚热带地区,寄生虫所引起的疾病一直是普遍存在的公共卫生问题。全球重点防治的10种热带病中,除了麻风病(leprosy)、结核(tuber-culosis)和登革热(dengue fever),其余7种都是寄生虫病,分别是疟疾(malaria)、血吸虫病(schistosomiasis)、丝虫病(filariasis,包括淋巴丝虫病和盘尾丝虫病)、利什曼病(leishmaniasis)、锥虫病(trypanosomiasis,包括非洲锥虫病和美洲锥虫病)。

我国的寄生虫病流行情况曾经非常严重,中华人民共和国成立初期有血吸虫病、疟疾、丝虫病、黑热病和钩虫病五大寄生虫病流行,经过70多年的积极防治,取得了令世人瞩目的成就:丝虫病和杜氏利什曼原虫病已经基本被消灭,血吸虫病和疟疾也得到了很好的控制。尽管上述寄生虫病的防治工作在我国已取得了巨大的成绩,但形势仍然不容乐观,黑热病、丝虫病、血吸虫病每年仍有新发病例。随着国际交往日益频繁,一些境外输入性寄生虫病,如恶性疟、罗阿丝虫病、曼氏血吸虫病、埃及血吸虫病等在我国日益增多。目前,肠道寄生虫感染在我国有下降的趋势,但组织内寄生虫病,如旋毛虫病、囊虫病、包虫病等在我国西南、西北地区仍较严重。随着我国人民生活水平的提高和一些不良饮食习惯的存在,食源性寄生虫病(food-borne parasitosis)的种类和患者数也在不断增加,再现和新现寄生虫病也不断增多。当前,我国已将血吸虫病、疟疾、包虫病、黑热病、土源性寄生虫病、食源性寄生虫病纳入了《"健康中国2020"战略规划——寄生虫病防治优先领域研究报告》。

第二节 抗感染免疫与免疫学的诞生和发展

"Immunity"的概念最早出现在公元前430年古希腊历史学家修西德底斯的文献中。公元10世纪,中国北宋医家发明了"人痘苗",成功预防了天花(smallpox),开启了以抗感染免疫为目标的经验免疫学,至今已逾千年。然而,免疫学(immunology)作为一门独立的学科,是1971年在美国华盛顿召开的第一次国际免疫联合大会上才被确立的,至今仅有几十年的历史。

一、疫苗与抗感染免疫

现代免疫学是人类在同烈性传染病长期斗争的过程中诞生的。历史上多次发生的烈性传染病导致成千上万的人死亡,无数次改变了人类历史。14世纪,由鼠蚤传播的鼠疫导致的"黑死病"造成四分之一至三分之一的欧洲人死亡。16世纪,葡萄牙人将天花病毒带到新大陆,导致没有抵抗力的印第安人大量死亡,直接加剧了美洲阿兹特克帝国和印加帝国的灭亡。1918年3月爆发的大流感随着第一次世界大战蔓延至全球,在短短10个月的时间里夺去了约5000万人的生命,死亡人数比死于第一次世界大战的人数还多。

在人类与传染病的长期斗争实践中,人们发现患过某种传染病的人可以具有免于再次患相同疾病的能力。公元前430年,古希腊历史学家修昔底德第一次记载了这种现象,并称之为**免疫(immunity)**。

免疫一词源于拉丁文"immunitus",原意是"豁免徭役",引申为"免除瘟疫,特别是免除烈性传染病"的意思。我国北宋时期的人痘苗接种和英国18世纪的牛痘苗接种成功预防了天花,开启了人工主动免疫的先河,也开辟了免疫学的经验时期。

(一)人痘苗接种与牛痘苗

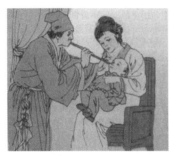

图1-2　人痘接种法

天花是一种由天花病毒引起的,以全身性水痘为主要表现特点的烈性传染病,病死率很高。早在天花病原体被确认之前,公元10世纪的中国人就发明了预防天花的人痘苗(见图1-2)。最早的人痘苗又称为"生痘",人们直接将天花康复者的皮痂制备成粉,并置于未患过天花者的鼻腔内,从而开创了预防天花的人痘苗(鼻苗)接种(variolation)技术。16世纪后,中国人采用了将"生痘"烘干加工制成"熟痘"的选种方法,降低了痘苗毒力,明显提高了接种的安全性。人痘苗接种技术于1721年被英国驻土耳其大使的夫人玛丽·沃特利·蒙塔古(Mary Wortley Montagu)引至欧洲,并随"海上丝绸之路"东传至朝鲜、日本及东南亚。人痘苗作为最早的疫苗,在人类早期预防天花中发挥了重要作用。

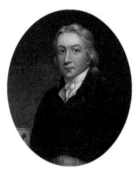

图1-3　英国乡村医生
Edward Jenner(1749～1822)

18世纪末,英国乡村医生爱德华·詹纳(Edward Jenner,见图1-3)观察到感染了牛痘的挤奶女工不会再感染天花。1796年,詹纳开始将牛痘浆作为痘苗,接种于人体用于预防天花,并获得了成功。1798年,詹纳发表了有关牛痘苗预防人类天花的论著,并将该技术称为种痘或**接种(vaccination)**,取义于拉丁词"牛"(vacca)。由于牛痘取材容易、使用安全,所以很快在世界各地得到普遍推广,詹纳发明牛痘苗的伟大业绩也得到了公认并被载入医学史册。

人痘苗及牛痘苗是人类首次以人工的方法使易感者轻度感染,从而使其获得对某种烈性传染病抵抗力的方法。这种人工"感染"的免疫技术也被称为**免疫接种(immune vaccination)**,即给予人体减毒的病原体或其代谢产物等制品,刺激机体的免疫系统,诱导特异性免疫应答,使机体主动获得免除相应疾病能力的方法。免疫接种中,用于接种的制剂称为**疫苗(vaccines)**。虽然现代多数疫苗与牛的来源无关,但为了纪念詹纳,疫苗的英文名仍然沿用"vaccine"。

（二）减毒活疫苗与人工主动免疫

1676年,荷兰人列文虎克发明了显微镜,揭示了微生物的存在。19世纪,德国细菌学家罗伯特·科赫和法国微生物学家及免疫学家路易·巴斯德(Louis Pasteur,见图1-4)共同提出了微生物是导致传染病发生的病原学说。

巴斯德在研究中偶然发现,陈旧培养的鸡霍乱弧菌由于毒性降低,注射给鸡后能有效地预防鸡霍乱病。受詹纳发明牛痘苗的启示,巴斯德以陈旧培养毒性降低的鸡霍乱弧菌制成了预防鸡霍乱的减毒疫苗,并把该技术也称为接种,把这种通过改变培养条件降低病原体毒力制备的疫苗称为**减毒活疫苗(live-attenuated vaccine)**。随后,巴斯德与其同时代的科学家又相继发明了预防炭疽、狂犬病等传染病的一系列疫苗,有效遏制了多种烈性传染病的播散,并由此开创了实验免疫学(experimental immunology)研究的新时期。

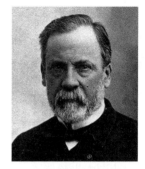

图1-4 法国微生物学家及免疫学家 Louis Pasteur(1822～1895)

人痘苗、牛痘苗及减毒活疫苗的共同特点是以人工的方法将病原微生物或其产物制成疫苗进行免疫接种,促使机体主动地产生免疫应答,以抵抗相应传染病的发生,这种免疫方法称为**人工主动免疫(artificial active immunity)**。人工主动免疫的建立,形成了免疫学早期以抗感染免疫(immunity against infection)为中心的研究目标,开创了科学的免疫接种和主动免疫的新篇章,成为医学免疫学诞生的推动力。

二、免疫学基本理论学说的形成与现代免疫学的建立

病原学说的确立和病原体的发现极大地推动了免疫学的发展。19世纪末,随着免疫科学实验与理论研究的逐步深入,人们逐渐对免疫发生的机制、抗原、抗体及免疫应答等免疫学本质性的问题有了深入认识,免疫学进入了实验免疫学时期并迅速发展。1957年,弗兰克·伯内特(Frank M. Burnet)提出了克隆选择学说,明确了免疫的自我识别和免疫耐受的理论,使免疫学从此超越传统抗感染免疫的范畴,得以长足发展,这也标志着现代免疫学的开始。20世纪60年代,胸腺与腔上囊的功能被发现,免疫系统得到正式确认。免疫系统的确认、免疫技术的发展及一系列重要的免疫学基本理论学说的逐步形成,标志着免疫学已成为一门独立的学科。

（一）抗体的发现与血清学研究

1. 抗体的发现与人工被动免疫

抗体的发现与白喉杆菌引起的白喉密不可分。1888年,埃米尔·鲁克斯(Emile Roux)和亚历山大·耶尔森(Alexandre Yersin)成功证明白喉杆菌通过分泌白喉毒素致病。随后,德国医生埃米尔·冯·贝林(Emil von Behring)和日本科学家北里柴三郎

(Kitasato Shibasaburo)开始研究白喉杆菌和破伤风杆菌的致病机制。冯·贝林在动物身上发现,把感染破伤风后康复的动物血清注射给刚感染的动物后,可以预防发生破伤风症状。1890 年,冯·贝林用白喉杆菌注射豚鼠,同样证明白喉杆菌感染后的动物恢复血清可以帮助动物免于白喉杆菌感染导致疾病的发生。据此,冯·贝林提出动物感染白喉杆菌后的恢复期血清中存在一种白喉**抗毒素**(**antitoxin**),可以用于中和白喉毒素。随后,冯·贝林在热条件下将毒性很强的白喉外毒素(exotoxin)减毒,制备成了**类毒素**(**toxoid**),经免疫接种,成功诱导产生了具有中和白喉毒素作用的白喉抗毒素,并首次在1891 年临床治愈了白喉患儿。

抗毒素存在于免疫后的血清中,又被称为免疫血清(immuno-serum);抗毒素可以中和毒素的作用,又被称为**抗体**(**antibody**)。能够刺激宿主免疫应答产生抗体的物质统称为**抗原**(**antigen**)。让机体通过直接接受抗体或免疫应答产物而获得免疫能力的方法称为**被动免疫**(**passive immunity**)。白喉抗毒素的应用开创了人工被动免疫的先河,因此,1901 年冯·贝林成了第一届诺贝尔生理学或医学奖的获得者。

2. 血清学与抗原抗体研究

抗体的发现及对抗体功能的认识,使很多学者开始热衷于从患者的血清中寻找和研究针对各种不同病原体的抗体,并将其用于临床感染性疾病的诊断和治疗。至此,一个新的免疫学分支——血清学(serology)应运而生。20 世纪初期,免疫化学被广泛应用,极大地推动了免疫学的进展。

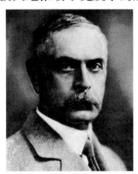

图 1-5　Karl Landsteiner
(1868～1943)

(1)抗原与抗原表位(antigen and epitope)。对抗原的开拓性研究始于 20 世纪初,奥地利生理学家卡尔·兰德施泰纳(Karl Landsteiner,见图 1-5)将小分子芳香族基团偶联至蛋白分子上,并通过改变小分子基团的构成和空间位置,进行了抗原特异性研究。结果证实,抗原的特异性仅是由抗原分子中的特殊化学功能基团所决定的,这些决定抗原特异性的化学功能基团称为**抗原决定簇**(**antigenic determinant**),也称抗原表位(epitope)。兰德施泰纳对抗原特异性的研究开创了免疫化学的新领域,其后,兰德施泰纳又证实了红细胞表型的特异性仅由红细胞表面的糖蛋白分子末端寡糖结构决定,并根据其寡糖结构即抗原表位的不同对红细胞进行了 ABO 分型,提出了"同型血输血"的原则,避免了不同血型输血发生致命性输血反应的问题。

(2)免疫球蛋白与抗体结构(immunoglobulin and antibody structure)。1938 年,阿尔内·蒂塞利乌斯(Arne Tiselius)和埃尔文·卡巴特(Elvin Kabat)建立了血清蛋白电泳技术,发现血清中的抗体大部分属于 γ 球蛋白。1959 年,英国生物化学家罗德尼·波特(Rodney Porter)和美国生物化学家杰拉尔德·爱德曼(Gerald Edelmen)以骨髓瘤为实验材料,采用蛋白酶切技术揭示了抗体的四肽链基本结构,并阐明了肽链各功能区的功能。由于抗体是B细胞经免疫后产生的球蛋白,因此又被称为**免疫球蛋白(immuno-globulins,Ig)**。本书中,免疫球蛋白和抗体两个名词是等价的。

3.补体的发现

1899年,比利时医生朱尔斯·波德(Jules Bordet)发现,在可以溶解细菌的新鲜免疫血清中,还存在一种热不稳定的物质,在抗体存在的条件下具有溶菌或溶细胞的作用,这种非特异性的、能补充和加强抗体溶菌或溶细胞作用的物质被称为**补体(complement)**。这一发现澄清了特异性免疫应答清除抗原的补体依赖机制,同时在功能上将特异性免疫与非特异性免疫联系了起来。为此,朱尔斯·波德荣获了1919年的诺贝尔生理学或医学奖。

(二)吞噬细胞的发现与细胞免疫学研究

1855年,俄国学者伊拉·梅契尼科夫(Elie Metchnikoff)在研究海星幼虫时发现了具有吞噬能力的吞噬细胞,随后,在兔和人体中也观察到了类似的能够吞噬病原微生物的大吞噬细胞(即巨噬细胞,macrophage)。据此,梅契尼科夫于1883年提出了细胞免疫假说,认为保护机体的免疫力主要是由细胞而不是体液介导的。梅契尼科夫开创了固有免疫的新领域,并为细胞免疫奠定了基础。然而,长期以来细胞免疫学说未得到重视,直到20世纪中期,细胞免疫学研究才再次兴起。

1942年,梅里尔·蔡斯(Merrill Chase)等研究发现,机体对结核菌素的反应并不是B细胞活化产生抗体发挥作用,而是产生了激活的致敏T淋巴细胞发挥效应,从而证明除抗体外,机体还存在特异性的细胞免疫作用。

(三)抗体产生机制的不同学说

1.抗体形成机制的早期研究

德国学者保罗·埃利希(Paul Ehrlich)首先提出了体液免疫学说,认为机体抗感染免疫的功能主要来自体液中存在的抗体。20世纪初期,血清学及免疫化学的研究及其广泛应用,使以埃利希为代表的体液免疫学说在很长一段时期内占据了免疫学研究的主导地位。1897年,埃利希提出了抗体产生的侧链学说(side chain theory),认为抗体是产生抗体的细胞表面的侧链,抗原进入机体后与其中的某种侧链特异性结合,诱导细胞合成更多的相同侧链,侧链脱落后成为血清中的循环抗体。抗体产生的侧链学说是免疫学重大学说之一,对免疫学的发展产生了深远的影响。随后,科学家们又先后提出了直接模板学说、间接模板学说和自然选择学说等多种理论,从不同的侧面解读了抗体产生的机制。然而,这些学说片面强调了抗原对抗体产生的作用,无法解释机体为什么会事先产生种类如此多的抗体,也忽视了机体产生免疫反应的生物学过程。

2.克隆选择学说

1958年,澳大利亚免疫学家弗兰克·麦克法兰·伯内特(Frank MacFarlane Burnet,见图1-6)提出了**克隆选择学说(clonal selection theory)**,奠定了现代免疫学的基本理论。该学说以免疫细胞的发生、对抗原的识别和应答为核心,比较完善地解释了抗

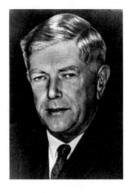

图1-6　Sir Frank MacFarlane
Burnet(1899~1985)

体产生的机制,同时对许多免疫现象,如免疫记忆、免疫耐受、自身免疫、移植排斥等都提出了比较合理的解释和假说。克隆选择学说的基本要点包括:

(1)胚胎时期体内存在很多随机形成的、针对各种不同抗原表位的淋巴细胞克隆。一个克隆的淋巴细胞均表达完全相同的特异性抗原受体,识别某一特定的抗原表位。

(2)能够识别自身抗原的淋巴细胞克隆在其发育早期即被清除或抑制(即**克隆清除,clonal deletion**),称为**禁忌克隆**(forbidden clone),因此,机体出生后对自身成分产生了免疫耐受。

(3)出生后进入机体的抗原能特异性地选择具有相应抗原受体的细胞克隆结合(即**克隆选择,clonal selection**),使其活化、克隆扩增,产生特异性抗体和记忆细胞。不同抗原选择活化不同的细胞克隆,产生不同的特异性抗体(见图1-7)。

伯内特的克隆选择学说解释了抗体特异性、记忆性及对"自己"与"非己"识别的机制,并以禁忌克隆的复活或突变解释了**自身免疫(autoimmunity)**发生的原理。该学说虽然强调了抗体形成的机制,但研究证实,细胞免疫同样服从此学说。

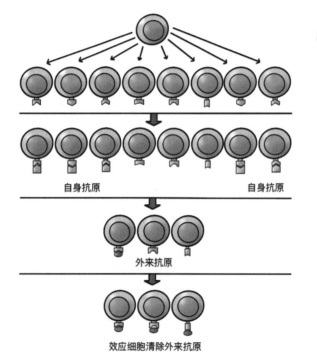

胚胎期由单一祖细胞形成众多具有不同特异性受体的淋巴细胞克隆

通过克隆选择清除未成熟的自身反应性淋巴细胞克隆

自身抗原　　　　　　　　　自身抗原

克隆选择产生能特异性识别外来抗原的成熟的初始淋巴细胞库

外来抗原

抗原刺激相应淋巴细胞克隆进行增殖分化,成为效应细胞并清除外来抗原

效应细胞清除外来抗原

图1-7　克隆选择学说示意图

克隆选择学说被认为是研究特异性免疫应答的理论基础,伯内特也因此荣获了

1960 年的诺贝尔生理学或医学奖。

3.免疫调节网络学说

1976 年,丹麦学者尼尔斯·杰尼(Niels K. Jerne)提出了抗体形成的免疫调节网络学说,认为抗原刺激产生特异性抗体细胞克隆活化的同时,还会刺激产生抗抗体的细胞克隆活化,从而使体内发生一系列多细胞参与的识别、活化和制约过程。该学说打破了伯内特学说关于免疫应答由单一克隆承担的局限性,提出了一个立体的、动态的抗体形成与调节的网络学说。1984 年,杰尼因提出免疫调节网络学说而荣获了诺贝尔生理学或医学奖。

(四)免疫应答机制研究

1.免疫耐受

1945 年,雷·欧文(Ray Owen)首次报道了**免疫耐受(immunologic tolerance)**现象。欧文观察到,在异卵双生的小牛体内,同时存在着两种不同血型的红细胞而互不排斥(即耐受状态),这提示免疫耐受是在胚胎期诱导形成的。其后,英国学者彼得·梅达瓦(Peter Medawar)和澳大利亚学者弗兰克·伯内特通过动物实验证实,机体在胚胎时期与抗原接触后可产生对该抗原具有特异性的免疫耐受(即出生后对该抗原表现出负应答);然而,当机体在出生后受到某一抗原刺激时(指胚胎期未曾接触的抗原),则发生针对该抗原的特异性免疫应答。上述发现被伯内特归纳在了其提出的克隆选择学说中。

免疫耐受是机体免疫应答的一种表现形式,也称免疫负应答,如机体免疫系统对自身成分不应答就称为自身免疫耐受。免疫耐受对维持机体内环境的稳定十分重要,一旦免疫耐受被打破则可导致自身免疫的发生,严重时可导致免疫缺陷病。

2.主要组织相容性复合体限制性与 T 细胞双识别理论

20 世纪 30 年代,乔治·斯内尔(George Snell)发现了在小鼠同种移植排斥反应中起重要作用的基因区域,他将其命名为 H-2,并证实 H-2 是由众多紧密连锁的基因组成的复合体,每个基因座位上有多个等位基因的存在,统称为**主要组织相容性复合体(major histocompatibility complex,MHC)**。20 世纪 50 年代,法国科学家让·多塞(Jean Dausset)在人体内也发现了与 H-2 复合体相似的**人类白细胞抗原(human leukocyte antigen,HLA)**系统。1974 年,皮特·多赫提(Peter Doherty)和罗夫·辛克纳吉(Rolf Zinkernagel)发现 CTL 在识别病毒感染细胞的病毒抗原时存在 MHC 限制性,揭示了 T 细胞识别抗原的特点:T 细胞抗原受体(T cell receptor,TCR)只能识别由 MHC 结合的特异性抗原肽(MHC-抗原肽),这就是 TCR 对抗原肽和 MHC 分子的双识别理论。

T 细胞特异性识别、活化及效应机制的研究,特别是 T 细胞识别中的 MHC 限制机制、细胞信号转导及细胞凋亡等领域的研究,对免疫学理论研究及揭示肿瘤发生、移植排斥及自身免疫病等的致病机制和临床免疫治疗的研究均起着重要的作用。

3.固有免疫模式识别理论

1989 年,查尔斯·简威(Charles Janeway)提出了固有免疫模式识别理论,即固有免疫细胞能够泛特异性地识别病原微生物。1996 年,法国生物学家朱尔斯·霍夫曼(Jules Hoffmann)发现 *Toll* 基因在果蝇的抗感染中发挥着重要的作用。1998 年,美国生物学家布鲁斯·博伊特勒(Bruce Beutler)在小鼠体内也发现了类似果蝇 *Toll* 基因的基因,并确认该基因表达产物作为受体可识别细菌的某种结构成分,称为 Toll 样受体(Toll-like receptor,TLR)。随后,科学家将固有免疫细胞用来识别病原体的受体称为**模式识别受体(pattern recognition receptor,PRR)**,将模式识别受体识别的病原微生物及其产物的高度保守的分子结构称为**病原体相关分子模式(pathogen associated molecular pattern,PAMP)**。固有免疫细胞选择性识别 PAMP 后可吞噬病原体,加工与提呈抗原,并启动适应性免疫应答。固有免疫模式识别理论的提出,进一步解释了机体如何识别"自己"和"非己",丰富和完善了免疫学理论体系。鉴于在免疫系统激活机制研究中的突出贡献,布鲁斯·博伊特勒、朱尔斯·霍夫曼与 DC 的发现者拉尔夫·斯坦曼(Ralph Steinman)共同获得了 2011 年的诺贝尔生理学或医学奖(见图 1-8)。

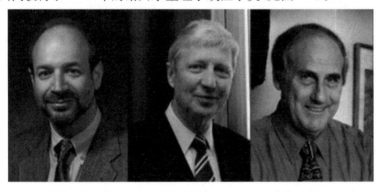

Ralph Steinman	Jules Hoffmann	Bruce Beutler
(1943~2011)	(1941~)	(1957~)

图 1-8　2011 年的诺贝尔生理学或医学奖获奖者

(五)免疫系统的确定

1.腔上囊及胸腺功能的发现

1957 年,布鲁斯·格里克(Bruce Glick)和张先光(Xianguang Zhang)发现,切除鸡的腔上囊可导致抗体产生缺陷,从而证实腔上囊(bursa,亦称法氏囊)是禽类抗体生成细胞分化成熟的器官。人类没有腔上囊结构,人类的抗体生成细胞来自骨髓。B 细胞即来自腔上囊/骨髓的细胞,可以分化形成抗体生成细胞并分泌抗体。

1961 年,雅克·弗朗西斯·米勒(Jacques Francis Miller)研究发现,患白血病的小鼠均伴有胸腺缺陷。他通过切除新生鼠胸腺的实验证实,胸腺切除后的小鼠血液及淋巴结内淋巴细胞均明显减少,抵抗力降低,极易受感染,而且对移植的同种异体皮片不发生排斥。由此,他提出胸腺是重要的免疫器官,并把来自胸腺(thymus)的免疫细胞称为 T 细胞,并确立了机体内行使免疫应答功能的免疫系统的存在。

2.对淋巴细胞的再认识

1960年以前,传统的观点认为外周血淋巴细胞是一种功能不明的终末分化细胞。1960年,彼得·诺威尔(Peter Nowell)意外地在植物种子内发现了植物血凝素(phytohemagglutinin,PHA),植物血凝素可在体外刺激外周血淋巴细胞分化并使其大量增殖。该发现不仅建立了淋巴细胞培养技术,而且揭示了淋巴细胞是具有分化潜能的细胞,为后续淋巴细胞的分离及功能研究奠定了基础。

三、现代免疫学的基本概念与原理

1957年,伯内特提出了克隆选择学说,这标志着现代免疫学的诞生。20世纪60年代,伴随着胸腺与腔上囊功能的发现和对淋巴细胞免疫功能的认识,证实生物体内确实存在由免疫器官、免疫组织、免疫细胞、免疫分子组成的结构完整且功能独特的免疫系统。

免疫系统的确立、免疫技术的发展及免疫相关理论的建立,标志着免疫学已发展成为一门独立的学科。1971年,在华盛顿召开的第一届国际免疫学大会上,正式确立了免疫学这门新学科的存在。

现代免疫学不仅对免疫的概念有了新的认识,而且对免疫应答本质的研究也更加深入。现代免疫学研究也为生命科学的发展注入了新的活力。

(一)现代免疫的概念

随着对免疫机制的研究不断深入,越来越多的与感染无关的免疫现象被发现,如血型不符引起的输血反应,器官移植的排斥现象,花粉、异种血清等所致的超敏反应等。这些现象显然不同于传统"抗感染免疫"的理念。20世纪初,免疫病理学的研究也证实,免疫不仅可免除传染病,产生对机体有利的反应,有时也可造成病理损伤。人们逐渐认识到,所有引起机体免疫应答的物质都有一个共同的特点,即它们都是结构或成分与宿主不同的"异物"或"非己"物质,从而提出了"现代免疫"的概念。

免疫是指机体识别和排除抗原性异物的功能。从本质上讲,免疫是机体识别"自己",排除"非己",借以维持内环境稳定的保护机制;正常情况下,对自身成分的耐受(负应答反应)和对病原体等异物的排斥对机体是有利的,但在某些条件下机体也可产生以免疫损伤为主的结果,不利于机体,如出现超敏反应(hypersensitivity)、器官移植排斥(transplantation rejection)或发生自身免疫病(autoimmune disease)等。

(二)免疫的功能

免疫的功能可概括为以下三方面:

(1)**免疫防御(immune defense)**。这是指正常的免疫应答可以阻止和清除入侵的病原体及其毒素等,即具有抗感染免疫的作用。

(2)**免疫自稳(immune homeostasis)**。这是指免疫对机体自身成分的耐受,对衰老和损伤细胞的清除,对外来异物入侵的阻止及排除,通过免疫调节达到维持机体内环境稳定的功能。

(3)**免疫监视(immune surveillance)**。这是指免疫系统可以识别、杀伤并清除体内突变的细胞或病毒感染的细胞,具有防止肿瘤发生和病毒持续感染的功能。

免疫的功能通常对机体是有利的,但其异常表现则对机体有害,甚至可导致疾病的发生。免疫的功能与表现如表 1-1 所示。

表 1-1　免疫的功能与表现

免疫的功能	表现	
	生理表现	病理表现
免疫防御	抵抗病原感染	超敏反应
	中和毒素	免疫缺陷
免疫自稳	对自身成分的免疫耐受	自身免疫病
	对衰老和损伤细胞的清除	免疫失调
	对外来异物的清除	
免疫监视	清除肿瘤细胞	肿瘤
	清除病毒感染细胞	病毒持续性感染

(三)免疫应答的类型

根据作用方式和特点,免疫可大致分为固有免疫和适应性免疫两种类型。**固有免疫(innate immunity)**又称非特异性免疫(non-specific immunity)、先天性免疫(congenital immunity)或天然免疫(native immunity),是物种在长期进化中形成的天然防御功能。固有免疫是机体的第一道免疫防线,也是特异性免疫的基础。**适应性免疫(adaptive immunity)**是指机体与抗原接触后获得的,具有针对性(即特异性)的免疫,故又称特异性免疫(specific immunity)或获得性免疫(acquired immunity)。适应性免疫主要由 T 淋巴细胞和 B 淋巴细胞完成。根据参与免疫应答的细胞类型及产生的免疫效应的不同,适应性免疫应答可以分为体液免疫和细胞免疫两大类(见图 1-9)。

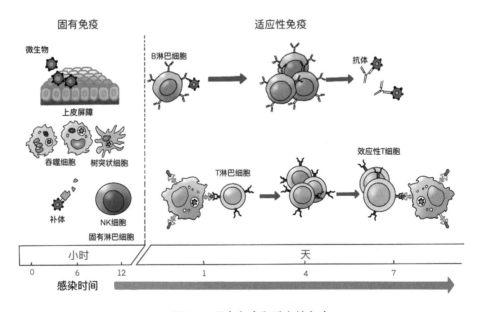

图 1-9　固有免疫和适应性免疫

固有免疫与适应性免疫共同完成免疫防御、免疫自稳及免疫监护的功能,两者是构成机体完整免疫功能不可分割的两个部分。固有免疫在感染早期非特异性的作用广泛、直接,能迅速使感染局限,并能有效启动、协同特异性免疫应答。适应性免疫在感染后期及预防再感染中作用强大、特异、持久,其产生的抗体及细胞因子等免疫应答产物能发挥促进细胞吞噬、激活补体等固有免疫效应。

第三节 感染与免疫研究进展

感染及相关疾病伴随着人类的整个发展史,在揭示感染的本质及其机制的过程中,全球有 70 多位科学家因贡献突出而荣获诺贝尔奖(见表 1-2,加粗部分为获奖理由)。我国学者也为此做出了重大贡献:20 世纪 30 年代,中国科学院院士黄祯祥在研究马脑炎病毒的过程中,把病毒培养从"动物水平"提高到了体外组织培养的"细胞水平",为现代病毒学奠定了基础。1955 年,汤飞凡采用鸡胚卵黄囊接种和链霉素抑菌的方法,分离出了世界上第一株沙眼病毒,被称为"汤氏病毒"。中国科学家屠呦呦在青蒿素的发现以及疟疾治疗方面做出了杰出的贡献,在人类防疟史上具有里程碑性质的意义,并因此荣获了 2015 年的诺贝尔生理学或医学奖,实现了中国本土科学家诺贝尔科学奖获得者零的突破。

表 1-2　与病原生物学及免疫学相关的诺贝尔奖获得者

获奖年份	获奖者	国籍	主要成就与获奖理由
1901	埃米尔·冯·贝林	德国	1890 年制成白喉抗毒素血清,建立血清治疗方法 **建立血清疗法,对白喉治疗的贡献突出**
1902	罗纳德·罗斯	英国	1898 年证实蚊子就是疟原虫传播的媒介 **证实蚊子是传播疟疾的媒介**
1905	罗伯特·科赫	德国	1882 年分离、鉴定了结核分枝杆菌和霍乱弧菌,提出了细菌致病学说 **提出了细菌致病学说,发明了用固体培养基的细菌纯培养法**
1907	查尔斯·拉韦朗	法国	1880 年发现疟疾是由疟原虫造成的 **第一次发现原生动物具有引发疾病的能力,发现了疟疾的病原体疟原虫**

续表

获奖年份	获奖者	国籍	主要成就与获奖理由
1908	伊拉·梅契尼科夫 保罗·埃利希	俄国 德国	研究了胞吞胞噬作用 1890 年创立了侧链学说,提出了"补体"的概念,发现梅毒螺旋体 **在免疫学研究上的工作突出**
1913	查尔斯·里歇	法国	1890 年发现过敏现象和血清疗法 **在过敏反应方面的研究**
1919	朱尔斯·波德	比利时	1906 年发现了百日咳杆菌,在血清中发现破坏细菌的补体 **发现了百日咳杆菌**
1927	朱利叶斯·尧雷格	奥地利	1917 年利用疟原虫治疗麻痹性痴呆 **发现了在治疗麻痹性痴呆的过程中行疟疾接种疗法的治疗价值**
1928	查尔斯·尼柯尔	法国	1910 年发现斑疹伤寒的传播媒介是体虱 **发现了斑疹伤寒的传播媒介是体虱**
1930	卡尔·兰德施泰纳	奥地利	1900 年发现了人类的 A、B、O 三种血型 **发现了人类的 ABO 血型**
1933	托马斯·摩尔根	美国	利用果蝇建立了遗传的染色体理论 **发现了遗传中染色体所起的作用**
1939	格哈德·多马克	德国	1935 年发现磺胺的抗菌作用 **发现了百浪多息(磺胺类药物)的抗菌效果**
1945	亚历山大·弗莱明 厄恩斯特·钱恩 霍华德·弗洛里	英国 英国 澳大利亚	1929 年发现青霉素具有抗菌作用 1940 年分离纯化了青霉素,开创了抗生素时代 **发现青霉素及其对各种传染病的疗效**
1946	温德尔·斯坦利 约翰·诺斯罗普	美国 美国	1935 年发现纯化结晶的烟草花叶病毒仍具有感染性,制备出病毒晶体 **研究流感病毒和从事抗流感病的疫苗的制备**
1951	马克斯·蒂勒	南非	1937 年将黄热病病毒经鼠传代制成黄热病疫苗 **在黄热病及其疫苗上的发现**

续表

获奖年份	获奖者	国籍	主要成就与获奖理由
1952	赛尔曼·瓦克斯曼	美国	1944 年发现链霉素 **发现了链霉素——第一个有效对抗结核病的抗生素**
1954	约翰·恩德斯 托马斯·韦勒 弗雷德里克·罗宾斯	美国 美国 美国	1949 年在实验室环境下培育出了脊髓灰质炎病毒 **建立了脊髓灰质炎病毒的体外培养方法**
1958	约书亚·莱德伯格	美国	1952 年通过影印培养方法证明细菌的耐药性和抗噬菌体变异无须接触药物和噬菌体就能发生,促进了细菌遗传学的研究发现 **发现了细菌遗传物质及基因重组现象**
1965	弗朗索瓦·雅各布 雅克·莫诺德 安德烈·沃夫	法国 法国 法国	1960 年发现细菌蛋白合成的乳糖操纵子模型(Lacoper-on) **发现了原核生物乳糖代谢相关基因的调控机制,提出了操纵子学说**
1966	弗朗西斯·劳斯	美国	1911 年发现鸡肉瘤病毒,证明病毒可致肿瘤 **发现了病毒在癌症中的作用**
1969	马克斯·德尔布鲁克 阿尔弗雷德·赫尔希 萨尔瓦多·卢里亚	美国 美国 美国	1952 年证实了噬菌体取代宿主的遗传机制 证明了 DNA 为遗传物质 在分子生物学方面的噬菌体研究 **发现了病毒的复制、感染机制和遗传结构**
1972	罗德尼·波特 杰拉尔德·爱德曼	英国 美国	1962 年提出了抗体的肽链结构 **发现了抗体的结构**
1975	戴维·巴尔的摩 雷纳托·杜尔贝科 霍华德·提明	美国 美国 美国	1970 年发现某些肿瘤病毒含逆转录酶,证明遗传信息可从 RNA 流向 DNA **发现了肿瘤病毒与细胞遗传物质之间的相互作用**
1976	巴鲁克·布隆伯格 丹尼尔·加吉塞克	美国 美国	1966 年发现一种乙型肝炎抗原,从而促进了乙型肝炎疫苗的研制 证明库鲁病的病原体是一种朊粒 **发现了传染病产生和传播的新机制**

续表

获奖年份	获奖者	国籍	主要成就与获奖理由
1977	罗莎琳·雅洛	美国	**开发了肽类激素的放射免疫分析法**
1978	丹尼尔·纳特汉斯	美国	1962年用大肠杆菌细胞提取物表达 f2 噬菌体衣壳蛋白
	韦默·阿尔伯	瑞士	1967年发现细菌甲基化酶
	汉密尔顿·史密斯	美国	1970年发现细菌限制性内切酶
			发现了限制性内切酶及其在分子遗传学方面的应用
1980	巴鲁杰·贝纳切拉夫	美国	1958年首次发现了 HLA
	让·多塞	法国	证明移植后组织的免疫相容性是遗传决定的
	乔治·斯内尔	美国	发现遗传因素决定了个体间移植组织或器官的存活状况
			发现了调节免疫反应的细胞表面受体的遗传结构，即 HLA
1984	乔治·科勒	德国	用杂交瘤技术制备单克隆抗体
	塞萨尔·米尔斯坦	英国	发明了一种可以制备单克隆抗体的技术
	尼尔斯·杰尼	丹麦	提出了抗体形成的"天然"选择学说、抗体多样性发生学说和免疫系统的网络学说
			提出免疫系统的发育和控制特异性理论，以及发现单克隆抗体产生的原理
1987	利根川进	日本	**发现了抗体多样性产生的遗传学原理**
1989	麦凯尔·巴尔夏普	美国	1976年发现劳斯鸡肉瘤病毒的癌基因也存在于动物和人类细胞中
	哈罗德·瓦姆斯	美国	提出了"原癌基因"(proto-oncogene)的概念
			发现了逆转录病毒致癌基因的细胞来源
1993	卡里·穆利斯	美国	1988年从耐热菌水生嗜热杆菌(Thermus aquaticus)中分离出了耐热 DNA 聚合酶
			提出了聚合酶链反应(PCR)技术
1996	皮特·多赫提	澳大利亚	细胞介导的免疫防御特性,提出 MHC 限制性和 T 细胞双识别模式
	罗夫·辛克纳吉	瑞士	**发现细胞介导的免疫防御特性,免疫系统可以区分病毒感染细胞和正常细胞**

续表

获奖年份	获奖者	国籍	主要成就与获奖理由
1997	斯坦利·布鲁希纳	美国	1982 年提出朊粒(prion)是瘙痒病和疯牛病的病因 **发现朊粒**
2002	悉尼·布伦纳 约翰·苏尔斯顿 罗伯特·霍维茨	南非 英国 美国	1961 年利用秀丽隐杆线虫发现在器官发育和细胞程序性死亡中的基因调控机制 **发现了器官发育和细胞程序性死亡的遗传调控机理**
2005	罗宾·沃伦 巴里·马歇尔	澳大利亚 澳大利亚	1984 年完成了幽门螺杆菌与胃溃疡之间的科赫假设 **发现了幽门螺杆菌以及这种细菌在胃炎和胃溃疡等疾病中的作用**
2006	安德鲁·法尔 克雷格·梅洛	美国 美国	1998 年发现了 RNA 干扰机制,开发了线虫 RNA 干扰技术 **发现了 RNA 干扰-双链 RNA 引发的沉默现象**
2008	哈拉尔德·豪森 弗朗索瓦斯·巴雷-辛努西 卢克·蒙塔格尼尔	德国 法国 法国	**发现了导致子宫颈癌的人乳头瘤病毒(HPV)** **发现了人类免疫缺陷病毒(艾滋病病毒,HIV)**
2011	布鲁斯·博伊特勒 朱尔斯·霍夫曼	美国 法国	1996 年提出人体细胞上的"Toll 样受体"识别不同的病原体,并在病菌入侵时快速激活免疫反应 **发现了先天性免疫系统激活的机制**
	拉尔夫·斯坦曼	法国	1973 年,在小鼠的脾脏中发现了树突状细胞(DC) **发现了 DC 及其在获得性免疫中的作用**
2015	大村智 威廉·坎贝尔	日本 爱尔兰	在治疗盘尾丝虫病和淋巴丝虫病中做出了贡献 发现了蛔虫寄生引发感染的新疗法 **发现了治疗丝虫病的新疗法**
	屠呦呦	中国	1973 年合成出了双氢青蒿素 **创制了新型抗疟药青蒿素和双氢青蒿素**
2016	大隅良典	日本	2013 年证明了生物蛋白质在体内被分解、再利用的"自噬"机制 **发现了细胞自噬的机制**

续表

获奖年份	获奖者	国籍	主要成就与获奖理由
2018	詹姆斯·艾利森	美国	1996年首次证明抗体阻断T细胞抑制分子(CLTA-4)可增强T细胞的抗肿瘤免疫反应,促进肿瘤清除
	本庶佑	日本	1992年发现T细胞抑制受体PD-1,2013 由此开创了癌症免疫疗法 **发现了负性免疫调节治疗癌症的疗法**
2020	哈维·阿尔特	美国	1964年参与发现澳抗,20世纪70年代中叶确定了丙型肝炎 1989年鉴定出丙肝病毒(HCV)
	迈克尔·霍顿	英国	创造了让丙肝病毒在黑猩猩肝脏内复制的方法,破解了丙肝病毒复制之谜,并最终证明了该病毒就是不明原因肝炎病例的罪魁祸首 **发现丙型肝炎病毒**
	查尔斯·莱斯	美国	

随着科学的发展和新技术的进步,现代病原生物学及免疫学发展势头迅猛,新的病原体不断被发现,宿主与病原体的相互作用规律也在逐步被揭示。尤其是近年来,免疫学研究突飞猛进,已成为当代生命科学研究的主流学科之一。下面将对现代病原生物学和免疫学的进展进行简要的归纳总结。

一、组学与新技术的进步推动了现代病原生物学的发展

随着组学、生物化学、分子生物学、细胞生物学、生物信息学等诸多新学科和新技术的产生与发展,病原生物学得到了迅速的发展,多种新型病原体不断被发现,病原体与宿主的相互作用研究也逐渐深入。

(一)基因组测序推动基因组学研究发展

第一次完整的基因组测序,即噬菌体基因组测序是在1977年完成的;流感嗜血杆菌(Haemophilus influenzae Rd)的基因组测序是在1995年完成的。截至目前,已发现的病毒基本上都完成了测序,同时有200多种细菌完成了测序,疟原虫、丝虫、锥虫、血吸虫、杜氏利什曼原虫、弓形虫、微小隐孢子虫及冈比亚按蚊等寄生虫也已经完成了测序。测定病原生物的基因序列除了能更好地了解其结构与功能、致病机制及与宿主的关系外,还能发现特异分子靶标作为诊断、分型的依据,为筛选有效的临床抗感染药物及疫苗的研发提供依据。

(二)病原生物学分子诊断技术的发展

近年来,一些快速、特异的微生物学诊断方法也相继被提出,包括重组DNA技术、

酶联免疫吸附试验(ELISA)、基因探针、聚合酶链式反应(PCR)和单克隆抗体技术等,这些技术在病原微生物的分类、鉴定、诊断和流行病学的研究中已被广泛应用。

(三)抗生素与耐药性相关研究

青霉素的发现开启了抗生素治疗细菌感染的新时代,由于抗生素的普遍使用,使人类的平均寿命延长了15年以上。然而,随着抗生素的滥用,病原微生物的耐药性日益严重。2001年的数据显示,我国重症监护(ICU)病房分离的金黄色葡萄球菌对青霉素、红霉素、庆大霉素、环丙沙星的耐药率分别达99.5%、84.7%、67.7%、76%,而且目前已经发现的多种超级细菌(多重耐药菌)在我国医院的检出率超过90%。由于多重耐药性结核杆菌的出现,一度被控制了的结核病疫情又死灰复燃。耐药细菌对人类健康构成的威胁绝不亚于癌症、艾滋病和心血管疾病。

合理使用抗菌药物,预防耐药菌的产生,研究细菌的耐药机制,加快研制抗耐药菌的新型药物,是战胜细菌耐药性的关键手段。

细菌的耐药机制主要分为固有耐药机制与获得性耐药机制两种。固有耐药机制是指细菌对某种药物先天不敏感,如革兰阴性菌一般对作用于细胞壁的抗生素不敏感。获得性耐药是指在抗生素使用过程中细菌获得的耐药性,即细菌在抗生素使用之前对该抗生素敏感,但随着该抗生素的使用,逐渐获得了对该抗生素的耐药性。基因突变是导致细菌产生获得性耐药的主要原因,一旦抗生素靶基因发生突变,便有可能导致细菌耐药。另外,细菌的外排泵可以将进入细菌内部的抗生素快速排出,从而降低抗生素浓度,产生耐药性。某些参与细菌代谢的酶可以将进入细菌内部的抗生素降解,导致抗生素失活,如β-内酰胺酶可以水解青霉素类抗生素。另外,耐药基因一旦产生,细菌还可以通过结合、转导与转化等方式对其进行传播。深入了解细菌的耐药机制将帮助我们研制新的抗菌药物。

(四)作为模式生物,成为生命现象的研究模型

有些生物虽然对人类不致病,但作为模式生物,可以解析生命现象的机理,它们已经成为很多科学家青睐的研究对象。例如,秀丽隐杆线虫和果蝇就是非常成功的模式生物,帮助很多科学家在生命科学领域获得了重大的发现。

二、免疫学新进展推动了抗感染免疫研究

推动了抗感染免疫研究的免疫学新进展有以下几类:

(一)免疫细胞新亚群

近年来,随着单细胞测序及流式质谱等新技术的应用,越来越多的免疫细胞被发现。T细胞根据其功能可分为辅助性T细胞(Th)、细胞毒性T细胞(cytotoxic T lymphocyte,CTL)和调节性T细胞(regulatory T cell,Treg)。根据分泌的细胞因子和转录因子的不同,Th细胞分为Th1、Th2、Th17等不同亚群。此外,近年来又陆续发现了Th9、Th22和Tfh等亚群。Th细胞通过分泌不同的细胞因子,参与特定的免疫应答过程,在抗感染免疫和感染介导的免疫损伤中发挥重要作用。对B细胞的研究滞后于T

细胞。已有研究发现,人体内存在一类具有免疫调节功能的 B 细胞亚群,主要通过分泌 IL-10、TGF-β 来抑制免疫炎症反应。

从骨髓造血干细胞分化而来的淋巴样祖细胞除了可继续分化产生 T 细胞和 B 细胞外,还可分化为固有淋巴细胞(innate lymphoid cell,ILC)。该类细胞在进化上高度保守,包括 NK 细胞、淋巴组织诱导细胞(lymphoid tissue inducer cell,LTi)以及非细胞毒性固有淋巴样细胞。根据转录因子表达、细胞因子分泌以及效应功能的不同,非细胞毒性 ILC 可分为三大类:Ⅰ类固有淋巴样细胞(ILC1)、Ⅱ类固有淋巴样细胞(ILC2)和Ⅲ类固有淋巴样细胞(ILC3)。目前,这些细胞的发育分化途径以及生理病理功能尚不十分清楚。

(二)免疫记忆的形成与调控

免疫记忆是适应性免疫的重要特征之一,也是疫苗研究与应用的理论基础。免疫记忆主要由记忆性 T 细胞和记忆性 B 细胞介导。免疫记忆的形成受多种外源性和内源性因素的调节,外源性因素包括抗原刺激的强度和时限、各种细胞因子(如 IL-7 和 IL-15)等,内源性因素包括细胞表面共刺激分子、共抑制分子的分布以及关键转录因子(如 Blimp-1、Bcl-6、Id-2 等)的表达。目前,关于记忆性 T 细胞的研究较多,但其分化模式尚存在争议,其中一种观点认为,记忆性 T 细胞来自少数的效应 T 细胞;而另一种观点认为,活化 T 细胞直接不对称分裂为记忆性 T 细胞。记忆性 B 细胞形成的机制目前研究甚少,尚不明确。有研究发现,在缺失 T 细胞和 B 细胞的免疫缺陷小鼠中,同样存在对过敏原的免疫记忆,从而认为 NK 细胞也具有一定的记忆性。新近研究同样提示,巨噬细胞也存在记忆性,但 NK 细胞与巨噬细胞免疫记忆的形成机制和生理病理意义有待进一步研究。

(三)免疫与代谢

近年来的众多研究表明,免疫细胞的代谢状态在其发育分化和免疫应答调控中发挥了重要作用。免疫信号的传导可直接调控免疫细胞的代谢途径,进而适应免疫细胞的功能需求。比如,静止 T 细胞以氧化磷酸化作为主要的能量供应代谢方式,而活化 T 细胞则更依赖于糖酵解供能。同时,免疫细胞的异常亦在代谢性疾病(如肥胖、糖尿病等)的发生发展中起重要作用。因此,免疫细胞的代谢研究也将是免疫学研究的关键问题之一。

(四)免疫与表观遗传调控

表观遗传是指在基因的 DNA 序列没有发生改变的情况下,基因表达发生了可遗传的变化,主要包括 DNA 甲基化、组蛋白修饰、非编码 RNA 等。有研究发现,在免疫细胞的发育分化中伴随着表观遗传学的变化,如非编码 RNA 的表达、组蛋白修饰水平等。同时,免疫细胞表观遗传学的改变也在免疫应答调控中发挥着重要作用。研究的深入将为阐释免疫应答的可塑性调节机制提供重要理论依据,并为免疫相关疾病的治疗奠定基础。

三、免疫学防治

免疫学的迅猛发展不仅进一步完善了免疫学的理论体系,而且形成了多种免疫学技术手段与产品,如疫苗、抗体、重组细胞因子等,在人类重大疾病(传染性疾病、肿瘤、自身免疫病等)的预防和治疗中显示出了巨大的应用潜力。近年来,肿瘤免疫治疗领域发展迅速,如阻断负向免疫调控机制的抗 CTLA-4、PD-1 或 PD-L1 抗体和嵌合抗原受体修饰的 T(CAR-T)细胞等为肿瘤的治疗带来了新的希望,也为慢性持续性感染的治疗提供了新的潜在治疗策略。此外,新的分子生物学技术极大地推动了疫苗研究的进展,核酸疫苗、亚单位疫苗等纷纷取得突破,成为抗感染的重要手段,HPV 疫苗成为首个可以安全预防持续性 HPV 感染所致癌症的疫苗。

四、感染与免疫相关新技术及其应用

新的免疫学技术与分子生物学技术的结合形成了生命科学、计算机科学与信息技术和应用数学交叉的新领域,促成了免疫学理论与免疫学技术相互促进与渗透的活跃发展局面。新的免疫学技术包括:

(一)免疫细胞分离技术

免疫细胞分离技术包括流式细胞分离术、免疫磁珠技术等,应用这些新的细胞分离技术,可以把 T 细胞和 B 细胞及其亚群精确地分离。近年来采用的抗原肽-MHC 四聚体技术已成为直接检测抗原特异性 T 细胞的有效而特异的方法。使用类流式组织细胞定量分析仪,可在光镜下选取特定的淋巴细胞进行数字分析,激光显微切割术甚至可以准确定位切割单个细胞。新的技术为免疫细胞的分化与功能研究提供了很大方便。

(二)蛋白分析及高通量分析技术

蛋白纯化技术、二维电泳、高分辨率的质谱技术、免疫共沉淀技术等可分析复杂的蛋白谱,发现新的免疫功能分子。肽合成技术可用于分析多肽分子的精细结构差异与功能的改变,指导新疫苗、新药物的设计。微量传感器(micro sensor)可分析抗原抗体结合的亲和力,检测胞内信息分子活性。流式质谱技术以金属离子标记的抗体进行流式检测,可以高通量地分析多个免疫细胞亚群的蛋白表达等。

(三)DNA 重组技术在免疫学中的应用

各类 PCR 技术、cDNA 和胚系 DNA 克隆技术及免疫相关基因的结构与功能研究是近年来发展较快的领域之一。各种单克隆抗体的改型技术、噬菌体展示技术(phage display technique)都为抗体的制备及应用带来了新的契机。

(四)新的实验动物模型的建立

包括近交系小鼠、同类系(congenic strain)小鼠、裸鼠、重症联合免疫缺陷病(SCID)小鼠、转基因鼠(transgenic mice)、基因敲除鼠(gene knockout mice)、人源化小鼠(humanized mice)、无菌小鼠(germ free mice)等在内的模型鼠的建立,为人体免疫细胞和免

疫分子的体内功能研究提供了必不可少的实验动物模型。

（五）免疫诊断

免疫诊断是利用抗原抗体之间的特异性免疫反应来测定机体的免疫状态、检测各种病原体的技术，是疾病诊断的重要手段。免疫诊断技术的发展先后经历了放射免疫分析技术、免疫胶体金技术、酶联免疫分析技术、免疫荧光技术和化学发光免疫分析技术，其中化学发光免疫分析是目前世界公认的先进免疫诊断技术，广泛应用于肿瘤标记物、传染病、内分泌功能、激素等方面的诊断。此外，激光共聚焦技术、流式细胞术多参数分析、DNA 和蛋白质微阵列技术、单个生物分子荧光谱分析技术、扫描探针显微技术等现代免疫学新技术的应用，也对临床和免疫科学研究的发展起到了重要推动作用。

综上所述，从古老的人痘苗、牛痘苗到近年来新出现的 DNA 疫苗、肽疫苗以及各类免疫治疗及诊断产品的出现，展现了免疫学对人类健康所做出的巨大贡献。科学的发展以及新技术体系的建立为病原生物学及免疫学提供了更新、更广泛的研究领域与课题，同时也提出了更多的挑战。加强与新学科的交叉和高新技术的融合，是现代免疫学与病原生物学应把握的发展策略。

思考题：

1.病原生物学与免疫学学科的建立与发展有何关系？

2.免疫的功能与表现有哪些？

3.克隆选择学说的内容及意义是什么？

（马春红　丛华　孙允东　武专昌）

第二章　抗原与免疫系统

　　抗原(antigen,Ag)是指能刺激机体免疫系统产生特异性免疫应答,并且能与相应的免疫应答产物(抗体或者特异性淋巴细胞)发生特异性结合的物质。抗原可以来自外界或者自身,机体免疫细胞通常识别的抗原是蛋白质,也可以识别多糖、脂质和核酸等。抗原诱导机体免疫应答可以产生不同的结局,其中诱导机体产生免疫耐受(特异性免疫不应答)的抗原为**耐受原**(tolerogen),诱导机体产生过强的病理性免疫应答(即超敏反应)的抗原为**变应原**(allergen)。抗原可以诱导机体发生免疫应答,**免疫系统**(immune system)是机体进行免疫应答活动的物质基础,由免疫器官(immune organ)、免疫细胞(immunocyte)及免疫分子(immune molecule)三部分组成。免疫器官按功能不同,可分为中枢免疫器官(central immune organ)和外周免疫器官(peripheral immune organ),两者通过血液循环或(和)淋巴循环互相联系。本章重点介绍免疫器官和组织的结构与功能,免疫细胞和免疫分子将在后续相关章节详细介绍。

第一节　抗原概述

　　抗原具有两种重要的特性:**免疫原性**(immunogenicity)和**免疫反应性**(immunoreactivity),免疫反应性又称**抗原性**(antigenicity)。免疫原性是指抗原刺激免疫系统产生特异性免疫应答的能力,免疫反应性是指抗原与免疫应答产物(抗体或者效应淋巴细胞)发生特异性结合的能力。同时具有免疫原性和免疫反应性的抗原称为**完全抗原**(complete antigen),主要包括病原微生物和蛋白质等;只有免疫反应性而没有免疫原性的抗原称为**半抗原**(hapten),主要是一些小分子物质,包括核酸、多糖以及药物等。半抗原与其他大分子物质结合后可获得免疫原性,刺激机体产生免疫应答。

一、抗原的特异性

　　抗原的特异性是指抗原刺激机体产生特异性免疫应答及与应答产物专一结合的性质,包括免疫原性的特异性和免疫反应性的特异性,即某一特定抗原能刺激机体产生针对该抗原的特异性抗体或活化 T 淋巴细胞和 B 淋巴细胞,且能与该抗体或淋巴细胞发生特异性结合。特定抗原与特异性 T 细胞或特异性抗体专一结合的特性是目前免疫学检测、诊断及治疗的分子基础。

（一）抗原表位

抗原特异性的结构基础是存在于抗原分子中的**抗原表位(epitope)**。抗原表位是指抗原分子中决定抗原特异性的特殊化学基团,可被 T 细胞抗原受体(T cell receptor,TCR)、B 细胞抗原受体(B cell receptor,BCR)或特异性抗体识别,是抗原与 T 细胞抗原受体、B 细胞抗原受体或抗体特异性结合的最小结构与功能单位,又称**抗原决定簇(antigenic determinant)**。抗原表位通常由 5～15 个氨基酸残基组成,也可由多糖残基或核苷酸组成。一个抗原分子上能与抗体分子结合的抗原表位的总数称为**抗原结合价(antigenic valence)**。天然蛋白质通常为多价抗原,含有多种及多个抗原表位。

（二）抗原表位的分类

根据抗原表位中氨基酸排列的空间结构特点,可将其分为两类:**顺序表位(sequential epitope)**和**构象表位(conformational epitope)**。顺序表位是由连续排列的氨基酸残基组成的短肽,又称**线性表位(linear epitope)**。构象表位由不连续排列,但在空间上彼此接近形成特定构象的氨基酸残基构成(见图 2-1)。

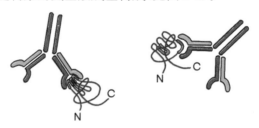

图 2-1　构象表位(左)与顺序表位(右)

根据 T 细胞和 B 细胞所识别的抗原表位的不同,可将抗原表位分为 T 细胞表位和 B 细胞表位。T 细胞仅识别由抗原提呈细胞(antigen presenting cell,APC)加工后与 MHC 分子结合成复合物并表达于 APC 表面的抗原表位,称为 **T 细胞表位(T cell epitope)**。此类表位多数是顺序表位,可分布于抗原分子的任意部位。**B 细胞表位(B cell epitope)**是指 B 细胞或特异性抗体所识别的抗原表位。B 细胞表位多位于抗原分子表面,不需要 APC 加工提呈即可直接与 B 细胞抗原受体结合并激活 B 细胞,此类表位多数是构象表位。T 细胞表位和 B 细胞表位的特点如表 2-1 所示。

表 2-1　T 细胞表位和 B 细胞表位的特点

	T 细胞表位	B 细胞表位
受体	T 细胞抗原受体	B 细胞抗原受体
MHC 分子	必需	无需

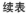

续表

	T细胞表位	B细胞表位
表位类型	多数是顺序表位	多数是构象表位
表位化学性质	蛋白多肽	蛋白多肽、多糖、核酸等
表位大小	8~10个氨基酸（CD8$^+$T） 13~17个氨基酸（CD4$^+$T）	5~15个氨基酸
表位的位置	抗原分子的任意部位	通常位于抗原分子表面

二、共同抗原与交叉反应

某些抗原分子中含有多个抗原表位，而不同抗原分子间（两种或两种以上）可能含有相同或相似的抗原表位，这些具有相同或相似抗原表位的抗原称为**共同抗原（common antigen）**。因此，某些抗原免疫后产生的特异性抗体或活化淋巴细胞不仅可与该抗原表位特异性结合，而且可与其他含有相同或相似抗原表位的抗原反应，这就是**交叉反应（cross reaction）**。含有共同抗原表位的不同抗原称为**交叉抗原（cross antigen）**。**异嗜性抗原（heterophilic antigen）**是一类与种属无关，存在于人、动物及微生物之间的共同抗原，又称为 Forssmann 抗原，如 A 族溶血性链球菌的表面成分与人肾小球基膜和心脏瓣膜以及心肌组织等之间存在的共同抗原。因此，A 族溶血性链球菌刺激机体产生的抗体不但能与 A 族溶血性链球菌的表面成分结合，而且能与肾小球基膜等组织发生结合，引起急性肾小球肾炎。由于共同抗原具有分子模拟效应，即外源性共同抗原可模拟自身抗原，诱发自身免疫应答，因此严重者可引起自身免疫病。

Box 2-1　Forssmann 抗原

异嗜性抗原最初是由沃纳·福斯曼（Werner Forssmann）发现的，故又名 Forssmann 抗原。异嗜性抗原是一类与种属无关的，存在于人、动物、植物、微生物组织间的共同抗原。1911 年，福斯曼以豚鼠组织免疫家兔，他利用获得的血清以及绵羊红细胞在补体参与下进行溶血反应，发现免疫血清能溶解绵羊红细胞，这表明豚鼠组织中含有与绵羊红细胞相同的抗原成分，这种抗原就是 Forssmann 抗原。利用异嗜性抗原的特点，可以在临床上用于检测疾病，如牛心肌中提取的心肌类脂与梅毒螺旋体有共同抗原，利用牛心肌提取液作为抗原，检测患者体内是否存在抗梅毒抗体，可以作为梅毒患者的诊断依据。

三、影响抗原免疫原性的因素

在抗原诱导免疫应答的过程中，不同环节相关的多方面因素都会影响抗原的免疫原性，包括抗原相关因素、机体相关因素以及抗原免疫方式。

（一）抗原相关因素

1.异物性（foreignness）

除自身抗原外，抗原一般均为异己物质。抗原的异物性是指一种物质被机体免疫系统识别为非己物质的特性。根据伯内特（Burnet）的克隆选择学说，从未与未成熟淋巴细胞接触过的物质均具有异物性。异物性是物质作为抗原的重要条件，抗原与机体间亲缘关系越远，分子结构差异就越大，异物性就越强，其免疫原性也越强。例如，灵长类的组织结构成分对人是弱抗原，而对小鼠或家兔则为强抗原；鸡卵蛋白对鸭是弱抗原，对哺乳动物则是强抗原。

具备异物性的物质有三种：①异种物质：对人而言，各种病原微生物及其代谢产物、异种蛋白等都属于异种物质，它们均为良好的免疫原。种系关系相距越远，组织结构差异越大，免疫原性就越强。②同种异物质：同一物种不同个体之间，由于遗传基因不同，其组织细胞成分和某些非细胞成分（如血浆蛋白）也存在着不同程度的差异。因此，同种异体之间有些物质也有免疫原性，如人类红细胞表面的 ABO 血型抗原、有核细胞表面的组织相容性抗原（由 MHC 差异引起）等，其结果是在不同血型个体间输血或不同个体之间进行器官移植，都有可能导致输血反应或移植排斥反应。③自身物质：自身组织通常不能诱发机体产生免疫应答。Burnet 克隆选择学说提出，机体在胚胎发育过程中，通过淋巴细胞与自身物质的接触形成了自身耐受，出生后对自身物质不能产生应答。但体内某些物质，如眼晶状体蛋白、精子等与免疫系统隔绝，未能诱导免疫耐受，这些物质对免疫系统而言也是异物。若在外伤、感染等情况下暴露，可成为自身抗原。自身成分发生改变，也可被机体视为异物成为自身抗原。

2.分子大小

抗原分子量的大小与抗原物质的免疫原性强弱有关。一般而言，抗原的分子量越大，含抗原表位越多，结构越复杂，则免疫原性越强。分子量小于 10 kDa 的物质通常免疫原性较弱，为弱免疫原；分子量大于 10 kDa 的物质通常免疫原性较强，为强免疫原。大分子物质免疫原性强的原因可能是复杂的大分子物质抗原表位较多，化学结构稳定，不易被降解清除。

3.化学组成和结构

抗原本身的化学属性及结构也决定了其免疫原性。大分子有机物和蛋白质免疫原性较强，尤其是含有芳香族氨基酸的蛋白质，免疫原性更强；多糖、脂质、核酸的免疫原性较弱。

4.物理性状

一般来说，聚合态的蛋白质较单体有更强的免疫原性，颗粒性抗原较可溶性抗原有更强的免疫原性。

（二）机体相关因素

1.遗传因素

机体对抗原的免疫应答能力受遗传背景的影响。在近交系动物中进行的研究发现，接受同一抗原刺激时，有的品系的动物会产生高水平的抗体，称为高应答品系；有的品系的动物只产生低水平的抗体或不产生抗体,称为低应答品系。例如,在 C57BL/6 小鼠中,Th1 免疫应答和产生 IFN-γ 占主导地位,而 BALB/c 小鼠更容易引发 Th2 免疫应答,因此常利用 BALB/c 小鼠来源的脾细胞,通过杂交瘤技术制备单克隆抗体。临床实践中也发现,不同个体对感染的抵抗力存在明显差异。

2. 年龄、性别与健康状态

青壮年个体通常比幼年和老年个体的应答能力强;雌性动物较雄性动物抗体生成高,但妊娠期免疫应答能力会受到显著抑制。感染或免疫抑制剂都能干扰或抑制机体对抗原的应答。

(三)抗原免疫方式

抗原进入机体的途径、抗原的剂量、注射的次数和佐剂的使用及类型等都能影响机体对抗原的免疫应答。抗原的免疫效果以皮内注射为佳,皮下次之,静脉注射较差;口服的蛋白质抗原易被消化道内的酶降解成小分子物质,因而容易诱导免疫耐受。适中的抗原剂量可诱导免疫应答,抗原剂量过高、过低都可诱导免疫耐受。通过加强免疫并配合使用佐剂,可提高抗原的免疫原性。不同类型的免疫佐剂可显著影响免疫应答的类型和强度,弗氏佐剂主要诱导 IgG 类抗体产生,明矾佐剂则易诱导 IgE 类抗体产生。

第二节　抗原的分类

抗原种类繁多,根据不同的分类标准,可将抗原分为不同的类型。

一、根据抗原与机体的亲缘关系分类

根据与机体的亲缘关系,可将抗原分为异种抗原(xenogenic antigen)、异嗜性抗原(heterophilic antigen)、同种异型抗原(allogenic antigen)和自身抗原(autoantigen)。

(一)异种抗原

异种抗原是指来源于不同物种的抗原物质,主要包括以下几类。

1. 病原微生物及其代谢产物

对人体而言,细菌、病毒、立克次体和螺旋体等均属于异种抗原,都具有很强的免疫原性。疫苗也属于异种抗原,而且是良好的抗原,可用疫苗进行预防接种,疫苗注入机体后可诱导机体产生特异性的保护性免疫应答。

2. 细菌的外毒素与类毒素

细菌的某些代谢产物也是良好的抗原。外毒素(exotoxin)是革兰阳性细菌在代谢过程中分泌到菌体外的毒性蛋白质,如破伤风外毒素和白喉外毒素,其毒性极强,有很强的免疫原性,能刺激机体产生相应的抗体,即**抗毒素(antitoxin)**。外毒素经 0.3%～0.4% 的甲醛处理后失去毒性,但仍保持免疫原性,称为类毒素(toxoid),类毒素在预防由外毒素引起的疾病中起着重要的作用。常用的类毒素有白喉类毒素和破伤风类毒素。

3.动物免疫血清

临床上用来防治破伤风梭菌、白喉杆菌等细菌外毒素引起的疾病,以及治疗毒蛇咬伤的抗毒素,一般都是用类毒素免疫马制备的,所得的含抗毒素的血清称为**免疫血清**(**immune serum**)。动物免疫血清对人体具有两重性:一方面,它向患者提供了特异性抗毒素抗体,可以中和体内相应的外毒素,具有防治疾病的作用;另一方面,对人体而言,它同时又是异种抗原,能刺激机体产生抗马血清抗体,反复使用可致超敏反应。

(二)异嗜性抗原

异嗜性抗原是指存在于人、动物以及微生物等不同种属之间的共同抗原。例如,溶血性链球菌与人肾小球基膜及心肌内膜具有共同抗原,因此,链球菌感染刺激机体产生的抗体不仅能与链球菌结合,而且能与心肌内膜、肾小球基膜结合,造成组织损伤,临床上可表现为风湿病或肾小球肾炎;大肠杆菌 O14 型脂多糖与人结肠黏膜有共同抗原,可导致 IgG 抗体水平异常增高,参与溃疡性结肠炎的发生。

(三)同种异型抗原

同种异型抗原是指同一种属不同个体间存在的特异性抗原,亦称同种抗原。人类重要的同种异型抗原有人主要组织相容性抗原,即人白细胞抗原(human leukocyte antigen,HLA)和血型抗原。HLA 是人群中多态性最高的同种异型抗原,是个体区别于他人的独特遗传标志,是介导人体间移植排斥反应的主要移植抗原。血型抗原是指每个个体红细胞上表达的不同抗原成分。根据红细胞表达 A 抗原和 B 抗原的不同,可将人血型分为 A、B、O、AB 四种。在临床输血时,需要进行血液配型。

(四)自身抗原

自身抗原是指自身组织细胞表达的抗原。在正常情况下,机体对自身组织细胞成分不会产生免疫应答,即自身耐受。但是在感染、病理因素、某些药物等的影响下,自身成分可以成为抗原物质,引起免疫应答。自身抗原包括隐蔽的自身抗原和修饰的自身抗原。

1.隐蔽的自身抗原

人眼晶状体蛋白、葡萄膜色素蛋白、甲状腺球蛋白和精子等在正常情况下与免疫系统相对隔绝,不能诱导免疫应答。当相关部位的屏障结构被外伤、感染或手术等破坏后,这些物质进入血液,则可引起自身免疫应答,导致自身免疫病的发生。

2.修饰的自身抗原

人体自身的组织成分在感染、电离辐射、烧伤或化学药物的影响下,分子结构发生改变,形成新的抗原表位或使自身物质分子内部的抗原表位暴露出来,从而具有了免疫原性。这种自身抗原也是引起自身免疫病的重要因素之一,如长期服用安替比林、氨基比林、非那西丁等药物引起的白细胞减少和溶血性贫血等疾病均为上述机制所致。

二、根据诱导抗体时是否需要 Th 细胞参与分类

根据诱导抗体时是否需要 Th 细胞参与,可将抗原分为**胸腺依赖性抗原**(thymus-dependent antigen,TD-Ag)和**非胸腺依赖性抗原**(thymus-independent antigen,TI-Ag)。

1. 胸腺依赖性抗原

胸腺依赖性抗原需要在 T 细胞的辅助下才能诱导 B 细胞产生抗体,大多数天然抗原均属此类,如细菌、病毒、动物血清等。它们的共同特点是由蛋白质组成,相对分子量大,表面抗原表位种类多,同类数量少。它们引起免疫应答的特点如下:①能够引起体液免疫和细胞免疫;②产生的抗体以 IgG 为主,同时也可产生其他类别的抗体;③有免疫记忆。

2. 非胸腺依赖性抗原

非胸腺依赖性抗原不需要 T 细胞辅助就能直接诱导 B 细胞产生抗体。天然 TI-Ag 主要有细菌脂多糖、肺炎球菌荚膜多糖、多聚鞭毛素等。这类抗原结构比较简单,抗原决定簇种类单纯,但数量多,排列密集,能直接激活 B 细胞。这类抗原引起免疫应答的特点如下:①不能产生细胞免疫;②只产生 IgM 类抗体;③无免疫记忆。

TD-Ag 和 TI-Ag 的区别如表 2-2 所示。

表 2-2　TD-Ag 和 TI-Ag 的区别

	TD-Ag	TI-Ag
化学特性	蛋白质抗原	多糖类、核酸等
结构特点	复杂,含有多个表位	简单,为单一表位
T 细胞辅助	必需	不需
抗体类型	IgG 为主,还有其他类型	仅 IgM
免疫应答类型	体液免疫和细胞免疫	体液免疫
免疫记忆	有	无

三、根据 APC 内抗原的来源分类

根据 APC 内抗原的来源,可将抗原分为内源性抗原(endogenous antigen)与外源性抗原(exogenous antigen)。

1. 内源性抗原

内源性抗原是指在 APC 或靶细胞内新合成的抗原,如病毒感染细胞合成的病毒蛋白、肿瘤细胞内合成的肿瘤抗原和某些胞内的自身成分等。这些物质在细胞内被加工处理为抗原肽,与 MHC I 类分子结合为复合物,暴露于 APC 表面,被 CD8$^+$T 细胞的抗原受体识别。

2. 外源性抗原

外源性抗原是指 APC 通过吞噬、胞饮和受体介导内吞等方式从细胞外摄取的抗原。

这些物质在溶酶体内降解成短肽,并与MHCⅡ类分子结合为复合物,暴露于APC表面,被CD4$^+$T细胞的抗原受体识别。

四、其他分类

根据抗原产生方式的不同,可将抗原分为天然抗原和人工抗原;根据抗原物理性状的不同,可将抗原分为颗粒性抗原和可溶性抗原;根据抗原来源及与疾病相关性的不同,可将抗原分为移植抗原、肿瘤抗原、自身抗原等。

第三节 非特异性免疫刺激剂

除了特异性激活T细胞和B细胞应答的抗原,某些物质也可以非特异性地激活T细胞和B细胞应答,这些物质称为免疫刺激剂。免疫刺激剂包括超抗原、佐剂和丝裂原等。

一、超抗原

某些物质在极低浓度(1～10 ng/mL)时即可非特异性地激活多克隆T细胞,产生极强的免疫应答,这类物质称为**超抗原(superantigen,sAg)**。与普通抗原不同,超抗原的作用不受MHC限制,无严格抗原特异性。超抗原实际上是一类多克隆激活剂,其作用机制如图2-2所示。目前已发现多种病原微生物中的超抗原,如小鼠乳腺肿瘤的逆转录病毒蛋白、葡萄球菌肠毒素A～E和致热外毒素A～C等,它们能活化CD4$^+$T细胞和CD8$^+$T细胞,刺激或抑制机体发生免疫应答。

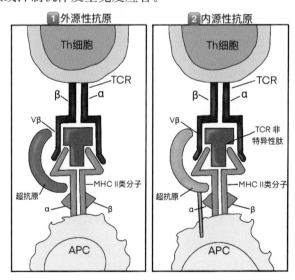

图 2-2 超抗原的作用机制

超抗原的生物学意义包括以下几方面：

（一）免疫激活作用

超抗原可激活 T 细胞和 APC，可刺激机体的 T 细胞增殖，使其本身或其产物所激活的巨噬细胞、肥大细胞等产生多种细胞因子，如 TNF、IL-1、IL-2 等。

（二）免疫抑制作用

在某些情况下（如微生物感染后），超抗原大量释放，受超抗原刺激的 T 细胞被大量清除，抑制免疫应答。

（三）诱导免疫耐受

超抗原诱导免疫耐受主要有两种情况：一是 T 细胞消除，见于胚胎期和新生儿期；二是免疫无反应性，将超抗原直接注射到小鼠体内可以诱导有力的免疫应答，之后便是免疫无反应性，这可能跟 T 细胞与超抗原的亲和力有关，如果两者亲和力较高，则 T 细胞被诱导反应，经免疫应答被消除，而亲和力较低的部分 T 细胞变为无反应性。因此，超抗原可能参与机体的诸多生理和病理效应，如超抗原与食物中毒、某些自身免疫病、艾滋病和某些肿瘤的发生等。

二、佐剂

佐剂（adjuvant）是一类能非特异性地增强机体对抗原的免疫应答或改变免疫应答类型的物质。佐剂可分为以下几种：

（1）有机佐剂。有机佐剂包括微生物及其代谢产物，如卡介苗、短小棒状杆菌、脂多糖和细胞因子（IL-2、GM-CSF）等。

（2）无机佐剂。无机佐剂包括氢氧化铝、明矾等。

（3）人工合成佐剂。人工合成佐剂包括多聚肌苷酸-胞苷酸（polyI:C）和低甲基化的 CpG 寡核苷酸等。

（4）复合佐剂。目前最常用的复合佐剂主要有弗氏不完全佐剂（Freunds incomplete adjuvant）和弗氏完全佐剂（Freunds complete adjuvant）两种，前者由液体石蜡（或植物油）加羊毛脂（或 Tween 80）制成，后者是在前者的基础上加入了灭活的结核杆菌或卡介苗。

佐剂的作用机制包括以下几种：

（1）改变抗原的物理性状，延缓抗原降解。

（2）刺激 APC，增强其抗原加工和提呈能力。

（3）非特异性地刺激淋巴细胞增殖。由于佐剂可以非特异性地促进免疫系统对抗原的应答，故其应用范围非常广泛。接种疫苗时，加入佐剂可增强疫苗的免疫效果；临床上将佐剂作为免疫增强剂，用于抗肿瘤和慢性感染疾病的辅助治疗。

三、丝裂原

丝裂原（mitogen）也称有丝分裂原，属于一种非特异性的淋巴细胞多克隆激活剂。其通过与淋巴细胞表面的相应受体结合，刺激静止淋巴细胞转化为淋巴母细胞，从而进行有丝分裂，激活某一类淋巴细胞的全部克隆。T 淋巴细胞表面可表达刀豆蛋白 A (concanavalin A，ConA)、植物血凝素及美洲商陆丝裂原(PWM)等多种丝裂原受体；B淋巴细胞表面可表达脂多糖、葡萄球菌 A 蛋白及 PWM 等多种丝裂原受体，它们均可对丝裂原刺激产生增殖反应。丝裂原被广泛用于体外检测免疫细胞的功能。

第四节 免疫系统

免疫系统(immune system)包括机体内执行免疫功能的免疫器官、免疫细胞及各类免疫分子。按功能的不同，免疫器官可分为**中枢免疫器官(central immune organ)**和**外周免疫器官(peripheral immune organ)**，两者通过血液循环或(和)淋巴循环互相联系。免疫细胞的异质性和免疫分子的多样性是保障机体对内、外环境中数量巨大的抗原发生有效特异性应答的根本。T 淋巴细胞和 B 淋巴细胞在个体发育中必须在特定的微环境中受到驯化、历经选择和排除才逐渐分化、成熟。免疫系统是在个体发育过程中逐渐形成并完善的，该过程中任何环节的障碍或异常均可导致机体免疫功能的紊乱。人体免疫系统的组成如图 2-3 所示。

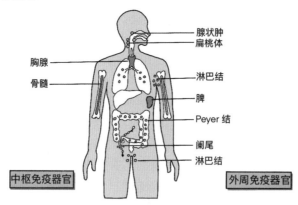

图 2-3 人体免疫系统的组成

一、免疫器官

免疫器官是以淋巴组织为主的器官。按其功能的不同，免疫器官分为中枢免疫器官和外周免疫器官。

(一)中枢免疫器官

中枢免疫器官又称中枢淋巴器官或初级淋巴器官(primary lymphoid organ)，是免疫细胞发生、分化、筛选与成熟的场所，包括骨髓和胸腺，在鸟类中还包括腔上囊(法氏囊)。

1.骨髓

骨髓(bone marrow)是各类血细胞(包括免疫细胞)的发源地和 B 细胞分化、发育、成熟的场所。

骨髓位于骨髓腔内,分为红骨髓和黄骨髓。红骨髓具有活跃的造血功能,由造血组织和血窦构成。骨髓造血组织主要由造血细胞和基质细胞组成,其中基质细胞包括网状细胞、成纤维细胞、血窦内皮细胞、巨噬细胞等,可分泌多种细胞因子。由基质细胞及其所分泌的多种造血细胞因子构成了造血干细胞赖以生存、生长发育和成熟的场所,称为造血微环境(hematopoietic inductive microenvironment)。造血干细胞具有自我更新和分化的潜能。

骨髓是各类免疫细胞发生的场所,同时也是 B 淋巴细胞分化成熟的场所。在造血微环境中,骨髓多能造血干细胞首先分化为髓样干细胞(myeloid progenitor)和淋巴样干细胞(lymphoid progenitor)。髓样干细胞最终分化成熟为粒细胞、单核细胞、红细胞、血小板以及单核-巨噬细胞;淋巴样干细胞可分化为有待进一步分化的祖 T 细胞(pro-T)以及成熟的 B 细胞和 NK 细胞。祖 T 细胞经血液进入胸腺,发育成熟为具有免疫功能的 T 细胞。DC 可来自髓样干细胞和淋巴样干细胞。

骨髓也是 B 细胞发生应答的场所,尤其是再次免疫应答。外周免疫器官生发中心的记忆 B 细胞在特异性抗原的刺激下被活化,随后经淋巴和血液进入骨髓,分化成熟为浆细胞,持久地产生大量抗体(主要为 IgG),释放至血液循环,成为血清抗体的主要来源。外周免疫器官发生的再次应答抗体产生速度快,但持续时间相对较短。

2.胸腺

胸腺(thymus)位于胸骨之后,由两叶扁平的淋巴组织组成,是 T 细胞分化、成熟的场所。人新生儿期胸腺重 15～20 g,青春期以后胸腺逐渐萎缩,表现为实质减少、间质增多,老年期胸腺明显缩小,皮质和髓质被脂肪组织取代,导致老年人免疫功能衰退。

胸腺是实质性器官,分为左右两叶,表面包有结缔组织被膜,被膜与胸腺内结缔组织形成小叶间隔,将胸腺分成若干小叶,每个胸腺小叶由皮质(cortex)和髓质(medulla)两部分组成。皮质位于小叶周边,染色较深;髓质位于小叶中央,染色较浅,如图 2-4 所示。

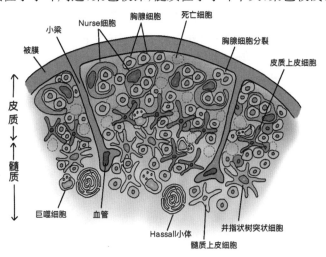

图 2-4　胸腺的结构

胸腺皮质分为浅皮质区和深皮质区。皮质内 85%～90%的细胞为胸腺细胞(主要是未成熟的 T 细胞),并且含有胸腺上皮细胞(thymus epithelial cell,TEC)、淋巴细胞以及一些巨噬细胞。胸腺内的胸腺上皮细胞也称哺育细胞(nurse cell),可产生激素、细胞因子,促使胸腺细胞逐渐分化为未成熟的 $CD4^+$/$CD8^+$(双阳性)胸腺细胞。深皮质区主要包括成熟的胸腺细胞、淋巴细胞和 DC。

胸腺髓质内含大量胸腺上皮细胞和一些疏散分布的胸腺细胞、巨噬细胞和 DC。髓质内常见胸腺小体(thymic corpuscle),也称赫氏小体(Hassall's corpuscle),由上皮细胞呈同心圆状包绕排列构成,是胸腺结构上的重要特征。胸腺小体在胸腺发生炎症或肿瘤时消失。

胸腺微环境主要由胸腺基质细胞、细胞外基质及局部活性物质组成,是决定 T 细胞分化、增殖和选择性发育的重要条件。胸腺上皮细胞是胸腺微环境最重要的组分,以两种方式影响胸腺细胞的分化发育:①分泌细胞因子,这些细胞因子通过与胸腺细胞表面的相应受体结合,调节胸腺细胞的发育。②胸腺上皮细胞间与胸腺细胞间可通过细胞表面分子的相互作用,诱导和促进胸腺细胞的分化、发育和成熟。

细胞外基质也是胸腺微环境的重要组成部分,可促进上皮细胞与胸腺细胞接触,并促进胸腺细胞在胸腺内移行成熟。

胸腺的功能主要包括以下几方面:

(1)胸腺是 T 细胞分化、成熟的场所,骨髓来源的淋巴干细胞早期即在胸腺内开始分化。胸腺中的"哺育细胞"对 T 细胞的成熟和分化起着重要的调节作用。在胸腺微环境中,经过阳性和阴性选择过程,有 90% 以上的胸腺细胞发生凋亡,少部分细胞发育成熟为初始 T 细胞(naive T cell),离开胸腺经血液循环至外周免疫器官。若胸腺发育不全或缺失,则会导致 T 细胞缺乏和细胞免疫功能缺陷。如患迪格奥尔格综合征(DiGeorge's syndrome)的儿童,其 T 细胞发育障碍,导致细胞免疫功能缺陷。

(2)发挥免疫调节功能。胸腺基质细胞可产生多种细胞因子和胸腺素类分子,不仅能调控胸腺细胞的分化、发育,而且对外周免疫器官的免疫细胞也具有调节作用。

(3)发挥屏障作用。血液内的大分子物质不易进入胸腺皮质内,说明皮质内毛细血管及其周围结构具有屏障作用,称为血-胸腺屏障。血-胸腺屏障可以阻止血液中的抗原物质进入胸腺实质,从而使淋巴细胞在没有外界抗原物质存在的条件下增殖分化,令机体出生后免于对相应的外界抗原发生耐受。

3. 腔上囊

腔上囊又称法氏囊,是鸟类特有的免疫器官,也是 B 淋巴细胞分化增殖的场所。来自骨髓的前 B 细胞在腔上囊微环境及激素的影响下分化、成熟为 B 细胞,然后经血流分布至外周免疫器官。

(二)外周免疫器官

外周免疫器官又称外周淋巴器官或二级淋巴器官(secondary lymphoid organ),为免疫细胞定居和增殖的场所,包括淋巴结、脾和皮肤黏膜相关淋巴样组织等。其主要功能也是作为免疫细胞接受抗原刺激产生特异性抗体和致敏淋巴细胞等进行免疫应答的场所。

1. 淋巴结

淋巴结（lymph node）是小结状、包膜化的淋巴组织，人体有 500～600 个淋巴结。人类的淋巴结直径为 2～10 mm，沿淋巴管道遍布全身，位于淋巴管道的分支处，成群分布在浅表部位（如颈部、腋窝、腹股沟等）以及深部的纵隔和腹腔内。

淋巴结分为皮质（cortex）和髓质（medulla）两部分，彼此通过淋巴窦相通。皮质由浅皮质区、深皮质区和皮质淋巴窦组成。浅皮质区为 B 细胞定居的场所，称为非胸腺依赖区（thymus independent area）。未受抗原刺激的淋巴小结无生发中心，称为初级滤泡（primary follicle），主要含 B 淋巴细胞；受抗原刺激后，小结内出现生发中心，称为次级滤泡（secondary follicle），内含大量 B 淋巴母细胞，可向内转移至淋巴结中心部髓质的髓索，分化为浆细胞并产生抗体。浅皮质区和髓质之间的深皮质区又称副皮质区，是 T 细胞定居的场所，也称为胸腺依赖区（thymus dependent area）。副皮质区有许多由内皮细胞组成的毛细血管后微静脉（post-capillary venule，PCV），也称高内皮细胞小静脉（high endothelial venule，HEV）。高内皮细胞小静脉呈非连续状，允许淋巴细胞通过，是沟通血液循环与淋巴循环的重要通路，血液中的淋巴细胞由此部位可进入淋巴结实质。淋巴结的结构如图 2-5 所示。

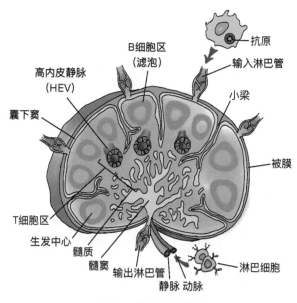

图 2-5 淋巴结的结构

髓质由髓索和髓窦组成。髓索内含有 B 细胞及部分 T 细胞、浆细胞、肥大细胞及巨噬细胞。髓窦内巨噬细胞较多，有较强的捕捉、清除病原体的作用。

淋巴结的功能主要包括以下几方面：

（1）是 T 细胞和 B 细胞定居的场所。淋巴结是成熟 T 细胞和成熟 B 细胞的主要定居部位。其中，T 细胞约占淋巴结内淋巴细胞的 75%，B 细胞约占 25%。

（2）作为免疫应答场所。淋巴结是淋巴细胞接受抗原刺激、发生特异性免疫应答的场所。存在于组织中的游离抗原经淋巴液进入局部引流淋巴结,被副皮质区的 APC 摄取,或抗原在组织中被 APC 摄取,随后 APC 迁移至副皮质区,将加工后的抗原肽提呈给 T 细胞,使其活化、增殖、分化为效应 Th 细胞(详见第六章);通过 T 细胞和 B 细胞的相互作用,B 细胞在浅皮质区大量增殖形成生发中心,并分化为浆细胞(详见第七章)。机体发生免疫应答都会因 T 细胞和 B 细胞大量增殖而引起局部淋巴结肿大。

(3)滤过、清除抗原异物。淋巴结是淋巴液的有效滤器,侵入机体的病原微生物、毒素或者其他有害物质通常随淋巴液进入局部引流淋巴结。淋巴液在淋巴窦中缓慢流动,有利于吞噬细胞吞噬、杀伤病原微生物,清除异物,从而起到净化淋巴液、防止病原体扩散的作用。

(4)参与淋巴细胞再循环。血中的淋巴细胞通过毛细血管后微静脉进入淋巴结副皮质区,然后经淋巴窦汇入输出淋巴管,进入胸导管,最终经左锁骨下静脉返回血液循环。

2. 脾

脾(spleen)是人体最大的外周免疫器官,具有和淋巴结类似的免疫功能,在清除抗原异物、自身衰老细胞及维持机体内环境稳定中发挥着重要的作用。来自中枢免疫器官的 T 淋巴细胞和 B 淋巴细胞分别在脾的胸腺依赖区与非胸腺依赖区定居、增殖,接受抗原刺激,发挥免疫效应。

脾的结构类似淋巴结,其表面有结缔组织被膜,实质分为白髓和红髓。白髓是淋巴细胞的聚集之处,沿中央小动脉呈鞘状分布,富含 T 细胞、少量的 DC 以及巨噬细胞,相当于淋巴结的副皮质区。白髓中还有淋巴小结,是 B 细胞的定居处,受抗原刺激后可形成生发中心。红髓位于白髓周围,包括脾索和血窦。与淋巴结不同,脾没有输入淋巴管,只有一条输出淋巴管与中央动脉并行,发生免疫应答时,淋巴细胞由此进入再循环池。脾的结构如图 2-6 所示。

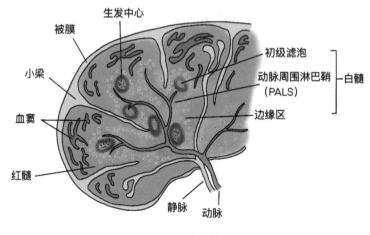

图 2-6 脾的结构

脾是储存红细胞的血库,并具有重要的免疫功能。脾的功能主要包括以下几方面:

（1）脾是免疫细胞定居的场所，是淋巴细胞接受抗原刺激并发生免疫应答的部位。其中，B细胞约占脾淋巴细胞总数的60%，T细胞约占脾淋巴细胞总数的40%。

（2）脾能合成某些重要的生物活性物质，如补体、干扰素等。

（3）滤过作用。脾可清除血液中的病原体，以及衰老死亡的自身红细胞、白细胞及免疫复合物等，从而使血液得到净化。

3.皮肤黏膜相关淋巴样组织

近年来的相关研究证实，免疫细胞不仅存在于有完整结构的淋巴结和脾中，而且广泛分布于皮肤和黏膜组织中，这些淋巴组织称为"皮肤黏膜相关淋巴样组织"，主要包括皮肤相关淋巴样组织（skin associated lymphoid tissue，SALT）和黏膜相关淋巴样组织（mucosa-associated lymphoid tissue，MALT）。

（1）皮肤相关淋巴样组织。皮肤相关淋巴样组织主要是指皮肤表皮中的朗格汉斯细胞（Langerhans cell）、巨噬细胞、皮肤相关淋巴细胞和肥大细胞等免疫细胞。

（2）黏膜相关淋巴样组织。黏膜相关淋巴样组织主要是指呼吸道、肠道及泌尿生殖道黏膜固有层和上皮细胞下散在的淋巴样组织，以及某些带有生发中心的淋巴样组织，如扁桃体、小肠的派氏集合淋巴结（Peyer's patch）、阑尾等，是发生黏膜免疫应答的主要部位。黏膜是病原体等抗原性异物入侵机体的主要部位，人体黏膜的表面积约400 m²，人体近50%的淋巴组织分布于黏膜系统，故黏膜相关淋巴样组织是人体重要的防御屏障。黏膜相关淋巴样组织主要包括鼻相关淋巴样组织、肠相关淋巴样组织和支气管相关淋巴样组织。

皮肤相关淋巴样组织和黏膜相关淋巴样组织的功能主要包括以下几方面：

一是构成机体防御外来抗原的第一道防线。由于其面积之大，淋巴细胞在其内存在数量之多，远大于淋巴结及脾，因此皮肤黏膜相关淋巴样组织有十分重要的免疫防御功能。黏膜相关淋巴样组织与肠道正常菌群相互作用，对维持生理状态下的肠道自稳有重要意义。

二是作为免疫应答发生的重要部位，在黏膜局部抗感染免疫防御中发挥重要作用。

三是参与免疫应答的效应过程，如迟发型超敏反应常发生在皮肤组织。

二、免疫细胞

免疫细胞是发挥免疫功能的基本单位，绝大多数免疫细胞由造血干细胞分化而来（见图2-7）。根据功能，免疫细胞可分为固有免疫细胞和特异性免疫细胞两大类。固有免疫细胞包括中性粒细胞、单核-巨噬细胞、NK细胞、肥大细胞、嗜酸性粒细胞、嗜碱性粒细胞以及DC等（详见第三章），特异性免疫细胞包括B淋巴细胞和T淋巴细胞（详见第四章和第五章）。本单元只介绍免疫细胞的重要特性与功能，详细内容见有关章节。

1.淋巴细胞再循环

体内的淋巴细胞并非始终滞留在外周免疫器官中，它们可由定居场所经血液循环和淋巴循环不断运行，并重新分布于全身淋巴器官和组织中。**淋巴细胞再循环**

(**lymphocyte recirculation**)是指定居在外周的淋巴细胞由输出淋巴管进入胸导管,进入血液循环,到达淋巴结后穿越高内皮细胞小静脉,重新分布于外周免疫器官或组织的反复循环过程(见图 2-8)。参加再循环的淋巴细胞主要是 T 细胞(70%～80%),其次是 B 细胞。

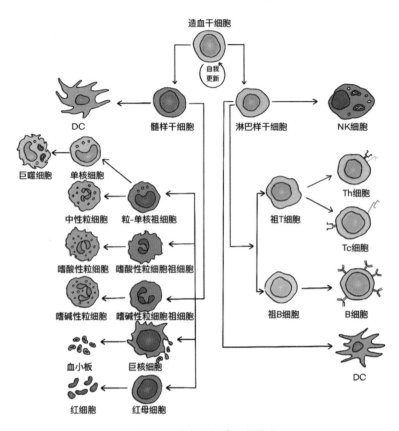

图 2-7　造血干细胞及其分化

淋巴细胞再循环的生物学意义是:

(1)通过淋巴细胞在体内周而复始地再循环,使其有更多机会与抗原和 APC 接触,有利于适应性免疫应答的启动。

(2)使机体所有免疫器官和组织联系成一个有机的整体,有利于调动各种免疫细胞和效应细胞迁移至病原体感染或肿瘤发生等部位,从而发挥免疫应答作用。

(3)淋巴组织可不断从循环池中补充新的淋巴细胞,以增强整个机体的免疫功能。

(4)记忆细胞也可参与再循环,接触相应抗原后进入淋巴组织,迅速活化、增殖和分化,发生快而强的再次免疫应答。

综上,淋巴细胞再循环是维持机体正常免疫应答并行使免疫功能的必要条件。

2.淋巴细胞归巢

淋巴细胞成熟后,其分布与行踪都具有一定的规律。**淋巴细胞归巢**(**lymphocyte homing**)是指淋巴细胞受抗原刺激后,可依其表达的膜分子的不同,选择性地迁移到各自特定的区域进行分化和增殖,并介导免疫应答的过程。淋巴细胞表面可表达归巢受体(homing receptor),高内皮细胞表达相应的配体,两者均属于黏附分子。淋巴细胞运行至外周免疫器官或组织中的高内皮细胞小静脉部位,通过归巢受体与相应配体结合,促使淋巴细胞黏附于高内皮细胞,迁移至血管外(见图 2-8)。由于淋巴细胞是不均一的群体,表达不同的黏附分子,并与不同的配体结合,因此,不同亚类的淋巴细胞会定向迁移,并分布于淋巴器官和组织的不同部位。

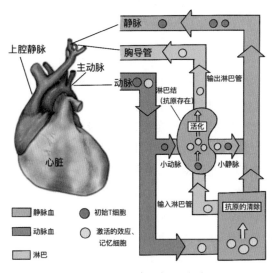

图 2-8　淋巴细胞再循环的过程

三、免疫分子

免疫分子根据其存在的状态,可分为分泌型分子和膜型分子两大类。分泌型分子是由免疫细胞合成并分泌于胞外体液中的免疫应答效应分子,包括抗体、补体和细胞因子等。膜型分子(或称"膜分子")介导免疫细胞间或免疫系统与其他系统(如神经系统、内分泌系统等)细胞间的信息传递,包括 T 细胞抗原受体、B 细胞抗原受体、MHC 分子、CD 分子及其他细胞黏附分子等。免疫分子是介导免疫反应的重要基础,各类免疫分子将在后续各相应章节阐述。

思考题:

1. 简述抗原的基本特性。
2. 比较 TD-Ag 和 TI-Ag 的特点。
3. 简述中枢免疫器官和外周免疫器官的组成和功能。
4. 简述淋巴细胞再循环及其生物学意义。

(张磊　高立芬)

第三章　免疫防御与固有免疫

　　自然界存在大量的病原微生物并时刻威胁着人类。病原体进入并感染人体的过程涉及微生物和宿主之间复杂的相互作用。感染过程中的关键事件包括病原体的进入、宿主组织的入侵和病原体定植、病原体的免疫逃逸以及宿主的组织损伤或功能损害。病原体能够直接杀死其所感染的宿主细胞,也可以通过释放毒素造成机体的组织损伤和功能紊乱,进而引起相关的疾病。此外,病原微生物还能够通过激活机体的免疫反应而造成组织损伤和引起疾病。

　　在病原微生物感染机体的早期阶段,首先发挥免疫防御效应的是天然免疫系统,也称固有免疫,这是机体抵抗病原体入侵的第一道防线。固有免疫系统包括各种屏障、固有免疫细胞以及体内各类具有抗感染作用的免疫分子。病原微生物入侵机体时,如果物理屏障被打破,病原体进入组织,进而与中性粒细胞、巨噬细胞和树突状细胞等吞噬细胞接触,这些细胞会产生大量细胞因子和黏附分子等,从而引发炎症反应(见图 3-1)。

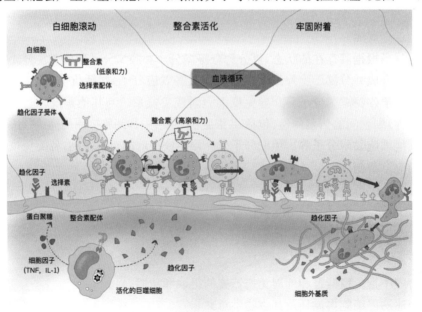

图 3-1　细胞因子和黏附分子共同介导固有免疫细胞参与炎症反应

炎症反应是指循环中的活化白细胞和血浆蛋白进入组织中的感染部位以消除致病因子的过程,是免疫防御与固有免疫的重要形式。在细胞因子和黏附分子等信号分子的共同参与下,中性粒细胞、巨噬细胞等固有免疫细胞游走出循环系统,到达感染部位,参与炎症反应。在本章,我们将对参与抵抗病原体入侵早期阶段中所涉及的固有免疫、细胞因子和黏附分子进行简要介绍。

第一节　固有免疫

对微生物的防御是由早期的固有免疫反应和后期激发的适应性免疫反应所共同介导的。**固有免疫(innate immunity)**是机体在种系发育和进化过程中形成的天然免疫防御功能,即出生后就具备的非特异性防御功能,也称为**非特异性免疫(non-specific immunity)**。微生物入侵机体后,在适应性免疫反应形成之前,固有免疫反应提供了早期防御。

固有免疫由固有免疫细胞和一系列生化防御机制组成,这些防御机制在病原体感染前就已存在,并随时准备对感染做出迅速反应。固有免疫的防御反应有以下共同特征:①先天存在,即生物个体出生就具有固有免疫系统,不论有无刺激,其都是存在的;②没有特异性,固有免疫不针对某一特定抗原,作用范围广;③对病原体的相关分子模式和损伤相关分子的识别特异性有限,其模式识别受体具有有限的多样性;④发挥作用迅速,被感染后即刻发挥作用;⑤没有长期的免疫记忆。

本节重点介绍固有免疫的组成、识别特点和功能。

一、固有免疫系统的组成及其作用

固有免疫系统包括组织屏障结构、固有免疫细胞和固有免疫分子。组织屏障结构是固有免疫的第一道防线,一旦被病原体突破,固有免疫效应细胞将迅速应答。以下就是对固有免疫系统的组成及对抗早期感染的急性炎症反应过程的介绍。

（一）固有免疫成分

固有免疫系统有多个组成部分,包括物理(解剖)屏障、理化屏障和生物屏障,以及一系列固有免疫细胞所介导的固有免疫应答反应,机早期抵御病原体侵袭至关重要。

1.解剖屏障

大多数病原体进入机体的主要入口是皮肤、呼吸道和胃肠道。所有这些组织结构表面都衬有上皮细胞,可以产生一些抗菌物质,如防御素和干扰素。机体的主要解剖屏障分述如下:

(1)皮肤是一个巨大的物理屏障,大多数病原体无法侵入完整的皮肤。皮肤的 pH 值也是微酸性的,可以延缓病原微生物的生长。

(2)呼吸道内有纤毛,当微生物进入时,纤毛会尽力清除它们。呼吸系统所分泌的黏液也含有让微生物难以生存的成分,包括多种抗微生物酶和化学物质。

(3)胃肠道系统含有黏膜系统,后者具有与呼吸道相似的特性。胃部所分泌的胃液是一种高酸性的体液,对于大多数病原体有很好的清除和杀伤效应。

2.理化屏障和生物屏障

人体的理化屏障和生物屏障包括以下组成部分:

(1)温度。许多病原体无法在超过人体体温的情况下存活。当炎症反应在局部组织中发生时,细胞因子可能会系统性地改变下丘脑的温度设定点,从而导致机体发热。

(2)酸碱度。胃部的酸性微环境阻碍了许多病原体的生长和向肠道的传播。人体皮肤也是酸性环境的,会抑制许多微生物的存活和生长。

(3)化学物质。泪液、唾液、母乳和黏液等分泌物中的溶菌酶可以分解细菌的细胞壁肽聚糖。吞噬细胞内的防御素可以在细菌和真菌中形成毛孔。

(4)干扰素。IFN-α 和 IFN-β 是抗病毒干扰素,它们通过抑制细胞内病毒蛋白的合成而发挥直接的抗病毒作用。

(5)补体。补体系统是一组相互作用的蛋白质,在肝脏产生后释放到血液中。这些成分作为酶原,在受到各种刺激后以级联反应的方式激活,产生大量的补体活化片段,进而介导炎症反应和靶细胞的裂解(详见第七章)。

(6)炎症小体。炎症小体是先天免疫系统的重要组成部分,是检测病原体和应激源的信号系统。炎症小体的激活可导致炎症细胞因子 IL-1β 和 IL-18 的成熟,诱发机体的炎症反应。

3.固有免疫细胞

固有免疫细胞是指参与固有免疫反应的一系列细胞,主要包括单核-巨噬细胞、中性粒细胞和 DC 等吞噬细胞和其他多种固有免疫细胞,它们参与组成抵御病原体入侵的第一道防线。固有免疫细胞通过识别病原体上特有的共有结构而被激活,通过固有免疫反应而有效地清除病原体,尽快控制感染的发生。

(二)急性炎症反应

急性炎症反应是抵抗病原体入侵的固有免疫反应中非常重要的一个环节,也参与了抗感染免疫第一道防线的形成。病原体通常通过黏膜或上皮组织进入人体,急性炎症反应通常是对这种抗原入侵的第一反应,是固有免疫系统对外界抗原入侵的阻断反应。急性炎症反应的第一步是受到破坏的上皮屏障中的血管内皮细胞活化,释放细胞因子和其他炎症介质,诱导内皮细胞表达选择素等黏附分子,介导吞噬细胞渗出。中性粒细胞是第一个与发生炎症反应的内皮细胞结合并向组织中渗出的细胞,在感染 6 h 内达到高峰。随后,渗出的中性粒细胞释放介质,单核细胞、巨噬细胞以及嗜酸性粒细胞受到趋化,在 5～6 h 后浸润至炎性部位。

二、固有免疫的识别特点

固有免疫反应是通过识别一组相对有限的分子结构而被激活的,这些分子结构既可以是微生物的保守结构成分或其产物,也可以是受伤或死亡的宿主细胞表达的组织成分。固有免疫系统只能识别约 1000 种微生物和受损细胞的产物。相比之下,适应性免疫系统可以识别数百万种不同的微生物分子结构,还可以识别存在于健康组织中的非微生物环境抗原和自身抗原。

固有免疫系统识别病原体的受体称为**模式识别受体**,吞噬细胞(单核-巨噬细胞、中性粒细胞和 DC)等固有免疫细胞表达 PRR,通过识别宿主细胞上不表达,而仅表达在病原体上的一系列分子结构而被活化。与淋巴细胞的抗原受体不同,模式识别受体由胚系基因编码,在固有免疫细胞中组成性表达。模式识别受体识别的分子结构主要有两种:一种是**病原体相关分子模式(pathogen-associated molecular pattern,PAMP)**,即同一类型病原体所共同表达的分子,包括微生物的结构成分或者是相应的产物(如细菌脂多糖、n-甲酰肽等),这些成分和产物通常是微生物生存所必需的,而在哺乳动物体内不表达;另一种是死亡或受损细胞释放的**损伤相关分子模式(damage-associated molecular pattern,DAMP)**,这是损伤或者死亡细胞所特有的,而正常机体细胞不存在的结构成分。

固有免疫系统识别的 PAMP 包括很多种类,而不同类型的微生物(如病毒、革兰阴性菌、革兰阳性菌、真菌等)表达不同的 PAMP,包括:①微生物特有的核酸,如正在复制的病毒中发现的双链 RNA 和细菌中发现的未甲基化 CpG-DNA 序列;②微生物中存在的特征蛋白成分,如细菌蛋白质中的 N-甲酰蛋氨酸;③由微生物而非哺乳动物细胞合成的复杂脂质和糖类,如革兰阴性菌中的脂多糖、革兰阳性菌中的脂磷壁酸,以及在微生物中存在而哺乳动物中不存在的甘露糖残基等。

固有免疫系统也识别由受损和死亡细胞产生或释放的内源性分子,这些物质称为损伤相关分子模式,即 DAMP。DAMP 可能是由感染引起的细胞损伤造成的,也可能是由化学毒素、烧伤、创伤或血液供应减少等多种原因造成的细胞无菌损伤。由于细胞凋亡而死亡的细胞通常不会释放 DAMP。在某些情况下,免疫系统的健康细胞会受到刺激,产生并释放某些 DAMP,这些释放的分子被称为警报素(alarmin),能够增强机体对感染的固有免疫反应。

目前已知的模式识别受体包括以下几类:

1. Toll 样受体(Toll like receptor,TLR)

Toll 样受体是一个进化上保守的模式识别受体家族,在许多类型的细胞上表达,识别多种微生物的产物以及应激和死亡细胞表达或释放的分子。Toll 最初被鉴定为果蝇基因,在果蝇胚胎发育过程中参与了果蝇背腹轴的建立,但后来发现,Toll 蛋白也介导了果蝇等生物体的抗菌反应。此外,Toll 的胞质结构域与固有免疫系统中细胞因子 IL-1 受体的胞质结构域相似。这些发现促进了 Toll 的哺乳动物同系物的鉴定,这些同系物被命名为 Toll 样受体。人类有 9 种不同的功能性 Toll 样受体,分别命名为 TLR1~TLR9。

2. NOD 样受体

NOD 样受体(NOD like receptor,NLR)是一个由 20 多种不同的胞浆蛋白组成的家族,命名为 NOD 家族(核苷酸寡聚结构域蛋白质家族),其中一些可识别 PAMP 和 DAMP,并招募其他蛋白形成促进炎症的信号复合物。典型的 NOD 样受体蛋白至少包含三个不同的结构域和功能域,其中包括一个能感知配体存在的富含亮氨酸的重复结构域,即类似于 Toll 样受体的富含亮氨酸的重复结构域;一个允许 NOD 样受体相互结合并形成低聚物的 NACHT(神经元凋亡抑制蛋白)结构域;以及一个效应结构域,它能够结合其他蛋白质形成信号复合物。NOD 样受体存在于多种类型的细胞中,并在多种组织中广泛分布。

3. RIG 样受体

RIG 样受体(RIG like receptor,RLR)是病毒 RNA 的胞质感受器,通过诱导抗病毒的 I 型干扰素的产生而对病毒核酸作出反应。RIG 样受体可以识别双链 RNA 和 RNA-DNA 杂合物,包括 RNA 病毒的基因组以及 RNA 和 DNA 病毒的 RNA 转录物,其中两个最具特征的 RIG 样受体是 RIG-I(维 A 酸诱导基因 I)和 MDA5(黑色素瘤分化相关基因 5)。RLR 在多种细胞中表达,包括骨髓来源的白细胞和多种组织细胞。在与病毒 RNA 结合的过程中,RIG 样受体启动了导致 IRF3 和 IRF7 以及 NF-κB 磷酸化和活化的信号转导事件,这些转录因子进一步诱导产生 I 型干扰素,进而参与抗病毒反应。

4. 胞浆 DNA 感知受体

胞浆 DNA 感知受体(cytosolic DNA sensor,CDS)是检测胞浆 DNA 并激活启动抗微生物反应的分子,可进一步产生 I 型干扰素和诱导细胞自噬。DNA 可能通过不同的机制从细胞内微生物释放到胞浆中,胞浆 DNA 与环鸟苷酸-腺苷酸合成酶(cyclic GMP-AMP synthase,cGAS)结合,产生第二信使 cGAMP,并进一步诱导 I 型干扰素的产生和免疫应答反应。AIM2 是另一种识别胞质 dsDNA 的胞浆 DNA 感知受体,它通过形成含有 caspase-1 的炎症小体,剪切前体形式的 IL-1β 和 IL-18,进而诱导炎症反应和抵抗病原体的感染。

5. C 型凝集素受体

C 型凝集素受体(C-type lectin receptor,CLR)是一类在钙离子参与下结合微生物中糖类的吞噬性受体,它们是识别微生物表面糖类的受体,通过促进微生物的吞噬和细胞因子的分泌,从而促进适应性免疫反应。不同类型的质膜 C 型凝集素对于甘露糖、葡萄糖、N-乙酰葡萄糖胺和 β-葡聚糖等不同的糖类有不同的应答反应。一般来说,这些细胞表面,凝集素识别微生物细胞壁上的糖类结构,其中一些 C 型凝集素受体在细胞对微生物的吞噬作用中发挥效应,而另一些则能够诱导宿主细胞对微生物产生保护性反应。

甘露糖受体(mannose receptor)是目前研究最多的膜 C 型凝集素之一,它参与介导对微生物的吞噬作用。该受体可识别微生物表面糖类的某些成分,包括 D-甘露糖、L-岩藻糖和 N-乙酰-d-葡萄糖胺。这些成分与真核细胞的组分不同,仅在病原体表面存在,通常被固有免疫系统认定为 PAMP 而对其进行识别和进一步活化。

6. 清道夫受体

清道夫受体(sanvenger receptor)由一组结构和功能不同的细胞膜表面蛋白组成,这些蛋白最初是根据介导氧化脂蛋白进入细胞的共同特征分组的。其中一些清道夫受体(包括 SR-A 和 CD36 等)在巨噬细胞上表达,介导巨噬细胞对微生物和衰老死亡细胞的吞噬作用。

7. 甲酰肽受体

甲酰肽受体-1(formyl peptide receptor-1,FPR-1)在白细胞上表达,识别含有 N-甲酰残基的细菌肽,并刺激细胞的定向运动。由于所有细菌蛋白和少数哺乳动物线粒体内合成的蛋白质都是由 N-甲酰蛋氨酸引发的,因此 FPR-1 可使吞噬细胞能够优先检测和响应细菌蛋白质。FPR-1 和其他所有的趋化受体都属于 7 次跨膜的鸟苷三磷酸结合蛋白偶联受体(GPCR)超家族,这些受体通过相关的 G 蛋白三聚体启动细胞内的应答反应。

三、固有免疫细胞

执行固有免疫功能的细胞主要包括自然杀伤细胞、DC、单核-巨噬细胞和中性粒细胞等。

(一)自然杀伤细胞

自然杀伤(natural killer,NK)细胞是第一个被描述的固有淋巴样细胞,是Ⅰ型固有淋巴样细胞的一个亚型,在对抗细胞内病毒和细菌的固有免疫反应中发挥重要作用。NK 细胞的主要功能是杀死病原体感染的细胞和肿瘤细胞,其杀伤功能与适应性免疫系统的杀伤细胞,即细胞毒性 T 淋巴细胞类似。NK 细胞占血液和脾脏单核细胞的 5%～15%,在其他淋巴器官中很少见,但在某些器官(如肝脏和妊娠子宫)中大量存在。在外周血中,NK 细胞呈大淋巴细胞样,胞质颗粒较多。与所有的固有淋巴样细胞一样,NK 细胞不表达 B 细胞和 T 细胞典型的具有多样性的抗原受体。NK 细胞对靶细胞的识别不受 MHC 的限制,也不会产生免疫记忆。用于计数人 NK 细胞的标记物包括 CD16 和 CD56。

1. NK 细胞的识别机制

目前已基本清楚的 NK 细胞识别机制有两种:一种是通过抗体的 Fc 段受体(FcR)

识别抗体结合的靶细胞,另一种是对病毒感染细胞和肿瘤细胞的识别。NK 细胞表面表达 IgG1 和 IgG3 的低亲和力受体 CD16(又名 FcγRⅢ),可与抗体 Fc 段结合,介导 NK 细胞识别被抗体包被的靶细胞,并通过抗体依赖性细胞介导的细胞毒性作用杀伤与 IgG 抗体特异性结合的肿瘤或病毒感染细胞。

除 CD16 外,NK 细胞还表达两种不同功能的受体:一种是能够激发 NK 细胞杀伤作用的活化性受体,另一种是能够抑制 NK 细胞杀伤作用的抑制性受体。NK 细胞的活化性受体和抑制性受体通常共表达于细胞表面,可与 MHCⅠ类分子结合。此外,NK 细胞还组成性地表达另外一类活化性受体,如自然细胞毒性受体(natural cytotoxity receptor,NCR)和 NKG2D 等,它们可识别表达于肿瘤细胞或病毒感染细胞表面的非 MHCⅠ类分子。识别 MHCⅠ类分子的 NK 受体根据结构分类属于免疫球蛋白超家族和 C 型凝集素超家族,因此分别被称为杀伤细胞免疫球蛋白样受体(killer immunoglobin-like receptor,KIR)和杀伤细胞凝集素样受体(killer lectin-like receptor,KLR)。抑制性受体主要包括杀伤细胞免疫球蛋白样受体,可与多种 MHCⅠ类分子结合。抑制性受体也包括一部分杀伤细胞凝集素样受体,如 CD94/NKG2A 异二聚体,可识别 MHCⅠ类分子中的 HLA-E。NK 细胞的受体分类与功能如表 3-1 所示。

表 3-1　NK 细胞的受体分类与功能

受体结构	抑制性受体	活化性受体	与 MHCⅠ类分子的结合状态
杀伤细胞免疫球蛋白样受体	KIR2DS KIR3DS	KIR2DL KIR3DL	与 MHCⅠ结合
杀伤细胞凝集素样受体	CD94/NKG2A	CD94/NKG2C	与 MHCⅠ结合
杀伤细胞凝集素样受体		NKG2D NKp46 NKp30 NKp44	不与 MHCⅠ结合

机体的正常组织细胞表达 MHCⅠ类分子,而许多病毒感染的细胞和肿瘤细胞表面 MHCⅠ类分子表达缺失。NK 细胞将 MHCⅠ类分子的存在解释为正常和健康的自我标志,MHCⅠ类分子的缺失是感染或损伤的迹象。因此,NK 细胞能够受到健康组织细胞的抑制,不会对正常的组织细胞进行杀伤;但 NK 细胞不能从受病毒感染的细胞和肿瘤细胞中接收抑制信号,并且 NK 细胞可通过激活受体从病毒感染的细胞那里接收激活信号,最终的结果是激活的 NK 细胞杀伤受病毒感染的细胞、肿瘤细胞或受到应激损伤的细胞(见图 3-2)。

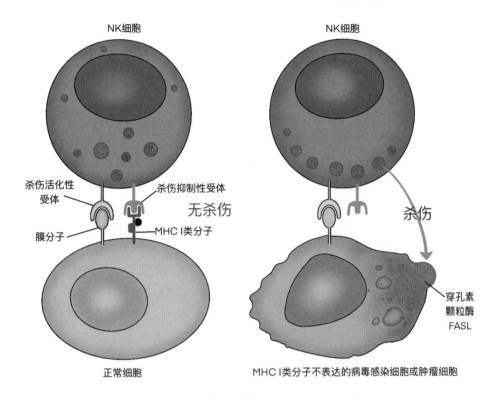

图 3-2 NK 细胞对靶细胞的识别和杀伤效应

2. NK 细胞的杀伤机制

NK 细胞通过与靶细胞(被病毒感染的细胞和肿瘤细胞)的密切接触启动其细胞毒性效应。由于靶细胞表面 MHC Ⅰ类分子的表达变化,NK 细胞的抑制效应缺失,细胞毒性受体发挥作用,NK 细胞活化,并通过释放穿孔素和颗粒酶来杀伤靶细胞。当穿孔素在靶细胞上形成孔洞后,颗粒酶进入靶细胞,通过激活内源性内切酶系统,使靶细胞 DNA 断裂而导致细胞凋亡。此外,NK 细胞还能表达 FasL,可通过 FasL-Fas 途径介导靶细胞凋亡,进而杀伤靶细胞。

除了通过直接接触发挥杀伤靶细胞的效应以外,NK 细胞也可以通过**抗体依赖的细胞介导的细胞毒性作用(antibody-dependent cell mediated cytotoxity, ADCC)**杀伤被特异性 IgG 包被的靶细胞。NK 细胞表面的 CD16 是低亲和力的 IgG Fc 受体,当 IgG 抗体与靶细胞表面相应表位特异性结合后,可通过其 Fc 段与 NK 细胞表面的 FcγRⅢ结合,促使 NK 细胞脱颗粒,释放穿孔素和颗粒酶,发挥对靶细胞的定向非特异性杀伤作用,这称为 ADCC 效应。

3. NK 细胞的功能

NK 细胞最主要的功能是杀伤受病原体感染的细胞并产生 IFN-γ 等细胞因子,进而激活巨噬细胞及其他免疫细胞而发挥杀伤病原体的效应。一般在病毒感染后 2～3 天,NK 细胞就可以在趋化因子的作用下聚集于感染灶中,杀伤被病毒感染的细胞。同时,NK 细胞可分泌 IFN-γ 和 TNF-β 等细胞因子,一方面干扰病毒复制,另一方面激活巨噬细胞,增强机体的抗感染能力。NK细胞的这种作用发生于获得性免疫应答能够发挥效应之前,因此在抗病毒感染免疫的早期发挥着重要作用。另外,NK细胞具有重要的抗肿瘤免疫功能,其杀瘤谱较广,能够通过与肿瘤细胞密切接触而直接杀伤肿瘤细胞。

（二）吞噬细胞

吞噬细胞主要包括中性粒细胞和巨噬细胞,是一类以摄取和破坏微生物并清除受损组织为主要功能的细胞。吞噬细胞在宿主防御中的功能包括:将细胞募集到感染部位,识别微生物和激活免疫细胞,通过吞噬过程摄取和消灭微生物。此外,吞噬细胞通过直接接触和分泌细胞因子等方式,促进或调节免疫反应。吞噬细胞在适应性免疫反应的效应阶段的功能详见第六章。

1. 单核-吞噬细胞

单核-吞噬细胞系统包括单核细胞和巨噬细胞。巨噬细胞广泛分布于器官和结缔组织中,肝窦内的库普弗细胞（Kupffer cell）、脾窦内的巨噬细胞、肺泡巨噬细胞和脑内的小胶质细胞在先天免疫和适应性免疫中均发挥着重要的作用。在成人中,巨噬细胞产生于骨髓中的前体细胞,由单核细胞集落刺激因子（M-CSF）驱动。这些前体成熟为单核细胞,进入血液并在血液中循环,然后迁移到组织中,特别是在炎症反应期间,进一步成熟为巨噬细胞。人体内经典的单核细胞可通过 $CD14^{high}$ 来识别,而在小鼠体内可通过 $Ly6c^{high}$ 识别单核细胞。

巨噬细胞在宿主防御中的主要功能是摄取和杀死微生物。巨噬细胞可识别许多不同种类的 PAMP 或 DAMP,这些不同的分子与位于巨噬细胞表面或内部的特定受体结合,进而激活巨噬细胞而发挥功能。巨噬细胞的功能主要有以下几个方面:

（1）吞噬微生物和衰老死亡的宿主细胞。在病原体侵袭或是宿主细胞发生衰老死亡时,在感染或衰老死亡部位会积聚大量的巨噬细胞,这是感染或无菌组织损伤后清理过程的一部分。在死亡细胞释放其内容物并诱导炎症反应之前,巨噬细胞可识别并吞噬凋亡细胞。在机体的整个生命周期中,许多生理过程（如健康组织的发育、生长和更新）所产生的机体不需要的细胞或衰老死亡的细胞都将被巨噬细胞清除,进而维持机体内环境的稳定。

（2）激活的巨噬细胞可分泌几种不同的细胞因子,作用于血管内皮细胞,进而从血液中募集更多的单核细胞和其他白细胞进入感染部位,增强机体对抗微生物感染的效应。

（3）巨噬细胞充当 APC,向 T 淋巴细胞展示抗原并激活 T 淋巴细胞。这一功能在 T 细胞介导的免疫应答中非常重要。

（4）巨噬细胞通过刺激血管生成和纤维化过程,促进受损组织的修复。这些功能是由巨噬细胞分泌的细胞因子介导的,这些细胞因子作用于各种组织细胞。

2. 中性粒细胞

中性粒细胞是血液循环中最丰富的白细胞群体,可介导炎症反应的早期阶段。中性粒细胞是直径 12～15 μm 的球形细胞,有许多膜状突起,细胞核被分成 3～5 个相连的小叶,因此也被称为多形核白细胞。中性粒细胞的胞质中含有溶菌酶、胶原酶和弹性蛋白酶等多种酶类颗粒性物质,并且含有大量的溶酶体颗粒。中性粒细胞能够在微生物入侵机体后迅速迁移到感染部位,参与机体早期的免疫防御。中性粒细胞在活化后会形成一种特殊结构,称为**中性粒细胞胞外诱捕网(neutrophil extracellular traps,NET)**,它是中性粒细胞重要的杀菌利器,可在炎症部位大量产生,并在局部提供高浓度的抗菌分子,捕获并杀死各种病原体,快速控制病原体在机体的感染和扩散。

3. 吞噬细胞的杀伤机制

活化的中性粒细胞和巨噬细胞通过吞噬溶酶体中杀菌分子的作用杀死被吞噬的微生物。来自不同受体的信号,包括模式识别受体(如 Toll 样受体)、调理素受体(如 Fc 和 C3 受体)和细胞因子受体(主要是 IFN-γ 受体)的协同作用可激活吞噬细胞,进而杀死摄入的微生物。吞噬细胞主要通过以下几种机制发挥杀菌效应:

(1)活性氧(reactive oxygen species,ROS)。活化的巨噬细胞和中性粒细胞能够将氧分子转化为活性氧,活性氧是杀伤微生物的高活性氧化剂。机体最主要的自由基生成系统是吞噬细胞氧化酶系统。吞噬细胞氧化酶是一种多亚单位酶,主要在吞噬细胞膜上由激活的吞噬细胞组装。吞噬细胞氧化酶被 IFN-γ 和 TLR 信号等多种活化信号激活后,以烟酰胺腺嘌呤二核苷酸磷酸酯(NADPH)的还原形式将氧分子还原成活性氧,如超氧自由基。超氧化物被酶解为过氧化氢,髓过氧化物酶利用过氧化氢合成活性次卤酸,并产生大量活性氧,这一过程称为呼吸爆发。

(2)氧化亚氮(nitric oxide,NO)。除了活性氧,巨噬细胞还可通过一种叫作诱导型氧化亚氮合酶(inducible nitric oxide synthase,iNOS)的作用产生活性氮(主要是氧化亚氮)而发挥效应。iNOS 是一种胞浆酶,在静息巨噬细胞中不存在,但可以通过激活 Toll 样受体的微生物产物诱导,能够与 IFN-γ 结合。iNOS 可催化精氨酸转化为瓜氨酸,释放自由扩散的一氧化氮气体。在吞噬体中,一氧化氮可能与吞噬细胞氧化酶产生的过氧化氢或超氧化物结合,产生高活性的氧自由基,从而杀死微生物。

(3)蛋白水解酶(proteolytic enzyme)。活化的中性粒细胞和巨噬细胞在吞噬溶酶体中可产生几种蛋白水解酶,它们的作用是杀伤和清除微生物。中性粒细胞中的一种重要酶类是弹性蛋白酶,是一种广谱的丝氨酸蛋白酶,可用于杀死多种细菌。另一种重要的酶是组织蛋白酶 G,也在吞噬细胞杀灭细菌的过程中发挥重要作用。

(三)树突状细胞

树突状细胞(dendritic cell,DC)是激活初始 T 细胞的最重要的**抗原提呈细胞(antigen presenting cell,APC)**,在感染所激发的固有免疫反应和后续的适应性免疫反应中发挥着重要作用。DC 具有长的树突状突起和较强的吞噬能力,广泛分布于淋巴组织、黏膜上皮和器官实质组织。与巨噬细胞类似,DC 表达的受体通常识别由微生物而非哺乳动物细胞表达的分子,它们通过分泌细胞因子对微生物做出反应。

DC 主要分为**经典树突状细胞(conventional DC,cDC)**和**浆细胞样树突状细胞(plasmacytoid DC,pDC)**。皮肤、黏膜和器官实质中的大多数 DC 属于经典 DC,它们捕获抗原后迁移到淋巴结,在移行过程中逐渐由不成熟的 DC 转化为成熟的 DC,到达淋巴结中并向 T 淋巴细胞提呈蛋白抗原。浆细胞样 DC 是病毒感染的早期应答细胞,它们识别细胞内病毒的核酸,并产生和释放 I 型干扰素而进一步发挥抗病毒效应。

滤泡树突状细胞(follicular dendritic cell,FDC)是存在于淋巴结、脾脏和黏膜淋巴组织的淋巴滤泡中的一个重要的 DC 亚群,参与活化 B 细胞,不参与向 T 淋巴细胞提呈抗原。滤泡 DC 在其表面结合并展示蛋白抗原,以供 B 淋巴细胞识别,这对于选择表达高亲和力抗体的 B 淋巴细胞很重要,即参与抗体亲和力成熟的过程。

DC 在多种机体的生理和病理过程中发挥重要作用,能够通过胞饮作用、吞噬作用、受体介导的内吞作用等多种方式摄取抗原并将其降解,从而发挥重要的固有免疫效应。DC 是机体最重要的一类 APC,成熟的 DC 能够高水平表达 CD80、CD86、CD40、MHC Ⅱ等分子,能够有效激活 T 细胞,启动适应性免疫应答。同时,DC 能够发挥免疫调节作用和维持免疫耐受等作用,是一类重要的固有免疫细胞。

(四)肥大细胞、嗜碱性粒细胞和嗜酸性粒细胞

肥大细胞、嗜碱性粒细胞和嗜酸性粒细胞是另外三种在固有免疫和适应性免疫反应中起作用的细胞。这三种细胞都有一个共同的特征,即胞质颗粒内充满各种炎症和抗菌介质,参与免疫反应。

1.肥大细胞

肥大细胞是存在于皮肤和黏膜上皮中的骨髓源性细胞,胞内含有大量充满组胺和其他介质的颗粒。肥大细胞在组织中起"哨兵"的作用,它们识别微生物及其产物,并通过产生细胞因子和其他诱导炎症的介质参与抗微生物感染的反应。肥大细胞表达 IgE 的高亲和力受体,当肥大细胞表面的 IgE 抗体与抗原结合时,会诱发信号传导,导致组胺等胞质颗粒物释放到胞外,从而引发炎症和超敏反应(详见第十八章)。

2.嗜碱性粒细胞

嗜碱性粒细胞是一种与肥大细胞结构和功能相似的粒细胞。与其他粒细胞一样,嗜碱性粒细胞来源于骨髓祖细胞,在骨髓中成熟,并在血液中循环。嗜碱性粒细胞占血液白细胞的比例小于 1%。尽管嗜碱性粒细胞通常不存在于组织中,但它们可能被招募到一些炎症部位。嗜碱性粒细胞含有结合碱性染料的颗粒,能够合成许多与肥大细胞相同的介质,参与介导炎症反应和超敏反应。

3.嗜酸性粒细胞

嗜酸性粒细胞表达含有酶活性的细胞质颗粒,这些酶能够降解寄生虫的细胞壁,但也能损伤宿主组织。嗜酸性粒细胞中的颗粒能够结合酸性染料。和中性粒细胞和嗜碱性粒细胞一样,嗜酸性粒细胞也来源于骨髓。细胞因子 GM-CSF、IL-3 和 IL-5 可促进骨髓前体嗜酸性粒细胞的成熟。一些嗜酸性粒细胞通常存在于外周组织中,特别是在呼吸道、胃肠道和泌尿生殖道的黏膜中,参与局部的炎症反应。

(五)上皮内的免疫细胞

上皮内的免疫细胞(intraepithelial immune cell)包括 γδT 细胞、B1 细胞和 M 细胞。

1. γδT 细胞

γδT 细胞(γδ T cell)主要分布于皮肤、小肠、肺以及生殖器官等黏膜及皮下组织,参与构成表皮内淋巴细胞和黏膜组织上皮内淋巴细胞(IEL)。γδT 细胞在 PBMC 淋巴细胞中仅占 0.5%～5%,在胸腺、脾脏、淋巴结和派氏集合淋巴结中比例更低。γδT 细胞作为固有淋巴细胞,缺乏抗原受体的多样性,只能识别多种病原体的共同抗原成分。γδT 细胞表达 CD2、CD3、CD11a/CD18(LFA-1)、CD25、CD45 等分化抗原,能释放细胞毒性效应分子如穿孔素、颗粒酶,表达 Fas/FasL,识别和杀伤某些病毒和胞内寄生菌(如李斯特菌)感染的靶细胞,最终清除感染细胞和病原微生物。

2. B1 细胞

B 淋巴细胞又可分为 B1 和 B2 两个亚群,CD5$^+$B 细胞为 B1 细胞(B1 cell),属于固有免疫系统的组成成分。B1 细胞只表达 IgM,不表达 IgD。B1 细胞是天然 IgM 抗体的主要来源,可以在无外源性抗原刺激的情况下分泌 IgM,该抗体与抗原的亲和力较低,但能与多种抗原发生交叉反应,即具有多反应性(polyreactive),能够识别细菌多糖类物质(TI 抗原)及其他的 PAMP。B1 细胞所介导的免疫应答特点为不发生体细胞突变,无亲和力成熟,仅产生低亲和力的 IgM 抗体,没有免疫记忆。B2 细胞将在第四章详细描述。

3. M 细胞

M 细胞(microfold cell)是散布于肠道黏膜上皮细胞间的一种特化的抗原转运细胞,不表达 MHC Ⅱ类分子,具有高度的非特异性脂酶活性。在肠黏膜表面有短小不规则的毛刷样微绒毛,协助 M 细胞捕获抗原。病原体等外来抗原性物质可通过对 M 细胞表面的毛刷状微绒毛的吸附而被摄取,进而传递给局部免疫细胞,诱发免疫反应。

四、固有免疫的功能

固有免疫是机体对微生物的最初反应,可以预防、控制和消除许多病原体对宿主的感染。研究表明,在适应性免疫系统功能完好的个体中,抑制或去除固有免疫,机体极易发生严重感染,证明固有免疫在抗感染中具有重要作用。固有免疫的早期阶段表现为局部炎症反应,白细胞被募集至感染部位并被激活以消除感染,同时,激活的白细胞分泌大量的细胞因子和炎症介质,导致全身反应,表现为白细胞增多,发热和几种血浆蛋白水平变化,如补体蛋白、纤维蛋白原、C 反应蛋白和血清淀粉样 A 蛋白增加。这些蛋白成分对机体都具有保护作用。但在发生极其严重的感染时,这种全身性炎症反应可导致休克、伴有多器官衰竭的弥散性血管内凝血,甚至导致死亡。

固有免疫能够刺激适应性免疫反应,并能影响适应性应答的性质,使其对不同类型的微生物具有最佳的应答效果。因此,固有免疫不仅在感染早期起防御作用,而且还提供了信号,激活适应性免疫反应。固有免疫对适应性应答的调控效应体现在以下几个方面:

(1)固有免疫为 T 细胞提供第一信号和共刺激信号,启动抗原特异的 T 淋巴细胞和B 淋巴细胞的增殖和分化。在固有免疫中,病原体产物(如脂多糖)活化 APC,使之高水平表达 B7 分子,从而有能力刺激 T 细胞反应;同时,病原体感染早期即通过替代途径激活补体,产生 C3d,促进 B 细胞活化。

(2)固有免疫应答中产生的第二信号不仅增强了随后发生的适应性免疫,而且影响了适应性免疫反应的类型。巨噬细胞和 DC 作为 APC 加工并提呈抗原,使 T 细胞活化,活化的 Th1 细胞释放细胞因子(干扰素、肿瘤坏死因子等)激活巨噬细胞,使 APC 的功能上调;同时,活化的巨噬细胞和 DC 在对微生物的反应中产生促进 T 细胞增殖和分化的细胞因子(如 IL-12),可以刺激未致敏 T 细胞发育成可以产生 IFN-γ 的效应性 T 细胞,促进细胞免疫。细胞免疫的主要功能之一就是活化巨噬细胞,以杀伤细胞内寄生的病原体。而细胞外寄生的病原体进入血流后可激活补体,活化的补体成分反过来促进 B 细胞产生抗体,进而清除细胞外寄生的病原体。

综上,固有免疫和适应性免疫之间的协作是双向的,是彼此相互作用的,共同优化机体的抗感染免疫。

第二节　急性炎症反应与细胞因子

固有免疫系统中三种最重要的促炎细胞因子是肿瘤坏死因子、白介素-1 和白介素-6,它们都参与介导了急性炎症反应。本节重点介绍急性炎症反应的特点,并对细胞因子的概念、共同特点、主要分类及其功能进行讨论。

一、急性炎症反应

先天免疫系统处理感染和组织损伤的主要策略是刺激急性炎症,即白细胞、血浆蛋白和从血液中提取的液体在感染或损伤的血管外组织部位积聚。白细胞和血浆蛋白通常在血液中循环,并被招募到感染和损伤部位执行各种效应器功能,杀死微生物并修复组织损伤。从血液中招募到急性炎症部位的最丰富的白细胞是中性粒细胞,但随着时间的推移,血液中的单核细胞迁移到炎症部位的越来越多,成为很多炎症反应中的主要细胞群体。进入炎症部位的重要血浆蛋白包括补体蛋白、抗体和急性期反应物。这些血源性成分向炎症部位的聚集依赖于受感染或受损组织中血管的可逆变化,这些变化包括由于小动脉扩张而增加进入组织的血流量,增加粘连性;循环中的白细胞进入微静脉内皮层,毛细血管和微静脉对血浆蛋白和液体的通透性增加。所有这些变化都是由细胞因子等介质诱导的。

急性炎症可以在几分钟到几小时内发展,并持续几天。固有免疫系统对感染和组织损伤最早的反应之一是组织细胞分泌细胞因子,这对急性炎症反应至关重要。这些细胞因子大多作用于其来源细胞附近的细胞(旁分泌作用)。在一些严重感染中,可能会产生足够多的细胞因子,使其进入循环并在一定距离内发挥作用(内分泌作用)。固有免疫细胞因子具有多种作用,如诱导炎症、抑制病毒复制、促进 T 细胞反应和限制固有免疫反应。

二、细胞因子的共同特点

细胞因子(cytokine,CK) 是由活化细胞分泌的,具有高活性、多功能的小分子物质,主要介导和调节免疫应答及炎症反应。细胞因子具有以下共同特性:

(1)绝大多数细胞因子是低分子量可溶性蛋白或糖蛋白,大多数以单体的形式存在,少数以二聚体或三聚体的形式存在。

(2)细胞因子的产生具有多源性。天然细胞因子由活化的免疫细胞和某些基质细胞产生。一种细胞因子可由多种细胞产生,如 IL-1 可以由内皮细胞、B 细胞、单核-巨噬细胞、成纤维细胞、表皮细胞等产生,这就是细胞因子的多源性。一种细胞也可以产生多种细胞因子,如活化的 T 细胞可产生 IL-2、IL-3、IL-4、IL-5、IL-6、IL-9、IL-10、IL-13、IFN-γ 和 TGF-β 等多种细胞因子。

(3)细胞因子的分泌是一个短暂的自限性过程,多以自分泌或旁分泌的方式作用于自身细胞或邻近的细胞,发挥局部效应。少数细胞因子也可以内分泌的方式作用于远距离的细胞,介导全身性反应。

(4)细胞因子通过与靶细胞表面的相应受体结合而发挥其生物学效应。细胞因子在体内仅需极低的浓度(pmol/L)就可以有效地发挥效应。所有已知的细胞因子受体均为跨膜蛋白,由胞外区、跨膜区和胞内区组成,其中胞外区介导与细胞因子的结合。细胞因子受体包括免疫球蛋白超家族受体、造血因子受体家族、干扰素受体家族、肿瘤坏死因子受体家族、IL-17 受体家族、趋化性细胞因子受体家族等主要成员。细胞因子受体可为单链、双链或多链蛋白,多以多条肽链组成,其中与细胞因子结合的多肽链称结合链,负责传递信号的称信号传导链。许多细胞因子受体常共用相同的信号传导链(见图 3-3),此种现象可能是不同细胞因子功能具有重叠性的原因之一。

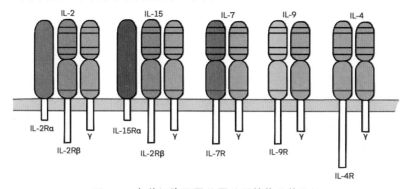

图 3-3 多种细胞因子共用共同的信号传导链

(5)细胞因子具有多效性、重叠性和网络性的特点。一种细胞因子可以作用于多种细胞,产生多种效应,称为多效性(pleiotropism)。几种细胞因子也可以作用于一种细胞,产生相同或相似的作用,称为重叠性(redundancy)。一种细胞因子可以抑制其他细胞因子的作用,称为拮抗效应(antagonism)。一种细胞因子可以促进其他细胞因子的效应,称为协同效应(synergy)。细胞因子相互诱生、相互调节及相互间的叠加、协同或拮抗效应,构成了交集的细胞因子网络(cytokine network)。

三、细胞因子的主要种类与功能

机体对外来微生物的防御是由固有免疫和适应性免疫介导的。细胞因子涉及免疫和炎症的每一个环节,是免疫系统行使功能的重要机制。在免疫应答和免疫调节中起作用的细胞因子主要包括以下几种:

(一)白细胞介素

白细胞介素(interleukin,IL)简称白介素,是指一组由多种细胞产生的,可介导白细胞或免疫细胞间相互作用、发挥免疫调节功能的细胞因子。国际免疫学会目前已公布的白介素有41种(IL-1～IL-41),分别介导、调节天然免疫和适应性免疫。下面以几种白介素为例,介绍白细胞介素家族的功能。

1. 白介素-1

白介素-1(IL-1)是急性炎症反应的介质,其主要细胞来源是活化的单核-吞噬细胞,与肿瘤坏死因子有许多相似的作用。IL-1 也可由巨噬细胞以外的多种细胞产生,如中性粒细胞、上皮细胞和内皮细胞。IL-1 有 IL-1α 和 IL-1β 两种形式,二者的同源性不到30%,但它们能够与同一细胞表面受体结合而发挥相同的生物学活性。IL-1β 是主要的分泌型细胞因子,由 NLRP3 等炎症小体活化后剪切 pro-IL-1β 产生。

2. 白介素-2

白介素-2(IL-2)主要由 CD4$^+$T 细胞分泌产生。T 细胞活化后可刺激 IL-2 基因的转录和蛋白的合成、分泌,IL-2 通过与自身或邻近 T 细胞表面的 IL-2 受体结合,发挥刺激 T 淋巴细胞的生长、增殖和分化的作用,因此 IL-2 又称为 T 细胞生长因子。此外,IL-2 在维持Treg 的生存和功能,以及促进 NK 细胞的增殖和分化中均发挥着重要作用。

3. 白介素-6

白介素-6(IL-6)是急性炎症反应中另一个重要的细胞因子,具有局部和全身效应。它可诱导肝脏中多种炎症介质的合成,促进骨髓中性粒细胞的产生,并促进 Th17 细胞的分化。IL-6 是由单核-吞噬细胞、血管内皮细胞、成纤维细胞等对 PAMP 和 IL-1、肿瘤坏死因子的应答而合成的。IL-6 是一种同源二聚体,其受体由细胞因子结合多肽链和信号转导亚单位(gp130)组成,gp130 也是其他细胞因子受体的信号成分。IL-6 受体参与激活转录因子 STAT3 通路的信号传导。

(二)干扰素

干扰素(inferferon,IFN)是一类由病毒感染细胞或活化 T 细胞分泌的、具有抑制病毒复制和调节免疫应答作用的糖蛋白。根据细胞来源、理化性质和免疫原性的不同,干扰素可分为Ⅰ型干扰素、Ⅱ型干扰素和Ⅲ型干扰素这三种类型。

Ⅰ型干扰素主要包括 IFN-α 和 IFN-β,主要由病毒感染细胞和白细胞产生。其生物学作用包括:①抗病毒作用:Ⅰ型干扰素具有广谱抗病毒作用,可通过诱导宿主细胞产生抗病毒蛋白抑制病毒在细胞内的复制,也可通过增强 NK 细胞、巨噬细胞、CTL 的活性来杀伤被病毒感染的细胞。②抗肿瘤作用：Ⅰ型干扰素具有明显的抗肿瘤作用,能够直接抑制肿瘤细胞生长,并能够通过增强 MHC Ⅰ 类分子的表达,增强淋巴细胞对肿瘤细胞的识别及应答。③免疫调节作用：Ⅰ型干扰素可诱导 MHC 分子表达,增强 NK 细胞、巨噬细胞和 CTL 的活性。

Ⅱ型干扰素(IFN-γ)由 Th0、Th1 细胞和几乎所有的 CD8$^+$T 细胞产生,NK 细胞也能够产生 IFN-γ。IL-2 和 IL-12 可增强其转录。IFN-γ 的抗病毒作用较弱,能非特异性地增强机体的免疫功能,主要起免疫调节及抗肿瘤作用,其生物学作用包括：①IFN-γ 是单核吞噬细胞潜在的激活因子,可直接诱发多种酶的合成,充分激活巨噬细胞杀灭吞入的微生物。②IFN-γ 能够增加 MHC Ⅰ 类分子的表达,促进 T 细胞对肿瘤抗原的识别,增强细胞免疫应答。③IFN-γ 是 NK 细胞强有力的激活因子。

Ⅲ型干扰素包括 IFN-λ1(IL-29)、IFN-λ2(IL-28A)和 IFN-λ3(IL-28B),主要由 DC 产生,具有抗病毒效应。

Box 3-1 干扰素的发现

与青霉素的发现类似,干扰素的发现也充满了神奇色彩。20 世纪 50 年代之前,由病毒造成的传染病大流行严重影响了人类的健康,仅 1918 年的一次全球爆发的流感大流行就造成约 5000 万人死亡。此外,天花、麻疹等多种病毒引起的传染病也严重危害着人类健康。长期以来,人类一直没有找到一种对抗病毒的有力武器,然而,随着免疫学的发展,成功推动了人类疫苗的研制工作。通过疫苗,人们成功地抵御了天花、麻疹、脊髓灰质炎的侵袭。不过,由于流感病毒容易变异的原因,流感疫苗一直未能研发成功。对于这一类威胁人类健康的病毒,亟须研制出新型的有力抗病毒药物来提升人类的健康水平,而这一世界性难题被干扰素的发现者艾力克·伊萨克斯(Alick Isaacs)攻克了。

艾力克·伊萨克斯于 1921 年出生于英国格拉斯哥,1944 年毕业于格拉斯哥大学药学系,并一直从事病毒相关的基础研究工作。1957 年,伊萨克斯在进行流感病毒实验时,发现向鸡胚中注射灭活的流感病毒后,鸡胚细胞膜中生成了一种物质,这种物质具有"干扰"(interfere)流感病毒感染的作用,当时伊萨克斯便将这种物质命名为"interferon",也就是我们所说的"干扰素"。1957 年之后,伊萨克斯在伦敦国家医学研究院继续从事干扰素的相关研究工作,后续很多围绕着干扰素取得的成就也与伊萨克斯的相关研究有关。从这个意义上讲,伊萨克斯可谓是"干扰素之父"。

（三）肿瘤坏死因子

肿瘤坏死因子(tumor necrosis factor,TNF)是细菌和其他感染性微生物急性炎症反应的介质。肿瘤坏死因子这一名称来源于最初被鉴定为引起肿瘤坏死的血清物质。原先发现的肿瘤坏死因子又记作 TNF-α,以区别于密切相关的 TNF-β(也称淋巴毒素)。

肿瘤坏死因子由巨噬细胞、DC 和其他细胞产生。在巨噬细胞中，TNF 以同源三聚体的形式与其受体结合而发挥效应。

巨噬细胞产生的 TNF 是由 PAMP 和 DAMP 刺激而产生的，许多不同的微生物产物可以诱导肿瘤坏死因子的产生。在发生严重感染时，TNF 能够大量产生和释放，引起全身剧烈的炎症反应。TNF 能够抑制心肌收缩和血管平滑肌张力，导致血压显著下降或休克。感染性休克是细菌进入血液时引起的一种危及生命的疾病，在很大程度上是由 TNF 介导的。

（四）集落刺激因子

集落刺激因子（colony-stimulating factor, CSF）指具有刺激骨髓前体细胞生长和分化作用的因子，因其可刺激多能造血干细胞和处于不同分化成熟阶段的造血祖细胞的生长分化，并在半固体培养基中形成集落而得名。不同的集落刺激因子在骨髓细胞不同的成熟阶段发挥作用，并有选择地促进不同谱系集落的生长。常见的集落刺激因子有以下几种：

1. 白介素-3

白介素-3（IL-3）又名多谱系集落刺激因子，由 T 细胞产生，作用于大多数未成熟的骨髓造血干细胞，并促进细胞扩增和分化成除淋巴细胞以外的其他谱系细胞。

2. 粒细胞巨噬细胞集落刺激因子

粒细胞巨噬细胞集落刺激因子（granulocyte macrophage colony stimulator factor, GM-CSF）是由激活的 T 细胞、单核-巨噬细胞、血管内皮细胞和成纤维细胞产生的，主要刺激骨髓干细胞向单个核细胞分化，也可促进白细胞、血小板、红细胞等祖细胞的生长。GM-CSF 还可激活成熟的白细胞。

3. 单核细胞集落刺激因子

单核细胞集落刺激因子（monocyte colony stimulating factor, M-CSF, 也记作 CSF-1）由吞噬细胞、内皮细胞和成纤维细胞生成，主要作用于单核细胞的祖细胞，促进其分化成熟。

4. 粒细胞集落刺激因子

粒细胞集落刺激因子（granulocyte colony stimulating factor, G-CSF）由激活的 T 细胞、单核-巨噬细胞、血管内皮细胞和成纤维细胞产生，主要刺激粒细胞的分化与成熟。

5. 干细胞因子

干细胞因子（stem cell factor, SCF）又称 C-Kit 配体，可与多能干细胞表面表达的一种酪氨酸激酶的膜受体结合。干细胞因子本身并不引起细胞集落的形成，但是其他 CSF 刺激骨髓干细胞分化的过程中需要干细胞因子。

6. 促红细胞生成素

促红细胞生成素（erythropoietin, EPO）是一种主要由肾脏细胞分泌产生的细胞因子，其主要生物学活性为促使未成熟的骨髓网织红细胞发育成熟，临床上经常使用促红细胞生成素治疗肾性贫血等贫血性疾病。

（五）趋化因子

趋化因子（chemokine）是一类结构同源、具有趋化作用的细胞因子。人体大约有 50 种趋化因子，都是含有两个内二硫环的、分子量为 8～10 kDa 的多肽。根据氨基端半胱氨酸残基的数目和位置，可将趋化因子分为四个家族，其中两个主要家族为 CC 趋化因子（也称为 β 趋化因子）家族和 CXC 趋化因子（也称为 α 趋化因子）家族。这些差异与亚家族所构成不同的基因簇有关。

一部分趋化因子是细胞在外界刺激下产生的，参与炎症反应；而另一部分趋化因子则在组织中组成性表达。趋化因子的主要作用是通过整合素激活、促进循环白细胞与内皮细胞的黏附，通过趋化作用刺激组织中白细胞的定向运动。

（六）生长因子

生长因子（growth factor）是一类通过与特异的、高亲和力的细胞膜受体结合，发挥调节细胞生长等多种生物学效应的蛋白质，其对不同种类的细胞具有一定的专一性。生长因子的种类众多，主要可分为血小板来源生长因子（PDGF）、表皮生长因子（EGF）、转化生长因子（TGF）、成纤维细胞生长因子（FGF）、类胰岛素生长因子（IGF）、神经生长因子（NGF）等。

综上所述，细胞因子的种类繁多，功能多样，其主要生物学活性表现在以下方面：①介导和调节固有免疫，参与天然免疫的第一道防线，发挥抗病原体感染和抗肿瘤的作用；②介导和调节适应性免疫，调节淋巴细胞的活化、增殖、分化和效应，在调节免疫应答和维持免疫平衡稳定中起重要作用；③刺激造血干细胞的生长和分化，在血细胞生成方面有重要作用；④感染诱发的多种细胞因子可直接或间接参与炎症反应，并直接参与炎症的病理性损伤。

第三节　白细胞的募集与黏附分子

白细胞和血浆蛋白从血液中被募集到感染和组织损伤部位是炎症反应的主要过程。在炎症发生时，感染和组织损伤部位的内皮细胞被巨噬细胞和其他组织细胞分泌的细胞因子激活，导致黏附分子和趋化因子的表达增加。其结果是内皮细胞对循环的髓样白细胞和激活的淋巴细胞的黏附性增加，进而诱导免疫细胞从循环系统迁移到发生炎症反应的局部。

一、白细胞的迁移与黏附分子

白细胞归巢和向组织的募集和迁移是受一些共同原则制约的。初始淋巴细胞主要迁移到次级淋巴组织，而被抗原激活的淋巴细胞（如效应淋巴细胞）以及髓样白细胞则会优先进入病原体感染或损伤的组织。白细胞的归巢和募集需要白细胞暂时黏附到血管内皮层,这一过程由白细胞和血管内皮细胞表面的一系列促进细胞间黏附作用的分子所介导,这一系列分子称为**黏附分子(adhesion molecule)**。黏附分子多为分布于细胞表面的糖蛋白,由细胞产生,介导细胞与细胞间、细胞与基质间或细胞-基质-细胞间发生黏附,并参与细胞间的识别、细胞的活化和信号传导、细胞的增殖与分化、细胞的伸展与移动,是发生免疫应答、炎症、凝血、肿瘤转移以及创伤愈合等生理和病理过程的分子基础。

白细胞从血液进入组织需要白细胞黏附到毛细血管后微静脉内皮层,然后通过血管内皮细胞和血管壁进入血管外组织。这是一个多步骤的过程,每个步骤都由不同类型的分子(包括趋化因子和黏附分子)所介导。循环白细胞与血管内皮细胞的黏附是选择素和整合素及其配体介导的。这些分子在不同类型的白细胞和不同部位的血管中的表达不同,这些差异决定着哪些细胞优先迁移到哪些组织中。

二、黏附分子的分类与功能

黏附分子大多属于**白细胞分化抗原(leukocyte differentiation antigen)**,其概念是指造血干细胞在分化成熟为不同谱系、分化的不同阶段以及成熟细胞活化的过程中,出现或消失的细胞表面分子,也称为分化群(cluster of differentiation,CD)。

黏附分子与CD分子具有不同的分类命名原则。黏附分子以分子的黏附功能进行分类,其相应的配体有细胞膜表面分子、细胞外基质、血清和体液中的可溶性分子;CD分子是用单克隆抗体识别、归类进行命名的,范围较为广泛,其中也包括了黏附分子,因此,大部分黏附分子都有CD编号。目前,按照黏附分子的结构特点,将其分为整合素家族(integrin family)、选择素家族(selectin family)、黏蛋白样家族(mucin-like family)、免疫球蛋白超家族(mmunoglobulin superfamily,IgSF)、钙黏素家族(cadherin)五类。

下面,就对黏附分子家族的主要分类以及各家族成员的主要功能进行介绍。

1. 选择素家族

选择素(selectin)是一种质膜糖类结合的黏附分子,介导循环白细胞与毛细血管后微静脉内皮细胞低亲和力黏附的初始步骤。选择素的胞外结构域类似C型凝集素,因为后者以钙依赖的方式结合糖类结构,所以以钙元素的英文首字母将其称为C型凝集素。

选择素及其配体在白细胞上表达,人体组织细胞表达三种选择素,分别是P-选择素、E-选择素和L-选择素。内皮细胞表达两种类型的选择素,分别是P-选择素(CD62P)和E-选择素(CD62E)。P-选择素因为首先在血小板中被发现而命名,它储存在内皮细胞的细胞质颗粒中,并随着肥大细胞的组胺释放和凝血过程中产生的凝血酶而迅速重新分布到管腔表面。E-选择素在1~2 h内合成并在内皮细胞表面表达,其作用机制是促进分泌细胞因子IL-1和TNF。脂多糖等微生物产物也能刺激内皮细胞E-选择素的表达。L-选择素(CD62L)在白细胞上表达,其配体是通常表达于内皮细胞的唾液酸。在适应性免疫应答中,L-选择素对于初始T淋巴细胞和B淋巴细胞的归巢非常重要。

2. 整合素家族

整合素家族(integrin family)主要介导细胞与细胞外基质的黏附,因使细胞得以附着形成整体(integration)而得名。整合素是由两条非共价连接的多肽链组成的异二聚体细胞表面蛋白,通过与相应配体结合而发挥作用,介导细胞与细胞或细胞外基质的黏附。目前已发现了 30 多种整合素,它们都具有相似的基本结构,由 17 种 α 链和 8 种 β 链中的各一种组成异源双分子链。两条链的胞外段有助于链间连接和二价阳离子依赖性配体结合。整合素家族的名称由来于以下观点,即这些蛋白质协调(即整合)由细胞外配体触发的信号与依赖细胞骨架的运动、形状变化和吞噬反应。在免疫系统中,白细胞上表达的两种重要整合素是白细胞功能相关抗原-1(LFA-1,或称为 αLβ$_2$ 或 CD11a/CD18)和非常晚期抗原-4(VLA-4,或称为 α$_4$β$_1$ 或 CD49d/CD29),二者均是参与免疫应答的重要分子。

3. 免疫球蛋白超家族

免疫系统中的许多蛋白质含有免疫球蛋白结构域,包括抗原特异性受体、非抗原特异性受体及其配体等,许多分子具有与 Ig 相似的结构特征,有一个或多个免疫球蛋白的 V 样或 C 样结构域,属于免疫球蛋白超家族(immunoglobulin superfamily,IgSF)。很多免疫球蛋白家族成员主要介导白细胞的牢固黏附,如 LFA-2 与 LFA-3、ICAM-1 与 LFA-1、CD4 或 CD8 与 MHC 分子等都属于 IgSF 家族,在淋巴细胞的识别和活化中发挥着重要作用。

4. 钙黏素家族

钙黏素(cadherin)家族是一类在钙离子参与下使细胞间相互聚集的细胞黏附分子。该家族有多个成员,广泛分布于各组织细胞中。钙黏素是由 700～750 个氨基酸组成的单链跨膜糖蛋白,胞浆外区有五个结合配体的结构域,每个结构域均由两个 β 片层组成,胞浆端通过特殊蛋白与细胞骨架相连。钙黏素通过家族间互为受体-配体而介导细胞-细胞间的黏附,对维持实体组织的形式以及生长发育过程中的细胞选择性聚集、重排有重要作用。

5. 黏蛋白样家族

黏蛋白样家族成员是最新归类的一组黏附分子,为富含丝氨酸和苏氨酸的糖蛋白,主要包括 CD34、糖酰化依赖的细胞黏附分子-1(glycosylation dependent cell adhesion molecule-1,GlyCAM-1)和 P-选择素糖蛋白配体-1(P-selectin glycoprotein ligand-1,PSGL-1)。CD34 主要分布于造血祖细胞和某些淋巴结的内皮细胞表面,是 L-选择素的配体。GlyCAM-1 分子分布于某些淋巴结的内皮细胞表面,是 L-选择素的配体。PSGL-1 主要分布于中性粒细胞表面,介导中性粒细胞向炎症部位的迁移,是 E-选择素和 P-选择素的配体。

三、黏附分子的功能

黏附分子功能广泛,参与机体的多种重要的生理功能和病理过程,与免疫学有关的功能主要有下述几方面：

（一）参与免疫细胞的发育和分化

胸腺细胞的发育成熟依赖胸腺基质细胞及其分泌的细胞因子所构成的微环境。在淋巴细胞的分化和成熟过程中，有相当多的黏附分子参与，如胸腺细胞表面的 CD2 和 LFA-1 分别与胸腺上皮细胞表面的 LFA-3 和 ICAM-1 作用，这对于胸腺细胞的发育成熟具有重要意义。

（二）参与免疫应答和免疫调节

免疫细胞受抗原刺激后发生活化、增殖、分化的过程中，需要有 APC 表面的抗原肽-MHC 分子复合物与淋巴细胞表面的抗原识别受体结合，提供淋巴细胞活化的第一信号，同时还需要 APC 表面的辅助分子与淋巴细胞表面的相应受体结合，提供淋巴细胞活化的第二信号。第一信号产生过程中的 MHC、TCR、BCR、CD3 等分子，以及第二信号产生过程中的 CD2、CD28、CD80、CD86 等分子均属于黏附分子。

（三）参与炎症反应

炎症过程的重要特征有白细胞黏附、穿越血管内皮细胞及向炎症部位移行。这一过程的前提是白细胞与血管内皮细胞的相互黏附都需要整合素与其配体、选择素与其配体的相互作用才能够完成。吞噬细胞外渗到感染区域需要以下四个连续的重叠步骤（见图 3-1）：

1. 滚动

在这一步骤中，吞噬细胞通过低亲和力、选择素-糖类相互作用松散地附着在内皮细胞上。内皮细胞上的 E-选择素与吞噬细胞膜上的黏蛋白样黏附分子结合并短暂结合细胞，但血液进入该区域的力使细胞反复分离和重新黏着，沿着内皮表面滚动，直到产生更强的结合力。

2. 激活

在这一步骤中，炎症过程中释放的趋化因子，如白介素 8（IL-8）、补体裂解产物 C5a 和细菌产生的 N-甲酰肽与吞噬细胞表面的受体结合并触发 G 蛋白介导的激活信号。活化信号诱导吞噬细胞膜中整合素分子的构象变化，增加其对内皮细胞上免疫球蛋白超家族黏附分子的亲和力。

3. 阻止和黏附

在这一步骤中，整合素与 Ig 超家族细胞黏附分子的相互作用介导吞噬细胞与血管内皮细胞的紧密结合，这些相互作用也进一步介导吞噬细胞脱离循环系统而通过细胞外基质向局部组织运动。

4. 跨内皮细胞迁移

在这一步骤中，吞噬细胞通过血管壁延伸伪足，并向组织内渗出。

（四）参与淋巴细胞归巢

淋巴细胞归巢（lymphocyte homing）是指淋巴细胞的定向游动，包括淋巴干细胞向中枢淋巴器官归巢、成熟淋巴细胞向外周淋巴器官归巢、淋巴细胞再循环、淋巴细胞向炎症部位迁移。淋巴细胞归巢的分子机制是淋巴细胞归巢受体(lymphocyte homing receptor,LHR)与血管内皮细胞表面的地址素(addressin)相互作用的结果。在 T 淋巴细胞的再循环中,初始 T 淋巴细胞与淋巴结中的高内皮细胞小静脉结合,并穿出血管内皮细胞进入淋巴结中。

（五）参与调节细胞凋亡

多数细胞必须与细胞外基质黏附才能增殖,一旦与细胞外基质分离,即发生凋亡。整合素分子与相应配体结合后可有效阻抑细胞凋亡,其机制涉及细胞的生理调节过程,如整合素聚集、酪氨酸磷酸化等信号通路,促进细胞增殖,抑制细胞凋亡。

思考题：

1. 固有免疫系统是怎样识别病原体的？
2. NK 细胞是怎样识别和杀伤靶细胞的？
3. 细胞因子有哪些共同特点？
4. 机体主要包含哪几类细胞因子？其主要功能分别是什么？
5. 举例说明黏附分子在炎症反应中的作用。

（韩丽辉）

第四章 抗体与 B 淋巴细胞

B 淋巴细胞是体内重要的适应性免疫细胞,依据不同的发育途径,B 细胞可分为 B1 和 B2 两个细胞亚群。B1 细胞最初由胎肝产生,出生后具有自我更新能力。B2 细胞在骨髓内发育成熟,产生既能表达 **B 细胞抗原受体**,又能获得自身免疫耐受特征的巨大多样性 B 细胞库(B cell repertoire)。成熟 B 淋巴细胞在有效的抗原刺激下增殖分化为浆细胞,浆细胞所分泌的能与相应抗原发生特异性结合的免疫球蛋白称为**抗体(antibody, Ab)**。抗体分子由两条完全相同的重链和两条完全相同的轻链组成。重链和轻链均分为**可变区(variable region, V 区)**和**恒定区(constant region, C 区)**。V 区主要负责特异性识别、结合抗原,而 C 区则有激活补体、调理作用等功能,介导抗原清除。本章重点介绍抗体的结构和活性、B 细胞在骨髓内的发育成熟过程以及 B 细胞表面表达的主要分子。

第一节 抗 体

抗体是介导体液免疫应答的重要效应分子,是 B 淋巴细胞在有效的抗原刺激下增殖分化为浆细胞后所分泌的,能与相应抗原发生特异性结合的球蛋白。1968 年和 1972 年,世界卫生组织和国际免疫学会联合会先后决定,将具有抗体活性或化学结构与抗体相似的球蛋白统称为**免疫球蛋白(immunoglobulin, Ig)**,包括抗体和尚未证实有抗体活性但结构相似的球蛋白,如骨髓瘤患者的本周蛋白(Bence-Jones protein, BJP,一种异常表达的 Ig 轻链结构)。Ig 可分为**分泌型免疫球蛋白(secreted Ig, sIg)**和**膜型免疫球蛋白(membrane Ig, mIg)**。膜型免疫球蛋白即 B 细胞的抗原识别受体;分泌型免疫球蛋白存在于血清、组织液及外分泌液中,有抗体活性,因此通常将抗体介导的免疫称为体液免疫,将含有抗体的血清称为免疫血清。抗体主要存在于血清蛋白电泳的 α_1、α_2、β 和 γ 区带。

一、抗体的结构

(一)抗体的基本结构

20 世纪 50 年代末,罗德尼·波特(Rodney R. Porter)与杰拉尔德·爱德曼(Gerald

M. Edetman)共同阐明了抗体的结构特征。抗体的基本结构由四条对称的多肽链构成,分别是两条完全相同的、相对分子质量较大的**重链(heavy chain,H链)**和两条完全相同的、相对分子质量较小的**轻链(light chain,L链)**,重链与轻链间由链间二硫键相连呈对称的"Y"形结构。每条肽链由链内二硫键连接,分别形成 2～5 个序列相似但结构不同的结构域或功能区(domain)。每个结构域约含 110 个氨基酸,其二级结构是由两个反向平行的 β-片层(β-sheet)折叠形成的球形单位(见图 4-1)。

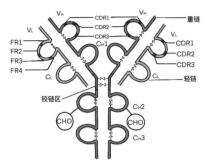

图 4-1　抗体的基本结构

1.重链和轻链

(1)重链。重链由 450～550 个氨基酸组成,分子量为 55～75 kDa。根据 H 链恒定区免疫原性的差异,可将其分为五类:γ 链、μ 链、α 链、δ 链、ε 链,分别参与五类免疫球蛋白的组成,即 IgG、IgM、IgA、IgD、IgE。其中,IgG 和 IgA 又可根据铰链区氨基酸组成及重链二硫键数目、位置的不同而分为几个亚类(subclass),如 IgG 有 IgG1、IgG2、IgG3 和 IgG4 四个亚类,IgA 有 IgA1 和 IgA2 两个亚类。

(2)轻链。轻链由 214 个氨基酸残基组成,分子量约为 25 kDa,长度约为重链的一半。根据免疫原性的不同,轻链分为 κ、λ 两型。λ 链因恒定区个别氨基酸差异而分为 λ1、λ2、λ3、λ4 四种亚型。各类 Ig 轻链均包含 κ 型和 λ 型,正常人血清中 κ:λ 之比约为 2:1。

2.可变区和恒定区

通过分析不同抗原表位所诱导抗体分子的氨基酸组成及蛋白质一级结构,人们发现重链和轻链靠近氨基端约 110 个氨基酸的组成顺序随表位的不同而有较大变化,剩余部分氨基酸序列则相对恒定。据此,可将重链和轻链分为**可变区(variable region,V 区)**和**恒定区(constant region,C 区)**。

(1)可变区。可变区位于轻链氨基端 1/2 和重链氨基端 1/4(γ、α、δ)或 1/5(μ、ε),如图 4-1 所示。针对不同抗原表位的 Ig,在该区域内其氨基酸组成变化较大。重链和轻链的 V 区分别以 V_H、V_L 表示。V 区内的氨基酸序列变化频率并不均一,其序列变化最为剧烈的部位称**高变区(hypervariable regions,HVR)**。V_L 和 V_H 各有 3 个高变区,分别位于轻链第 28～35 位、第 49～56 位、第 91～98 位和重链第 29～31 位、第 49～58 位、第 95～102 位的氨基酸中。V_H 和 V_L 的高变区共同组成**抗原结合部位(antigen binding site)**,决定着抗体的特异性,负责识别和结合抗原。该区域形成与抗原表位互补的空间构象,又称为**互补决定区(complementarity determining region,CDR)**。V_H 与 V_L 各有 3 个互补决定区(CDR1、CDR2、CDR3)(见图 4-1),其中 CDR3 的氨基酸序列变异频率最大。从免疫原性的角度考虑,不同 B 细胞克隆分泌的 Ig 在高变区氨基酸序列组成上具有该克隆的特点,故高变区也是该 Ig 的**独特型(idiotype)**或独特型抗原决定簇(**idiotypic** determinant）。V 区中，高变区之外区域的氨基酸序列相对保守，称为**"骨架区"**（**framework region，FR**）。V_H 和 V_L 各有 4 个骨架区，即 FR1、FR2、FR3、FR4。骨架区的功能主要是稳定互补决定区的构型，以利于互补决定区与抗原表位相结合。

（2）恒定区。恒定区位于 L 链羧基端 1/2 及 H 链羧基端 3/4（或 4/5）区域，其氨基酸组成相对恒定。重链和轻链的 C 区分别记为 C_H 和 C_L。不同型（κ 或 λ）抗体其 C_L 长度基本相同；不同类别抗体其 C_H 长度不一，IgG、IgA、IgD 重链 C 区有 C_H1、C_H2、C_H3 三个结构域，IgM 和 IgE 重链 C 区有 C_H1、C_H2、C_H3、C_H4 四个结构域。同一种属的个体针对不同抗原所产生的同一类别抗体，尽管 V 区各异，但 C 区氨基酸序列相对恒定，免疫原性相同。

3. 铰链区

铰链区（hinge region）位于 C_H1 与 C_H2 之间，富含脯氨酸，易伸展弯曲，能改变抗体 Y 臂间的距离，利于两臂结合两个抗原表位。铰链区对蛋白水解酶敏感，可产生水解片段。五类 Ig 铰链区各有不同，IgG1、IgG2、IgG4 和 IgA 的铰链区较短，而 IgG3、IgD 的铰链区较长，IgM、IgE 无铰链区。

（二）其他结构

1. J 链

J 链（joining chain）是由浆细胞合成的富含半胱氨酸的多肽，由 124 个氨基酸组成，分子量约为 15 kDa。J 链的主要功能是在 H 链羧基端将 Ig 单体连接成为二聚体或多聚体。2 个 IgA 单体由 J 链连接形成二聚体；5 个 IgM 单体由二硫键相互连接，并通过二硫键与 J 链连接形成五聚体（见图 4-2）。IgG、IgD、IgE 为单体，无 J 链结构。

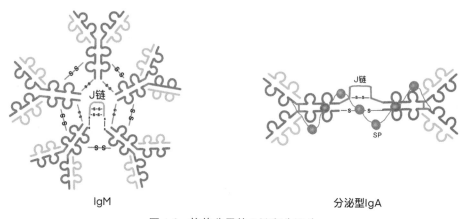

IgM   分泌型IgA

图 4-2　抗体分子的 J 链和分泌片

2. 分泌片

分泌片（secretory piece，SP）又称分泌成分（secretory component，SC），是分泌型 IgA 的结构成分，为一种含糖肽链，分子量约为 75 kDa。SP 由黏膜上皮细胞合成和分泌，通过共价键与二聚体 IgA 的 C_H2 结合，使其成为分泌型 IgA（secretory IgA，sIgA）。sIgA 分泌到黏膜表面后，发挥黏膜免疫作用。SP 可覆盖铰链区，保护 sIgA 免受蛋白水解酶的水解作用。

（三）抗体分子的水解片段

在一定条件下，抗体分子肽链的某些部位易被蛋白酶水解。其中，木瓜蛋白酶和胃蛋白酶是最常用的两种蛋白水解酶，可用于研究抗体的结构和功能，并指导相关生物制品的生产及应用。以 IgG 为例，其水解片段包括：

1. 木瓜蛋白酶水解片段

木瓜蛋白酶（papain）可在重链铰链区链间二硫键的氨基端水解抗体，形成 3 个片段：2 个完全相同的单价**抗原结合片段（fragment antigen-binding，Fab）**和 1 个**可结晶片段（fragment crystallizable，Fc）**（见图 4-3）。Fab 片段由 1 条完整的轻链（V_L 和 C_L）和重链氨基端 1/2（V_H 和 C_H1）组成，保留抗体特异结合单个抗原表位的功能。Fc 片段由 2 条重链羧基端 1/2 构成（C_H2 和 C_H3），是抗体与效应分子或细胞表面 Fc 受体相互作用的部位。

2. 胃蛋白酶水解片段

胃蛋白酶（pepsin）可在重链铰链区链间二硫键近羧基端切断抗体，形成一个 F(ab')₂ 片段和多个无生物活性的小分子多肽碎片（pFc'）（见图 4-3）。F(ab')₂ 包含两个 Fab 片段及铰链区，可结合两个抗原表位，与抗原结合可产生凝集反应或沉淀反应；pFc' 无生物学作用，最终被降解。由于 F(ab')₂ 既保留了抗体结合抗原的生物学活性，也避免了 Fc 段引起的不良反应和超敏反应，所以胃蛋白酶被用于破伤风抗毒素、白喉抗毒素等生物制品的制备。

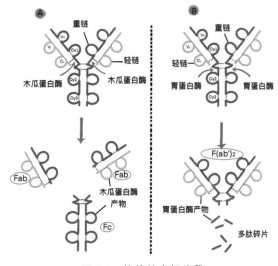

图 4-3　抗体的水解片段

二、抗体的多样性和免疫原性

自然界中抗原种类繁多，每种抗原分子结构复杂，通常含有多种不同的抗原表位。

因此,尽管所有的抗体均由相似的重链和轻链组成,但不同抗原刺激不同机体,甚至同一抗原刺激不同机体所产生的抗体在特异性及抗体的类、型等方面也会表现出明显的多样性,而抗体多样性的产生是由 B 细胞发育过程中免疫球蛋白基因的重排和经抗原诱导而实现的。

抗体既具有特异性结合抗原的能力,其本身又包含抗原表位,具有免疫原性,可激发机体产生免疫应答。根据表位的不同,抗体的免疫原性可分为同种型、同种异型及独特型三类。

(一)同种型

不同种属来源的抗体对异种动物来说具有免疫原性,可刺激异种动物产生针对该抗体的免疫应答。这种存在于同一物种抗体分子中的抗原表位即为**同种型(isotype)**,是同一种属所有个体的抗体分子所共有的免疫原性,为种属特异性标志,其抗原表位存在于抗体分子的 C 区(见图 4-4A)。根据 C 区同种型免疫原性的不同,可将人 Ig 分为类、亚类、型及亚型。例如,所有人的 IgG 均具有相同的抗原表位,因此,若以某人的 IgG 免疫小鼠,可获得种属特异性小鼠抗人类 IgG Fc 段的抗体。

(二)同种异型

同一种属不同个体来源的抗体分子所具有的不同免疫原性可刺激不同个体产生特异性免疫应答,这种存在于同种属不同个体抗体中的免疫原性差异称为**同种异型(allotype)**,为个体特异性的标志。抗体的同种异型免疫原性是由于同种属个体间某些基因座位的等位基因不同所致的抗体结构的细微差异而导致的,这种差异存在于 C_H 或 C_L 上(见图 4-4B)。当多次输入与自身不同的同种异型抗体时,可引起超敏反应。

(三)独特型

同一个体不同 B 细胞克隆产生的抗体,其免疫原性也不尽相同,这称为**独特型(idiotype,Id)**。独特型是每个抗体分子所特有的抗原特异性标志,取决于 V_H/V_L 高变区的特定抗原表位,又称**独特位(idiotope)**(见图 4-4C)。独特型可在异种、同种异体及自身体内刺激产生**抗独特型抗体(anti-idiotype antibody,AId)**。Ig 独特型与抗独特型抗体构成了机体重要的免疫调节网络。

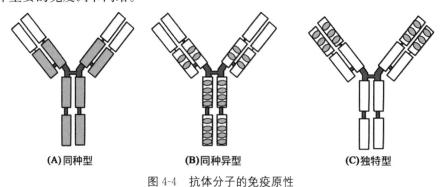

(A)同种型　　　　(B)同种异型　　　　(C)独特型

图 4-4　抗体分子的免疫原性

三、抗体的生物学活性

如前所述,抗体分子的 V 区和 C 区分别由结构相似而序列不同的结构域所组成,而每个结构域因氨基酸组成和顺序的不同形成相应的功能区,介导抗体发挥不同的生物学活性。其中,V_H 和 V_L 主要负责特异性识别和结合抗原,而 C_H 和 C_L 不仅决定了抗体的免疫原性,而且介导抗体激活补体、穿过胎盘和黏膜屏障,发挥调理作用、抗体依赖细胞介导的细胞毒作用(ADCC)等生物学活性(见图 4-5)。

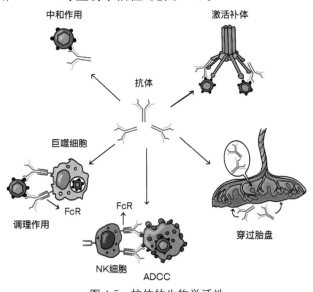

图 4-5 抗体的生物学活性

(一)特异性结合抗原

特异性识别并结合抗原是抗体 V 区的主要功能,结合抗原的特异性由高变区氨基酸序列及空间构型所决定。重链及轻链互补决定区共同构成与抗原表位互补结合的构象,在识别和结合抗原的过程中起决定作用。抗体与抗原的结合具有特异和可逆的特点,抗体与抗原间的总结合力称为亲合力(avidity)。抗体分子有单体、二聚体和五聚体等构型。结合抗原表位的个数称为抗原结合价,单体抗体分子可结合两个抗原表位,为 2 价;sIgA 是二聚体,为 4 价;IgM 是五聚体,理论上为 10 价,但因空间位阻效应,一般只能结合 5 个抗原表位,为 5 价。

抗体通过 V 区结合抗原,具有中和毒素、阻断病原体入侵的功能,即中和作用,但它本身不能溶解或杀伤带有抗原的靶细胞,需要补体或吞噬细胞等发挥效应,以清除抗原或导致病理损伤。

(二)激活补体

IgG C_H2 和 IgM C_H3 区具有补体结合位点,抗体与相应的抗原结合后,因构型改变使补体结合位点暴露,进而激活补体,产生补体介导的生物学效应(详见第七章)。IgM、

IgG1、IgG2 和 IgG3 可通过经典途径激活补体,导致靶细胞杀伤或溶解。IgA、IgG4 和 IgE 本身难以激活补体,但聚合后亦可通过旁路途径激活补体。

（三）与 Fc 受体结合,发挥多种生物效应

多种细胞表面有抗体 Fc 段的受体(FcR),IgG、IgA 和 IgE 抗体 Fc 段可分别与细胞表面的 FcγR、FcαR 和 FcεR 结合,产生相应的生物学效应,具体如下:

1. 调理作用

调理作用(opsonization)是指结合颗粒性抗原的抗体通过 Fc 段与吞噬细胞表面 FcR 结合,促使巨噬细胞活化,增强其吞噬杀伤能力,且抗体的"搭桥"使颗粒抗原被锚定于吞噬细胞表面,更易被吞噬,如图 4-5 所示。

2. 抗体依赖的细胞介导的细胞毒作用

抗体依赖的细胞介导的细胞毒作用(antibody-dependent cell-mediated cytotoxicity, ADCC)是指 IgG 与靶细胞抗原结合后,其 Fc 段可与 NK 细胞、巨噬细胞、单核细胞等效应细胞的 FcγR 结合,促使细胞毒颗粒释放,致靶细胞溶解(见图 4-5)。NK 细胞是介导 ADCC 的主要效应细胞。抗体与靶细胞抗原的结合是特异性的,但 NK 细胞的杀伤作用是非特异性的。

3. 介导Ⅰ型超敏反应

IgE 为亲细胞抗体,其 Fc 段可与肥大细胞或嗜碱性粒细胞表面的 FcεRI 结合,使之致敏。当相应的抗原再次进入机体时,即可与已致敏细胞表面的 IgE 发生结合,导致肥大细胞活化、脱颗粒,诱发Ⅰ型超敏反应(详见第十八章)。

4. 通过胎盘和黏膜

在人类中,IgG 是唯一能穿过胎盘的免疫球蛋白。IgG 抗体的 Fc 段能够选择性地与胎盘滋养层细胞新生 Fc 段受体(neonatal FcR,FcRn)结合,从而转移到滋养层细胞内,主动进入胎儿的血液循环。此外,sIgA 可经黏膜上皮细胞进入消化道及呼吸道发挥局部黏膜免疫作用(详见第八章)。IgG 穿过胎盘及 sIgA 经初乳传递给新生儿是形成机体天然被动免疫的重要机制。

四、五类抗体的特点与功能

抗体是体液免疫应答的重要效应分子,五类抗体的特点与功能有所不同:IgG 在血清中含量最高,是机体再次免疫应答的主要抗体;IgM 为五聚体,有强大的抗原结合能力;sIgA 在局部黏膜免疫中具有重要作用;IgE 有高度的亲细胞性,参与Ⅰ型超敏反应;IgD 与 B 细胞分化或耐受性的形成相关。

（一）IgG

IgG 于出生后 3 个月开始合成,3～5 岁接近成人水平,是血清和细胞外液中含量最高的免疫球蛋白,占血清 Ig 总量的 75%～85%,半衰期为 16～24 天。IgG 分为四个亚类,即 IgG1、IgG2、IgG3 和 IgG4。各亚类 IgG 的 γ 链 C 区氨基酸序列有微小差异,铰链区二硫键数目、位置及含糖量也不同,故各亚类 IgG 的生物活性亦有差异。

IgG是机体再次免疫应答的主要抗体,其亲和力高,是抗感染的主要抗体,具有抗菌、抗病毒、中和毒素及免疫调节作用。IgG1、IgG3和IgG4可穿过胎盘屏障;IgG1和IgG3可与巨噬细胞或NK细胞表面的Fc受体结合,发挥调理作用或ADCC等;IgG通过经典途径激活补体,IgG激活补体的能力依次为IgG3>IgG1>IgG2;IgG4通过替代途径激活补体。人IgG1、IgG2和IgG4可通过其Fc段与葡萄球菌A蛋白结合,这一特性可用于抗体纯化和免疫诊断。

(二)IgM

血清中的IgM为五聚体,相对分子量最大,占血清总Ig的5%~10%。因分子巨大,不易透出血管,故IgM主要分布在血液中。IgM具有较多的抗原结合位点,其结合抗原、激活补体和免疫调理作用较强。IgM是个体发育中最早合成的Ig(胚胎晚期开始合成)。IgM不能通过胎盘,如脐血IgM异常升高,提示有宫内感染。IgM在体液免疫应答中最早合成,半衰期较短,血清IgM升高有助于感染性疾病的早期诊断。

B细胞表面存在单体IgM,称为"膜型免疫球蛋白"(membrane Ig,mIg)。mIg的重链比分泌型Ig重链多一个跨膜区和胞内区。只表达mIgM是未成熟B细胞的标志。

(三)IgA

IgA可分为血清型及分泌型。血清型IgA为单体,主要存在于血清中,占血清Ig总量的10%~20%。sIgA为二聚体,存在于唾液、呼吸道、胃肠道及泌尿生殖道的分泌液中。sIgA于出生后4~6个月开始合成,至青少年时期达成人水平。IgA可分为IgA1和IgA2两个亚类。

sIgA是外分泌液中的主要抗体类别,通过与相应的病原微生物结合,可阻止病原体黏附到细胞表面,亦可发挥中和毒素的作用,在皮肤和黏膜等局部抗感染中发挥着重要作用。sIgA在初乳中含量很高,婴儿可从母乳中获得sIgA,抵抗呼吸道、胃肠道感染,这是重要的自然被动免疫。

(四)IgD

正常人血清中IgD含量很低(约30 μg/mL),仅占血清Ig总量的0.2%。IgD因铰链区较长,对蛋白酶敏感,易被降解而半衰期很短(2~5天)。IgD可分为膜结合型和血清型。膜结合型IgD(mIgD)与mIgM同时表达,是B细胞发育成熟的标志,B细胞活化后其表面mIgD逐渐消失;血清型IgD的生物学功能尚不清楚。

(五)IgE

血清IgE含量极低(约0.3 μg/mL),是正常人血清中含量最低的Ig,约占Ig总量的0.002%。IgE主要由呼吸道和消化道黏膜固有层浆细胞产生,对肥大细胞及嗜碱性粒细胞有高度的亲和性。IgE的Fc受体有两种:高亲和力受体(FcεRⅠ)分布于肥大细胞与嗜碱性粒细胞膜上,介导Ⅰ型超敏反应(详见第十八章);低亲和力受体(FcεRⅡ)分布于巨噬细胞、B细胞和嗜酸性粒细胞膜上,与吞噬、调节IgE产生及抗寄生虫感染等有关。

第二节 B 细胞在骨髓内的发育成熟

B 淋巴细胞依据不同的细胞发育途径，可分为 B1 和 B2 两个细胞亚群。B1 细胞最初由胎肝产生，出生后具有自我更新能力。B2 细胞来源于骨髓多能造血干细胞，在骨髓内发育成熟，最终成为定居于外周免疫器官淋巴滤泡内的滤泡 B 细胞（follicular B cell，FO B cell）或边缘区 B 细胞（marginal zone B cell，MZ B cell）。大多数成熟的 B 细胞为滤泡 B 细胞。本节重点介绍滤泡 B 细胞在骨髓内的发育成熟过程与机制。B 细胞在骨髓内的发育成熟过程不受外来抗原影响，称为 B 细胞发育的抗原非依赖期。该发育时期中发生的事件主要包括 Ig 基因重排（rearrangement of Ig gene）、膜 Ig 的表达和具有自身反应性 B 细胞的清除等。

一、骨髓微环境

B 细胞在骨髓中的发育需要骨髓基质细胞（stromal cell）提供的微环境。骨髓基质细胞通过表达黏附分子与处于发育早期的 B 细胞直接接触，以及产生 IL-7 等细胞因子支持 B 细胞在骨髓中的发育（见图 4-6）。

首先，祖 B 细胞（pro-B cell）通过其表达的黏附分子 VLA-4 与骨髓基质细胞表达的VCAM-1 结合。随后，祖 B 细胞表达的 c-Kit（干细胞因子受体，CD117）与基质细胞表达的干细胞因子（stem cell factor，SCF）相结合，通过 c-Kit 传入的信号激发祖 B 细胞分裂、增殖并表达 IL-7 受体。在骨髓基质细胞分泌的 IL-7 的作用下，进一步分化为前 B 细胞（pre-B cell）。随后，前 B 细胞所表达的黏附分子下调，使之脱离骨髓基质细胞并进一步发育。

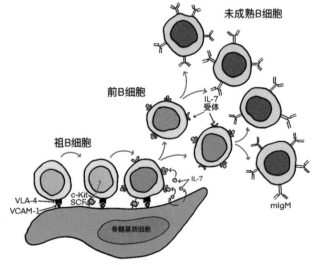

图 4-6　骨髓微环境在 B 细胞发育中的作用

二、B 细胞成熟的分期

根据 B 细胞发育过程中 Ig 基因重排和膜 Ig 表达的进程,B 细胞在骨髓内的发育过程可大致分为祖 B 细胞、前 B 细胞、未成熟 B 细胞和成熟 B 细胞四个阶段(见图 4-7)。

1. 祖 B 细胞

祖 B 细胞表达 CD45、黏附分子和 c-Kit。在此阶段,B 细胞 Ig 重链基因开始重排,胞质中出现 μ 链。但此时 Ig 轻链基因尚未开始重排,故祖 B 细胞表面不表达膜 Ig。祖 B 细胞开始表达 Igα/Igβ 异二聚体,后者是 B 细胞抗原受体复合体的重要组成部分表达。

2. 前 B 细胞

前 B 细胞开始表达一种替代轻链(surrogate light chain),与 μ 链结合组成前 B 细胞受体(pre-B cell receptor,pre-BCR),这是前 B 细胞的表面标志,可促进 B 细胞的增殖。替代轻链在结构上与 κ 链和 λ 链同源,但缺乏多样性,所有前 B 细胞中的替代轻链都是相同的。

3. 未成熟 B 细胞

前 B 细胞继续发育,完成 Ig 轻链基因重排,产生的 κ 或 λ 链与 μ 链结合,形成 mIgM 表达于细胞表面。mIgM 与 Igα/Igβ 异二聚体组成的 B 细胞抗原受体复合体是未成熟 B 细胞的表面标志。未成熟 B 细胞经过阴性选择(negative selection),继续发育为成熟 B 细胞。

4. 成熟 B 细胞

mIgM 和 mIgD 分子同时表达是成熟 B 细胞的表面标志,这两种 mIg 的可变区完全相同。

成熟 B 细胞离开骨髓后,迁移至外周免疫器官的 B 细胞区,参与淋巴细胞再循环,或接受外来抗原刺激而活化、增殖,分化为浆细胞或记忆 B 细胞(详见第七章),此过程称为 B 细胞分化的抗原依赖期。

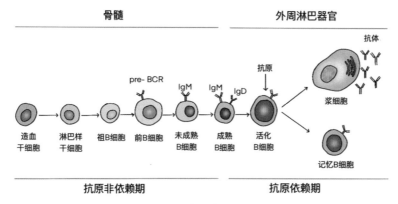

图 4-7 B 细胞发育分化的分期

三、未成熟自身反应性 B 细胞的阴性选择

在骨髓发育中,可产生具有巨大多样性 B 细胞抗原受体库的 B 细胞,其中包括自身反应性 B 细胞,后者将在骨髓内通过阴性选择机制而被清除。阴性选择发生在未成熟 B 细胞阶段,若其表达的 mIgM 能与骨髓基质细胞表面的多价自身抗原结合,则可引起 mIgM 交联,导致未成熟 B 细胞凋亡,即为克隆清除(clonal deletion);若其与单价的可溶性自身抗原结合,则引起 mIgM 表达下调,这些细胞虽然可以进入外周免疫器官,但对抗原刺激不应答,称为克隆无能(clonal anergy)。此外,一些识别自身抗原的未成熟 B 细胞可以通过受体编辑改变其 B 细胞抗原受体的特异性。总之,在骨髓中发育的未成熟 B 细胞通过上述克隆清除、克隆无能和受体编辑等机制,形成了对自身抗原的中枢耐受(详见第十六章)。经过阴性选择的未成熟 B 细胞进一步表达 mIgD,发育为成熟 B 细胞,后者离开骨髓进入外周免疫器官,成为初始 B 细胞(naive B cell)。

四、Ig 基因重排

编码 B 细胞抗原受体或抗体的 Ig 基因在胚系(germ line)阶段是以分隔的、数量众多的基因片段(gene segment)的形式存在的。这些基因片段在 B 细胞发育成熟的过程中经历基因重排(gene rearrangement)事件,形成数量庞大(约 10^{11} 种)、能特异性识别抗原的 B 细胞抗原受体或抗体分子。因此,成熟 B 细胞的 Ig 基因(即重排后基因)与祖 B 细胞所携带的 Ig 胚系基因不同。

(一)Ig 胚系基因的结构

根据国际上的统一命名,在 Ig 分子多肽链中,Ig 的 κ 型、λ 型轻链和重链分别写作 Igκ、Igλ 和 IgH,而编码这三种多肽链的基因依次写作 *IGK*、*IGL* 和 *IGH*,其分别位于人类第 2 号、第 22 号和第 14 号染色体上。其中,轻链基因分为 V、J、C 三组基因片段;重链基因分为 V、D、J、C 四组基因片段(见图 4-8)。在各个 V 基因片段 5′端,均有一个长度为 60～90 bp 的外显子,编码信号肽或引导肽(signal peptide or leader peptide),其作用为引导轻链或重链穿过内质网。Ig 分子在内质网完成组装之前,该信号肽被切除。

(二)Ig 基因重排过程

在 B 细胞发育以及其介导体液免疫应答的过程中,组成 Ig 基因的基因片段进行重排或重组,即从众多的 VDJ 基因片段中各选择 1 个 V 片段、1 个 D 片段(轻链中没有 D 片段)和 1 个 J 片段重排在一起,形成 VDJ 或 VJ 连接,才能表达功能性的 Ig 分子。Ig 基因重排主要通过重组激活基因(recombination activating gene,RAG)编码的重组酶

(recombinase)和末端脱氧核苷酸转移酶(TdT)介导完成,其作用包括识别基因片段两端的保守序列,切割、连接和修补 DNA 等。

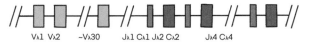

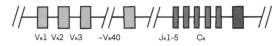

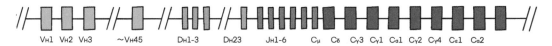

图 4-8　人 Ig 胚系基因结构

Ig 胚系基因重排是遵循一定的顺序发生的,首先是重链基因(IGH)重排,随后是轻链基因(IGK 或 IGL)重排。

1.重链基因重排

一个重链的 D 基因片段与一个 J 基因片段结合,两者之间的间隔序列被切除,形成 DJ 片段。接着,一个 V 基因片段与一个已重排的 DJ 片段结合,形成的 VDJ 即为功能性的 V 基因,编码 Ig 分子重链的可变区。重链 V、D、J 基因片段的重排是随机的。重排后的 V 基因通过转录剪切与 $C\mu$ 或 $C\delta$ 基因片段结合,形成一个编码完整重链的 mRNA,并经翻译成为 IgM 或 IgD 分子的重链(见图 4-9)。

2.轻链基因重排

重链基因重排完成后,轻链基因开始重排。通常是 IGK 基因先重排,如果 IGK 基因重排失败,则 IGL 基因接着重排,但这种次序不是绝对的。轻链基因重排时,V 基因片段直接与 J 基因片段重组,形成编码 Ig 分子轻链可变区的 V 基因。随后,该 V 基因与轻链基因的 C 基因片段进行重组,形成编码轻链的 mRNA,进一步翻译为 Ig 分子的轻链(见图 4-9)。

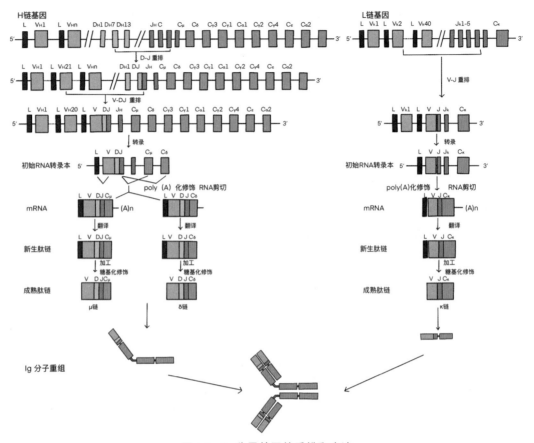

图 4-9　Ig 分子基因的重排和表达

（三）Ig 基因重排的等位基因排斥和同种型排斥

一个 B 细胞克隆只表达一种 B 细胞抗原受体，并且只分泌一种抗体。对于在遗传上是杂合子的个体来说，保证 B 细胞克隆的单一特异性以及只表达一种 Ig 型的轻链，主要是通过等位基因排斥（allelic exclusion）和同种型排斥（isotypic exclusion）等机制来实现的。等位基因排斥是指 B 细胞中一条染色体上的重链或轻链基因重排成功后，抑制另一条同源染色体上重链或轻链基因的重排。同种型排斥是指 κ 轻链基因重排成功后抑制 λ 轻链基因的重排。

（四）Ig 的类别转换

成熟 B 细胞的**类别转换（class switching）**是 Ig 基因的第二次基因重排，又称同种型转换（isotype switching）。Ig 的类别转换是指一个 Ig 分子的可变区不变，其重链类型（恒定区）发生改变。经过类别转换的 B 细胞才能分化为产生 IgG、IgA 或 IgE 型抗体的浆细胞和记忆 B 细胞。

Ig 类别转换时，重链 C 基因片段 5′ 端内含子中存在转换信号序列（switch signaling sequence），参与 Ig 类别转换。转换过程中，位于 $C\mu$ 前的转换信号序列记为 $S\mu$，$C\gamma$ 前的转换信号序列记为 Sγ,其他类别转换以此类推。在 IgM 向 IgG 转换时,Sμ 与 Sγ 靠近并结合,位于其间的其他基因片段被环出并切除。经重组的 VDJ 外显子直接连接 Cγ,转录后表达 IgG(见图 4-10)。Ig 类别转换发生在成熟 B 细胞受抗原刺激后,需要在 Th 细胞及细胞因子等的作用下完成(详见第七章)。

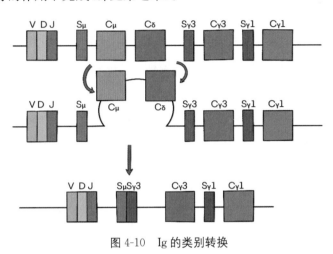

图 4-10 Ig 的类别转换

五、Ig 多样性产生的机制

Ig 多样性(diversity of immunoglobulin)是指个体中所具有的抗原特异性不同 Ig 的总和,也称 Ig 库(Ig repertoire)或抗体/B 细胞抗原受体库(antibody/BCR repertoire)。在人类每个个体的 Ig 库中,不同抗原特异性的 Ig 数量可高达 10^{11}。一个如此庞大的 Ig 库的产生是由多种机制参与完成的,主要包括组合多样性、连接多样性、受体编辑和体细胞高频突变。

1.组合多样性

如前所述,在 Ig 胚系基因中,重链基因含有大量的 V、D、J 基因片段,轻链基因含有大量的 V、J 基因片段。这些数量较多的基因片段通过随机重排进行组合,可产生大量抗原特异性不同的功能性 V 基因。此外,不同重链和轻链的组合也增加了 Ig 分子的多样性。

2.连接多样性

在 Ig 基因片段连接的过程中,可出现氨基酸的随机插入、缺失或者替换,从而产生新的序列,称为连接多样性。连接多样性可导致产生终止密码子或使阅读框移码,结果导致基因的不表达或新基因的表达。

3.受体编辑

一些完成基因重排并成功表达 B 细胞抗原受体的 B 细胞识别自身抗原后未被克隆清除,而是发生了 *RAG* 基因的重新活化,导致轻链 VJ 再次重排合成新的轻链,以替代自身反应性轻链,使 B 细胞抗原受体获得新的特异性,此为受体编辑。若受体编辑不成功,则该 B 细胞凋亡。受体编辑导致 B 细胞抗原受体的多样性进一步增加。

4. 体细胞高频突变

与以上机制导致 Ig 的多样性不同,体细胞高频突变发生于已发育成熟的 B 细胞中,并且只见于经抗原刺激后外周淋巴器官生发中心的 B 细胞。体细胞高频突变是一种 DNA 点突变,常见于 Ig 分子 V 区的 3 个互补决定区,尤其是 CDR3,其结果是导致抗体分子与抗原结合的亲和力显著升高,这种现象称为**抗体亲和力成熟(affinity maturation)**(详见第七章)。

Box 4-1   B 细胞的发现

1957 年,布鲁斯·格里克(Bruce Glick)和张先光等发现,切除鸡的腔上囊(亦称法氏囊)可导致鸡体内抗体含量显著降低。随后,马克斯·戴尔·库珀(Max Dale Cooper)对去除腔上囊的雏鸡进行辐射,发现可导致抗体产生能力丧失。据此,库珀认为,来源于腔上囊的免疫细胞负责制造抗体,并根据法氏囊的英文单词首字母,将其命名为“B 细胞”。1974 年,库珀的研究小组和多个实验室几乎同时证明了哺乳动物的 B 细胞来源于骨髓。巧合的是,骨髓的英文首字母也是 B,因此 B 细胞这一名称沿用至今。2019 年 9 月,基于库珀在 B 细胞发现中的奠基性贡献,他与 B 细胞的发现者雅克·弗朗西斯·米勒(Jacques Francis Miller)共同被授予了美国著名的拉斯克基础医学奖。

综上所述,虽然每一个前体 B 细胞中 Ig 胚系基因的组成都是相同的,但是发生在每一个 B 细胞中的基因重排、基因片段连接、Ig 轻链与重链的装配组合以及体细胞高频突变这些事件却是不同的,最终形成了个体内 Ig 的巨大多样性。

第三节   B 细胞抗原受体和辅助分子

B 细胞表面可表达众多膜分子,参与 B 细胞识别抗原、活化、增殖以及产生抗体等过程。

一、B 细胞抗原受体复合体

B 细胞抗原受体复合体由 B 细胞抗原受体和 Igα/Igβ(CD79a/CD79b)异二聚体组成(见图 4-11)。

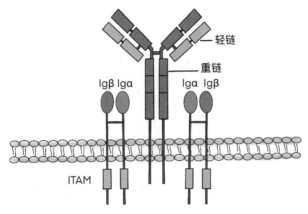

图 4-11 B 细胞抗原受体复合物

（一）B 细胞抗原受体

B 细胞抗原受体是 B 细胞的特征性表面标志,即表达于 B 细胞膜表面的 mIgM 和 mIgD,以 Ig 单体形式存在,能特异性识别、结合抗原。但由于 B 细胞抗原受体的胞质区很短,不能直接将抗原刺激信号传递到细胞内,所以需要 Igα 和 Igβ 异二聚体和其他辅助分子的参与来完成。在抗原的刺激下,B 细胞最终分化为能分泌抗体的浆细胞,后者不表达 B 细胞抗原受体。

（二）Igα 和 Igβ

Igα(CD79a)和 Igβ(CD79b)是小分子跨膜蛋白,属于免疫球蛋白超家族成员。Igα 和 Igβ 在祖 B 细胞中期就开始表达,为 B 细胞抗原受体装配以及在细胞膜上表达所必需。B 细胞识别抗原后产生的第一信号是通过 Igα/Igβ 传导的,两者通过一个链间二硫键连接形成异二聚体;胞内段各含 48 和 61 个氨基酸残基,均具有一个免疫受体酪氨酸活化基序(ITAM)。当 B 细胞抗原受体被抗原交联时,Igα 和 Igβ 的 ITAM 被 Src 家族酪氨酸激酶(Fyn、Lyn、Blk 等)磷酸化,启动信号传导的激酶级联反应(详见第七章)。

二、B 细胞共受体复合体

B 细胞表面 CD19、CD21(CR2)和 CD81(TAPA-1)三种膜分子可以非共价键结合,形成 B 细胞共受体复合体(见图 4-12),其作用是促进 B 细胞抗原受体对抗原的识别及 B 细胞的活化。在复合体中,CD21(CR2)是补体成分 C3 的裂解产物 C3dg 的受体,在 B 细胞膜上与 CD19 分子紧密相连。C3dg 共价结合在抗原分子上,当抗原与 B 细胞抗原受体结合时,抗原上结合的 C3dg 可与 CD21 结合,活化信号经 CD19 分子胞内段的 ITAM 传导(见图 4-12)。CD81 为 4 次跨膜蛋白,连接 CD19 和 CD21。B 细胞共受体的参与可使 B 细胞抗原受体复合体所介导的抗原刺激信号放大 1000～10000 倍。

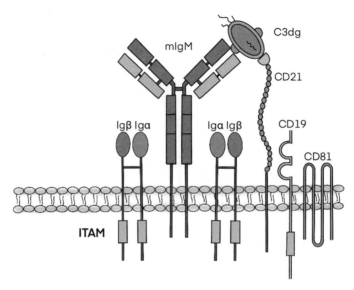

图 4-12　B 细胞共受体复合体

三、B 细胞共刺激分子受体

CD40 属肿瘤坏死因子受体家族成员,组成性表达于成熟 B 细胞。CD40 的配体是 Th2 细胞表面的 CD40L(CD154),二者结合为 B 细胞活化提供最重要的第二信号,促使 B 细胞活化、增殖和分化,并且参与抗体类别转换。缺乏该信号刺激时,B 细胞不但增殖能力降低,而且仅产生 IgM 类抗体。另外,CD40-CD40L 结合还可诱导 B 细胞上调 B7,间接为 Th2 细胞提供共刺激信号(详见第七章)。

四、其他辅助分子

其他辅助分子有共刺激分子 B7、CD45 分子、MHC 分子、丝裂原受体和细胞因子受体。

(一)共刺激分子 B7

B7 分子包括 B7-1(CD80)和 B7-2(CD86)两种,是 T 细胞表面 CD28 和 CTLA-4 的配体。这两者都以同源二聚体的形式表达在 B 细胞和其他 APC 表面,是 T 细胞最重要的共刺激分子。静止的 B 细胞不表达 B7,B 细胞摄入抗原后可诱导性地表达 B7。B7 与 CD28 的相互作用为 T 细胞提供了第二活化信号,可显著增强 IL-2 和其他细胞因子的产生,阻止免疫耐受的发生,并能促进 CD40L 表达。与此相反,B7 与 CTLA-4 相互作用则可抑制 T 细胞活化。

(二)MHC 分子

B 细胞表达 MHC Ⅰ 类和 MHC Ⅱ 类分子。B 细胞活化后,MHC Ⅱ 类分子表达。此外,Th2 细胞分泌的细胞因子也能促进 B 细胞 MHC Ⅱ 类分子的表达上调,增强 B 细胞的提呈抗原功能。关于 MHC 分子的结构与功能,请参见第五章。

(三)丝裂原受体

葡萄球菌 A 蛋白(staphylococcal protein A,SPA)能使 B 细胞分裂。小鼠 B 细胞表面有革兰阴性菌细胞壁的脂多糖受体。美洲商陆丝裂原(pokeweed,PWM)既能刺激 T 细胞多克隆扩增,也能刺激 B 细胞多克隆扩增。

(四)细胞因子受体

活化的 B 细胞表达细胞增殖和分化所需要的各种细胞因子受体,如 IL-4、IL-5 和 IL-6 的受体,在 Th2 细胞分泌的相应细胞因子的作用下,B 细胞发生增殖和分化。

第四节 B 细 胞 亚 群

存在于外周免疫器官中的 B 细胞根据其功能及所处活化阶段的不同,或者根据其发育途径的不同,可被划分为不同的亚群。不同亚群的 B 细胞具有各自独特的生理功能。

一、根据所处的活化阶段分类

根据所处的活化阶段,可将 B 细胞分为初始 B 细胞、记忆 B 细胞和效应 B 细胞。

(一)初始 B 细胞

初始 B 细胞是指从未接受过抗原刺激的成熟 B 细胞。初始 B 细胞能够接受抗原刺激并活化,分化成为记忆 B 细胞或浆细胞。

(二)记忆 B 细胞

初始 B 细胞接受此抗原刺激后,在生发中心进一步分化为记忆 B 细胞。记忆 B 细胞再次接触相同的抗原刺激时,能够产生更迅速、更强烈的体液免疫,且具有更长的存活周期。

(三)效应 B 细胞

效应 B 细胞又称浆细胞,由初始 B 细胞或记忆 B 细胞经抗原激活后分化而成,是抗体产生的主要来源。

二、根据分化途径分类

存在于外周的 B 细胞依据其发育途径的不同,可分为不同的 B 细胞亚群。其中,B1 细胞来源于胎肝中的前体细胞,多数表达 CD5 分子,参与固有免疫应答;B2 细胞则主要来源于骨髓的前体细胞,最终发育分化为滤泡 B 细胞和边缘区 B 细胞。滤泡 B 细胞成熟后进入外周淋巴器官的淋巴滤泡内定居,并参加淋巴细胞再循环,是参与适应性体液免疫应答的主要细胞。边缘区 B 细胞成熟后主要定居于脾脏边缘窦区。B 细胞亚群的区别如表 4-1 所示。

表 4-1　B 细胞亚群的比较

	B1 细胞	滤泡 B 细胞	边缘区 B 细胞
CD5 表达	+	−	−
mIgD 表达	−/±	+	±
来源	胎肝,自我更新	骨髓	骨髓
抗原类型	糖类	蛋白多肽	多糖
产生 Ig 类别	IgM	IgG 多于 IgM	IgM 多于 IgG
特异性	多反应性	单反应性	多反应性
体细胞高频突变	−/±	+	±
B 细胞抗原受体的多样性	低	高	低
定居部位	腹膜腔、胸膜腔和肠道固有层	外周淋巴器官	脾脏边缘窦区
免疫记忆	−/±	+	±

（一）B1 细胞

人类和小鼠的 B1 细胞占 B 细胞总数的 5%～10%,主要存在于腹膜腔、胸膜腔和肠道固有层中。B1 细胞具有自我更新能力(self-renewal),但 B 细胞抗原受体的多样性极其有限,主要针对糖类(如细菌多糖等)产生较强的应答。在此过程中,无须 Th 细胞的辅助,也不发生 Ig 类别转换,所产生的抗体主要以 IgM 为主,通常不产生免疫记忆。该类抗体能与多种不同的抗原表位结合,表现为多反应性(polyreactivity)。

B1 细胞主要参与固有免疫应答,在免疫应答的早期发挥作用。尤其在腹膜腔等部位,B1 细胞能针对侵入的微生物迅速产生抗体。B1 细胞也能产生多种针对自身抗原的抗体,与自身免疫病的发生有关。

（二）滤泡 B 细胞

滤泡 B 细胞约占外周淋巴细胞总数的 20%,主要参与适应性体液免疫应答。滤泡 B 细胞在个体发育中出现较晚,在骨髓内发育成熟,成熟细胞主要位于外周免疫器官。在抗原刺激和 Th 细胞的辅助下,滤泡 B 细胞分化为**浆细胞(plasma cell)**,并发生 Ig 类别转换和体细胞高频突变,产生不同类型的高亲和力抗体。在适应性免疫应答过程中,一部分抗原特异性 B 细胞分化为记忆性 B 细胞(memory B cell,Bm),介导迅速发生的再次免疫应答(参见第七章)。

（三）边缘区 B 细胞

边缘区 B 细胞主要位于脾脏边缘窦区,约占脾脏 B 细胞总数的 5%。边缘区 B 细胞的 BCR 多样性有限,主要针对多糖抗原发生应答,可产生天然抗体。边缘区 B 细胞可对血液来源的微生物成分(主要为 TI-2 抗原)发生快速应答,并分化为仅分泌 IgM 类抗体的浆细胞,寿命较短。此外,边缘区 B 细胞也参与对胸腺依赖抗原的免疫应答,并与 NKT 细胞共同参与对脂质抗原的免疫应答。

思考题:

1.阐述免疫球蛋白的基本结构,并解释各结构的生物学功能。

2.比较五类免疫球蛋白的特点。

3.列举滤泡 B 细胞表面表达的主要分子,并阐述其功能。

4.比较不同 B 细胞亚群的特征。

(梁晓红)

第五章　主要组织相容性复合体与 T 细胞

　　主要组织相容性复合体(major histocompatibility complex, MHC)是一组由多个基因座位组成的、紧密连锁的基因群,其编码的蛋白分子与免疫应答密切相关。其中,经典 MHC 的生物学功能是结合并提呈抗原肽供 T 细胞识别,启动 T 细胞介导的适应性免疫应答。

　　T 淋巴细胞起源于骨髓多能干细胞,在胸腺中发育成熟,故以胸腺英文单词的首字母命名为"T 细胞"。成熟 T 细胞定居于外周免疫器官的胸腺依赖区,不但介导适应性细胞免疫应答,在体液免疫应答中亦发挥着重要的辅助作用,所以 T 细胞在适应性免疫应答中占据着核心地位。T 细胞缺陷可导致机体对多种病原生物甚至条件致病微生物(如白假丝酵母菌和卡氏肺孢子菌)的易感性增加,抗肿瘤效应减弱等病理现象。

　　本章主要介绍 MHC 分子的结构与功能、T 细胞发育的过程、T 细胞表面的重要分子以及 T 细胞亚群。

第一节　主要组织相容性复合体

　　主要组织相容性复合体是多态性最为丰富的一个基因系统,拥有大量等位基因。MHC 不仅在免疫应答的启动和调节过程中发挥重要作用,也是 T 细胞分化发育所必需的。在脊椎动物中,从鱼到人类都存在 MHC,其中小鼠的 MHC 称为"H-2",人的 MHC 称为**人类白细胞抗原(human leukocyte antigen, HLA)**。本节主要讨论人的 MHC,即 HLA。

一、HLA 的基因结构

　　HLA 基因复合体位于人类的第 6 号染色体(6p21.31)内,全长 3.6 Mb,含有 224 个基因座位,其中 128 个为可表达产物的功能性基因,可表达蛋白分子。HLA 复合体由三类基因组成,即 HLA Ⅰ 类基因、HLA Ⅱ 类基因和 HLA Ⅲ 类基因。根据其编码产物及功能的不同,HLA Ⅰ 类基因可分为经典的 HLA Ⅰ 类基因和非经典的 HLA Ⅰ 类基因,

HLAⅡ类基因可分为经典的 HLAⅡ类基因及抗原加工、提呈相关基因,HLAⅢ类基因可分为补体基因及参与炎症反应的基因等,其基因排列如图 5-1 所示。

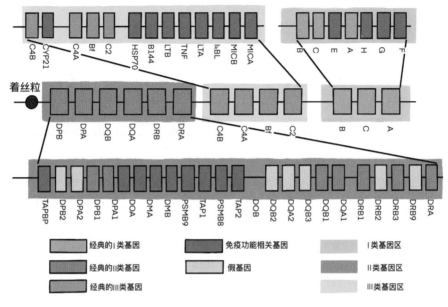

图 5-1　HLA 基因的排列

(一)经典的 HLAⅠ类和 HLAⅡ类基因

经典的 HLAⅠ类和 HLAⅡ类基因表达产物具有抗原提呈功能,显示出了极为丰富的多态性,直接参与 T 细胞的激活和分化,参与调控适应性免疫应答。

经典的 HLAⅠ类基因位于远离着丝粒的一端,包括三个功能基因,即 HLA-A、HLA-B 和 HLA-C 座位(见图 5-1),分别编码经典的 HLA-A 分子、HLA-B 分子和 HLA-C 分子,主要参与内源性抗原提呈和免疫调控。

经典的 HLAⅡ类基因位于靠近着丝粒的一侧,依次由 DP、DQ 和 DR 三个亚区组成,每一亚区又含两个或者若干个 A 和 B 基因座位(见图 5-1),分别编码分子量相近的 HLAⅡ类分子的 α 和 β 链,形成 αβ 异二聚体蛋白(DPα/DPβ、DQα/DQβ 和 DRα/DRβ)。这些蛋白主要参与外源性抗原提呈和免疫调控。

每个 MHC 基因均含多个外显子,分别编码 MHC 分子的胞外区、跨膜区和胞质区(见图 5-2)。

(二)非经典的 HLAⅠ类基因

非经典的 HLAⅠ类基因包括 HLA-E、HLA-F、HLA-G 等基因座位(见图 5-1),分别编码 HLA-E 分子、HLA-F 分子和 HLA-G 分子等,和免疫调节有关。此外,还有 MHCⅠ类链相关基因(MHC class Ⅰ chain related gene,MIC gene),包含 MICA、MICB、MICC、MICD 和 MICE,其中 MICA 和 MICB 为功能基因,其余均为假基因。

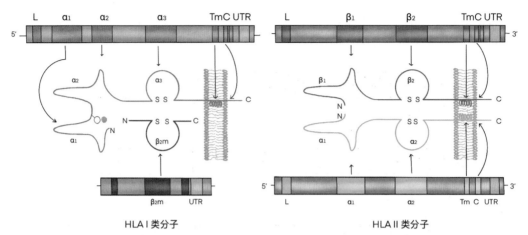

HLA I 类分子   HLA II 类分子

图 5-2　经典的 HLA I 类和 HLA II 类分子及其编码基因的结构

（三）抗原加工相关基因

抗原加工相关基因（非经典 HLA II 类基因）位于 HLA II 类基因区域（见图 5-1），其编码蛋白的主要功能与抗原的加工提呈有关，故称为抗原加工相关基因。抗原加工相关基因主要包括以下几类：

1. *PSMB* 基因

PSMB 基因编码蛋白酶体的 β 亚单位，参与内源性抗原的加工。

2. 抗原加工相关转运体基因

抗原加工相关转运体（transporter associated with antigen processing，TAP）基因包括 *TAP1* 基因和 *TAP2* 基因，其编码产物为抗原加工相关转运体，是内质网膜上的异二聚体分子，参与内源性抗原加工中抗原肽的转运。

3. *HLA-DM* 基因

HLA-DM 基因由 *HLA-DMA* 和 *HLA-DMB* 两个基因组成，分别编码 *HLA-DM* 分子的 α 链和 β 链，在外源性抗原的加工提呈中起正调控作用。

4. *HLA-DO* 基因

HLA-DO 基因包括 *HLA-DOA* 基因和 *HLA-DOB* 基因，分别编码 *HLA-DO* 分子的 α 链和 β 链。*HLA-DO* 分子能抑制 *HLA-DM* 分子的功能，在外源性抗原的加工提呈中发挥负调控作用。

（四）HLA III 类基因

HLA III 类基因位于 HLA I 类和 HLA II 类基因之间（见图 5-1），也称为"中央区基因"。HLA III 类基因主要包括补体基因、21-羟化酶基因、热休克蛋白基因和细胞因子基因（如 *TNF* 基因、*LTA* 基因和 *LTB* 基因）。

二、MHC 的遗传特点

HLA 复合体通过其特定的遗传特点，代代相传，不断进化，已发展成一个具有重要功能的复杂基因群。

（一）单体型遗传与共显性

在遗传学上，将紧密连锁在一条染色体上的基因称为一个**单体型**（haplotype）。HLA 以单体型方式遗传。子女的两条 HLA 单体型中的一个与父亲完全相同，另一个与母亲完全相同，即 HLA 复合体以一个 HLA 单体型作为一个信息单位，被完整地传递到子女身上。此外，HLA 基因均为显性基因，即两条同源染色体上的一对等位基因是共显性表达的，都能编码相应的分子。

（二）多态性

多态性（polymorphism）是 HLA 复合体最显著的遗传特点。多态性是一个群体概念，指群体中特定基因座位上存在两个以上不同等位基因的现象。HLA 复合体是迄今为止已发现的人类多态性程度最高的基因系统。截至 2017 年 9 月，已确定的 HLA 等位基因总数达 17331 个，其中等位基因数量最多的是 HLA-B（4859 个）。因此，非亲缘关系的个体间存在两个相同等位基因的概率很低，进行异体组织和器官移植时，移植物易受到免疫排斥。HLA 的高度多态性使人类群体能适应险恶的生存环境，针对形形色色的病原生物（如细菌、病毒等）产生相应的免疫应答，赋予了人类群体以生存优势。

（三）连锁不平衡

连锁不平衡（linkage disequilibrium）是指分属两个或两个以上基因座位的等位基因在同一染色体上出现的概率与期望值之间出现差异的现象。例如，在中国北方汉族人群中，*HLA-DRB1 * 0901* 和 *DQB1 * 0701* 基因的频率分别为 15.6% 和 21.9%。按随机分配规律，这两个等位基因同时出现在同一条染色体上的概率应是其频率的乘积 3.4%（$0.156 \times 0.219 \approx 0.034$）。然而，实际上两者同时出现的概率为 11.3%，远高于理论值，即在该人群中这两个基因处于连锁不平衡状态。遗传学研究认为，连锁不平衡可能是长期自然选择的结果。

三、HLA 的分子结构与分布

（一）HLA Ⅰ 类分子

1. HLA Ⅰ 类分子的基本结构

HLA Ⅰ 类分子是跨膜分子，是由 α 链（重链）和 β 链（轻链）通过非共价键连接组成的异二聚体糖蛋白。其中，β 链不是由 HLA Ⅰ 类基因编码的，而是由人的第 15 号染色体上的一个基因编码的，又称 β2 微球蛋白（β2 microglobulin，β2m）。β2m 没有跨膜区和胞内区，而 HLA Ⅰ 类分子的 α 链是跨膜分子。α 链的胞外区由 α1、α2 和 α3 三个结构域组成，β 链仅有一个胞外结构域，每个结构域约有 90 个氨基酸残基。其中，α 链远膜端的 α1 和 α2 结构域构成了抗原结合槽，可结合抗原肽；α3 和 β 链构成了免疫球蛋白样区（属 Ig 超家族结构），维持整个 HLA Ⅰ 类分子的构型，其中 α3 可结合 T 细胞表面的 CD8 分子，促进 CD8$^+$T 细胞的活化；α3 的延伸部分形成了跨膜区（含 25 个氨基酸残基）和胞质区(约含 30 个氨基酸残基)(见图 5-2、图 5-3)。

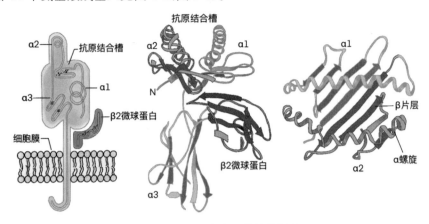

图 5-3　HLA Ⅰ 类分子的结构模式

HLA Ⅰ 类分子的基本功能是通过抗原结合槽提呈内源性抗原肽,供 CD8⁺ T 细胞识别,进而启动 CD8⁺ T 细胞介导的免疫应答。HLA Ⅰ 类分子的抗原结合槽是由 2 条 α 螺旋形成的 2 个侧壁和 8 条互相平行的 β 片层形成的平台所组成的一个类似槽状的结构,其中 α1 和 α2 结构域各提供 1 条 α 螺旋和 4 条 β 片层(见图 5-3)。此结合槽两端封闭,接纳的抗原肽长度有限,为 8～10 个氨基酸残基。

不同的 HLA Ⅰ 类分子结构基本相似,其主要差别存在于 Ⅰ 类分子的 α1 和 α2 结构域,即抗原结合槽上。HLA 的高度多态性就体现在肽结合区氨基酸组成的差异上,因此,Ⅰ 类分子的抗原结合槽也称为"多态性区",其结构差异决定了不同个体免疫应答功能的差异,这是 HLA 遗传调控不同个体免疫应答功能的遗传基础和分子基础。

2. HLA Ⅰ 类分子的分布

HLA Ⅰ 类分子在体内广泛分布于有核细胞表面,亦以可溶性形式(soluble HLA,sHLA)分布于血清、尿液和初乳等体液中,其原理尚不清楚。sHLA Ⅰ 类分子具有免疫调节作用,并与多种疾病如肿瘤、感染、器官移植等的病理机制有关。

(二)HLA Ⅱ 类分子

1. HLA Ⅱ 类分子的基本结构

HLA Ⅱ 类分子是由 α 链(重链)和 β 链(轻链)组成的异二聚体糖蛋白。HLA Ⅱ 类分子的 2 条肽链都是跨膜糖蛋白,α 链和 β 链的胞外区各有两个结构域 α1、α2 和 β1、β2,每个结构域约有 90 个氨基酸残基。其中,α1 和 β1 组成 HLA Ⅱ 类分子的抗原结合槽,结合容纳 APC 加工产生的抗原肽;α2 和 β2 组成了 HLA Ⅱ 类分子的免疫球蛋白样区,维持 HLA Ⅱ 类分子的构型,β2 还可结合 T 细胞表面的 CD4 分子,促进 CD4⁺ T 细胞的活化。α2 和 β2 结构域的延伸部分则形成了 Ⅱ 类分子的跨膜区(25 个氨基酸残基)和胞质区(见图 5-2、图 5-4)。

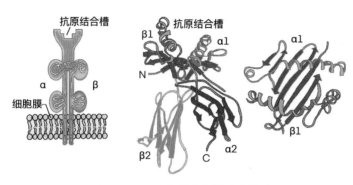

图 5-4 HLAⅡ类分子的结构模式

HLAⅡ类分子的基本功能是通过抗原结合槽结合外源性抗原肽,并提呈给 CD4$^+$ T 细胞识别,启动 CD4$^+$ T 细胞介导的免疫应答。HLAⅡ类分子的抗原结合槽结构类似于Ⅰ类分子,也是由 2 条 α 螺旋和 8 条互相平行的 β 片层组成的槽状结构,α1 和 β1 结构域各提供了 1 条 α 螺旋和 4 条 β 片层。不同的是,HLAⅡ类分子的抗原结合槽两端开放,槽内能容纳较长的抗原肽,一般为 10~30 个氨基酸残基组成的多肽(见图 5-4)。

HLAⅡ类分子的抗原结合槽亦称为"多态性区"。不同个体由于 HLAⅡ类分子型别不一,结合、提呈抗原的能力不同,最终决定了不同个体免疫应答功能的差异。

2. HLAⅡ类分子的分布

HLAⅡ类分子在体内分布有限,主要分布在特定细胞表面,如专职性 APC(DC、巨噬细胞和 B 细胞)、胸腺上皮细胞和活化的 T 细胞表面。

(三)HLA 与抗原肽的相互作用

1. 抗原肽与 HLA 分子相互作用的锚定位和锚定残基

MHC 分子与抗原肽的结合具有一定的选择性,一种特定的 HLA 分子可结合数种、数十种或更多的异种抗原肽。研究发现,HLA 分子是通过与抗原肽段上的两个或数个特定的氨基酸位点相互作用完成结合的。抗原肽上能和 HLA 分子抗原结合槽相互作用的特定位点被称为锚定位(anchor site)(见图 5-5)。位于锚定位上的氨基酸残基被称为"锚定残基"(anchor residue)。锚定位与锚定残基决定了 HLA 的抗原结合槽与抗原肽结合的牢固程度。

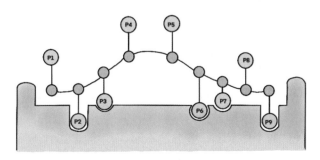

图 5-5 HLAⅠ类分子与抗原肽的结合和相应的锚定位

2. 抗原肽与 HLA 分子相互作用的共同基序

一种 HLA 分子所能结合的不同的抗原肽往往带有相同或相似的锚定位和锚定残基,这就是不同抗原肽的共同基序(consensus motif)。此外,一种 HLA 分子可结合具有共同基序的不同肽,因而一种 HLA 分子可以结合多种不同特异性的抗原肽。

3. HLA 分子与抗原肽相互作用的特点

HLA 分子与抗原肽结合的分子基础在于抗原肽上的共同基序,这种结合具有选择性、低特异性或相对特异性。这种相对特异性的特征是人类在长期的进化中形成的,它保证了人类每一个个体有限数量的 HLA 分子可结合、提呈自然界中多样性的抗原肽,使人类每一个个体具有了抗原提呈、抗原识别和免疫应答的极大多样性。

四、MHC 的生物学功能

MHC 的生物学功能是调控免疫应答,其具体机制是由其表达产物 MHC 分子通过提呈抗原诱导 T 细胞的成熟及启动免疫应答来实现的。

(一)提呈抗原,参与适应性免疫应答

MHC 分子作为抗原提呈分子,提呈抗原供 T 细胞识别,从而参与免疫应答。免疫的本质功能是识别和排除抗原,T 细胞能否识别抗原至关重要。而 MHC 分子在决定 T 细胞的抗原识别、参与免疫应答中起着关键作用。

T 细胞只能识别由 APC 加工、MHC 分子提呈的抗原肽。因此,MHC 能否提呈抗原决定了 T 细胞能否识别抗原,最终决定了机体能否对抗原产生有效的免疫应答。MHC 分子作为抗原提呈分子,通过提呈抗原,参与机体免疫应答,是参与免疫应答的关键分子,其作用包括:

1. 决定了 T 细胞识别抗原的 MHC 限制性

T 细胞以其抗原受体对抗原肽和自身 MHC 分子进行双重识别,即 T 细胞只能识别自身 MHC 分子提呈的抗原肽。

2. 参与 T 细胞在胸腺中的选择和分化

在胸腺发育过程中,胸腺内 T 细胞成熟过程中产生的 $CD4^+ CD8^+$ 双阳性 T 细胞经 MHC Ⅰ类分子和 MHC Ⅱ类分子选择,进一步分化为 $CD8^+$ 或 $CD4^+$ 单阳性 T 细胞。高亲和力结合自身抗原肽-MHC 分子复合物的 T 细胞克隆发生凋亡,从而清除了自身反应性 T 细胞,建立了 T 细胞的中枢免疫耐受。

3. 决定疾病易感性的个体差异

某些特定的 MHC 等位基因的高频出现与某些疾病密切相关。

4. 参与构成种群免疫反应的异质性

由于组成不同种群的个体 MHC 多态性不同,而不同多态性的 MHC 分子提呈的抗原肽往往不同,因此这些特点一方面赋予了种群不同个体以不同的抗病能力,另一方面也有助于在群体水平增强物种的适应能力。

5.参与移植排斥反应

作为主要的移植抗原,MHC分子在同种异体移植中可引起移植排斥反应。

(二)作为调节分子参与固有免疫应答

MHC中的免疫功能相关基因参与对固有免疫应答的调控,主要表现在以下方面:

(1)经典的MHCⅢ类基因编码补体成分,参与炎症反应对病原体的杀伤,与免疫性疾病的发生有关。

(2)非经典MHCⅠ类分子和MIC的基因产物作为NK细胞的激活性受体或抑制性受体的配体,调节NK细胞的杀伤功能,在帮助NK细胞识别、区分正常与异常细胞的过程中起着重要的作用。

(3)炎症相关基因参与启动和调控炎症反应,并在应激反应中发挥作用。

五、HLA与临床医学

(一)HLA与器官移植

器官移植的成败取决于供者和受者间的组织相容性,其中HLA等位基因的匹配程度尤为重要,其匹配程度与移植成功率成正比。组织相容性程度的确定,涉及对供者和受者分别做HLA分型和进行供受者间的交叉配合试验。目前,PCR基因分型技术的普及、计算机网络的应用、无亲缘关系个体骨髓库和脐血库的建立,皆提高了HLA相匹配供受者选择的准确性和配型效率。

(二)HLA分子的异常表达和临床疾病

所有有核细胞表面均可表达HLAⅠ类分子,但在发生某些疾病时,HLAⅠ类分子的表达往往会发生明显的异常。部分恶变细胞HLAⅠ类分子的表达往往减弱甚至缺如,以致不能有效地激活特异性CD8$^+$T细胞,造成肿瘤细胞的免疫逃逸。在这个意义上,HLAⅠ类分子的表达状态可以作为一种警示系统,如表达下降或者缺失则提示细胞可能发生恶变。此外,发生某些自身免疫病时,原先不表达HLAⅡ类分子的某些细胞,如胰岛素依赖性糖尿病中的胰岛β细胞、乳糜泻中的肠道细胞、萎缩性胃炎中的胃壁细胞等可被诱导表达HLAⅡ类分子,促进免疫细胞的过度活化,但其机制及免疫病理学意义尚不清楚。

(三)HLA和疾病关联

HLA等位基因是决定人体对疾病易感程度的重要基因。带有某些特定HLA等位基因或单体型的个体易患某一疾病(称为"阳性关联")或对该疾病有较强的抵抗力(称为"阴性关联"),皆认为这与HLA与疾病的关联有关。HLA与疾病关联的典型例子是强直性脊柱炎,患者HLA-B27抗原阳性率高达58%～97%,而在健康人群中仅为1%～8%,这表明HLA-B27是决定强直性脊柱炎易感性的重要遗传因素或原发致病因素。又如,类风湿关节炎的发病与HILA-DR4的多态性密切相关。

目前与HLA关联的疾病多达500余种,其中以自身免疫病为主,也包括一些肿瘤和传染性疾病。对HLA关联疾病的认识将有助于相关疾病的预防和治疗。

（四）HLA 与亲子鉴定和法医学

HLA 系统的多基因性和多态性，意味着两个无亲缘关系的个体之间，在所有 HLA 基因座位上拥有相同等位基因的可能性几乎等于零。每个人所拥有的 HLA 等位基因型别一般终身不变。据此，HLA 基因分型已在法医学上被用于亲子鉴定和对死亡者"验明正身"。

第二节　T 细胞在胸腺内的发育成熟

在骨髓中的骨髓多能造血干细胞（hematopoietic stem cell，HSC）可分化成淋巴样干细胞（lymphoid progenitor cell）。然后，淋巴样干细胞经血液循环进入胸腺，在胸腺中发育为成熟的 T 细胞。T 细胞的发育依赖于胸腺。新生期切除胸腺的动物，或先天性无胸腺的动物，其外周血和外周淋巴器官中缺乏 T 细胞。在发育成熟的过程中，T 细胞会经历复杂而严密的调控过程，依次表达许多重要的膜分子，如 TCR、CD3、CD4 和 CD8 等。这些膜分子与 T 细胞的功能密切相关。

正常机体的成熟 T 细胞既要对多样性的"非己"抗原发生免疫应答，又要对自身抗原发生免疫耐受。为达到此要求，在胸腺 T 细胞的发育过程中，首先要经历 T 细胞抗原受体基因重排，表达多样性的 T 细胞抗原受体，然后通过阳性选择和阴性选择，分别获得自身 MHC 限制性和自身免疫耐受（见图 5-6）。

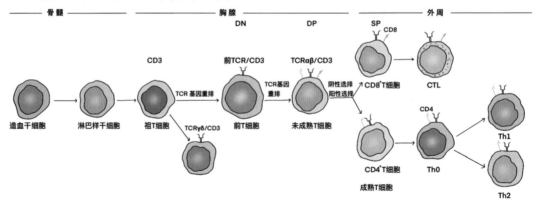

图 5-6　T 细胞的发育

一、胸腺微环境

淋巴干细胞进入胸腺后，首先在被膜下发育成为活跃增殖的、能自我更新的大淋巴母细胞，这些细胞将发育为成熟 T 细胞。在胸腺内发育的过程中，未成熟 T 细胞称为胸腺细胞（thymocyte）。胸腺细胞主要位于胸腺皮质内（占胸腺细胞总数的 80%～90%），在皮质内完成其大部分发育成熟过程。在发育过程中，胸腺细胞逐渐由皮质浅层向皮质深层移动,在髓质内完成最后的成熟阶段。胸腺细胞在由皮质向髓质移动的过程中,依次与不同部位的各种类型的细胞接触。这些细胞主要包括位于皮质浅层的哺育细胞、皮质内的上皮细胞、皮髓质交界处的 DC 和髓质内的巨噬细胞。这些细胞通过与胸腺细胞直接接触和(或)通过分泌胸腺激素和细胞因子作用于胸腺细胞,为 T 细胞的发育提供了特殊的微环境,对于 T 细胞抗原受体库的塑造(TCR shaping)起着关键的作用。

胸腺内绝大多数的胸腺细胞发育成为 αβ T 细胞,少数分化成为 γδ T 细胞。

二、T 细胞成熟的分期

在胸腺内,T 细胞的发育会经历淋巴样干细胞、祖 T 细胞(pro-T cell)、前 T 细胞(pre-T cell)、未成熟 T 细胞、成熟 T 细胞等阶段。不同阶段的 T 细胞具有不同的功能和表面分子表达,这些表面分子可以作为胸腺细胞分期的标志,包括 T 细胞抗原受体复合体(包括 TCR α 链、β 链和 CD3 分子)、CD4 和 CD8 分子。依据 CD4 和 CD8 分子表达情况的不同,胸腺细胞可分为 CD4$^-$ CD8$^-$ 双阴性(double negative,DN)细胞、CD4$^+$ CD8$^+$ 双阳性(double positive,DP)细胞和 CD4$^+$ 或 CD8$^+$ 单阳性(single positive,SP)细胞三个阶段。

(一)CD4$^-$ CD8$^-$ 双阴性细胞阶段

DN 细胞为前 T 细胞之前的 T 细胞,此时,T 细胞既不表达 CD4 分子,也不表达 CD8 分子。DN 细胞不表达 T 细胞抗原受体和 CD3 分子,不能识别抗原,也不具备任何功能。其中,祖 T 细胞开始重排 T 细胞抗原受体基因,此时是 αβ T 细胞和 γδ T 细胞分化的分支点,αβ T 细胞重排 α 和 β 链基因,而 γδ T 细胞重排 γ 和 δ 链基因。在胸腺内,αβ T 细胞占 T 细胞总数的 95%～99%,而 γδ T 细胞占 1%～5%。在此阶段,TCR β 链完成基因重排,但是 α 链的基因尚未重排。αβ T 细胞表达的 β 链与前 T 细胞 α 链(pre-T cell α,pTα)形成前 T 细胞抗原受体(pTα:β),表达前 T 细胞抗原受体的细胞就是前 T 细胞。在 IL-7 等细胞因子的诱导下,前 T 细胞发生活跃增殖,并表达 CD4 和 CD8 分子,继续进入 DP 细胞阶段。

(二)CD4$^+$ CD8$^+$ 双阳性细胞阶段

此阶段中 DP 细胞完成 α 基因重排,并与 β 链组装形成 T 细胞抗原受体(α:β TCR)。此时,表达 T 细胞抗原受体的细胞即是未成熟 T 细胞。未成熟 T 细胞继续经历阳性选择,并进一步分化为 SP 细胞。

(三)CD4$^+$ 或 CD8$^+$ 单阳性细胞阶段

SP 细胞经历阴性选择后进一步发育成为受 MHC 限制的、对自身耐受的成熟 T 细胞,通过血液循环进入外周免疫器官。

三、T 细胞发育过程中的主要事件

T 细胞的发育成熟是产生多样性的抗原受体,并对未成熟 T 细胞选择的过程。其中,数量庞大的多样性 T 细胞抗原受体库是通过抗原受体基因重排产生的,此过程发生在祖 T 细胞、前 T 细胞和未成熟 T 细胞三个阶段。未成熟 T 细胞必须经历阳性选择和阴性选择两个阶段才能进一步发育成熟,前者筛选出能与自身 MHC 分子发生结合的未成熟 T 细胞,后者清除与胸腺 DC、巨噬细胞表面自身抗原肽-MHC 分子复合物发生高亲和力结合的未成熟 T 细胞。

（一）αβ TCR 基因重排

αβ TCR 基因重排时,其 β 链先开始重排,然后 α 链的基因再开始重排。TCRβ 基因群包括 Vβ、Dβ、Jβ 三类基因片段。重排时,先从 Dβ 和 Jβ 中各选 1 个片段,重排成 D-J,然后与 Vβ 中的 1 个片段重排成 V-D-J,再与 Cβ 重排成完整的 β 链,最终与 pTα 组装成前 T 细胞抗原受体,表达在前 T 细胞表面。TCRα 基因群包括 Vα 和 Jα 两类基因片段,重排时,从 Vα 和 Jα 中各选 1 个片段,先重排成 V-J,再与 Cα 重排成完整的 α 链,最后与 β 链组装成完整的 T 细胞抗原受体,表达于未成熟 T 细胞表面(见图 5-7)。T 细胞抗原受体多样性的形成机制主要是组合多样性和连接多样性,且其 N 序列插入的概率较高,其多样性可达 10^{16}。T 细胞抗原受体一旦基因重排成功并表达后,就不再发生遗传改变,其功能与亲和力也不再改变。

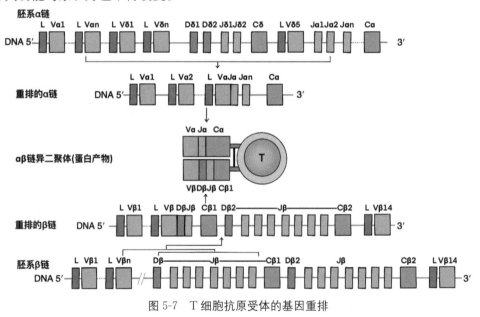

图 5-7 T 细胞抗原受体的基因重排

（二）阳性选择与阴性选择

阳性选择(positive selection)发生在胸腺皮质深层,涉及未成熟 T 细胞与皮质内上皮细胞之间的相互作用。只有与胸腺上皮细胞表面的自身抗原肽-MHC Ⅰ/Ⅱ类分子复合物以适当的亲和力发生结合的 DP 细胞可以存活,并继续发育为 SP 细胞。其中,与 MHC Ⅰ类分子结合的 DP 细胞的 CD8 表达水平升高,CD4 表达水平下降直至丢失;而与 MHC Ⅱ类分子结合的 DP 细胞的 CD4 表达水平升高,CD8 表达水平下降直至丢失。此外,不能与自身抗原肽-MHCⅠ/Ⅱ类分子复合物发生有效结合或结合亲和力过高的DP细胞会发生凋亡,凋亡细胞占胸腺细胞总数的95%以上。经历了阳性选择后,未成熟T细胞发育为CD4$^+$或CD8$^+$的SP细胞,并获得了识别抗原过程中自身MHC限制性的能力(见图5-8)。

经过阳性选择的SP细胞在皮质和髓质交界处及髓质区经历**阴性选择(negative selection)**,与该处的DC、巨噬细胞等细胞表面的自身抗原肽-MHCⅠ类分子或MHCⅡ类分子复合物相互作用,发生高亲和力结合的SP细胞(即自身反应性T细胞)发生凋亡而被清除,以确保进入外周免疫器官的T细胞库中不含有针对自身抗原的T细胞。因此,阴性选择的意义是清除自身反应性T细胞,这是发育成熟的T细胞获得中枢免疫耐受的主要机制。

通过阴性选择的胸腺细胞基本完成了其在胸腺内的发育过程,进入胸腺髓质区,成为能特异性识别抗原肽-MHCⅠ/Ⅱ类分子复合物,具有自身MHC限制性以及自身免疫耐受性的初始T细胞,迁出胸腺,然后随血液循环定向迁入外周免疫器官的胸腺依赖区("定居"),并参加淋巴细胞再循环(见图5-8)。

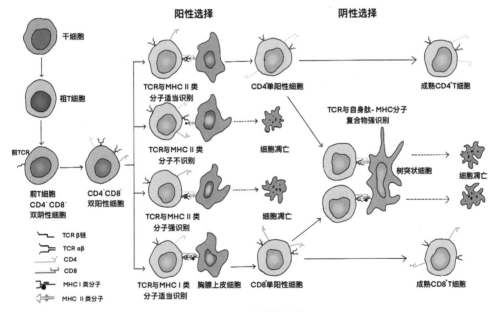

图5-8　T细胞的选择

第三节　T细胞的抗原受体与辅助分子

T细胞表面表达许多重要膜分子,包括T细胞受体复合体以及一些重要的辅助分子,它们参与 T 细胞特异性识别抗原、活化、增殖、分化以及免疫效应功能,是 T 细胞与其他细胞及分子间相互识别和作用的基础。其中一些分子还是 T 细胞亚群分类的重要标志。

一、T 细胞抗原受体复合体

T 细胞表达 **T 细胞抗原受体(T cell receptor, TCR)**,以此识别 APC 或靶细胞表面提呈的抗原肽-MHC 分子复合物(pMHC)。一个 T 细胞的表面约有 10^5 个 TCR。一个 TCR 分子与一个 CD3 分子组成一个 **TCR 复合体(TCR-CD3 complex)**。

(一)TCR

TCR 分子为异二聚体,属于免疫球蛋白超家族成员,可分成 αβ TCR 和 γδ TCR 两种类型。

1. αβ TCR

αβ TCR 由 α 链(248 个氨基酸残基)和 β 链(282 个氨基酸残基)组成,均为跨膜糖蛋白,可分为胞外区、跨膜区和胞内区三个部分,两条肽链之间通过胞外区的二硫键共价结合(见图 5-9)。

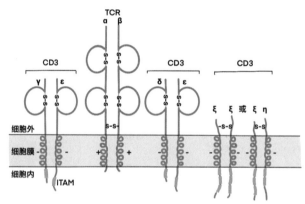

图 5-9　T 细胞抗原受体复合体的结构模式

α 链和 β 链的胞外区各含 1 个远膜端的可变区和 1 个近膜端的恒定区。每条链的可变区中各含有 3 个氨基酸序列变异最集中的区域,称为互补决定区,即 CDR1、CDR2 和 CDR3,其中以 CDR3 的变异最大,直接决定了 T 细胞抗原受体的抗原特异性。α 链的三个互补决定区和 β 链的三个互补决定区并列,共同形成了 TCR 的抗原结合部位。CDR1 和 CDR2 识别抗原肽-MHC 分子复合物中 MHC 分子顶部的 α 螺旋,而 CDR3 则直接与抗原肽发生相互作用。

α 链和 β 链的跨膜区由疏水性氨基酸组成,含有带正电荷的氨基酸残基(赖氨酸或精氨酸),可与 CD3 分子跨膜区中带负电荷的氨基酸残基非共价结合,形成 TCR-CD3 复合体(见图 5-9)。

α 链和 β 链的胞内区很短,仅由 3~12 个氨基酸残基构成,不具备传导激活信号的功能,需借助 CD3 分子将活化激活信号传导至细胞内。

2. γδ TCR

γδ TCR 的基本结构与 αβ TCR 类似,由一条 γ 链和一条 δ 链组成,γ 链和 δ 链为跨膜糖蛋白,各自胞外区的氨基端结构域为可变区,是其抗原结合部位。但是,γδ TCR 的多样性程度不如 αβ TCR 高。

(二)CD3 分子

CD3 分子的功能是传导 TCR 识别抗原所产生的活化信号。组成 CD3 分子的肽链有五种,即 γ 链、δ 链、ε 链、ζ 链和 η 链,均为跨膜蛋白,其跨膜区含有带负电荷的氨基酸残基(天冬氨酸),可与 TCR 跨膜区带正电荷的氨基酸残基非共价结合(见图 5-9)。γ 链、δ 链和 ε 链的胞外区含有一个 Ig 样结构域,通过此结构域形成 γε 和 δε 二聚体。ζ 和 η 链为同一基因的不同剪接体,两者在功能上无差异,其胞外区很短,以二硫键连接形成 ζζ 二聚体或 ζη 二聚体。大部分 T 细胞的 CD3 分子由 γε、δε 和 ζζ 六条肽链构成,约 10% 的 T 细胞的 CD3 分子由 γε、δε 和 ζη 六条肽链构成。

γ 链、δ 链、ε 链、ζ 链和 η 链的胞内区含有 1 或 3 个保守的**免疫受体酪氨酸活化基序**(**immunoreceptor tyrosine-based activation motif, ITAM**),为传导抗原刺激信号所必需。ITAM 由 18 个氨基酸残基组成,含有 2 个 YxxL/V 保守序列,其中 Y 代表酪氨酸,x 代表任意氨基酸,L 代表亮氨酸,V 代表缬氨酸。ITAM 在启动 T 细胞活化信号的传导过程中起着关键的作用,ITAM 中的酪氨酸残基(Y)被细胞内的酪氨酸蛋白激酶磷酸化后,可引起下游信号传导的级联反应,从而激活 T 细胞。

二、T 细胞辅助分子

除 T 细胞抗原受体复合体以外,所有参与 T 细胞特异性抗原识别、活化或抑制信号传导以及定向迁移的分子统称为 T 细胞辅助分子。T 细胞辅助分子均为跨膜糖蛋白,作为受体与其他细胞表面或者游离的配体分子结合而发挥作用,其主要功能有黏附作用、促进 T 细胞活化、信号转导作用、调节 T 细胞迁移以及接受细胞因子作用。下面重点介绍一些在 T 细胞活化和发挥免疫效应的过程中起重要作用的辅助分子。

(一)CD4 和 CD8 分子

成熟 T 细胞只表达 CD4 或 CD8 分子中的一种,因此 T 细胞可分为 $CD4^+$ T 细胞和 $CD8^+$ T 细胞。CD4 和 CD8 分子可辅助 TCR 识别抗原,并参与 T 细胞活化信号的传导,因此又称为 **T 细胞共受体**或 **T 细胞协同受体**(**co-receptor**)。

CD4 为单链跨膜蛋白,其胞外区含有四个 Ig 样结构域,分别记为 D1、D2、D3 和 D4。其中,D1 和 D2 结构域能和 MHC Ⅱ类分子的 β_2 结构域结合。CD8 为异二聚体分子,由 α 和 β 肽链组成,两链均为跨膜蛋白,胞外区各含一个 Ig 样结构域,链间通过二硫键连接。CD8 分子通过两条链的 Ig 样结构域与 MHC Ⅰ类分子重链的 α_3 结构域结合。

CD4 和 CD8 分子分别与 MHC Ⅱ类和 MHC Ⅰ类分子的结合,是 T 细胞识别抗原所必需的,可增强 T 细胞与 APC 或靶细胞之间的相互作用,并辅助 T 细胞抗原受体识别抗原。CD4 和 CD8 的胞内区可与 Src 家族酪氨酸激酶 Lck 结合。当 CD4 或 CD8 分子随 T 细胞抗原受体一起与抗原肽-MHC 分子复合物结合时,会带动 Lck 向 CD3 分子的胞内区聚集。Lck 激活后可催化 CD3 胞内区 ITAM 中的酪氨酸磷酸化,激活信号传导级联反应。此外,CD4 还是人类免疫缺陷病毒(HIV)的受体。HIV 通过 gp120 蛋白结合 CD4 并感染 CD4$^+$ T 细胞,进而引起 CD4$^+$ T 细胞数量锐减和功能受损,这是 HIV 引起免疫缺陷的主要机制。

(二)共刺激分子受体

共刺激分子或协同刺激分子(co-stimulatory molecule)是为 T 细胞活化提供共刺激信号的细胞表面分子及其配体,根据功能,可将其分为正性共刺激分子和负性共刺激分子(共抑制分子)。

初始 T 细胞的活化需要双重信号,第一信号来自其抗原受体特异性识别 APC 提呈的 MHC-抗原肽复合物,并通过 CD3 分子参与抗原识别信号的传递。第二信号为 T 细胞表面的共刺激分子受体与 APC 或靶细胞表面的相应配体分子结合产生的共刺激信号。缺乏共刺激信号将导致 T 细胞无能。

T 细胞上的正性共刺激分子受体主要有 CD28 家族成员(CD28 和 ICOS)、CD2、ICAM、CD40L 以及 LFA-1 等。此外,有些膜分子可以提供免疫抑制信号,称为负性共刺激分子或共抑制分子受体,主要有 CTLA-4 和 PD-1 等(见图 5-10)。

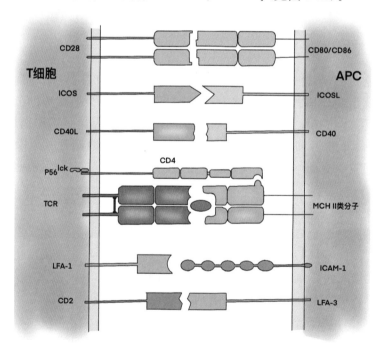

图 5-10　T 细胞表面的共刺激分子

1. CD28

CD28 为同源二聚体，表达于 90％ 的 CD4$^+$ T 细胞和 50％ 的 CD8$^+$ T 细胞表面，其胞内区含有 ITAM，其中的酪氨酸磷酸化后，将产生活化信号。CD28 的配体为 CD80 和 CD86，后者主要表达于专职 APC 上。CD28 启动的共刺激信号可诱导 T 细胞表达抗细胞凋亡蛋白，防止细胞凋亡；可刺激 T 细胞产生 IL-2 等细胞因子，促进 T 细胞的增殖和分化。

2. 可诱导共刺激因子

可诱导共刺激因子(inducible co-stimulator，ICOS)表达于活化的 T 细胞，其配体为 ICOSL。初始 T 细胞的活化主要依赖 CD28 提供共刺激信号，而 ICOS 在 CD28 之后起作用，调节活化 T 细胞产生多种细胞因子，并促进 T 细胞增殖。

3. 细胞毒性 T 淋巴细胞抗原-4

细胞毒性 T 淋巴细胞抗原-4(cytotoxic T lymphocyte antigen-4，CTLA-4)又名 CD152，是一种重要的共抑制分子，被诱导表达于活化的 T 细胞上，其胞内区有**免疫受体酪氨酸抑制基序(immunoreceptor tyrosine-based inhibitory motif，ITIM)**。ITIM 是存在于多种免疫分子胞内段的一段保守序列，可抑制细胞内信号的传导。CTLA-4 在结构上与 CD28 同源，其配体也是 CD80 和 CD86，但其与 CD80 和 CD86 的亲和力显著高于 CD28。CTLA-4 与 CD80 或 CD86 结合后，其 ITIM 中的酪氨酸残基发生磷酸化，能招募并结合酪氨酸磷酸酶 SHP-1 和 SHIP，这些磷酸酶可以使 T 细胞活化过程中的重要信号分子发生去磷酸化，从而抑制 T 细胞活化信号的传导。通常，T 细胞活化并发挥效应功能后才表达 CTLA-4，所以其作用是下调或终止 T 细胞活化。

4. PD-1

PD-1(programmed death 1)是一种重要的共抑制分子，被诱导表达于活化的 T 细胞上，其配体为 PD-L1 和 PD-L2。PD-1 与配体结合后，可抑制 T 细胞的增殖以及 IL-2 和 IFN-γ 等细胞因子的产生。此外，PD-1 还参与外周免疫耐受的形成。PD-1 已被证实是参与肿瘤免疫抑制过程的重要分子，研究表明，PD-1 阻断性抗体具有良好的肿瘤免疫治疗效果。

Box 5-1　免疫检查点分子与肿瘤免疫治疗

CTLA-4 和 PD-1 等负性共刺激分子被相应的配体分子结合并激活以后，会向 T 细胞发出抑制信号，避免过度的免疫应答效应过程损伤自身正常的组织细胞。因此，这类共刺激分子也被称为免疫检查点分子。在肿瘤微环境中，肿瘤细胞通过表达相应的配体，启动 T 细胞表面的免疫检查点分子的免疫抑制作用，导致肿瘤组织中浸润的 T 细胞功能受到抑制，从而使肿瘤细胞逃避免疫系统的监视和清除。

美国的詹姆斯·艾利森(James P. Allison)教授在研究 CTLA-4 的功能的基础上,率先推出了阻断 CTLA-4 的肿瘤治疗抗体药物,为肿瘤的免疫治疗开创了新的道路。而日本的本庶佑(Tasuku Honjo)教授于 1992 年首先克隆并发现了 PD-1,并与他人共同揭示了 PD-1/PD-L1 途径在机体免疫应答调节过程中的"刹车制动"作用,开创了以 PD-1/PD-L1 为靶点的肿瘤免疫治疗方法。靶向抑制性受体的药物易普利姆玛(Ipilimumab,CTLA-4 抗体,2011 年)、帕博利珠单抗(Pembrolizumab,PD-1 抗体,2014 年)和纳武单抗(Nivolumab,PD-1 抗体,2014 年)先后被美国食品药品管理局(FDA)批准用于治疗晚期黑色素瘤,并取得了良好的治疗效果。PD-1 抗体在多种肿瘤的临床治疗中都取得了令人瞩目的治疗效果。因为在肿瘤免疫治疗领域的杰出贡献,艾利森教授和本庶佑教授共同获得了 2018 年的诺贝尔生理学或医学奖。

5. CD2

CD2 又称淋巴细胞功能相关抗原 2(LFA-2),表达于 90% 以上的成熟 T 细胞、50%~70% 的胸腺细胞以及部分 NK 细胞表面,其配体为 LFA-3(CD58)或 CD48(小鼠和大鼠)。CD2 可介导 T 细胞与 APC 或靶细胞之间的黏附,也为 T 细胞提供活化信号。

6. CD40L

CD40L 又名 CD154,主要表达于活化的 CD4$^+$ T 细胞,而 CD40 表达于 APC。CD40L 与 CD40 的结合所产生的效应是双向性的:一方面,促进 APC 活化,促进 CD80/CD86 表达和 IL-12 等细胞因子的分泌;另一方面,也促进 T 细胞的活化。活化的 Th2 细胞分泌细胞因子并表达 CD40L,与 B 细胞表面的 CD40 结合,辅助 B 细胞活化。

7. LFA-1 和 ICAM-1

T 细胞表面的淋巴细胞功能相关抗原-1(LFA-1)与 APC 表面的细胞间黏附分子-1(ICAM-1)相互结合,介导 T 细胞与 APC 或靶细胞的黏附。

(三)丝裂原受体及其他表面分子

T 细胞表达多种丝裂原受体,丝裂原可非特异性地直接诱导静息 T 细胞的多克隆激活。植物血凝素和刀豆蛋白 A 受体分别是人及小鼠 T 细胞的丝裂原受体。

T 细胞活化后还可表达多种与活化、增殖和分化以及效应功能有关的分子,如细胞因子受体(IL-1R、IL-2R、IL-4AR、IL-6R、IL-7R、IL-12R、IFN-γR 等)、趋化因子受体及可诱导细胞凋亡的 FasL(CD95L)等。

第四节　T 细胞亚群与功能

T 细胞为异质性群体,按照不同的分类方法,T 细胞可划分为不同的亚群,不同亚群具有不同的表面标志和功能。

一、根据所处的活化阶段分类

根据是否受到过抗原的刺激以及接受抗原刺激活化后所处的不同分化阶段，T细胞可分为初始T细胞、效应T细胞和记忆T细胞。

（一）初始T细胞

初始T细胞(naive T cell) 是指从未接触过抗原的成熟T细胞，处于G_0期，存活期短。初始T细胞表达CD45RA和高水平的L-选择素(CD62L)，参与淋巴细胞再循环，主要功能是识别抗原。初始T细胞在外周免疫器官内接受DC提呈的抗原刺激而活化，并最终分化为效应T细胞和记忆T细胞。

（二）效应T细胞

效应T细胞(effector T cell) 来源于初次接受抗原刺激而活化的初始T细胞，也可以来源于经抗原再次刺激而重新活化的记忆T细胞，其细胞处于G1期，存活期短，是执行免疫效应功能的主要细胞。除表达高水平的高亲和力IL-2受体(CD25)外，效应T细胞还表达整合素分子，如VLA-4、CD45RO和CD44等黏附分子，可介导其向外周炎症部位或某些器官组织定向迁移。

（三）记忆T细胞

记忆T细胞(memory T cell) 可由效应T细胞分化而来，也可由初始T细胞接受抗原刺激后直接分化而来，处于G_0期，但存活期长，可达数年。再次接受相同抗原刺激后，记忆T细胞可迅速活化，并分化为效应T细胞，介导对相同抗原的再次免疫应答，在此过程中又可分化为效应T细胞和记忆T细胞。同效应T细胞类似，记忆T细胞也表达CD45RO和CD44等黏附分子，可向外周炎症部位定向迁移。

二、根据T细胞抗原受体的类型分类

根据T细胞表达的抗原受体种类的不同，可将T细胞分成两类：一类是表达αβ TCR的T细胞(αβ T细胞)，另一类是表达γδ TCR的T细胞(γδ T细胞)。这两类细胞在体内的分布、各自所识别抗原的化学性质以及T细胞抗原受体的多样性程度等方面都有很大的不同。

（一）αβ T细胞

αβ T细胞即通常所指的T细胞，是体内最主要的T细胞亚群，占外周T细胞总数的95%以上。如未特指，本书所描述的T细胞均为αβ T细胞。αβ T细胞可识别MHC分子提呈的抗原肽，具有MHC限制性，主要功能是介导细胞免疫、辅助体液免疫和参与免疫调节。

（二）γδ T 细胞

γδT 细胞属于固有淋巴细胞，主要分布于皮肤、小肠、肺以及生殖器官等黏膜和皮下组织，其识别抗原无 MHC 限制性，缺乏抗原受体多样性，只能识别多种病原体表达的共同抗原成分，包括糖脂、某些病毒的糖蛋白、分枝杆菌的磷酸糖和核苷酸衍生物、热休克蛋白（HSP）等。大部分 γδ T 细胞为 CD4 和 CD8 双阴性细胞，少部分细胞可表达 CD8。γδ T 细胞具有抗感染和抗肿瘤作用，可杀伤病毒或胞内寄生菌感染的靶细胞以及肿瘤细胞。γδ T 细胞主要参与固有免疫应答。活化的 γδ T 细胞通过分泌 IL-2、IL-3、IL-4、IL-5、IL-6、GM-CSF、TNF-α、IFN-γ 等多种细胞因子参与免疫调节作用，增强机体的非特异性免疫防御功能。

三、根据 CD 分子分类

根据是否表达 CD4 或 CD8 分子，成熟的 αβ T 细胞可分为 $CD4^+$ T 细胞和 $CD8^+$ T 细胞。

（一）$CD4^+$ T 细胞

$CD4^+$ T 细胞占 T 细胞的比例为 60%～65%，可识别由 13～17 个氨基酸残基组成的抗原肽，活化后可分化为辅助性 T 细胞，主要通过分泌细胞因子参与炎性反应，调节各类免疫应答；但也有少数 $CD4^+$ T 细胞具有细胞毒性效应和免疫抑制作用。

（二）$CD8^+$ T 细胞

$CD8^+$ T 细胞占 T 细胞的比例为 30%～35%，可识别由 8～10 个氨基酸残基组成的抗原肽，活化后分化为**细胞毒性 T 细胞（cytotoxic T lymphocyte，CTL，或简记为 Tc）**。CTL 具有细胞毒性效应，可特异性地杀伤肿瘤细胞或病毒感染细胞等靶细胞。此外，部分 $CD8^+$ T 细胞还具有辅助（调节）功能（同 Th 细胞）。

四、根据功能特征分类

根据分泌的细胞因子和介导的功能的不同，T 细胞可分为辅助性 T 细胞、CTL 和 Treg。这些细胞实际上是初始 T 细胞活化后分化成的效应细胞。

（一）辅助性 T 细胞

通常所指的辅助性 T 细胞（helper T cell，Th 细胞）为 $CD4^+$ T 细胞。未受抗原刺激的初始 $CD4^+$ T 细胞为 Th0，经抗原刺激后活化，进而分化为 Th1、Th2、Th9、Th17、Th22、Tfh 等效应 Th 细胞，这些 Th 细胞分别产生不同的细胞因子而发挥不同的免疫效应。Th 细胞的分化受到细胞因子、APC、共刺激分子、抗原性质和剂量等因素的调控，其中细胞因子和细胞因子之间的平衡是最重要的影响因素（见图 5-11）。不同亚群的 Th 细胞处于不同的分化状态。在一定条件下，不同的 Th 细胞可以相互转变。

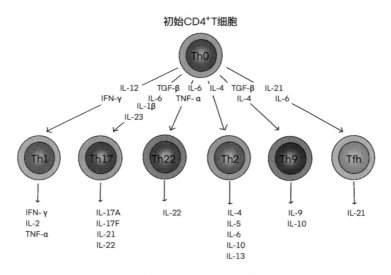

图 5-11　Th 细胞的分化

1. Th1

胞内病原体和肿瘤抗原以及 IL-12、IFN-γ 可诱导 Th1 的分化。Th1 主要分泌 IFN-γ、TNF-α、IL-2 等 Th1 型细胞因子,这些细胞因子能促进 Th1 细胞的进一步增殖,同时还能抑制 Th2 增殖。Th1 细胞主要是通过分泌细胞因子参与细胞免疫(详见第六章)以及迟发型超敏反应(详见第十八章)。在病理情况下,Th1 细胞还参与类风湿关节炎和多发性硬化症等许多自身免疫病的发生和发展。

2. Th2

普通细菌和可溶性抗原以及 IL-4 可以诱导 Th2 的分化。Th2 可分泌 IL-4、IL-5、IL-6、IL-10 及 IL-13 等 Th2 型细胞因子,这些细胞因子能促进 Th2 细胞的增殖,同时抑制 Th1 细胞的增殖。Th2 细胞的主要功能是辅助 B 细胞活化,其分泌的细胞因子可促进 B 细胞的增殖、分化和抗体的生成(详见第七章)。Th2 分泌的 IL-4 和 IL-15 可诱导 IgE 生成和活化嗜酸性粒细胞,在超敏反应和抗寄生虫感染中发挥重要作用。此外,Th2 细胞在特应性皮炎以及支气管哮喘的发病过程中也发挥着重要的作用。

3. Th9

TGF-β 和 IL-4 可诱导 Th9 的分化。Th9 细胞可分泌 IL-9,在过敏性疾病、抗寄生虫感染和自身免疫病中发挥着重要的作用。此外,有研究显示 Th9 具有很强的抗肿瘤功能。

4. Th17

TGF-β 和 IL-6 可诱导 Th17 的分化。Th17 细胞可以分泌 IL-17(包括 IL-17A 到 IL-17F 共 6 个成员)、IL-21、IL-22、IL-26、TNF-α 等多种细胞因子,参与固有免疫和某些炎症的发生,在自身免疫病的发生和发展中起着重要的作用。

5. Th22

IL-6 和 TNF-α 可诱导 Th22 的分化。Th22 细胞表达趋化因子受体 CCR4、CCR6

和 CCR10,可分泌 IL-22、IL-13 和 TNF-α,在牛皮癣和特应性皮炎等皮肤疾病的病理过程中发挥着重要的作用。

6. Tfh

IL-21 和 IL-6 可诱导滤泡辅助性 T 细胞(follicular helper T cell,Tfh)分化。Tfh 存在于外周免疫器官淋巴滤泡中,是辅助 B 细胞产生抗体的 T 细胞亚群,其表面高表达 CXCR5,可分泌 IL-21,在 B 细胞的增殖、分化及 Ig 类别转换中发挥着重要的作用(详见第七章)。

(二)CTL

CTL 主要是 CD8$^+$ T 细胞,少数情况下也可以是 CD4$^+$ T 细胞。CTL 可以直接、连续、特异性地杀伤靶细胞,如外来的异体细胞、体内的肿瘤细胞和病毒感染细胞等,在肿瘤免疫和抗病毒感染的免疫中发挥着重要的作用。CTL 杀伤靶细胞主要是通过细胞裂解性杀伤和诱导细胞凋亡这两种途径,其中前者是 CTL 通过分泌穿孔素、颗粒酶等细胞毒性颗粒损伤靶细胞膜,后者是 CTL 通过 FasL 途径、肿瘤坏死因子途径以及颗粒酶途径等来诱导靶细胞凋亡(详见第六章)。

(三)Treg

通常所指的 Treg 为高表达 CD25 和转录因子 Foxp3 的 CD4$^+$ T 细胞。Treg 具有免疫应答低下和免疫抑制两大特性,可通过两种方式发挥免疫负调控功能:一种是可以通过分泌 TGF-β 和 IL-10 等细胞因子发挥免疫抑制作用,另一种是通过细胞的直接接触来发挥负调节作用。Treg 可抑制多种免疫细胞的增殖和功能,是维持自身免疫耐受和自身稳定的重要机制,在自身免疫病、感染性疾病、器官移植及肿瘤等多种疾病中发挥着重要的作用。根据其来源,Treg 可以分为天然产生的**自然调节性 T 细胞(natural Treg,nTreg)**和**诱导性调节性 T 细胞(inducible Treg,iTreg)**。此外,在 CD8$^+$ T 细胞中也存在一群 CD8$^+$ 调节性 T 细胞(CD8$^+$ Treg),可抑制自身反应性 CD4$^+$ T 细胞的功能,并可抑制移植物的排斥反应。

思考题:

1. 比较 HLA Ⅰ类和 HLA Ⅱ类分子在结构、组织分布和与抗原肽相互作用等方面的特点。

2. MHC 的主要生物学功能是什么?

3. T 细胞在胸腺进行阳性选择和阴性选择的意义是什么?

4. T 细胞表面有哪些重要分子? 其功能是什么?

5. T 细胞可以分为哪些亚群? 其功能是什么?

（李春阳）

第六章　T 淋巴细胞介导的免疫应答

T 淋巴细胞的主要功能是根除胞内感染的微生物(如胞内菌、病毒等)及抗肿瘤,并参与移植排斥反应及Ⅳ型超敏反应。T 细胞介导免疫应答的全过程可分为三个阶段:①感应阶段,即抗原的加工提呈及 T 细胞对于抗原肽-MHC 分子复合物的识别;②反应阶段,即 T 淋巴细胞活化、增殖及分化阶段;③效应阶段,即效应淋巴细胞发挥生物学效应的阶段。

第一节　抗原的加工提呈及 T 细胞对抗原的识别

与 B 淋巴细胞不同,T 淋巴细胞不能直接识别可溶性抗原或抗原肽、细胞膜表面抗原或抗原肽,而只能识别细胞表面由 MHC 分子所提呈的抗原肽。抗原提呈细胞(antigen presenting cell,APC)在启动 T 细胞介导的免疫应答的过程中发挥着重要的作用。

一、APC 及抗原的加工提呈途径

(一)APC
根据来源的不同,抗原可分为外源性抗原及内源性抗原。外源性抗原是指从细胞外摄入到细胞内的抗原,如胞外菌及其代谢产物(外毒素)等。内源性抗原是指在细胞内合成的抗原,如病毒蛋白、肿瘤抗原等。从广义上讲,只要是能对抗原进行加工处理并将抗原信息提呈给 T 淋巴细胞的细胞,都称为 APC。通常而言,能够表达 MHCⅡ类分子和共刺激分子,提呈外源性抗原肽给 $CD4^+$ T 淋巴细胞识别的细胞均称为专职 APC,包括 DC、巨噬细胞和 B 细胞。成纤维细胞、上皮细胞及内皮细胞等不表达 MHCⅡ类分子,但炎症或细胞因子刺激可诱导 MHCⅡ类分子和共刺激分子的表达,提呈外源性抗原肽给 $CD4^+$ T 淋巴细胞,这些细胞统称为非专职 APC。另外,能够表达 MHCⅠ类分子,提呈内源性抗原肽给 $CD8^+$ T 淋巴细胞识别的组织细胞可被 $CD8^+$ T 淋巴细胞杀伤,称为靶细胞。下面重点介绍三种专职 APC 的特点。

1. DC

DC 能组成性高表达 MHC I 类和 MHC II 类分子及共刺激分子,所以是功能最强的一种专职 APC,可激活初始 T 细胞。DC 起源于骨髓中的多能造血干细胞,既可来源于髓系干细胞,也可来源于淋巴系干细胞。目前,DC 可通过其形态、表面标志(MHC I 和 MHC II 类分子及共刺激分子)及功能研究(在混合淋巴细胞反应中能刺激初始 T 细胞增殖)综合进行鉴定。

DC 在体内尽管数量很少,但分布极为广泛,不同部位的 DC 有不同的名称。分布在淋巴样组织中的 DC 包括并指树突状细胞(interdigitating DC,IDC)和滤泡 DC。其中,并指 DC 位于 T 细胞依赖区,可高表达 MHC I 和 MHC II 类分子以及共刺激分子,具有很强的抗原提呈功能。滤泡 DC 位于淋巴滤泡或生发中心,高表达 C3bR 和 FcR,可将抗原和免疫复合物长期滞留于细胞表面,持续向 B 细胞提供抗原信号。分布在非淋巴样组织中的 DC 包括皮肤黏膜中的朗格汉斯细胞(langerhans cell,LC)以及位于间质的间质 DC。朗格汉斯细胞高表达 FcR 和 C3bR,具有很强的抗原摄取能力,可通过吞噬、吞饮及受体介导的内吞作用等方式摄取抗原,但抗原加工和提呈能力弱。另外,还有分布于血液中的血液 DC 和分布于淋巴液中的隐蔽 DC。位于皮肤黏膜中的朗格汉斯细胞摄取抗原后向引流淋巴结移行的过程中,MHC I 和 MHC II 类分子及共刺激分子表达逐渐增高,成为并指 DC,抗原加工和提呈能力大大增强,但其抗原摄取能力减弱。此外,还有一种浆细胞样树突状细胞(plasmacytoid DC,pDC)也能加工提呈抗原,其主要是通过释放大量 I 型干扰素,参与抗病毒固有免疫应答及自身免疫性疾病的发生与发展。

Box 6-1   DC 的发现

1973 年,两位科学家拉尔夫·斯坦曼(Ralph Marvin Steinman)和霍华德·科恩(Howard Cohn)在小鼠脾脏中发现了一种具有树枝状突起的形态独特的细胞,并将之命名为树突状细胞(dendritic cell,DC)。之后,斯坦曼及其同事建立了纯化 DC 的实验方法,并制备了一种针对 DC 的单克隆抗体(33D1)。DC 作为机体功能最强的专职 APC,在 T 细胞应答的诱导中具有独特的作用,被广泛应用于抗肿瘤等的生物治疗。鉴于斯坦曼在发现 DC 及生物学功能研究方面的巨大贡献,有人将其称为"DC 之父"。2011 年,包括斯坦曼在内的三位科学家因发现 DC 而获得诺贝尔生理学或医学奖。令人遗憾的是,在诺贝尔奖委员会公布得奖名单前,斯坦曼已于 2011 年 9 月 30 日因胰腺癌病逝。对此,诺贝尔奖委员会维持了授奖的决定,斯坦曼仍然获得了诺贝尔奖,这种情况在诺贝尔奖的历史上尚属首次。

---

2. 巨噬细胞

巨噬细胞是机体参与非特异性免疫的重要细胞,同时在细胞免疫的启动和效应阶段也发挥着重要的作用。巨噬细胞同样可通过吞噬、吞饮、受体介导的内吞作用摄取抗原。与巨噬细胞吞噬有关的受体包括**模式识别受体**(又称非调理性受体,如甘露糖受体、清道夫受体、Toll 样受体等)以及调理性受体(如 FcR 和 C3bR)。

巨噬细胞在静止状态下几乎不表达 MHCⅡ类分子及共刺激分子,因而不能激活初始 T 细胞。活化的巨噬细胞表面 MHCⅡ类分子及共刺激分子明显上调,进而发挥专职 APC 的作用,将抗原肽及 MHCⅡ类分子复合物提呈给 CD4$^+$T 淋巴细胞识别,并为 CD4$^+$T 淋巴细胞的活化提供必要的共刺激信号。活化的 CD4$^+$T 淋巴细胞可进一步分化为 Th1 型 CD4$^+$T 淋巴细胞,分泌 IFN-γ。IFN-γ 是巨噬细胞强有力的活化剂,可增强巨噬细胞吞噬并清除病原微生物以及抗原提呈的能力。

3. B 细胞

B 细胞是体液免疫的效应细胞,在静止状态下,其表面的 MHCⅡ类分子及共刺激分子的水平较低;当 B 细胞通过胞饮及其抗原受体介导的内吞作用两种方式摄取抗原后,MHCⅡ类分子及共刺激分子水平上调。在抗原浓度较低时,BCR 介导的内吞作用可提高 B 细胞摄取抗原的效率,进而可将加工处理后的抗原肽-MHCⅡ类分子复合物提呈给 CD4$^+$T 淋巴细胞识别,同时也为 CD4$^+$T 淋巴细胞的活化提供第二信号(如 CD28-B7-1/2 等)。活化的 CD4$^+$T 淋巴细胞高表达 CD40L,与 B 细胞表面的 CD40 结合,为 B 细胞的活化提供第二信号,同时活化的 CD4$^+$T 淋巴细胞还可通过释放细胞因子促进 B 细胞的增殖和分化(详见第七章)。因此,通过 BCR 介导的内吞作用摄取抗原以及与 T 细胞的相互作用,既可以活化 T 细胞,也可以活化 B 细胞。但如果是通过胞饮的方式摄取抗原,因为不涉及 BCR,缺乏第一信号,因此在这种情况下 B 细胞仅作为 APC 活化 T 细胞,而自身并不能活化。

(二)抗原加工与提呈

针对不同来源的外源性抗原及内源性抗原,APC 对抗原的加工提呈途径也不同。

1. 外源性抗原加工提呈途径

外源性抗原通常是通过与 MHCⅡ类分子形成复合物提呈给 CD4$^+$T 淋巴细胞识别,因此外源性抗原加工提呈途径也称为 MHCⅡ类分子途径。外源性抗原加工提呈的过程包括以下步骤(见图 6-1)。

(1)外源性抗原的摄取与加工。外源性抗原经 APC 摄入,内吞的抗原由细胞膜包绕形成囊泡(即内体),在向细胞内移行的过程中,pH 值逐渐降低,经早期、中期胞内体,最终成为晚期胞内体,与溶酶体融合形成吞噬溶酶体。在溶酶体组织水解酶(包括蛋白水解酶、肽酶、核酸酶和酯酶)的作用下,内体中的抗原被降解成含 13～18 个氨基酸的抗原肽。

(2)MHCⅡ类分子的合成与转运。MHCⅡ类分子的 α 链和 β 链在粗面内质网中合成并折叠成二聚体。MHCⅡ类分子的三条 α 链和三条 β 链与三条 Ia 相关恒定链(Ia-associated invariant chain,Ii)形成九聚体 (αβIi)$_3$。Ii 具有以下三方面的功能:一是诱导

MHCⅡ类分子的α链和β链在内质网中的折叠与组装;二是防止在内质网中新合成的MHCⅡ类分子α链和β链折叠形成的凹槽与内质网中存在的内源性抗原肽结合;三是促进含有MHCⅡ类分子的囊泡与含有抗原肽的内体融合,形成富含MHCⅡ类分子的区室(MHC class Ⅱ compartment,MⅡC)。在MⅡC区室内,Ii链被降解,仅保留第81~104位氨基酸的MHCⅡ类分子相关非变异链肽(class Ⅱ-associated invariant chain peptide,CLIP)结合在MHCⅡ类分子的凹槽中。

(3)MHCⅡ类分子的荷肽。在MⅡC区中,HLA-DM与MHCⅡ类分子结合,使MHCⅡ类分子发生构象改变,CLIP从MHCⅡ类分子的凹槽中移除,直到有高亲和力的短肽结合到凹槽中,HLA-DM才与MHCⅡ类分子离解。在此过程中,HLA-DO可竞争性抑制HLA-DM的功能,起到负性调控作用。

(4)MHCⅡ类分子与抗原肽复合物的提呈。MHCⅡ类分子与抗原肽结合后,经胞吐作用,提呈到APC表面,供CD4+T淋巴细胞识别。

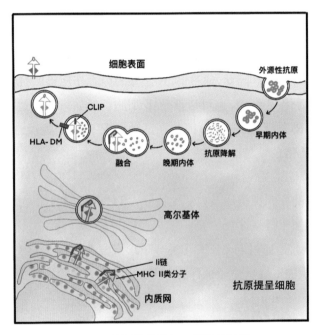

图 6-1　外源性抗原加工提呈的过程

2.内源性抗原加工提呈途径

内源性抗原通常是通过与MHCⅠ类分子形成复合物提呈给CD8+T淋巴细胞识别,因此内源性抗原加工提呈途径也称为MHCⅠ类分子途径。包括专职APC在内的几乎所有有核的组织细胞都表达MHCⅠ类分子,因此均具有内源性抗原加工提呈能力。内源性抗原加工提呈的过程包括以下步骤(见图6-2)。

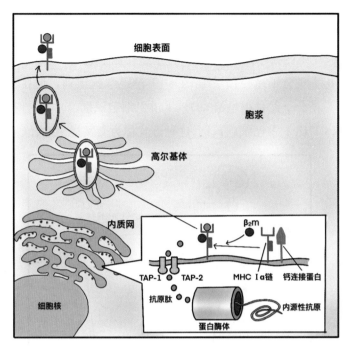

图 6-2　内源性抗原加工提呈的过程

（1）内源性抗原的加工。内源性抗原的降解过程是在蛋白酶体中进行的。蛋白酶体广泛存在于有核细胞的胞浆中,最常见的是 26S 蛋白酶体,由一个 20S 核心蛋白酶体和两个 19S 调节蛋白酶体组成。20S 核心蛋白酶体是由上下两端的 α 环和中央的两个 β 环组成,每个环有 7 个亚单位。发生免疫反应时,在 IFN-γ 的作用下,β 环中的 3 个亚单位(巨大多功能蛋白酶体)由新的亚单位替代,形成免疫蛋白酶体。细胞质内的抗原经免疫蛋白酶体降解成含 8～13 个氨基酸的抗原肽。

（2）内源性抗原肽的转运。经蛋白酶体降解后的抗原肽需进入粗面内质网中与MHC I 类分子结合。参与抗原肽转运的**抗原肽转运体(transporter of antigen peptide, TAP)**是由 TAP1 和 TAP2 组成的,位于粗面内质网膜。抗原肽经内质网膜上的 TAP 以ATP 依赖的形式主动转运入内质网中。

（3）MHC I 类分子的合成、组装与荷肽。MHC I 类分子的 α 链在粗面内质网中合成,首先与内质网中的伴侣蛋白——钙联蛋白结合,可防止 α 链的降解。当 α 链和 $β_2m$ 组装好后,钙联蛋白解离。组装好的 MHC I 类分子与其他两种伴侣蛋白——钙网蛋白及 TAP 相关蛋白结合,在钙网蛋白及 TAP 相关蛋白的辅助下,转运入内质网的抗原肽结合到 MHC I 类分子的凹槽中,随后钙网蛋白及 TAP 相关蛋白与 MHC I 类分子解离。

（4）MHC I 类分子与抗原肽复合物的提呈。MHC I 类分子与抗原肽结合后,经胞吐作用提呈到细胞表面,供 CD8$^+$T 淋巴细胞识别。

3.抗原的交叉提呈途径

通常情况下,外源性抗原经 MHC Ⅱ类分子途径提呈给 CD4$^+$T 淋巴细胞识别,而内源性抗原经 MHC Ⅰ类分子途径提呈给 CD8$^+$T 淋巴细胞识别。但在特殊情况下,外源性抗原经 MHC Ⅰ类分子途径提呈给 CD8$^+$T 淋巴细胞识别,而内源性抗原经 MHC Ⅱ类分子途径提呈给 CD4$^+$T 淋巴细胞识别,这种方式称为交叉提呈途径(见图 6-3)。

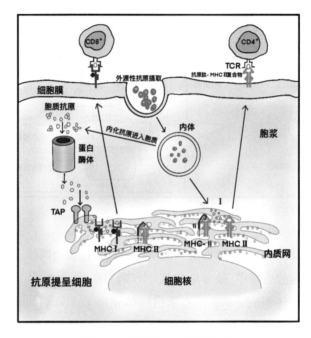

图 6-3 抗原的交叉提呈途径

二、T 细胞对抗原的双识别

如前所述,与 B 细胞不同,T 细胞不能识别完整的蛋白抗原分子,而只能特异性识别由 APC 加工处理的抗原肽与 MHC 分子形成的复合物。因此,T 细胞对于抗原的识别存在双识别,这意味着 T 细胞表面的抗原受体不仅要识别抗原肽,而且要识别 MHC 分子(见图 6-4)。T 细胞抗原受体两条肽链的胞外区与抗体相似,也是分别由可变区(V 区)和恒定区(C 区)组成,V 区中同样存在三个超变区(HVR)或互补决定区,其中 CDR1 和 CDR2 识别 MHC 分子的 α 螺旋结构,CDR3 识别抗原肽的 T 细胞表位。根据 T 细胞表面是否表达 CD4 或 CD8 分子,可将 T 细胞分为 CD4$^+$辅助性 T 细胞和 CD8$^+$CTL,其中 CD4$^+$T 细胞表面的抗原受体可识别 APC 表面的抗原肽-MHCⅡ类分子复合物,而 CD8$^+$T 细胞表面的抗原受体可识别 APC 或靶细胞表面抗原肽-MHCⅠ类分子复合物。

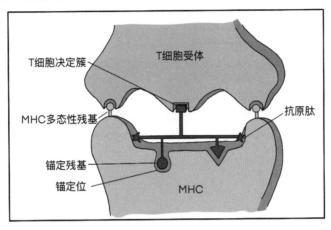

图 6-4　T 细胞抗原受体的双识别

第二节　T 细胞的活化、增殖和分化

CD4$^+$T 细胞和 CD8$^+$T 细胞是 T 淋巴细胞的两个重要亚群,它们分别识别细胞表面的 MHCⅡ类分子和 MHCⅠ类分子所提呈的抗原肽。二者的活化、增殖和分化过程存在一定的区别。

一、CD4$^+$T 细胞的活化、增殖和分化

(一)CD4$^+$T 细胞活化的双信号

CD4$^+$T 细胞的活化需要两个信号:第一信号是 T 细胞活化的必要条件,在 TCR 识别 APC 表面的抗原肽-MHCⅡ类分子复合物之后,由 CD3 复合体传递入细胞内。CD4 分子与 MHCⅡ类分子的 β2 功能区结合,大大降低了 TCR 识别肽-MHC 的阈值,起到了加强第一信号的作用,因此,CD4 作为 T 细胞活化的协同受体发挥着重要的作用。第二信号又称共刺激信号或协同刺激信号,是由 CD4$^+$T 细胞与 APC 表面的黏附分子对相互作用所提供的,其中最重要的一对是 T 细胞表面的 CD28 与 APC 表面的 B7-1 (CD80)/B7-2(CD86)。除此之外,T 细胞表面的 CD2(LFA-2)、LFA-1 与 APC 表面的 CD58(LFA-3)、ICAM-1(CD54)/ICAM-3(CD50)之间的相互作用也可为 T 细胞的活化提供第二信号(见图 6-5)。

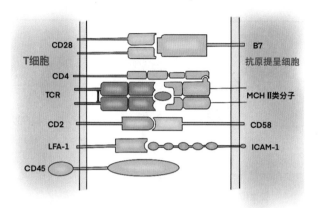

图 6-5　CD4⁺T 细胞与 APC 间的相互作用

　　仅有第一信号而无第二信号时,T 细胞不但不能活化,相反会进入一种被称为**无能(anergy)**的状态,当再次接受相同抗原刺激时,即使存在第二信号,也不能再激活。T 细胞与 APC 相互接触部位的细胞膜上的细胞间黏附分子以有序的同心圆方式排列形成一个圆柱状结构,即**免疫突触(immunological synapse)**。其中,T 细胞抗原受体和抗原肽-MHC 分子位于圆柱的中心,CD2-CD58 和 CD28-B7-1/B7-2 位于圆柱的内层,LFA-1-ICAM-1/ICAM-3 位于圆柱的外围,而 CD45 位于圆柱的最外层。CTLA-4 是 T 细胞活化后诱导表达的,可与 CD28 竞争性地与 B7-1/B7-2 结合,抑制 T 细胞的过度活化。此外,T 细胞表面的 PD-1 与 APC 或靶细胞表面的 PD-L1 相互作用也可以抑制效应 T 细胞的活化。

　　(二)CD4⁺T 细胞活化的胞内信号传递

　　CD4⁺T 细胞表面的抗原受体识别 APC 表面的抗原肽-MHCⅡ类分子复合物后,与 T 细胞活化有关的 Src 家族的蛋白酪氨酸激酶(P56lck、P59fyn、ZAP-70 等)活化。活化后的 P56lck 和 P59fyn 可使 CD3 复合体各肽链胞浆尾部的 ITAM 结构中的酪氨酸磷酸化,继而与 ZAP-70 结合,活化胞浆中的接头蛋白,启动下游磷脂酶 Cγ1(PLCγ1)和小 G 蛋白(Ras)的活化。

　　激活的 PLCγ1 可裂解磷脂酰肌醇二磷酸(PIP2),形成三磷酸肌醇(IP3)和二酰基甘油(DAG)。其中 IP3 可刺激钙离子蓄池释放钙离子,并可使细胞膜钙离子通道开放,胞外钙离子大量内流,活化胞浆内钙调磷酸酶,使转录因子-T 细胞核因子(NF-AT)去磷酸化,由胞浆入核。而 DAG 则可与蛋白激酶 C(PKC)结合并使其活化,进而磷酸化抑制性蛋白 IκB,使转录因子-核因子 κB(NF-κB)与 IκB 离解,活化后的 NF-κB 由胞浆转入核内。活化后的 Ras 蛋白可激活 Raf-MAPK(有丝分裂原活化蛋白激酶)通路,导致细胞外受体活化激酶(ERK)的活化,激活活化蛋白-1(AP-1)转录因子中 Fos 的转录。入核后的转录因子 NF-AT、AP-1、NF-κB 可结合到 IL-2 等细胞因子的调节区域,增强启动子的活性,促使这些基因转录(见图 6-6)。

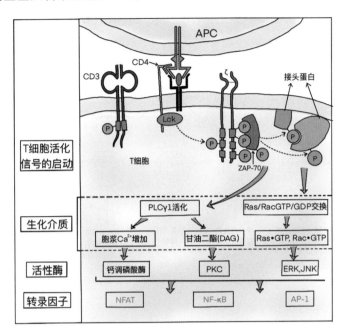

图 6-6 CD4⁺T 细胞活化的胞内信号传递途径

(三)CD4⁺T 细胞的增殖与分化

CD4⁺T 细胞在第一信号和第二信号的作用下,以自分泌和旁分泌的形式,产生其增殖分化所需的 IL-2 等细胞因子,并表达其相应的高亲和力 IL-2 受体(IL-2R)等。IL-2 刺激 CD4⁺T 细胞的生存、增殖,增殖的结果是抗原特异性克隆大小的增加,即克隆扩增。增殖后的 CD4⁺T 细胞在不同细胞因子的作用下,进一步分化成为具有不同功能的效应性辅助 T 细胞亚群,包括 Th1、Th2 及 Th17 等以及**调节性 T 细胞(regulatory T cell,Treg)、滤泡辅助性 T 细胞(follicular helper T cells,Tfh)**,通过分泌不同谱系的细胞因子发挥作用。

CD4⁺T 细胞在细胞因子 IL-12 和 IFN-γ 的作用下,转录因子 T-bet、STAT1 和 STAT4 活化,分化成 Th1 细胞,主要合成和分泌 IL-2、IFN-γ 和 TNF-β,激活巨噬细胞,促进其吞噬和杀灭巨噬细胞吞噬体内的病原微生物。在 IL-4 的作用下,转录因子 STAT3 和 GATA3 活化,分化为 Th2 细胞,主要合成和分泌 IL-4、IL-5、IL-6、IL-10 和 IL-13,激活 B 细胞,刺激 IgE 类抗体的产生,活化肥大细胞和嗜碱性粒细胞,在清除蠕虫感染的过程中发挥作用。在 IL-6 和 IL-23 的作用下,转录因子 RORγt 和 STAT3 活化,分化为 Th17 细胞,主要合成和分泌 IL-17A、IL-17F 和 IL-21,在自身免疫性疾病和感染性疾病中发挥着重要的调节作用。此外,在 TGF-β 的作用下,CD4⁺T 细胞可分化为具有负性调节功能的 Treg(CD4$^+$CD25$^+$Foxp3$^+$)，主要通过细胞与细胞间的直接接触和分泌 IL-10、TGF-β 等负性免疫调控分子发挥免疫抑制作用。在 IL-6 及 IL-21 的作用下，CD4$^+$T 细胞可分化为 Tfh，分泌 IL-21 和 IL-10，辅助 B 细胞的活化(见图 6-7)(详见第七章)。

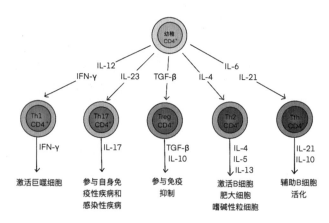

图 6-7 CD4$^+$T 细胞的分化

二、CD8$^+$T 细胞的活化、增殖和分化

CD8$^+$ T 细胞的活化与 CD4$^+$T 细胞的活化一样，也需要双信号。其中第一信号是由 TCR-CD3 复合体与抗原肽-MHCI类分子复合物的结合提供的，CD8 分子与 MHC I 类分子 α3 功能区的结合同样发挥了协同受体的作用。病毒感染细胞或肿瘤细胞的胞浆内的抗原(内源性抗原)可经 MHC I 类分子途径加工提呈给 CD8$^+$T 细胞所识别，但病毒感染细胞或肿瘤细胞并非专职的 APC，其表面没有共刺激分子表达，所以不能为 T 细胞提供共刺激信号。通常而言，除非是专职的 APC 被病毒感染或者本身成为肿瘤细胞这种特例，否则初始 CD8$^+$T 细胞的活化往往需要涉及外源性抗原的交叉提呈途径(即外源性抗原经 MHC I 类分子结合提呈给 CD8$^+$T 细胞识别)及 CD4$^+$T 细胞的辅助。

病毒感染细胞或肿瘤细胞作为外源性抗原被某些特殊亚群的 DC 摄入，由细胞膜包绕成为吞噬体，病毒蛋白或肿瘤抗原可以从吞噬体中进入胞浆，经 DC 加工处理，与 MHC I 类分子结合提呈给 CD8$^+$T 细胞。DC 作为专职 APC，可为 CD8$^+$T 细胞的活化提供协同刺激信号。此外，CD4$^+$T 细胞通过以下两种方式辅助初始 CD8$^+$T 细胞的充分活化、克隆扩增以及分化成功能性 CTL 及记忆细胞：一方面，Th1 细胞通过释放 IL-2 等细胞因子，促进 CD8$^+$T 细胞的克隆扩增和分化；另一方面，Th1 细胞通过表达 CD40L，与荷载抗原的 APC 表面的 CD40 结合，进而活化 APC，增加其表面共刺激分子的表达，使之更有效地刺激 CD8$^+$T 细胞的分化。CD8$^+$T 细胞在 Th1 细胞的辅助下进一步分化成为效应性 CTL,产生具有杀伤作用的分子,包括颗粒酶(granzyme)、穿孔素(perforin)、FasL 及细胞因子 IFN-γ、TNF-α 和 TNF-β(见图 6-8)。

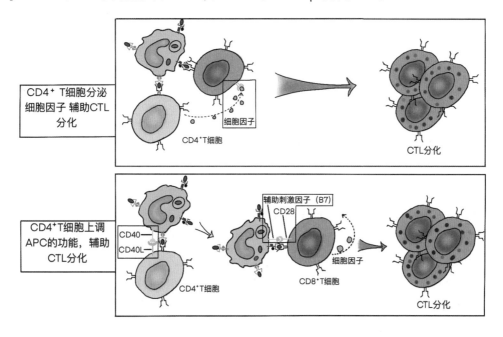

图 6-8　CD4$^+$T 细胞对 CD8$^+$T 细胞的辅助

三、记忆 T 细胞的产生

T 细胞在增殖分化的过程中,有一部分细胞可停止分化,成为记忆性 T 细胞。记忆性 T 细胞表达高水平的抗凋亡蛋白,这可能是其在体内长期甚至是终身存在的重要原因。触发记忆性 T 细胞产生的原因还未充分阐明,一种可能的机制是由不同类型的转录因子所诱导的。比如,T-bet 的表达促进效应性 T 细胞的产生,而另一种转录因子 Blimp-1 的表达则促进记忆细胞的产生。针对特异性抗原的记忆 T 细胞的数目比针对相同抗原的初始 T 细胞的数目要多很多,并且可以迅速迁移至外周组织对抗原的刺激产生应答。记忆 T 细胞表达高水平的黏附分子和趋化因子受体,并且对抗原和共刺激分子的依赖性降低,所以其比初始 T 细胞更易于激活。当记忆 T 细胞再次遇到相同抗原的刺激时,会产生再次免疫应答(secondary immune response),比初次免疫应答更迅速、更强烈,可为机体提供长期的抗微生物及其产物的保护性应答,这是利用疫苗进行接种以提供保护性免疫的基础。

第三节　T 细胞的效应功能

CD4$^+$T 细胞的效应功能是募集和活化吞噬细胞（巨噬细胞和中性粒细胞）以及其他淋巴细胞来杀伤胞内菌和某些胞外菌，并辅助 B 淋巴细胞产生抗体。另外，CD4$^+$T 细胞还可以活化除吞噬细胞之外的细胞（如嗜酸性粒细胞），杀伤某些特定类型的病原生物。CD8$^+$T 细胞的效应功能是杀伤病毒感染的所有细胞，以及肿瘤细胞。

一、CD4$^+$T 细胞的效应机制

CD4$^+$效应性 T 细胞的主要亚群包括 Th1、Th2 及 Th17，其主要功能是杀伤不同类型的病原生物，并参与免疫性相关疾病中的不同类型的组织损伤机制。这些亚群产生不同的细胞因子，决定了它们的效应功能及在疾病中的作用。这些细胞因子也决定了相应亚群的发育及扩增。除此之外，还有一种细胞是 Tfh，其在辅助抗体产生中发挥重要作用（详见第七章）。Treg 是独特的 CD4$^+$T 细胞亚群，它们并非效应性细胞，主要功能是抑制针对自身和外来抗原的免疫应答。

（一）Th1 细胞的效应机制

CD4$^+$Th1 细胞是参与由吞噬细胞介导的宿主防御的主要细胞。Th1 的分化依赖 IL-12 和 IFN-γ，并需要能够激活 DC、巨噬细胞及 NK 细胞的微生物（如李斯特菌和结核杆菌），或某些感染 DC 和巨噬细胞的寄生虫（如利什曼虫）的存在。Th1 的主要效应功能是活化巨噬细胞，杀伤其吞噬的病原生物。

Th1 细胞可通过下列两种方式活化巨噬细胞：一种是通过 Th1 细胞表面的 CD40L 分子与 APC 表面的 CD40 分子结合，另一种是通过 IFN-γ 的作用。Th1 受抗原刺激后，表达 CD40L 并分泌 IFN-γ。CD40L 与 CD40 的结合可活化转录因子 NF-κB 和 AP-1，而 IFN-γ 则可活化转录因子 STAT1。这些转录因子协同刺激巨噬细胞吞噬溶酶体内多种酶（包括溶酶体酶、反应性氧中间产物、反应性氮中间产物等）的表达，促进对吞噬体内细菌的杀灭。除此之外，Th1 细胞可促进巨噬细胞表面共刺激分子 B7 及 MHC 分子的表达，促进其抗原提呈作用，并产生 IL-12 等细胞因子，促进 Th1 细胞的分化，起到正反馈的作用，如图 6-9 所示。巨噬细胞所释放的溶酶体酶、一氧化氮（NO）等也能造成局部组织损伤，产生迟发型超敏反应，如接触性皮炎、慢性结核和麻风病中形成的慢性肉芽肿和移植排斥反应等。Th1 细胞还可释放 IL-2 等细胞因子，对 CD8$^+$T 细胞的增殖和分化以及 IgG 类抗体的转换起到促进作用。

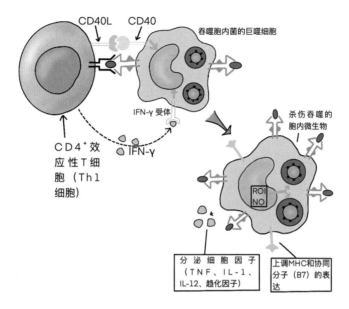

图 6-9　CD4⁺ Th1 细胞与巨噬细胞的相互作用

（二）Th2 细胞的效应机制

CD4⁺ Th2 细胞是介导吞噬细胞非依赖性防御功能的主要细胞，在此过程中，嗜酸性粒细胞和肥大细胞也发挥着重要作用。该机制对根治蠕虫感染及清除黏膜组织中的其他微生物极为重要，同时对于过敏性疾病的发生也非常关键。

Th2 的主要功能是刺激 IgE、肥大细胞、嗜酸性粒细胞介导的根治蠕虫感染的反应，其机制主要是通过分泌 IL-4，一方面刺激抗体类别转换，诱导蠕虫特异性 IgE 抗体产生；另一方面刺激 Th2 效应细胞的发育，并作为自分泌生长因子促进 Th2 细胞的分化。Th2 细胞还可抑制巨噬细胞的活化，降低机体对胞内微生物的防御。Th2 细胞分泌的 IL-5 可活化嗜酸性粒细胞，并刺激嗜酸性粒细胞的增殖和分化；活化的嗜酸性粒细胞表达 IgE 的 Fc 受体，与包被有 IgE 抗体的蠕虫结合，通过释放碱性蛋白和阳离子蛋白杀伤蠕虫。此外，肥大细胞也可表达高亲和力的 FcεRⅠ，与结合有变应原的 IgE 结合后导致肥大细胞脱颗粒，释放血管活性胺类、细胞因子（如 TNF-α）以及脂质介质，诱导局部炎症反应。

（三）Th17 细胞的效应机制

CD4⁺ Th17 细胞主要参与募集白细胞和诱导炎症反应，这种反应对于杀伤胞外菌和真菌极为关键，同时也参与炎症性疾病的发生机制。

中性粒细胞是抵抗胞外菌和真菌感染的主要防御细胞。Th17 细胞可通过分泌 IL-17 诱导以中性粒细胞浸润为主的炎症反应，清除胞外菌和真菌感染。IL-17 还可以刺激抗微生物物质的产生,如防御素。除此之外,Th17 细胞还可通过分泌 IL-21 参与 Tfh 的产生及激活生发中心的 B 细胞,并可促进 Th17 细胞的分化以及 CD8$^+$T 细胞和 NK 细胞的增殖、分化及效应功能。

二、CD8$^+$T 细胞的效应机制

CD8$^+$T 细胞主要通过产生 CTL,进而杀伤清除胞内微生物(如病毒)及肿瘤细胞,在抗病毒和抗肿瘤中发挥着重要作用。

CTL 杀伤靶细胞的过程可分为三个阶段:抗原识别、CTL 的活化、具有杀伤靶细胞作用的致死性打击物的释放及 CTL 的解离。CTL 表面的 TCR-CD3 复合体在识别靶细胞表面的抗原肽-MHCⅠ类分子的复合物后活化,导致颗粒内容物从 CTL 与靶细胞接触的部位释放至靶细胞内,进而颗粒性内容物对靶细胞进行致死性打击,之后 CTL 与靶细胞分离,继续杀伤其他的靶细胞。CTL 与靶细胞之间的接触及 CTL 的活化需要黏附分子对的相互作用,如 CTL 表面的 LFA-1、CD8 分别与靶细胞表面的 ICAM-1、MHCⅠ类分子结合。

CTL 杀伤靶细胞具有以下三个特点:抗原特异性、MHCⅠ类分子的限制性及连续杀伤性。CTL 只能连续杀伤表达相同抗原肽-MHCⅠ类分子复合物的靶细胞,而不涉及临近未感染细胞。CTL 杀伤靶细胞时,二者紧密接触形成突触,颗粒内容物直接通过突触部位进入靶细胞内,而不会扩散至临近细胞。此外,CTL 可表达硫酸软骨素 A、同源限制因子等保护性蛋白,能防止颗粒内容物对 CTL 自身的溶解。

CTL 颗粒内容物中的主要成分是穿孔素和颗粒酶。穿孔素是类似于补体蛋白 C9 的一种穿孔蛋白,可在靶细胞膜的脂质双层上形成孔道,导致胞外大量水内流,引起细胞发生渗透性溶解或高浓度的钙离子内流,触发细胞发生凋亡。穿孔素还可作用于内体膜,促进颗粒酶进入靶细胞的胞浆。颗粒酶包括 A、B、C 三种,属丝氨酸蛋白酶,在它们的催化部位共同拥有 His-Asp-Ser 序列。颗粒酶一旦进入胞浆,可剪切半胱氨酸酶,启动细胞的凋亡途径。比如颗粒酶 B 可以活化 caspase-3 及 Bcl-2 家族成员 Bid,触发凋亡的线粒体通路。

CTL 还可以通过其与靶细胞膜表面分子的相互作用介导颗粒非依赖的方式杀伤靶细胞。CTL 一旦活化,可表达 FasL,与多种细胞表面的死亡受体 Fas 结合。这种相互作用也可以导致半胱氨酸酶的活化及表达 Fas 的靶细胞凋亡。

与 CD4$^+$Th1 细胞相似,CD8$^+$CTL 还可分泌 TNF-α 等细胞因子,作用于靶细胞表面相应的细胞因子受体,诱导靶细胞凋亡,或分泌 IFN-γ 活化巨噬细胞,促进其杀伤胞内微生物。此外,在某些细胞因子诱导的炎症反应(如环境中化学物质引起的接触性皮炎)中,CD8$^+$T 细胞同样发挥着重要作用(见图 6-10)。

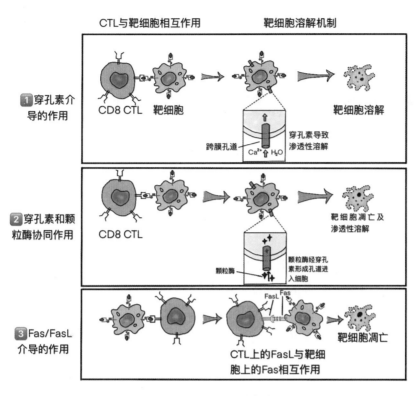

图 6-10 CTL 的杀伤机制

思考题:

1.胞外菌或病毒是如何进行加工处理并将抗原提呈给 T 细胞的?

2.$CD4^+$ T 细胞与 APC 间是如何相互作用的?

3.针对病毒感染的 $CD8^+$ 特异性 CTL 是如何活化的?

4.$CD4^+$ Th1 细胞和 $CD4^+$ Th2 细胞是如何发挥效应的?

5.$CD8^+$ CTL 是如何杀伤靶细胞的?

(王晓燕)

第七章　B 淋巴细胞介导的免疫应答

细菌、真菌等病原微生物及其抗原成分进入机体后,可被 B 细胞表面的抗原受体特异性识别,B 细胞发生活化、增殖,分化成浆细胞和记忆细胞,浆细胞分泌产生抗体。抗体主要存在于血液、组织液等体液中,因此将 B 细胞介导的免疫应答称为体液免疫。体液免疫包括 B 细胞对胸腺依赖性抗原(thymus-dependent antigens,TD-Ag)和胸腺非依赖性抗原(thymus-independent antigens,TI-Ag)的应答,其中对 TD-Ag 的应答需要 Th 细胞的辅助。抗原激活初始 B 细胞产生的应答称为初次应答,相同抗原再次进入机体刺激记忆 B 细胞克隆扩增产生再次应答。本章重点描述 TD-Ag 诱导 B 细胞产生体液免疫反答的分子和细胞事件,特别是诱导 B 细胞增殖和分化的刺激、抗体类别转换及抗体介导微生物清除的机制。

第一节　B 细胞对 TD-Ag 的免疫应答

体液免疫应答是通过 B 细胞对抗原的特异性识别来启动的。抗原通常与其他信号协同作用激发 B 细胞活化,微生物触发的先天免疫应答是 B 细胞激活的早期事件。

一、B 细胞识别抗原

抗原必须被捕获并运送到外周淋巴器官的 B 细胞区域,才能启动体液免疫。运输抗原的途径包括:①大多数组织来源的抗原通过输入淋巴管进入淋巴结,然后流入淋巴结的被膜下窦,小分子可溶性抗原可通过被膜下窦和下层滤泡之间的导管到达 B 细胞区;②被膜下窦巨噬细胞捕获大的微生物和抗原-抗体复合物并将其传递到滤泡,不能进入导管的抗原可能被 DC 在髓质区域捕获并运输到滤泡中激活 B 细胞;③免疫复合物中的抗原可能与边缘区 B 细胞或**滤泡树突状细胞(follicle dendritic cell,FDC)**上的补体受体结合,被转移给抗原特异性 B 细胞;④巨噬细胞可在脾淋巴滤泡边缘区捕获多糖抗原并转移至 B 细胞。

B 细胞通过其高亲和力抗原受体特异性地识别体液中或细胞表面的抗原。与 TCR 不同,BCR 可识别蛋白质、多肽、核酸、多糖、脂质等多种类型的抗原,并可直接识别、结合天然蛋白质分子表面的决定簇,B 细胞识别的抗原不需要 APC 的加工和提呈,也没有 MHC 的限制性。

作为专职 APC,B 细胞识别抗原后,通过受体介导的内化作用摄取抗原,将抗原降解后以 MHC Ⅱ 类分子-肽复合物的形式展示在 B 细胞表面,提呈给 Th 细胞。

二、B 细胞的活化

虽然 BCR 识别抗原可以启动 B 细胞应答,但通常不足以刺激显著的 B 细胞增殖和分化,补体受体、模式识别受体与 BCR 协同作用诱导 B 细胞应答,对于蛋白质抗原,尚需要 Th 细胞的参与。与 T 细胞类似,B 细胞的活化也需要双信号和细胞因子的作用。

(一)B 细胞活化的第一信号

特异性抗原信号是 B 细胞活化的第一信号,共受体复合体可增强第一信号。

1. BCR 复合体信号

成熟 B 细胞的 BCR 复合体由膜 Ig 和 Igα/Igβ 异二聚体组成,在 B 细胞的激活中发挥着关键的作用。由于 BCR 胞内区较短,不能直接传递抗原信号,因此 BCR 识别的抗原信号通过 BCR 复合物中的 Igα/Igβ 向细胞内传递,此为 B 细胞活化的第一信号。

BCR 识别多价抗原后可发生交联,激活的酪氨酸激酶 Blk、Fyn 和 Lyn 使 Igα/Igβ、CD19 胞内段的 ITAM 磷酸化,募集激活 Syk,进而激活 Ras 通路,最终激活 NF-AT、NF-κB 和 CREB 等转录因子,启动 B 细胞活化、增殖、分化相关基因的表达。

2. 共受体复合体信号

B 细胞的共受体复合体 CD19/CD21/CD81 可识别与抗原共价结合的补体片段或含有抗原的免疫复合物,促进 B 细胞的活化(见图 7-1A)。滤泡 B 细胞和边缘区 B 细胞表达补体受体 CR2(CD21),边缘区 B 细胞表达 CR2 水平更高。补体被激活后,产生与微生物结合的补体片段,其中 C3dg 片段可被 CR2 识别,增强 BCR 信号的强度。抗原-C3dg 复合物与 BCR 和 CD21 交联,通过 CD19 传入活化信号,显著降低抗原活化 B 细胞的阈值,极大地增强 B 细胞活化的第一信号。另外,微生物产物与 B 细胞的 Toll 样受体结合,也可增强 B 细胞的活化(见图 7-1B)。

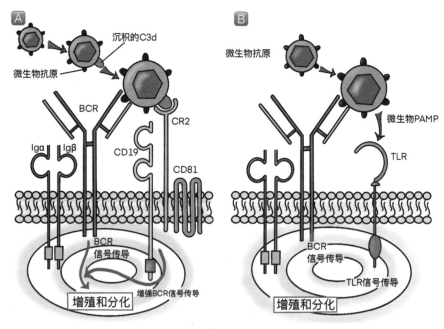

图 7-1　B 细胞活化的第一信号

第一信号可上调 B 细胞中 MHCⅡ类分子和协同刺激分子 B7 的表达,增强 B 细胞激活 Th 细胞的能力。

(二)B 细胞活化的第二信号

共刺激信号是 B 细胞活化的第二信号。活化的 Th 细胞可诱导性表达 CD40L,CD40L 与 B 细胞表面的 CD40 相互作用,为 B 细胞活化提供最强的第二信号。除 CD40L-CD40 外,Th 细胞和 B 细胞还可表达多种黏附分子,如 CD2 与 LFA-3、LFA-1 与 ICAM-1、CD4 与 MHCⅡ类分子等之间的相互作用,使 Th 细胞和 B 细胞的结合更为牢固,共同促进 B 细胞的活化。

第二信号是 B 细胞活化及进一步增殖、分化所必需的。双信号激活转录因子可促进免疫球蛋白的基因转录及蛋白合成,如果缺失第二信号,则 B 细胞不但不能被第一信号活化,反而会进入**失能(anergy)**状态。

(三)细胞因子促进 B 细胞的活化

抗体的合成和分泌需要 CD40 介导的信号和细胞因子的共同参与,细胞因子诱导的 B 细胞增殖是 B 细胞形成生发中心和继续分化的基础。活化的 Th2 细胞分泌 IL-4、IL-5、IL-13、IL-21 等细胞因子,它们与活化 B 细胞表达的相应细胞因子受体结合,进一步促进 B 细胞大量增殖。这些细胞因子可影响 RNA 的加工、剪切,增加分泌型 Ig 的转录,进而促进活化 B 细胞合成、分泌抗体。

(四)T 细胞和 B 细胞的相互作用

体内针对特定抗原表位的特异性 B 细胞或 T 细胞频率非常低,仅为淋巴细胞

的 $1/10^6 \sim 1/10^5$，而特异性的 B 细胞和 T 细胞必须相互接触才能产生强的抗体应答。因此，特异性 T 细胞和 B 细胞必须通过特定的驱化作用，在 T 细胞区域边缘相遇发生相互作用，才能启动正常的体液免疫。

1. Th 细胞与 B 细胞的迁移

在初次应答中，Th 细胞主要通过 DC 激活。活化的 Th 细胞下调趋化因子受体 CCR7，增加 CXCR5 的表达，响应 FDC 和滤泡内其他细胞分泌的 CXCL13，使 T 细胞向滤泡迁移。活化的 B 细胞通过减少趋化因子受体 CXCR5、增加 CCR7 的表达，通过 CCR7 的配体 CCL19 和 CCL21 的梯度向 T 细胞区迁移，抗原激活的 T 淋巴细胞和 B 淋巴细胞相互吸引，便于二者相互发挥作用（见图 7-2）。

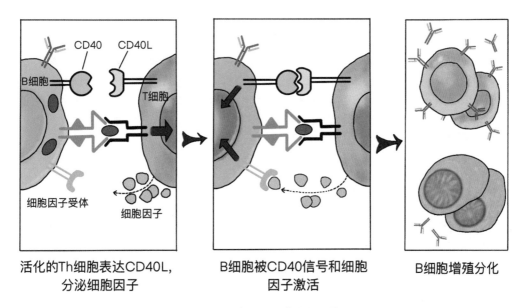

图 7-2　T 细胞和 B 细胞的相互作用

2. B 细胞对 Th 细胞的作用

B 细胞作为 APC，通过 BCR 特异性地识别、摄取抗原，MHC Ⅱ类分子将外源性抗原肽提呈给 Th 细胞，为 Th 细胞提供第一活化信号；活化 B 细胞上调 B7 的表达，与 Th 细胞的 CD28 相互作用，为 Th 细胞提供第二活化信号。

3. Th 细胞对 B 细胞的作用

激活后的 Th 细胞表达 CD40L，与抗原刺激活化 B 细胞表面的 CD40 结合，为 B 细胞提供第二活化信号，诱导 B 细胞在滤泡外区及生发中心增殖和分化；活化 Th 细胞分泌细胞因子 IL-4、IL-5 和 IL-6 等，促进 B 细胞的增殖和分化，诱导抗体的类别转换。

Box 7-1　T 细胞和 B 细胞的对话

　　T 细胞最早被鉴定的功能之一是辅助 B 细胞。早在 1966 年,亨利·克拉曼 (Henry Claman)等就对此作出了总结。1968 年,雅克·米勒(Jacques Miller)与格雷厄姆·米切尔(Graham F. Mitchell)通过辐照与过继转移技术,发现 B 细胞或 T 细胞的移植均不能恢复辐照小鼠产生抗体的能力,但同时移植 T 细胞和 B 细胞可恢复小鼠产生抗体的能力,从而证明了 T 细胞对抗体产生的必要性。1972 年,"辅助性 T 细胞"的概念被生物医学界所广泛接受。

　　T 细胞帮助 B 细胞的分子机制尚不完全清楚。1982 年,IL-4 作为第一个辅助因子被发现。几乎同时,CD40 与 CD40L 对于 B 细胞的重要性也被发现。1986 年,人们发现 CD40 抗体与 BCR 协同作用能促进 B 细胞的增殖,后发现利用 CD40 抗体刺激能够阻止生发中心 B 细胞的凋亡。CD40L 于 1992 年被克隆出来,且发现 $CD4^+$ T 细胞大量表达 CD40L。2000 年,研究发现 IL-21 与 IL-4 的功能相似。随着显微成像技术的成熟,证实 T 细胞和 B 细胞的相互作用具有接触依赖性。2009 年,Bcl-6 被鉴定为 Tfh 的标志性分子,认为 Tfh 是 IL-21 与 IL-4 的主要来源,并将 Tfh 作为一类专门指导 B 细胞成熟的 T 细胞亚群。

三、B 细胞的增殖和分化

　　B 细胞在双信号和细胞因子的作用下进一步增殖、分化,增殖的 B 细胞在淋巴滤泡形成生发中心。Th 细胞依赖性抗体应答的主要事件在生发中心进行,包括类别转换、亲和力成熟、长寿命浆细胞和记忆 B 细胞的产生(见图 7-3)。

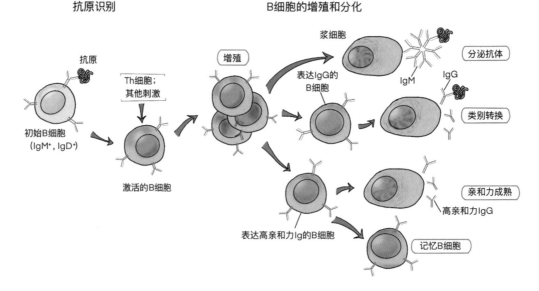

图 7-3　T 细胞依赖性抗体应答的主要事件

（一）B细胞的滤泡外活化

B细胞在滤泡外的激活启动了对蛋白质抗原的早期应答,并有助于建立生发中心反应。B细胞在淋巴滤泡内识别抗原后被激活,一部分活化的B细胞迁移入外周淋巴组织的滤泡外区,分化为产生IgM的浆细胞,分泌IgM抗体,参与机体的即刻防御反应。滤泡外激活的B细胞产生低亲和力抗体,可限制感染的扩散。滤泡外区的抗体分泌细胞包括浆母细胞和组织浆细胞,寿命较短,不能迁移到骨髓。滤泡外区产生的少量抗体可能有助于形成免疫复合物（包含抗原、抗体或补体）,FDC捕获免疫复合物并释放趋化因子,吸引少量（通常只有1～2个）活化的B细胞从滤泡外区募集到淋巴滤泡,启动生发中心反应。

滤泡外应答也有助于产生**滤泡辅助T细胞（T follicular helper,Tfh）**。在接触抗原后4～7天内,活化的抗原特异性B细胞诱导活化的T细胞分化为Tfh细胞,Tfh细胞高表达趋化因子受体CXCR5,被CXCL13募集到淋巴滤泡中,在生发中心的形成和功能中发挥关键作用。

（二）生发中心反应

在T细胞依赖性B细胞应答启动后4～7天,少数在滤泡外激活的B细胞迁移回滤泡并迅速增殖,形成滤泡的一个独特区域。由于新生细胞的出现,这个区域被形态学家命名为"生发中心"。一个完整的生发中心由一个或几个抗原特异性B细胞克隆扩增形成。在生发中心,迅速增殖的B细胞区域细胞分布密集,称为暗区;与此相对,细胞分布相对稀疏的区域为明区,位于暗区和明区的B细胞分别称为中心母细胞和中心细胞（见图7-4）。

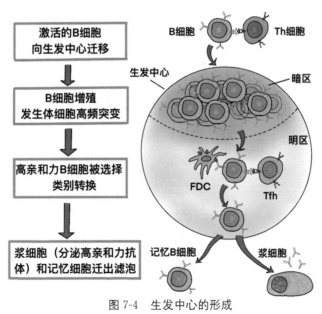

图7-4　生发中心的形成

淋巴滤泡的结构和滤泡内生发中心的形成依赖于FDC的存在、Tfh的CD40L与B细胞的CD40的相互作用。FDC仅存在于淋巴滤泡中,FDC不表达MHCⅡ类分子,通过补体受体和 Fc 受体募集抗原,选择生发中心 B 细胞。增殖的 B 细胞经历体细胞高频突变,在生发中心的暗区聚集,但暗区没有 FDC 和 T 细胞。不分裂的子代 B 细胞迁移到邻近的明区,与丰富的 FDC、Tfh 密切接触,在明区经历分化和选择的过程。被选择的 B 细胞返回暗区,经历多轮突变和选择,高亲和力的 B 细胞最终分化为浆细胞和记忆 B 细胞,并退出生发中心。

(三)类别转换

在 TD-Ag 应答过程中,表达 IgM 和 IgD 的 B 细胞活化后,部分子代细胞改变重链的恒定区域,产生含有不同类别重链的抗体,但是抗体的特异性保持不变,该过程称为**类别转换(class switching)**或**同种型转换(isotype switching)**(详见第四章)。类别转换可发生在滤泡外区或生发中心,需要滤泡外 Th 细胞或生发中心 Tfh 的辅助。B 细胞产生不同类型的抗体,可发挥不同的效应功能,并参与防御不同类型的感染,为体液免疫应答提供了可塑性。

微生物感染可激活 Th 细胞,产生的细胞因子调节针对不同类型微生物的抗体类别转换(见图 7-5)。

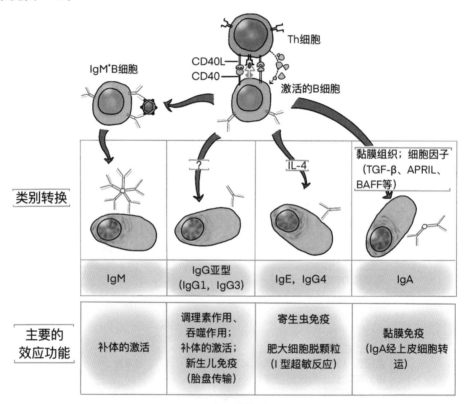

图 7-5　类别转换的调节

细菌和病毒激活 T 细胞产生细胞因子,促进 IgM 转变为 IgG 类型,而寄生虫感染激活 T 细胞产生 IL-4,产生以 IgE 抗体为主的体液免疫。此外,类别转换还与 B 细胞的解剖位置有关,黏膜组织中的 B 细胞在 TGF-β 的作用下产生 IgA,黏膜分泌物中的 IgA 阻止微生物进入上皮组织。CD40信号与细胞因子共同作用诱导类别转换。

(四)Ig亲和力成熟

亲和力成熟(affinity maturation)是指随着TD-Ag应答的进展,抗体对特定抗原的亲和力增加的过程,亲和力成熟是Ig编码基因体细胞高频突变、B细胞选择性存活的结果,依赖于Th细胞和CD40：CD40L的相互作用。

在生发中心的暗区,在B细胞增殖过程中,重新排列的免疫球蛋白V基因发生高频点突变,突变集中在V区,主要集中在互补决定区。TD-Ag的反复刺激导致抗原特异性生发中心B细胞的Ig基因突变增多,许多突变可能导致抗体结合抗原的能力降低甚至丧失,其中一些突变可能产生高亲和力的抗体。发生体细胞突变的B细胞向富含FDC的明区迁移,FDC通过Fc和补体受体募集抗原,只有对抗原具有高亲和力受体的B细胞才能在低浓度时结合抗原。这些B细胞通过表达抗凋亡蛋白Bcl-2、与Tfh互作用、CD40L：CD40刺激而被选择生存。当产生更多的抗体时,抗原不断被清除,生发中心的抗原减少,免于死亡的B细胞需要表达对该抗原具有越来越高亲和力的抗原受体。因此,随着抗体应答反应的进展,被选择在生发中心生存的B细胞会产生对抗原亲和力增强的免疫球蛋白,进而导致亲和力成熟(见图7-6)。

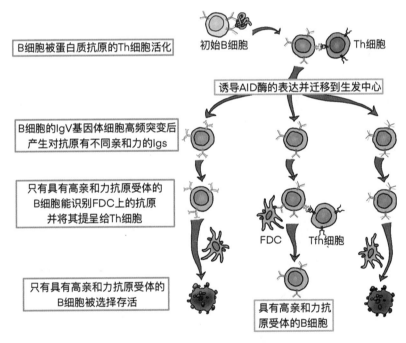

图7-6 抗体亲和力成熟

(五)浆细胞

活化的B细胞在终末期分化为**浆细胞(plasma cell)**,浆细胞体积增大,胞浆与胞核比值增加,内质网异常丰富,表面不再表达BCR和MHCⅡ类分子。浆细胞可以分泌产生大量抗体,又称为抗体形成细胞。在TI-Ag应答及TD-Ag应答早期的滤泡外B细胞区可形成短寿命的浆细胞,而在TD-Ag应答的生发中心产生浆母细胞,浆母细胞进入血液循环并归巢到骨髓,进一步分化为长寿命的浆细胞。浆细胞分泌的抗体进入血液循环和黏膜分泌物,但成熟的浆细胞不参加再循环。通常在 TD-Ag 免疫后 2~3 周,骨髓成为产生抗体的主要场所。在抗原清除后,骨髓中的浆细胞可继续分泌抗体数十年,再次遇到相同抗原时,这些抗体将发挥即刻保护作用。据估计,健康成年人血液中几乎一半的抗体由长寿的浆细胞产生。

(六)记忆 B 细胞及再次应答

在生发中心被激活的一些 B 细胞可表达高水平的抗凋亡蛋白 Bcl-2,获得长时间存活的能力,而不需要持续的抗原刺激,这些细胞称为记忆 B 细胞。一些记忆 B 细胞留在淋巴器官,而另一些则离开生发中心,在血液和淋巴器官之间循环。记忆 B 细胞的形成亦需要 Th 细胞的辅助,设计微生物或其毒素的疫苗时需考虑相关因素。

初始 B 细胞遇到抗原产生的免疫应答称为**初次免疫应答(primary immune response)**,其主要特点为潜伏期较长,抗体效价低,维持时间短,主要产生低亲和力的 IgM。记忆 B 细胞再次遇到相同抗原时产生的免疫应答称为**再次免疫应答(secondary immune response)**。参加再次免疫应答的主要是记忆 B 细胞和 Th 细胞,记忆细胞的数量远远大于未致敏细胞,记忆 B 细胞已经历亲和力成熟和 Ig 类别转换,表达高亲和力抗原受体,且表达高水平的黏附分子,更容易激活,在第二次暴露于抗原后,快速产生大量类别转换的高亲和力抗体。因此,与初次应答相比,再次应答的潜伏期短,抗体效价高,维持时间长,主要产生高亲和力的 IgG(见表 7-1 和图 7-7)。

再次应答在抗感染免疫中具有十分重要的意义,主要包括:①指导预防注射和制备免疫血清,适当地增加免疫次数可加强免疫效果;②检测 IgM、IgG 作为区分急性感染、慢性感染的依据;③抗体效价在短时间内增高,可能提示再次感染的发生;④再次应答抗体持续时间较长,可用于指导鉴别诊断。

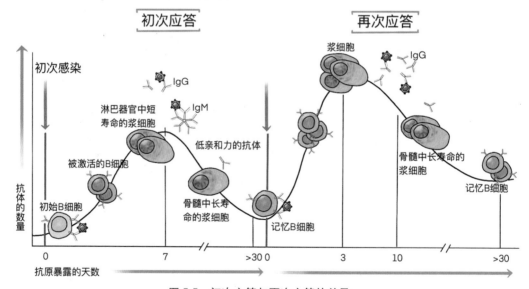

图 7-7　初次应答与再次应答的差异

表7-1 初次应答与再次应答的差异

特点	初次应答	再次应答
应答强度	弱	强
抗体类别	通常是 IgM>IgG	IgG 相对增加,某些情况下有 IgA 和 IgE
抗体的亲和力	亲和力低,可变性大	亲和力高(亲和力成熟)
诱发抗原	所有的免疫原	蛋白质抗原

第二节 B细胞对 TI-Ag 的免疫应答

根据抗原性质的不同,微生物初次或再次进入机体会诱导产生不同类型的体液免疫。与 TD-Ag 不同,TI-Ag 一般不会诱导机体产生记忆细胞和再次应答反应。TI-Ag 刺激 B 细胞产生抗体时不依赖 Th 细胞的辅助。TI-Ag 分为 TI-1 和 TI-2 两种,B1 细胞对 TI-1 抗原和 TI-2 抗原应答的机制不同。

一、B1 细胞对 TI-1 抗原的免疫应答

TI-1 抗原主要是细菌细胞壁的成分,如革兰阴性菌的脂多糖。在高浓度时,TI-1 抗原中的丝裂原成分与 B1 细胞表面的丝裂原受体结合,非特异性地激活 B1 细胞,不依赖其细胞抗原受体对抗原决定簇的特异性识别。在低浓度时,TI-1 抗原被 B1 细胞特异性抗原受体识别,丝裂原刺激作为第二信号。TI-1 抗原不能诱导 Ig 类别转换、抗体亲和力成熟和记忆 B 细胞的产生,无再次应答反应。

二、B1 细胞对 TI-2 抗原的免疫应答

TI-2 抗原主要是多糖抗原和细菌鞭毛蛋白,如细菌细胞壁、荚膜多糖、多聚鞭毛蛋白和脊髓灰质炎病毒等。TI-2 抗原仅能激活成熟的 B1 细胞。TI-2 抗原不含丝裂原成分,不能多克隆活化 B1 细胞。TI-2 抗原可通过其重复性抗原表位直接激活表达特异性抗原受体的 B1 细胞。T 细胞活化后产生的细胞因子可增强 B1 细胞的应答,并诱导抗体类别转换。

B1 细胞对 TI 抗原的应答发生迅速,在 B2 细胞介导的特异性免疫应答之前发挥效应,并在抗某些胞外病原体的感染中发挥着重要的作用。具有荚膜多糖的细菌抵抗吞噬细胞的吞噬作用,B1 细胞识别这类病原体的 TI-2 抗原产生应答,分泌抗体,通过调理作

用促进巨噬细胞对这类病原体的吞噬和杀伤,进一步诱导 T 细胞的免疫应答。因此,B1 细胞对 TI-2 抗原的应答在抗含荚膜多糖的细菌感染中具有重要意义。

第三节 B 细胞应答与补体的效应

体液免疫的效应是通过抗体来发挥的,抗感染的保护性抗体由微生物抗原诱导的长寿浆细胞或记忆 B 细胞产生,抗体在空间上阻碍微生物与细胞受体的相互作用,进而阻断微生物的感染,中和微生物毒素的病理作用。体液免疫主要对抗的微生物包括细胞外的细菌、真菌,也可参与对细胞内微生物如病毒及寄生虫的杀伤、清除。抗体通过中和作用、激活补体或通过结合 Fc 受体发挥调理作用、ADCC、Ⅰ 型超敏反应而发挥生物学功能,IgG、sIgA 可进行选择性传递,B 细胞也可通过产生抗体或分泌细胞因子而发挥免疫调节作用。抗体的生物学活性详见第四章,本节重点描述补体的激活及效应。

补体(complement,C)广泛参与机体对微生物的防御反应以及免疫调节,是体液免疫的主要效应机制之一,也是先天免疫的重要效应机制。补体系统由血清和细胞膜蛋白组成,并与其他免疫分子相互作用以消灭微生物。补体主要由肝细胞、巨噬细胞、小肠上皮细胞和其他组织细胞合成和分泌。补体性质不稳定,尤其对热敏感,56 ℃加热 30 min 可使补体灭活。补体蛋白通常是无活性的血浆蛋白,在特定条件下被激活,产生调节多种效应功能的产物。

Box 7-2 补体的发现

比利时细菌学家和免疫学家朱尔斯·波德(Jules Bordet)发现,将含抗体的新鲜血清加入细菌中,在不同温度条件下会出现不同的结果:37 ℃ 时细菌被裂解,56 ℃或更高温度时,细菌不能裂解,而 56 ℃灭活的血清仍然可以出现凝集反应,这表明抗体具有热稳定性。波德认为,血清中必然存在一种不耐热的成分可以辅助抗体发生溶菌作用,因其是抗体溶菌、溶细胞作用必要的补充成分,故将其命名为补体(complement)。由此也证实,抗原抗体复合物能吸附补体,抗体只有在补体存在的条件下才发挥溶菌和溶细胞作用。该研究奠定了体液免疫学和血清学的基础,波德也由此获得了 1919 年的诺贝尔生理学或医学奖。

一、补体的激活

补体系统由微生物和附着在微生物或其他抗原上的抗体激活,补体激活后会发生连续的蛋白水解级联反应。尽管补体激活途径的启动方式有所不同,但所有途径都会导致补体蛋白 C3 的裂解,因此 C3 的裂解是补体激活的中心事件。

补体激活过程中可生成两种酶复合物,即 C3 转化酶和 C5 转化酶。C3 转化酶将 C3 裂解为 C3a 和 C3b,C5 转化酶将 C5 裂解为 C5a 和 C5b(a 表示较小的产物,b 表示较大的产物)。补体通过三条途径激活,即经典途径、替代途径和甘露聚糖结合凝集素途径。在这三条途径中,C3b 的生成方式不同,形成的 C3 转化酶和 C5 转化酶不同,但在 C5 裂解后遵循共同的反应顺序(称为共同末端通路),最终形成攻膜复合体溶解靶细胞(见图 7-8)。替代途径和甘露聚糖结合凝集素途径是先天免疫的效应机制,而经典途径是适应性体液免疫的主要机制。补体激活和补体蛋白的稳定性受到严格的调控,以防止正常宿主细胞上的补体激活,并限制补体激活的持续时间。

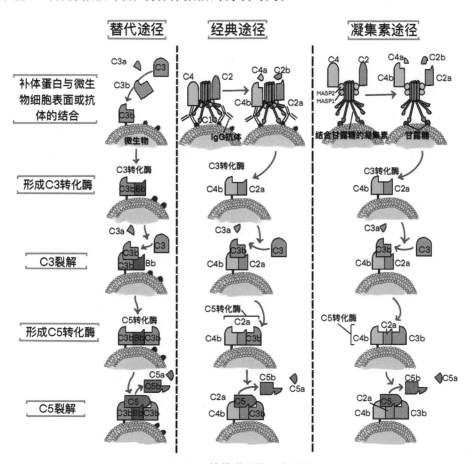

图 7-8　补体激活的三条途径

（一）经典途径

经典途径（classical pathway）是最早发现的补体激活途径，主要在初次感染的中晚期发挥作用。经典途径主要由抗原抗体复合物激活，但需要满足以下条件：IgM或IgG（IgG1、IgG2和IgG3）与相应的抗原结合，且必须有两个或两个以上的Fc区域结合C1，才能启动经典通路激活。经典途径从C1开始激活，依次激活C1、C4、C2、C3、C5，最终形成攻膜复合体，包括启动阶段、活化阶段和效应阶段，效应阶段又称为共同末端通路。

1. 启动阶段

启动阶段也称为识别阶段，即IgM、IgG与抗原结合后，暴露其补体结合位点，C1q识别补体结合位点，进而激活C1r、C1s，形成有酯酶活性的C1。

C1是由C1q、C1r和C1s亚基组成的多聚体蛋白复合物，C1q与抗体结合，C1r和C1s是蛋白酶。C1q由六条放射状排列的肽链组成，每条链都有一个球状头，可识别抗体Fc段的补体结合位点。C1r和C1s是丝氨酸蛋白酶，两个C1r和两个C1s形成一个四聚体。C1q的两个或两个以上的球状头与IgG或IgM的Fc区域结合，导致C1r被酶激活，从而裂解并激活C1s（见图7-9）。

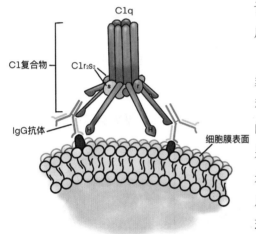

图7-9　C1的结构

2. 活化阶段

在活化阶段，活化的C1s相继降解C4、C2，形成具有酯酶活性的C3转化酶（C4b2a），C3转化酶进一步降解C3，并形成C5转化酶（C4b2a3b）。

激活的C1s分裂级联反应中的第一个蛋白质C4，生成C4b和C4a。激活的C1s裂解的下一个补体蛋白是C2，C2与细胞表面结合的C4b形成复合物，并被附近的C1s分子裂解，生成可溶性小片段C2b和大片段C2a，C2a在细胞表面与C4b结合形成C4b2a复合物，此为经典途径的C3转化酶。

C4b2a复合物由C4b组分介导与C3结合，由C2a组分介导催化水解C3。C3的裂解导致小片段C3a的去除，约10％的大片段C3b与C4b2a一起形成C4b2a3b复合物，此为经典途径的C5转化酶，裂解C5并启动补体激活的后续步骤（见图7-10）。

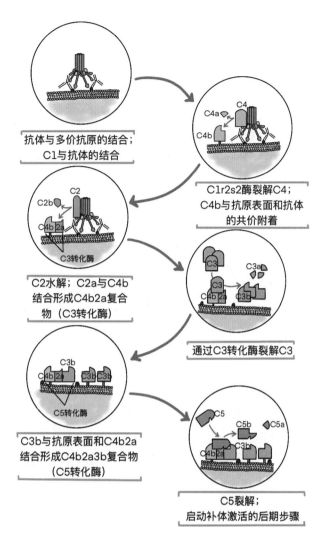

图 7-10　经典途径的启动与活化

3.效应阶段

效应阶段为三条补体激活途径所共有,形成攻膜复合体发挥溶菌和溶细胞效应,又称为**共同末端通路(common terminal pathway)**。

C5 转化酶裂解 C5,产生并释放小片段 C5a 和大片段 C5b,C5b 结合血浆 C6,C5b-C6 复合物结合至细胞膜。血浆 C7 结合 C5b 形成 C5bC6C7(C5b-7)复合体。C8 蛋白与 C5b-7 复合物的 C5b 组分结合,稳定插入细胞膜的 C5bC6C7C8 复合物形成直径 0.4～3 nm 的不稳定孔隙。补体激活级联反应的最后组分是 C9,C9 与 C5bC6C7C8 复合物结合形成完全激活的**攻膜复合体(membrane attack complex,MAC)**(见图 7-11)。C9 是一种血清蛋白,在 C5bC6C7C8 结合的位点进行聚合,在质膜上形成由 C5b、C6、C7、C8 和多个 C9 分子组成的孔,孔的外径约 20 nm,内径 1～11 nm,高度约 15 nm,孔的大小取决于复合物中 C9 分子的数量。攻膜复合体形成后,组成跨膜通道,形成的孔道允许水和离子自由进出,导致渗透性细胞肿胀和破裂。

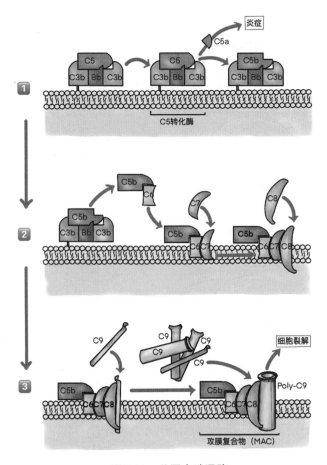

图 7-11　共同末端通路

(二)替代途径

替代途径(alternative pathway)是最古老的补体激活形式,在感染早期或初次感染中发挥作用,是固有免疫的重要效应机制。替代途径的激活不依赖特异性抗体的存在,细菌细胞壁成分(脂多糖、肽聚糖、磷壁酸)、酵母多糖、葡聚糖、聚合的 IgA 和 IgG4 以及某些细胞可作为替代途径的激活物或稳定物。替代途径绕过 C1、C4、C2,由 B 因子与病原体等外源性异物表面结合,在 P 因子和 D 因子的参与下形成 C3 转化酶,进而激活补体,又称旁路途径。

通常情况下,血浆中的 C3 以较低的速率持续裂解,生成 C3b,自发产生的 C3b 很快被灭活形成 iC3b。少量 C3b 通过与细胞(包括微生物)表面共价结合变得稳定。C3b 发生构象变化,与血浆蛋白 B 因子结合,在镁离子存在的情况下,血浆丝氨酸蛋白酶 D 因子裂解 B 因子形成小片段 Ba 和大片段 Bb,仍结合在 C3b 上的 Bb 对 C3 具有酯酶活性,形成 C3bBb,此为替代途径的 C3 转化酶。C3bBb 与 P 因子结合,形成 C3bBbP 变得稳定。C3 转化酶裂解 C3 形成 C3b,C3b 可与 C3bBb 结合形成 $C3bnBb(n\geq 2)$,即为替代途径的 C5 转化酶,裂解 C5 启动效应阶段(同经典途径)。替代途径激活的过程如图 7-12 所示。

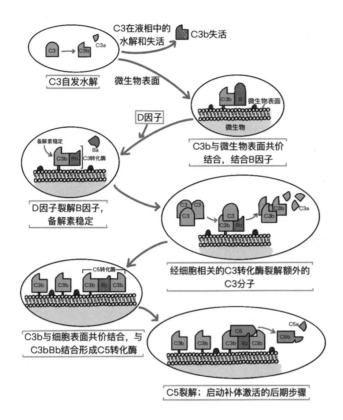

图 7-12　替代途径激活的过程

替代途径具有以下特点:①自发水解产生的 C3b 使替代途径处于准激活状态;②经典途径或自发产生的 C3b 均可激活替代途径,C3b 与 B 因子结合,在 D 因子的催化下,C3bBb 的数量增加,裂解更多的 C3,形成更多的 C3 转化酶促进补体的激活,此为替代途径激活的正反馈放大机制;③自发产生的 C3b 吸附于病原微生物上,使 C3b 稳定并与 B 因子结合,激活替代途径,而吸附于自身细胞的 C3b 可被灭活,因此替代途径可以识别"自己"与"非己"。

（三）甘露聚糖结合凝集素途径

甘露聚糖结合凝集素途径是由微生物多糖与循环中的凝集素,如血浆甘露糖(或甘露聚糖)结合凝集素(mannose binding lectin,MBL)或胶原纤维素(ficolin,FCN)结合而触发的,也简称 MBL 途径,又简称为凝集素途径,该途径对于抵抗早期感染具有重要的作用。FCN 在结构上与 MBL 基本相同,类似于 C1q 的胶原蛋白,但二者识别不同的糖结构,MBL 主要识别病原体表面的甘露糖和盐藻糖残基,而 FCN 主要识别病原体表面的乙酰化低聚糖,这些多糖和多聚糖在细菌和真菌中含量丰富。在生理状况下,血清中 MBL 含量极低,但急性期反应时明显升高。当 MBL 与甘露聚糖结合后,可引起构象改变,进而激活与之相连的**丝氨酸蛋白酶**(mannan binding lectin associated serine protease,MASP),包括 MASP1、MASP2 和 MASP3 三种。MASP 在结构上与 C1r 和 C1s 蛋白酶同源,功能类似,即裂解 C4 和 C2 激活补体通路,随后发生的事件与经典途径相同。MASP1 可直接水解 C3,在 B 因子、D 因子、P 因子的参与下形成替代途径的 C3 转化酶,促进替代途径进行(见图 7-13)。此外,C 反应蛋白(C-reactive protein,CRP)与细菌表面的磷脂酰胆碱结合后,可具有 C1 样活性,然后进入经典激活途径。

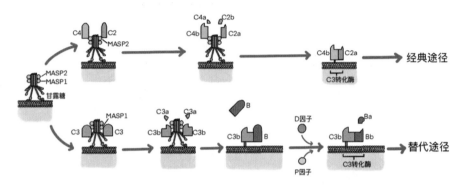

图 7-13　甘露聚糖结合凝集素途径的激活

二、补体的生物学活性

补体既是非特异性免疫防御的重要组成部分,也是体液免疫的重要效应机制,在抗感染过程中发挥着重要的作用。补体系统在先天免疫和适应性体液免疫中的主要功能是促进对激活补体的微生物的吞噬作用,刺激炎症反应,诱导这些微生物的裂解。此外,补体活化的产物还可促进 B 淋巴细胞的活化和抗体的产生。吞噬作用、发生炎症和刺激体液免疫均通过补体片段与各种类型细胞上表达的**补体受体(complement receptor,CR)**结合而介导,其中 CR1～CR4 为 C3 片段的受体(见表 7-2),其他受体为 C3a、C4a、C5a 的受体。

表 7-2　CR1～CR4 的配体、分布及功能

受体	结构	配体	细胞分布	功能
I型补体受体(CR1,CD35)	160～250 kDa 多个 CCPR	C3b>C4b>iC3b	单核-吞噬细胞,中性粒细胞,B 细胞和 T 细胞,红细胞,嗜酸性粒细胞,FDC	吞噬,免疫复合物的清除,C3b、C4b 裂解的辅助因子

续表

受体	结构	配体	细胞分布	功能
Ⅱ型补体受体(CR2, CD21)	145 kDa 多个CCPR	C3b,C3dg＞iC3b	B淋巴细胞,FDC, 鼻咽上皮细胞	B细胞激活共受体,EVB受体结合,抗原捕获
Ⅲ型补体受体 (CR3,Mac-1, CD11bCD18)	整合素 α链165 kDa β₂链95 kDa	iC3b,ICAM-1; 结合微生物	单核-吞噬细胞,中性粒细胞,NK细胞	吞噬,白细胞黏附于内皮细胞
Ⅳ型补体受体 (CR4,P150,95, CD11cCD18)	整合素 α链165 kDa β₂链95 kDa	iC3b	单核-吞噬细胞,中性粒细胞,NK细胞	吞噬作用,细胞黏附

（一）裂解细菌和细胞

补体通过三条途径激活,在共同末端通路形成攻膜复合体,最终导致靶细胞的裂解和破坏,以清除病原体(见图7-14C)。补体介导的裂解作用似乎只对少数细胞壁非常薄的病原体起关键作用,如奈瑟氏菌属。

（二）调理作用

激活补体的微生物被C3b、iC3b或C4b包覆,并通过这些蛋白与巨噬细胞和中性粒细胞上的特定补体受体结合而被吞噬,此为补体的调理作用。C3b和iC3b通过与中性粒细胞和巨噬细胞上的受体结合而发挥调理素的作用(见图7-14A)。C3b和C4b与CR1结合,iC3b与CR3(Mac-1)和CR4结合。CR1诱导C3b包被微生物吞噬效率低下,但如果微生物表面的抗体同时结合Fc受体,则其能力增强,此为抗体、补体的联合调理作用。巨噬细胞活化因子IFN-γ也可增强CR1介导的吞噬作用。C3b和iC3b依赖的微生物吞噬作用是先天性和适应性免疫对抗感染的主要防御机制。

（三）介导炎症反应

补体水解片段C5a、C4a和C3a通过激活肥大细胞、中性粒细胞和内皮细胞引起急性炎症(见图7-14B)。三种肽都可与肥大细胞结合,诱导其脱颗粒并释放活性介质(如组氨酸),故也称为过敏毒素。C5a对中性粒细胞有很强的趋化活性,可趋化中性粒细胞与内皮细胞紧密结合,在高剂量时刺激呼吸爆发和活性氧的产生。此外,C5a具有激肽样活性,有可能直接作用于血管内皮细胞,诱导血管通透性增加和P-selectin的表达,促进中性粒细胞结合。C5a对肥大细胞、中性粒细胞和内皮细胞的联合作用可导致补体激活部位的炎症。

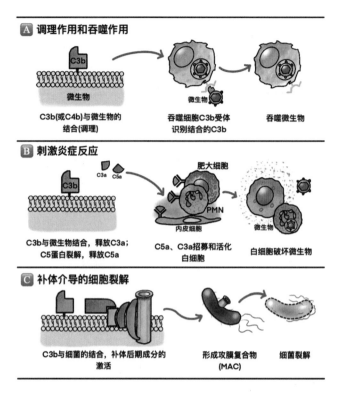

图 7-14　补体的生物学活性

（四）清除免疫复合物

补体蛋白通过与抗原抗体复合物结合,促进这些复合物的溶解,并被吞噬细胞清除。循环系统中的抗原诱导机体产生高水平的抗体时,经常会形成少量的免疫复合物。如果免疫复合物在血液中积累,可能沉积在血管壁上,导致血管损伤和周围组织的炎症反应（详见第十八章）。免疫复合物的形成不仅需要免疫球蛋白 Fab 区域与抗原的表位结合,还需要 Ig 分子 Fc 区域的非共价相互作用。免疫球蛋白分子上的补体激活可以阻断Fc-Fc 的相互作用,从而促进免疫复合物的解离。此外,带有 C3b 的免疫复合物可与红细胞上的 CR1 结合,使复合物被肝脏中的吞噬细胞清除。

（五）免疫调节作用

补体对免疫应答具有调节作用。C3 生成的 C3d 蛋白与 B 细胞上的 CR2 结合,可促进 B 细胞的活化和体液免疫应答的启动。补体激活导致 C3b 及其裂解产物 C3d 与抗原共价结合。B 淋巴细胞可以通过其 Ig 受体与抗原结合,同时通过 B 细胞上的共受体 CR2 与附着的 C3d 结合,从而增强 B 淋巴细胞的抗原诱导信号。补体调理的抗原也可与淋巴器官生发中心的 FDC 结合,这对高亲和力 B 细胞的选择具有重要意义。C3、C4或 CR2 敲除小鼠的抗体产生和生发中心形成功能严重受损。

机体可通过补体系统发挥抗感染作用,病原微生物也可通过补体导致病理损伤,如与细菌感染相关的病理效应可能是补体介导的急性炎症反应。另外,病原体已经进化出多种机制来逃避补体系统,革兰阳性细菌和一些真菌的细胞壁很厚,可阻止攻膜复合体的结合,有些微生物可以通过吸收宿主的补体调节蛋白来逃避补体系统,许多病原体能产生类似人类补体调节蛋白的特定蛋白质,有些微生物的基因产物也可抑制补体介导的炎症反应。

思考题:

1. 描述 B 细胞对 TD-Ag 应答的主要过程。
2. Th 细胞在 B 细胞对 TD-Ag 应答的过程中发挥了哪些作用?
3. 再次应答有哪些特点? 请阐述其产生的主要机制。
4. 比较三条补体激活途径的异同及在病原体感染中的作用。

(高立芬　朱法良)

第八章　黏膜免疫

　　黏膜系统广泛分布于人体的各组织,是保护人体的重要物理屏障。黏膜中分布着种类繁多、数量巨大的免疫细胞,这些细胞构成的黏膜免疫系统在人体抵抗各种病原体感染的过程中发挥着重要的作用,同时也参与调节人体与非致病性微生物以及外界环境的相互作用。本章将从黏膜免疫系统的组成、结构、功能等方面进行介绍。

第一节　黏膜免疫系统概述

　　黏膜免疫系统所处的组织结构是决定其功能的关键因素,因为黏膜处于与非内源物质(包括微生物、食物、过敏原等)相互作用的前沿,外界环境信号广泛而深入地影响着黏膜免疫系统。同时,黏膜免疫细胞也通过应对外界环境而参与机体稳态的维持。

一、黏膜免疫系统的组成

　　黏膜系统由覆盖于表面的黏膜上皮组织、上皮组织下方由疏松的结缔组织支撑的固有层以及固有层下的平滑肌层组成。黏膜上皮组织主要发挥物理屏障作用,分布着少量的免疫细胞;而黏膜固有层含有大部分黏膜免疫细胞。黏膜上皮细胞形成的屏障、黏膜系统中的免疫细胞及其效应分子、黏膜相关淋巴组织共同构成了黏膜免疫系统。

二、黏膜免疫系统的结构

　　黏膜上皮细胞及其分泌的黏液组成了黏膜组织屏障,这一结构为黏膜提供了物理和化学屏障,可以防止微生物感染。

　　1. 黏膜屏障

　　黏膜上皮细胞是先天免疫系统不可或缺的一部分,参与对病原体的反应,同时能够将抗原传递给免疫细胞。此外,上皮细胞间通过紧密连接蛋白等形成紧密连接,阻止直径较大的抗原物质进入。黏液屏障会响应各种环境和免疫信号,从而改变黏膜屏障的功能。例如,不同的免疫刺激可以诱导黏蛋白急剧增加,这些刺激包括细胞因子(IL-1、

IL-4、IL-6、IL-9、IL-13、TNF 和Ⅰ型 IFN)、中性粒细胞产物(如弹性蛋白酶)和微生物黏附蛋白。防御素是上皮细胞产生的肽,可对微生物产生致命的毒性作用。肠上皮细胞产生的防御素可提供针对细菌的先天免疫保护。肺上皮细胞也能分泌防御素和促进吞噬作用的活性蛋白。胃内强酸性环境亦能有效抵御病原微生物的感染。

2. 黏膜相关淋巴组织

黏膜免疫系统还包含上皮屏障下的次级淋巴组织,其中定位着 B 淋巴细胞、T 淋巴细胞、DC 和巨噬细胞,这些淋巴组织被统称为黏膜相关淋巴组织。黏膜相关淋巴组织是黏膜免疫系统的重要组成部分,包括位于肠道的肠相关淋巴组织、位于鼻腔及呼吸道的鼻咽相关淋巴组织和支气管相关淋巴组织。肠相关淋巴组织包括位于小肠壁的派氏集合淋巴结、散在分布于肠道的肠隐窝结(cryptopatches,CP)、独立淋巴滤泡(isolated lymphoid follicles,ILF)和韦氏环(Waldeyer's ring)。韦氏环是指位于口腔后部消化道及呼吸道入口处,由腭扁桃体、腺样体和舌扁桃体共同组成的结构。此外,在肠道内还遍布着数以千计的肠隐窝结和独立淋巴滤泡。独立淋巴滤泡被认为是由肠隐窝结发育而来的,主要包含 B 淋巴细胞。肠系膜淋巴结是体内最大的淋巴结群,对肠道抗原的免疫应答起着重要作用(见图 8-1)。

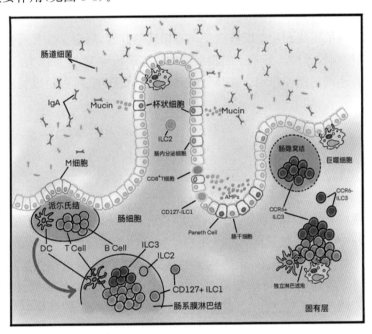

图 8-1　黏膜免疫系统的结构及组成

三、黏膜免疫系统的特点

黏膜免疫系统的特点主要包括两方面,一是特化免疫细胞,二是发挥免疫调节功能。

1. 特化免疫细胞

黏膜免疫系统含有多种特化的免疫细胞和免疫分子,这些免疫细胞或免疫分子表现出了与其他部位不同的特性,包括抗原转运细胞(如 M 细胞)、T 淋巴细胞亚群(如上皮细胞中的 γδT 细胞)、B 淋巴细胞亚群(如分泌 IgA 的浆细胞),以及各种**固有淋巴样细胞**。免疫细胞定位于黏膜的部分原因是组织特异性归巢,即这些细胞亚群从血液迁移进入黏膜。另外,黏膜特殊的组织微环境也对黏膜免疫细胞产生了重要的影响,赋予了其特化的功能。

2. 发挥免疫调节功能

黏膜免疫系统具有重要的免疫调节功能,可防止非致病性微生物或外源物质诱发免疫应答。以肠道免疫系统为例,对肠道内的共生菌以及外来食物的免疫反应必须被抑制,但是对病原菌需要产生必要的免疫反应。在其他黏膜部位(包括肺部和泌尿生殖道),抑制对非病原性微生物和外来物质的免疫反应也很重要。黏膜免疫系统的免疫调节作用都是以特定的免疫细胞为基础的。

第二节 黏膜免疫系统的组成和功能

黏膜免疫系统的组成和功能既有属于免疫系统的共性,同时又受其所在组织微环境的影响,呈现出组织特异性。分布于黏膜系统的免疫细胞种类、数量巨大,在稳态或疾病等状态下可发挥不同的调控作用。黏膜免疫系统包括胃肠道、呼吸道以及泌尿生殖道等黏膜免疫系统。

一、胃肠道黏膜免疫系统

(一)胃肠道黏膜免疫系统的组成和特征

1. 胃肠道黏膜

胃肠道黏膜分布着人体内面积最大的免疫系统。据统计,胃肠道黏膜的总表面积超过 200 m²。肠道内定植着数量巨大的微生物,这些微生物可以帮助人体的消化,还可以与肠道中潜在的病原微生物竞争,预防有害的感染。但是,如果这些微生物穿过黏膜屏障进入血液循环或穿过肠壁,可能会危害人体的健康。另外,一些致病性生物(包括细菌、病毒、原生动物及蠕虫等寄生虫)也会通过饮食进入人体,而胃肠道黏膜免疫系统必须能够识别并清除这些病原生物。

2. 肠道相关淋巴组织

肠道相关淋巴组织(gut associated lymphoid tissue,GALT)是分布在胃肠道中的黏膜相关淋巴组织,是初始淋巴细胞暴露于抗原并分化为效应细胞的场所。最常见的肠道相关淋巴组织是派氏集合淋巴结,主要位于回肠远端。另外,在阑尾和结肠中有许多较小的淋巴滤泡或孤立的滤泡聚集体。派氏集合淋巴结具有淋巴滤泡的结构,其生发中心含有 B 淋巴细胞、Tfh、FDC 和巨噬细胞。

3.肠系膜淋巴结

肠系膜淋巴结是肠道免疫细胞分化的重要区域,具有与肠道相关淋巴组织相似的功能,比如支持 B 细胞分化为分泌 IgA 的浆细胞,以及支持效应 T 细胞和 Treg 的发育。通常,病原体感染和肠道共生微生物的刺激会使淋巴细胞从肠道迁移到肠系膜淋巴结,这些细胞在分化后再迁移回到肠道黏膜。

(二)胃肠道黏膜固有免疫

1.肠道上皮细胞

肠道上皮细胞是胃肠道先天免疫系统不可或缺的部分,参与对病原体的反应和抗原采集以激活肠道免疫系统。肠上皮细胞包含不同类型,这些细胞均来自位于肠道隐窝的共同前体,其中有位于肠绒毛顶部的、分泌黏液的杯状细胞,有位于淋巴组织上方的特殊圆顶结构中的、能够采集抗原的 M 细胞,有位于隐窝底部的、分泌抗菌肽的潘氏细胞。

黏膜上皮细胞及其黏液分泌物提供的物理和化学屏障是肠道先天免疫的重要组成部分。相邻的肠上皮细胞形成的紧密连接也能阻止微生物进入固有层。此外,黏膜上皮细胞、肠上皮细胞还能产生防御素以及其他分泌型蛋白(如 C 型凝集素蛋白),提供针对细菌的天然免疫保护。黏膜中上皮细胞、DC、巨噬细胞和固有淋巴样细胞都能够发生抗菌和抗病毒反应,这些反应大多是由这些细胞表达的模式识别受体介导的。

2.黏膜上皮内淋巴细胞

上皮淋巴细胞是分布在上皮细胞间的淋巴细胞,广泛存在于皮肤、肠道、胆管、口腔、肺、上呼吸道以及生殖道中等,主要针对病毒、细菌或寄生虫等病原生物发挥杀伤功能。以肠道内的上皮淋巴细胞为例,人类的上皮内 T 细胞主要是 $CD8^+$ T 细胞;而在小鼠中,约 50% 的上皮内淋巴细胞是 $\gamma\delta T$ 细胞。另外,研究显示 ILC1 也分布于黏膜上皮。

3.固有淋巴样细胞

肠道黏膜中的固有淋巴样细胞是最新被发现的,与 Th 细胞产生相似效应分子的淋巴细胞亚群。固有淋巴样细胞可帮助机体抵抗细菌和寄生虫感染,加强上皮屏障功能,并调控肠道共生细菌的反应。一些激活固有淋巴样细胞的细胞因子被称为"警报素",是由上皮细胞响应损伤或微生物感染而释放的。固有淋巴样细胞包括 NK 细胞、ILC1、ILC2、ILC3 和 ILCreg。NK 细胞和 ILC1 被认为是两个不同的群体,但二者都可以被 IL-12、IL-15 或 IL-18 激活,产生 IFN-γ 和 TNF,参与机体控制病毒和肿瘤的免疫反应。ILC2 与 Th2 细胞相似,可以由 IL-25、IL-33 或胸腺基质淋巴生成素(TSLP)刺激,产生 IL-5、IL-13 和 IL-4,有助于控制寄生虫感染或促进过敏性炎症。ILC3 主要分泌 IL-22、IL-17A 和 GM-CSF,促进防御素的产生和上皮紧密连接功能,增强肠黏膜屏障功能。

4.黏膜相关恒定 T 细胞

黏膜相关恒定 T 细胞(mucosal-associated invariant T cells,MAIT) 是 T 细胞的一个亚群,识别真菌和细菌的核黄素合成途径的代谢产物,这种代谢产物由 MHC 相关蛋白 1 (MHC class Ⅰ-related protein,MR1)提呈。MAIT 细胞可以通过 MR1 提呈的微生物核黄素衍生物激活,也可以直接通过 IL-12 和 IL-18 激活,分泌细胞因子(如 IFN-γ 和

TNF），或者针对被感染细胞发挥细胞毒性作用。人体中多数 MAIT 细胞都分布在肝脏中，因此可以对肠道循环传递到肝脏的微生物作出应答。

（三）胃肠道黏膜适应性免疫

1. 胃肠道黏膜适应性免疫的特征

正常机体中，胃肠道黏膜适应性免疫系统的主要形式是由分泌到肠腔的 IgA 介导的针对肠道微生物的免疫应答，Th 细胞在这一过程中发挥着重要的调节作用，而控制肠道炎症反应的主要机制是 Treg 的激活。

2. 以 IgA 为主的体液免疫

肠道相关淋巴组织中分布着大量 B 细胞，这些 B 细胞在肠道共生菌或外源微生物抗原的诱导下转变为产生 IgA 的 B 细胞。IgA 的类别转换是在肠道相关淋巴组织中的肠上皮细胞和 DC 的帮助下完成的。产生 IgA 的 B 细胞表达整合素（α4β7）或其他趋化因子受体（CCR9 或 CCR10），迁移至黏膜固有层，并最终分化为浆细胞，分泌产生 IgA。表达多聚免疫球蛋白受体（polymeric Ig receptor，pIgR）的上皮细胞负责转运 IgA。pIgR 与 IgA 呈高亲和力结合，将 IgA 转运至肠腔侧，经酶切后成为分泌型 IgA（secretory IgA，sIgA）释放至肠腔。sIgA 不容易被蛋白酶破坏，在肠道中发挥重要作用，如直接阻抑病原微生物黏附于上皮细胞表面；封闭某些外来抗原物质，使其便于排出，或避免某些抗原进入机体诱导过敏反应；sIgA 还可与溶菌酶、补体共同作用，引起细菌溶解；sIgA 也能中和消化道或呼吸道等部位的病毒。

3. T 细胞介导的细胞免疫应答

T 细胞在抵抗黏膜系统中的病原体以及调节对食物抗原的反应中起着重要的作用。此外，T 细胞也会在黏膜中引起炎症性疾病。固有层 T 细胞大多数为 CD4$^+$ T 细胞，主要包括 Th1、Th2、Th17 和 Treg。派氏集合淋巴结和其他滤泡中的 T 细胞主要是 CD4$^+$ T 细胞，包括 Tfh 和 Treg。

Th1 细胞主要产生细胞因子 IFN-γ，在机体抗病毒感染中发挥着重要功能。另外，在炎症性肠病中，Th1 的数量会增加，这可能与肠炎的发病有关。寄生虫感染可引起强烈的 Th2 反应，帮助机体有效地清除寄生虫，这一功能取决于 Th2 细胞产生的细胞因子，如 IL-4、IL-5 和 IL-13，以增强抗体的产生，同时能够促进黏液分泌，并诱导平滑肌收缩和肠蠕动。某些肠道共生细菌会诱导 CD4$^+$ T 细胞分化为产生 IL-17 的 Th17。除此以外，Th17 细胞还能产生 IL-22，在维持黏膜上皮的屏障功能方面起着重要作用。

（四）胃肠道黏膜免疫的调节

1. Treg

肠道黏膜中的 Treg 可预防肠道炎症反应，是在 DC 产生的视黄酸和 TGF-β 的作用下产生的。此外，肠道菌群代谢产物产生的短链脂肪酸等也可以刺激胸腺 Treg 在外周的扩增。Treg 可通过细胞因子（TGF-β 和 IL-10）或者细胞接触抑制其他免疫细胞，以维持胃肠道的内环境稳态。

2.肠道微生物

人体的肠道微生物组包括通常存在于肠道的共生细菌以及数千种病毒、真菌和原生动物。正常情况下,机体并不针对共生微生物产生有害免疫应答。这些共生微生物,尤其是共生菌,会维持肠道免疫细胞一定程度的活化,为这些细胞对抗病原微生物及维持肠道免疫稳态提供功能基础,影响肠道局部和全身的免疫功能。肠道共生菌还可以辅助营养物质的吸收、代谢和毒素降解;可以维持上皮组织屏障的完整性;可以与致病菌竞争空间和养料,帮助机体对抗外来病原体,以维持肠道微环境的稳定。

Box 8-1　调控 Th17 细胞分化的肠道共生菌的发现

20 世纪 80 年代,研究者将 Th 细胞分为两个亚群:Th1 和 Th2 细胞。2005年,凯西·韦弗(Casey T. Weaver)与董晨两个课题组同时发现了一群分泌 IL-17的辅助性 T 细胞(Th17 细胞)。Th17 细胞与自身免疫疾病高度相关,免疫学界一直在积极探索其分化以及功能的调控机制。2008 年,丹·里特曼(Dan R. Littman)课题组发现,遗传背景相同但饲养环境不同的小鼠肠道中的 Th17 细胞含量有很大区别。一年以后,这个课题组通过比较不同饲养环境小鼠的肠道菌群证明,人体肠道中的分节丝状菌(segmented filamentous bacterium,SFB)是决定Th17 含量的主要共生菌。这项发现是迄今为止关于肠道菌群与免疫细胞分化最明确的证据,是肠道共生菌塑造宿主免疫系统研究的重大进展。

二、其他黏膜免疫系统

除了胃肠道黏膜,呼吸道和泌尿生殖道黏膜也分布着大量免疫细胞,以保护机体对抗病原生物。这些黏膜免疫系统与胃肠道有许多共有的特征,如含有黏液和防御素的上皮屏障,定位于上皮细胞层以下的淋巴细胞,由微生物结合上皮或 DC 表面受体而产生的促炎和调节性作用,依赖 sIgA 以防止微生物入侵等。除了共同的特征,不同的黏膜免疫系统也有自己独特的功能。

(一)呼吸道黏膜免疫

呼吸系统黏膜位于鼻腔通道、鼻咽、气管和支气管上。空气中包含多种异物,包括靠空气传播的病原微生物、植物花粉、灰尘颗粒和其他环境抗原,这会使呼吸系统黏膜广泛接触异物,诱发免疫反应。虽然呼吸系统中的微生物菌群数量远少于肠道,但是共生菌在呼吸道免疫系统稳态中发挥着重要的作用,以防止免疫系统的过度激活。

1.黏液与纤毛

与胃肠道黏膜相似,呼吸道黏膜上皮覆盖着由黏液、防御素和抗菌肽构成的保护层。呼吸道中的黏液会捕获异物,纤毛将黏液和捕获的异物向上转运出肺部。纤毛功能降低的人群会增加患严重肺部感染的概率,可见黏液和纤毛在肺先天免疫保护中的重要性。

但是,肺部的先天反应也要被严格控制,以防止影响气体交换。

2.肺泡巨噬细胞

肺泡中分布最多的免疫细胞是巨噬细胞,这些细胞在功能上与大多数其他组织中的巨噬细胞不同。肺部巨噬细胞表现为抗炎作用,表达 IL-10、氧化亚氮和 TGF-β,但是其吞噬功能要弱于其他组织巨噬细胞。肺泡巨噬细胞会抑制 T 细胞反应以及 DC 的抗原提呈功能。

3.体液免疫为主

呼吸系统中的适应性免疫以产生 sIgA 的体液免疫为主。分泌 IgA 的浆母细胞由趋化因子 CCL28 募集至黏膜。IgE 在与过敏有关的呼吸系统疾病(如花粉热和哮喘)中与肥大细胞一起发挥致病作用。肺部的 DC 在呼吸道获取抗原,迁移至引流淋巴结,提呈抗原给初始 T 细胞,促使这些 T 细胞分化为 Th2 细胞,参与过敏性哮喘的发展。

(二)生殖道黏膜免疫

泌尿生殖道黏膜抵抗感染主要依赖上皮细胞构成的屏障。女性生殖道上皮含有朗格汉斯细胞,而阴道、子宫颈和尿道上皮下方含有 DC 和巨噬细胞。生殖道黏膜也有组织定位的 T 细胞和 B 细胞。因为缺少黏膜相关淋巴样组织,泌尿生殖黏膜几乎没有组织特异的适应性免疫系统。与其他黏膜的抗体种类不同,生殖道黏膜的抗体主要是 IgG,其中约一半是由生殖道黏膜浆细胞产生的,其余的来自循环系统。

第三节 感染与黏膜疾病

病原体感染贯穿人类的发展进程。黏膜系统位于人体与外界环境接触的第一线,是各类致病微生物感染人体的首要区域。因此,黏膜免疫系统是机体对抗感染,开发新的治疗策略的关键点。

一、呼吸道感染

空气中含有数量巨大的微生物,其中包含少量致病微生物。当人体呼吸道防御机制失效,或者致病微生物能躲避防御时,病原微生物会通过呼吸道黏膜感染人体。多种微生物定植于呼吸道,一般情况下,这些微生物不会侵入人体内部。但是,当宿主抵抗力减弱时,共生微生物也会引起疾病。多数感染会引起上呼吸道症状,但是感染可能发展到下呼吸道,而且经常比上呼吸道感染更为严重。

呼吸道黏膜常见的炎症性疾病是哮喘,表现为气流阻塞和支气管平滑肌的高反应。哮喘通常是由反复的即刻型超敏反应和晚期过敏反应引起的。大约 70% 的哮喘病例是由 IgE 介导的,而其余 30% 的哮喘病例可能是由非免疫性刺激(如药物、感冒和运动)引起的。哮喘发生的主要机制是肥大细胞以及 Th2 细胞活化,二者分泌的效应分子引发炎症。

二、生殖道感染

通过人类生殖道传播的病原微生物种类众多。生殖道感染会引起众多疾病,其中以生殖器疱疹、尖锐湿疣、非淋菌性尿道炎、性腺炎最为常见。但是,HIV 感染引起的艾滋病已经成为影响广泛的临床疾病。除少数致病微生物外,并没有针对其他性传播感染的疫苗。因此,有效的免疫清除机制是人体防御包括生殖道在内的黏膜感染的主要手段。

三、消化道感染

经口腔摄入的病原体会经胃肠道黏膜引起感染,这些病原体包括细菌、病毒和寄生虫。这些感染可能只局限于胃肠道,或者再扩散到身体的其他部位。一般情况下,病原体是通过粪-口途径、经受粪便污染的食物或饮用水进入人体的。另外,病原体引发感染必须能够逃避宿主消化道的防御机制,最终因繁殖和(或)产生毒素或者通过胃肠道黏膜进入循环系统引起疾病。

除了病原性感染,黏膜免疫系统的异常也会导致某些疾病,胃肠道黏膜相关的是炎症性肠病(inflammatory bowel disease,IBD)。炎症性肠病主要表现为反复发作的慢性炎症,并且与肠癌的发生相关。炎症性肠病分为两种主要类型,分别是克罗恩病(Crohn's disease,CD)和溃疡性结肠炎(ulcerative disease,UC)。克罗恩病会影响大部分消化道,但最常见的是回肠末端;溃疡性结肠炎则仅局限于结肠黏膜。炎症性肠病的发生机制目前仍了解甚少,现有的研究提示炎症性肠病与遗传、环境和肠道菌群异常有关,如编码胞质先天免疫"传感器"NOD2 的基因突变、编码 IL-23 受体的基因多态性增加、Treg 的功能缺陷、潘氏细胞功能的异常,以及环境改变造成的肠道菌群失调。以上改变均会导致固有免疫细胞或效应 T 细胞的过度活化,分泌大量炎症相关细胞因子,打破黏膜免疫耐受,最终导致炎症性肠病的发生。

思考题:

1. 黏膜免疫系统广泛分布于外周组织,如肺、肠道以及生殖道等。各组织特异的微环境如何影响黏膜免疫细胞的分化、维持和功能?

2. 人体共生微生物存在于各组织黏膜中。分布于不同组织黏膜的共生微生物有何异同? 对黏膜免疫系统有何影响?

3. 黏膜免疫细胞是怎样进入循环系统的? 如何参与全身性的免疫反应?

(李石洋)

第九章　细菌感染与免疫

细菌侵入宿主,在组织中生长,产生毒素和引起疾病的过程称为感染(infection)。细菌入侵宿主后,在发生感染的同时,宿主免疫系统被激活并产生一定的免疫反应,以防御入侵的病原体。细菌感染是细菌与宿主相互作用、相互应答以获得生存的过程。依据致病菌致病能力的强弱以及机体免疫反应能力的不同,最终呈现为不同的感染类型和临床表现。

第一节　细菌的生物学特性

细菌是一种单细胞生物,其形体微小,结构简单,具有细胞壁和核质,无核仁和核膜,除核糖体外无其他细胞器。细菌的繁殖速度快,代谢活跃且具有多样性。了解细菌的形态、结构及其生理代谢、抵抗力等基本性状,对研究细菌的致病性和免疫性,诊断和防治细菌性感染等具有重要的理论和实践意义。

一、细菌的概念

细菌(bacterium) 是原核细胞型微生物,广义的细菌是指包括细菌、放线菌、支原体、衣原体、立克次体和螺旋体在内的各类原核细胞型微生物,狭义的细菌则专指其中在自然界分布最广、个体数量最多的细菌。

二、细菌的大小、形态与结构

在适宜的条件下,细菌具有相对稳定的形态与结构。将细菌染色后用光学显微镜观察,可识别各种细菌的形态特点,而其内部的超微结构需用电子显微镜才能看到。细菌的形态对诊断和防治疾病,以及研究细菌的生物学特性等方面的工作具有重要的理论和实践意义。

（一）细菌的大小与形态

1. 大小

细菌的大小可以用测微尺在显微镜下进行测量，球菌测其直径，杆菌测其长度和宽度，通常以微米（μm）作为计量单位。不同种类的细菌大小不尽相同，同一种类的细菌也可因菌龄和环境因素不同而大小有所差异。

2. 形态

细菌按其外形可分为球菌、杆菌、螺形菌三类基本形态（见图 9-1）。

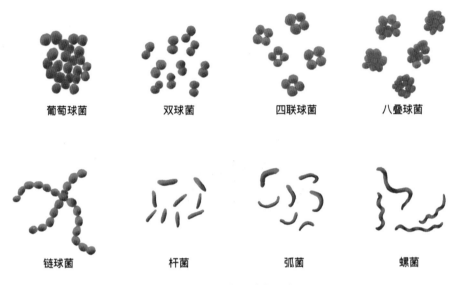

葡萄球菌　　　双球菌　　　四联球菌　　　八叠球菌

链球菌　　　杆菌　　　弧菌　　　螺菌

图 9-1　细菌的基本形态

（1）**球菌（coccus）**。球菌呈圆球形或近似圆球形，根据繁殖时细菌细胞分裂方向及菌体之间排列方式的不同，可将球菌分为：①双球菌（diplococcus）：在一个平面上分裂，成双排列，如脑膜炎奈瑟菌、淋病奈瑟菌等；②链球菌（streptococcus）：在一个平面上分裂，分裂后菌体之间顶端相连，成链状排列，如致病性的 A 群链球菌、肺炎链球菌等；③四联球菌（tetrads）：在两个相互垂直的平面上分裂，以四个球菌排成方形，如四联加夫基菌；④八叠球菌（sarcina）：在三个互相垂直的平面上分裂，八个菌体重叠呈立方体状，如藤黄八叠球菌；⑤葡萄球菌（staphylococcus）：在几个不规则的平面上分裂，菌体多堆积在一起，呈葡萄状排列，如金黄色葡萄球菌。致病性的球菌主要引起化脓性炎症，故又称"化脓性球菌"。

（2）**杆菌（bacillus）**。杆菌的种类很多，其大小、长短、弯度、粗细差异较大。依其长度，可将杆菌分为大（4～10 μm）、中（2～4 μm）、小（0.3～2 μm）三种。杆菌的形态多数呈直杆状，也有的菌体微弯，菌体两端多呈钝圆形，少数两端平齐，也有的两端尖细或末端膨大呈棒状。杆菌一般分散存在，无一定排列形式，偶有成对或链状排列，个别呈特殊的排列(如栅栏状或"V""Y""L"形)。

(3)**螺形菌(spirillar bacterium)**。根据菌体的弯曲程度,可将螺形菌分为:①弧菌(vibrio):菌体只有一个弯曲,呈弧状或逗点状,如霍乱弧菌;②螺菌(spirillum):菌体较长,有数个弯曲,如鼠咬热螺菌;③弯曲菌(campylobacter):菌体呈"U"形或"S"形弯曲,如空肠弯曲菌;④螺杆菌(helicobacter):菌体连续弯曲,呈螺旋状,如幽门螺杆菌。

观察细菌的形态和大小特征时,应注意来自机体或环境中各种因素所导致的细菌形态变化。

(二)细菌的结构

细菌具有典型的原核细胞结构(见图 9-2)。细菌的结构与其生存、致病性和免疫性均有密切的关系。细胞壁、细胞膜、细胞质、核质是所有细菌都具有的,属于细菌的基本结构;而荚膜、鞭毛、菌毛、芽胞等是某些细菌所特有的,属于细菌的特殊结构。

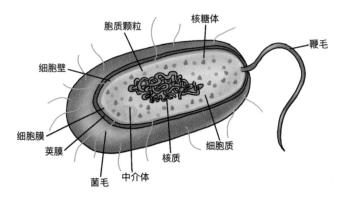

图 9-2　细菌细胞结构模式

1.基本结构

(1)**细胞壁(cell wall)**。细胞壁是包被于细菌细胞膜外的坚韧而有弹性的复杂结构,在光学显微镜下一般不易看到,可通过膜壁分离法、特殊染色法及电子显微镜等进行观察,其厚度随菌种而异。细胞壁的主要功能是:维持细菌固有的外形;保护细菌抵抗低渗环境,起到屏障作用。细菌细胞质内有高浓度的无机盐离子和营养物质,其渗透压可高达 5~25 个大气压。由于细胞壁坚韧具有弹性,才使细菌能承受强大的内渗透压并使细菌能在比菌体内渗透压低的环境中生长。细胞壁与细菌从外界摄取营养,进行细胞内外物质交换有密切关系。细胞壁上有许多小孔,可容许水分子及一些营养物质自由通过;细胞壁上还带有多种抗原决定簇,决定菌体的抗原性。细菌细胞壁上某些成分与细菌的致病性有关,也与细菌的耐药性有关。细胞壁是抗菌药物作用的重要靶点,某些细胞壁成分的缺失,可使作用于细胞壁的抗菌药物失效。

细菌细胞壁的组成复杂,并随细菌的不同而异。革兰染色法(gram stain)可将细菌分为革兰阳性(G^+)菌和革兰阴性(G^-)菌。细菌细胞壁的共同成分是肽聚糖,除此之外,革兰阳性菌和革兰阴性菌尚有其各自的独特成分。

①**肽聚糖(peptidoglycan)**：肽聚糖又称黏肽(mucopetide),是原核生物细胞特有的成分。肽聚糖是由 N-乙酰葡糖胺和 N-乙酰胞壁酸两种氨基糖经 β-1,4 糖苷键连接,间隔排列形成的多糖支架。在 N-乙酰胞壁酸分子上连接四肽侧链,肽链之间再由肽桥或肽链联系起来,由此构成完整的肽聚糖分子结构。各种细菌细胞壁的肽聚糖支架均相同,在四肽侧链的组成及其连接方式上随菌种而异。

革兰阳性菌的四肽侧链依次由 L-丙氨酸、D-谷氨酸、L-赖氨酸和 D-丙氨酸组成。肽桥是一条含 5 个甘氨酸的肽链,交联时一端与一条侧链第三位上的 L-赖氨酸连接,一端与另一条相邻侧链的第四位 D-丙氨酸连接。革兰阳性菌肽聚糖层数多,有 15～50 层,交联率高,形成坚固致密的三维立体网状结构(见图 9-3)。

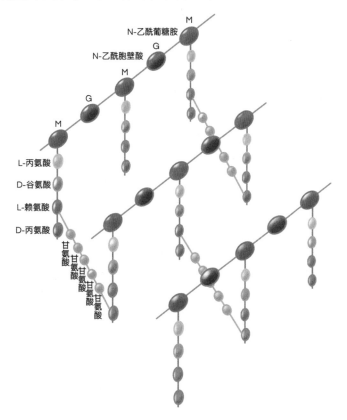

图 9-3　革兰阳性菌细胞壁肽聚糖结构

而革兰阴性菌的四肽侧链中第三位的氨基酸为二氨基庚二酸,其以肽链直接与相邻四肽侧链中的 D-丙氨酸相连,无五肽交联桥,形成二维平面结构,且肽聚糖层数少,只有1～3 层,所以其结构较革兰阳性菌疏松(见图 9-4)。

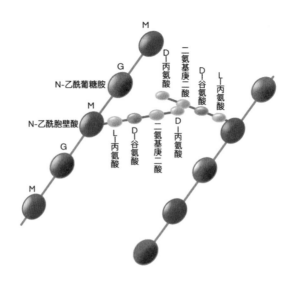

图 9-4 革兰阴性菌细胞壁肽聚糖结构

肽聚糖是革兰阳性菌细胞壁的主要成分,凡能破坏肽聚糖结构或抑制其合成的物质,都能损伤细胞壁而使细菌变形或杀伤细菌,例如溶菌酶(lysozyme)能切断肽聚糖中N-乙酰葡糖胺和 N-乙酰胞壁酸之间的 β-1,4 糖苷键,破坏肽聚糖支架,引起细菌裂解。青霉素能与细菌竞争合成胞壁过程中所需的转肽酶,抑制四肽侧链上 D-丙氨酸与五肽桥之间的连接,使细菌不能合成完整的细胞壁,可导致细菌死亡。而革兰阴性菌细胞壁中肽聚糖含量少,并有外膜保护和具有胞质周围间隙,故上述物质对革兰阴性菌作用甚微。

②革兰阳性菌细胞壁特殊组分:革兰阳性菌细胞壁除了主体成分肽聚糖外,尚有大量特殊组分——**磷壁酸**(**teichoic acid**,见图 9-5A)。磷壁酸是由核糖醇或甘油残基经由磷酸二键互相连接而成的多聚物。多聚物有一端与细胞壁中肽聚糖的 N-乙酰胞壁酸共价结合的称为壁磷壁酸(wall teichoic acid);多聚物与细胞膜上的糖脂共价结合的称为膜磷壁酸(membrane teichoic acid)。磷壁酸具有抗原性,是革兰阳性菌的重要表面抗原。某些细菌的磷壁酸能黏附在人黏膜细胞的表面,与细菌的致病性有关。

此外,某些革兰阳性菌细胞壁表面还有一些特殊的表面蛋白,如金黄色葡萄球菌的A 蛋白等与细菌的致病性和抗原性有关。

③革兰阴性菌细胞壁特殊组分:革兰阴性菌在肽聚糖之外,尚有其特殊组分如外膜(outer membrane),包括脂多糖、脂质双层、脂蛋白三部分(见图 9-5B)。

A. **脂蛋白**(lipoprotein)。脂蛋白的一端以蛋白质部分共价连接于肽聚糖的四肽侧链上,另一端以脂质部分共价连接于外膜的磷酸上,其功能是稳定外膜并将之固定于肽聚糖层。

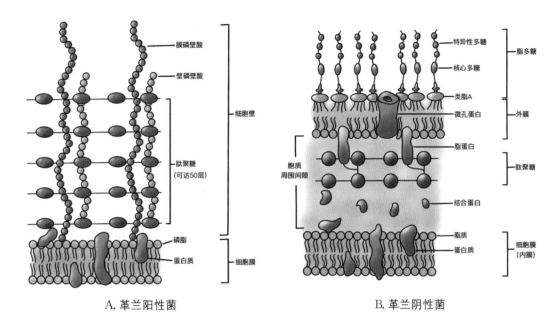

图 9-5　细菌细胞壁结构模式

B. 脂质双层。脂质双层是革兰阴性菌细胞壁的主要结构,除了转运营养物质外,还有屏障作用,能阻止多种物质透过,可抵抗许多化学药物的作用,所以革兰阴性菌对损害肽聚糖结构的化学物质如溶菌酶、青霉素等比革兰阳性菌具有更大的抵抗力。一些化学物质如乙二胺四乙酸(EDTA)与 2% 的十二烷基硫酸钠(SDS)或 45% 的酚水溶液可以将外膜除去,而留下坚韧的肽聚糖层。此外,外膜蛋白质还可作为某些噬菌体和性菌毛的受体。

C. 脂多糖(lipopolysacchride,LPS)。脂多糖由脂质双层向细胞外伸出,包括类脂A、核心多糖、特异性多糖三个组成部分,脂多糖又被称为细菌内毒素。

类脂 A 为一种糖磷脂,是由焦磷酸键连接的氨基葡萄糖聚二糖链,其上结合有各种长链脂肪酸。类脂 A 是脂多糖的毒性部分及主要成分,是革兰阴性菌重要的致病物质。各种革兰阴性菌内毒素无菌种特异性,作用机制大致相同。

核心多糖位于类脂 A 的外层,由己糖、庚糖、2-酮基-3-脱氧辛酸(KDO)、磷酸乙醇胺等组成,经 KDO 与类脂 A 共价连接。核心多糖具有属特异性,同属细菌的核心多糖抗原性相同。

特异性多糖在脂多糖的最外层,是由数个至数十个低聚糖(3～5 单糖)重复单位所构成的多糖链。革兰阴性菌的菌体抗原(O 抗原)就是特异多糖。各种不同的革兰阴性菌的特异性多糖种类及排列顺序各不相同,具有种特异性。在革兰阴性菌的细胞膜和外膜之间有一空隙,称为**周浆间隙(periplasmic space)**。周浆间隙中含有多种蛋白酶、核酸酶、糖类降解酶及毒力因子或抗性蛋白(如胶原酶、透明质酸酶和 β-内酰胺酶等),在细菌获得营养、降解有害物质毒性等方面有重要作用。

革兰阳性菌和革兰阴性菌的细胞壁结构显著不同,这使得两类细菌在染色性、抗原性、致病性、对某些药物的敏感性等方面显示出很大的差异。

④细胞壁缺陷型细菌（**L 型细菌**）：L 型细菌是指细菌细胞壁的肽聚糖在某些理化或生物因素的作用下，其结构被破坏或合成受到抑制而产生的细胞壁缺陷的变异型。因其首次在李斯特(Lister)研究所发现，故以其第一个字母"L"命名。这种细胞壁受损的细菌在一般的普通环境中不能耐受菌体内部的高渗透压而将胀裂死亡，但在高渗环境下仍可存活。革兰阳性菌形成的 L 型菌细胞壁几乎完全缺失，原生质仅被一层细胞膜包绕，称为**原生质体(protoplast)**。革兰阴性菌形成的 L 型菌虽然细胞壁缺失，但其外尚有外膜包绕，称为**原生质球(spheroplast)**。

L 型细菌的形态因缺失细胞壁而呈高度多形性，有球状、杆状和丝状，大小不一。L 型细菌大多数为革兰阴性菌。L 型细菌生长繁殖时的营养要求基本与原菌相同，但必须补充 3%～5% 的氯化钠、10%～20% 的蔗糖或 7% 的聚维酮等稳定剂，以提高培养基的渗透压，同时还需要加入人或马血清。L 型细菌生长较原菌缓慢，一般用软琼脂平板培养 2～7 天后形成中间较厚、四周较薄的荷包蛋样细小菌落。此外，L 型细菌的菌落尚有颗粒型和丝状型两种类型。在人工诱导或自然情况下，L 型细菌在体内外均能产生。某些 L 型细菌仍具有致病性，常引起慢性感染。临床遇有症状反复迁延不愈而标本常规细菌培养阴性者，应考虑 L 型细菌感染的可能性，应做 L 型细菌的专门培养。

(2)**细胞膜(cell membrane)**：细胞膜是位于细胞壁内侧，包绕在细菌胞浆外的，具有弹性的半渗透性脂质双层生物膜，主要由磷脂及蛋白质构成。细菌细胞膜与真核细胞膜不同，其不含胆固醇。细胞膜有选择性通透作用，与细胞壁共同完成菌体内外的物质交换。膜上有多种呼吸酶，参与细胞的呼吸过程；膜上还有多种合成酶，参与生物合成过程。细菌合成的一些功能蛋白(如细菌的外毒素等致病物质)可通过细胞膜上的 I ～Ⅶ型分泌系统排出菌体外。

细菌细胞膜向细胞质内陷，并折叠形成囊状物，称为中介体(mesosome)。中介体与细胞的分裂、呼吸、胞壁合成和芽胞形成有关。中介体位置常在菌体的侧面或靠近中央横隔处。横隔中介体与核质相连，当细菌分裂时横隔中介体也一分为二，各自带一套核质进入子代细胞。中介体扩大了细胞膜的表面积，相应地增加了呼吸酶的含量，可为细菌提供大量能量，有拟线粒体(chondroid)之称。中介体多见于革兰阳性菌。

Box 9-1　细菌的分泌系统

原核细胞的一项基本功能是将蛋白质从细胞质转运到细胞外周围环境中，这个过程称为蛋白质分泌。这种跨胞浆膜转运蛋白质的过程依赖由一系列转运蛋白构成的分泌通路，被称为分泌系统。细菌分泌系统介导大分子转运穿过细胞膜，不仅关乎细菌的生存，也与细菌致病性密切相关。致病菌为了在宿主体内生存、繁殖和扩散，必须分泌一些蛋白质性质的毒力因子；而一些非致病菌为了适应其生活环境，也向胞外分泌一些蛋白质以改造生存环境。

细菌的分泌系统(bacterial secretion system)是近年来微生物学与医学微生物学研究的热点之一,在细菌与周围环境的感应、相互作用以及病原菌的侵入定殖、免疫对抗或逃逸过程中,分泌系统均会发挥重要功能。

细菌分泌系统很复杂且多种多样,经过几十年来不断的研究,人们对于细菌分泌系统的结构组成和转运机制都有了很大程度的了解。目前在细菌中已发现了9种分泌系统,其中研究较多的主要有Ⅰ～Ⅶ型分泌系统,按其分泌是否利用信号肽(Sec)转位酶可分为两大类:一类是利用 Sec 转位酶和 N 末端信号序列进行蛋白转运的,包括Ⅱ型、Ⅳ型和Ⅴ型分泌系统;另一类不依赖 Sec 转位酶,包括Ⅰ型、Ⅲ型、Ⅵ型和Ⅶ型分泌系统。不同分泌系统的结构存在差异性与相似性,其分泌蛋白的致病机理同样存在异同。

研究细菌分泌及调控机制,无论是对研究微生物致病性还是对微生物进行代谢工程改造均是一个重要的环节,对疫苗生产、病原微生物防治、微生物发酵均有极其重要的意义。随着技术的发展,人们对膜蛋白结构解析能力越来越强,将会有更多的转运机制被发现并阐明其细节。

(3)**细胞质(cytoplasm)**。细胞质是无色透明胶状物,基本成分是水、蛋白质、脂质、核酸及少量无机盐。细胞质中还存在一些胞浆颗粒。

①**质粒(plasmid)**。质粒是细菌染色体外的遗传物质,为闭合环状双链 DNA,存在于细胞质中。质粒可携带某些遗传信息,控制细菌的某些特殊性状,如耐药性、细菌素及性菌毛等。质粒并非细菌的必需结构,失去质粒的细菌仍能正常存活。质粒可独立复制,随细菌分裂传给子代,还可通过接合、转导等作用传递给另一细菌。

②**核糖体(ribosome)**。电镜下可见到细胞质中有大量沉降系数为 70S 的颗粒,即核糖体,是蛋白质合成的场所,其化学组成中 70% 为 RNA,30% 为蛋白质。细胞中约 90% 的 RNA 和 40% 的蛋白质存在于核糖体中。细菌的 70S 核糖体由 50S 和 30S 亚两个亚基组成。链霉素能与细菌核糖体的 30S 亚基结合,红霉素能与 50S 亚基结合,从而干扰细菌蛋白质的合成而导致细菌死亡;真核细胞的核糖体为 80S,因此这两种抗生素对人体细胞无影响。

③**胞浆颗粒(cytoplasmic granules)**。大多数胞浆颗粒为细菌储藏的营养物质,包括糖原、淀粉等。较为常见的是储藏高能磷酸盐的**异染颗粒(metachromatic granule)**,其嗜碱性较强,用特殊染色法在光学显微镜下可以观察到。根据异染颗粒的形态及位置,可以鉴别细菌。胞浆颗粒不是细菌的固定结构,其存在与细菌的生长环境有关,当营养充足时,细菌胞浆中的胞浆颗粒较多,反之则减少甚至消失。

④**核质(nuclear material)**。核质也称**拟核(nucleoid)**,是细菌的遗传物质,决定细菌的遗传特征。细菌的核质是由单一闭合环状双股 DNA 分子反复回旋盘绕组成的

松散网状结构,多集中在菌体中部,无核膜、核仁和有丝分裂器,也无组蛋白包绕。核质具有细胞核的功能,控制细菌的各种遗传性状,亦称细菌染色体(bacterial chromosome)。经特殊染色,在光学显微镜下可以看见呈球状、棒状或哑铃状的核质。

2.特殊结构

细菌的特殊结构包括荚膜、鞭毛、菌毛和芽胞。

(1)**荚膜(capsule)**。许多细菌细胞壁外围绕着一层较厚的黏液样物质,其厚度不小于 0.2 μm,光学显微镜下可见,与四周有明显界限,称为荚膜。图 9-6 所示即为肺炎链球菌的荚膜。厚度小于等于 0.2 μm 者称为微荚膜(microcapsule),如伤寒沙门菌的 Vi 抗原及大肠埃希菌的 K 抗原等。若黏液性物质疏松地附着在菌体表面,边界不明显且易被洗脱,则称为黏液层(slime layer)。

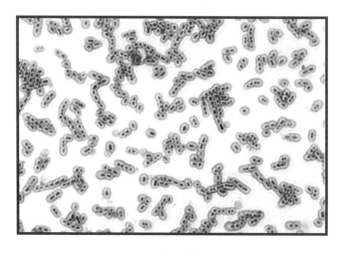

图 9-6　肺炎链球菌的荚膜

细菌荚膜的成分因菌而异。大多数细菌(如肺炎链球菌、脑膜炎球菌等)的荚膜由多糖组成;乙型溶血性链球菌的荚膜为透明质酸;少数细菌的荚膜为多肽,如炭疽杆菌的荚膜为 D-谷氨酸组成的多肽。

细菌一般在机体内和营养丰富的培养基中才能形成荚膜。有荚膜的细菌在固体培养基上形成光滑型(S 型)或黏液型(M 型)菌落,失去荚膜后菌落变为粗糙型(R 型)。荚膜并非细菌生存所必需,如荚膜丢失,细菌仍可存活。

荚膜和微荚膜具有相同的功能,包括:①具有抗吞噬作用,能够保护细菌免遭吞噬细胞的吞噬和消化作用,增加了细菌的侵袭力,是细菌的重要毒力因子。②黏附作用。荚膜多糖可使细菌彼此黏连,也可黏附于组织细胞表面或无生命物体表面,参与生物被膜的形成,是引起感染的重要因素。③对其他因子(如溶菌酶、补体、抗体、抗菌药物等)的侵害有一定抵抗力。④具有抗原性,可用于鉴定细菌,作为分型的依据。另外,荚膜尚能储留水分,使细菌能抵抗干燥。

（2）**鞭毛（flagllum）**。在某些细菌菌体上具有细长而弯曲的丝状物,称为鞭毛。鞭毛的长度常超过菌体若干倍。不同细菌鞭毛的数目、位置和排列不同,依此可将细菌分为单毛菌（monotrichate）、双毛菌（amphitrichate）、丛毛菌（lophotrichate）、周毛菌（peritrichate）（见图 9-7）。

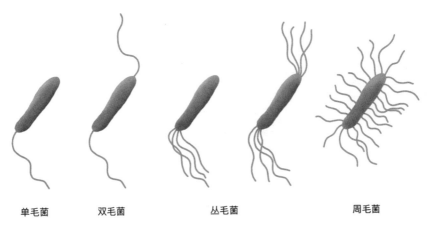

单毛菌　　双毛菌　　丛毛菌　　周毛菌

图 9-7　细菌的鞭毛(示意图)

鞭毛自细胞膜长出,游离于细胞壁外。在电子显微镜下可见鞭毛的结构由基础小体、钩状体和丝状体三个部分组成（见图 9-8）。

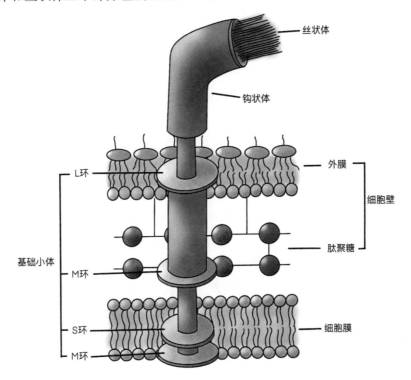

图 9-8　大肠埃希菌鞭毛根部结构模式图

鞭毛是细菌的运动器官。鞭毛蛋白是一种纤维蛋白,与鞭毛的运动性有关。鞭毛蛋白有很强的抗原性,通常称为 H 抗原,对某些细菌的鉴定、分型及分类具有重要意义。有些细菌的鞭毛与细菌的致病性有关,如霍乱弧菌可通过鞭毛的活泼运动穿过小肠黏液层,使菌体黏附于肠黏膜细胞表面增殖并产生致病物质,导致病变发生。

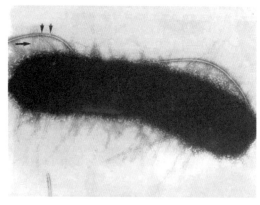

图 9-9　大肠埃希菌的菌毛(单箭头所指为普通菌毛,双箭头所指为性菌毛)

（3）**菌毛(pilus)**。在电子显微镜下,可观察到许多革兰阴性菌和少数革兰阳性菌的菌体表面有很多比鞭毛更为细、短、直、硬的丝状物,称为菌毛,也称纤毛(fimbriae),其化学组成是菌毛蛋白(pilin)。菌毛与细菌的运动无关。根据功能的不同,菌毛可分为普通菌毛(common pilus)和性菌毛(sex pilus)两种(见图 9-9)。

①**普通菌毛**:普通菌毛长 $0.3\sim1.0\ \mu m$,直径 7 nm,具有黏着细胞(红细胞、上皮细胞)和定居在各种细胞表面的能力,与某些细菌的致病性有关。无菌毛的细菌则易因黏膜细胞的纤毛运动、肠蠕动或尿液冲洗而被排除。失去菌毛,细菌的致病力亦随之减弱或丧失。

②**性菌毛**:有的细菌还有 1～4 根较长的性菌毛,比普通菌毛粗,中空呈管状。性菌毛由细菌携带的一种致育因子(fertility factor)质粒的基因编码,故又称 F 菌毛。带有性菌毛的细菌称为 F^+ 菌或雄性菌,无菌毛的细菌称为 F^- 菌或雌性菌。性菌毛能在细菌之间传递 DNA,细菌的毒性及耐药性即可通过这种方式传递,这是某些肠道杆菌容易产生耐药性的原因之一。

（4）**芽胞(spore)**:某些细菌在一定条件下,胞质脱水浓缩,在菌体内形成一个折光性很强的不易着色小体,称为**内芽胞(endospore)**,简称芽胞。芽胞一般只在动物体外才能形成,并受环境影响,当营养缺乏,特别是碳源、氮源或磷酸盐缺乏时,容易形成芽胞。芽胞并非细菌的繁殖体,而是处于代谢相对静止期的休眠体,在外界因素不利的情况下,以此维持细菌的生存。成熟的芽胞可被许多正常代谢物如丙氨酸、腺苷、葡萄糖、乳酸等激活而发芽,在合适的营养和温度条件下,芽胞的核心向外生长成繁殖体,开始发育和分裂繁殖。芽胞含水量少,蛋白质受热不易变性。芽胞具有多层厚而致密的胞膜,由内向外依次为核心、内层膜、芽胞壁、皮质、外层膜、芽胞壳和芽胞外衣(见图 9-10)。特别是芽胞壳无通透性,有保护作用,能阻止化学物品的渗入。

芽胞核心和皮质中含有大量吡啶二羧酸（dipicolinic acid，DPA），占芽胞干质量的5%～15%，是芽胞所特有的成分，在细菌繁殖体和其他生物细胞中都没有发现。DPA能以一种目前尚不明了的方式，使芽胞的酶类具有很高的稳定性。芽胞形成过程中能很快合成DPA，还能合成一些特殊的耐热性酶，增强芽胞对高温的抵抗力，获得耐热性。

芽胞的功能：①鉴定细菌。芽胞呈圆形或椭圆形，其直径及在菌体内的位置随菌种而异。例如，炭疽杆菌的芽胞为卵圆形，比菌体小，

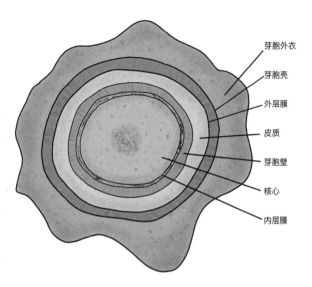

右侧标注（从上到下）：
芽胞外衣
芽胞壳
外层膜
皮质
芽胞壁
核心
内层膜

图9-10　芽胞结构模式图

位于菌体中央；破伤风梭菌的芽胞为正圆形，比菌体大，位于顶端，如鼓槌状。这种形态特点有助于细菌的鉴别（见图9-11）。②抵抗力强。芽胞对热力、干燥、辐射、化学消毒剂等理化因素均有强大的抵抗力，用一般的方法不易将其杀死。有的芽胞可耐100 ℃沸水煮沸数小时。杀灭芽胞最可靠的方法是使用高压蒸汽灭菌。当进行消毒灭菌时，往往以芽胞是否被杀死作为判断灭菌效果的指标。由于芽胞在外环境中强大的抵抗力，使之成为某些外源性感染的重要来源。常见的由能形成芽胞的细菌感染引起的严重疾病有炭疽杆菌引起的炭疽菌病，肉毒梭菌引起的肉毒毒素食物中毒，产气荚膜梭菌引起的气性坏疽，破伤风梭菌引起的破伤风。例如，破伤风梭菌的芽胞广泛存在于环境中，一旦进入适宜伤口，则迅速发芽形成繁殖体，大量繁殖，产生毒素，引起疾病。

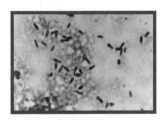
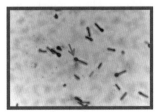
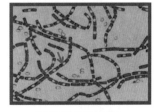

肉毒梭菌芽胞　　　　　　炭疽杆菌芽胞　　　　　破伤风梭菌芽胞

图9-11　芽胞的形态与位置

三、细菌的生理

细菌具有独立行生命活动的能力，可从外界环境中摄取营养物质，获得能量，具有代

谢旺盛、繁殖迅速的特点。细菌代谢过程中,可产生多种对人类的生活及医学有重要意义的代谢产物。

（一）细菌的营养物质

细菌从周围环境中吸收的,为代谢活动所必需的有机和无机化合物就是营养物质。各类细菌对营养物质的需求不同。细菌的营养物质包括水、碳源、氮源、无机盐和生长因子等。

1. 水

细菌湿重的 $80\%\sim90\%$ 为水。细菌代谢过程中所有的化学反应、营养的吸收和渗透、代谢产物的分泌等均需有水才能进行。

2. 碳源

各种无机或有机的含碳化合物（二氧化碳、碳酸盐、糖、脂肪等）都能被细菌吸收利用,作为合成菌体所必需的原料,同时也作为细菌代谢的主要能量来源。致病性细菌主要从糖类中获得碳,己糖是组成细菌内多糖的基本成分,戊糖参与细菌核酸的组成。

3. 氮源

从分子态氮到复杂的含氮化合物都可被不同的细菌利用,但多数病原菌是利用有机氮化物如氨基酸、蛋白胨等作为氮源。少数细菌（如固氮菌）能以空气中的游离氮或无机氮如硝酸盐、铵盐等为氮源,主要用于合成菌体细胞质及其他结构成分。

4. 无机盐

钾、钠、钙、镁、硫、磷、铁、锰、锌、钴、铜、钼等是细菌生长代谢中所需的无机盐成分。除磷、钾、钠、镁、硫、铁需要量较多外,其他只需微量。无机盐的作用为:①构成菌体成分;②调节菌体内外渗透压;③促进酶的活性或作为某些辅酶的组分;④某些元素与细菌的生长繁殖及致病作用密切相关。如白喉棒状杆菌产毒株的毒素产量明显受培养基中铁含量的影响,培养基中铁浓度降至 7 mg/L 时,可显著增加毒素的产量。

5. 生长因子

很多细菌在其生长过程中,还需一些自身不能合成的化合物,称为**生长因子(growth factor)**。生长因子必须从外界得到补充,其中包括维生素、某些氨基酸、嘌呤、嘧啶等有机化合物。

各种细菌对生长因子的要求不同,如大肠埃希菌很少需要生长因子,而有些细菌如肺炎链球菌则需要胱氨酸、谷氨酸、色氨酸、天冬酰胺、核黄素、腺嘌呤、尿嘧啶、泛酸、胆碱等多种生长因子。有些生长因子仅为少数细菌所需,如流感嗜血杆菌需 V、X 两种因子,参与细菌的呼吸作用。

（二）营养物质的吸收与运转

细菌的细胞膜具有选择性透过物质的作用,这对保证细菌有一个稳定的内环境及在生长过程中不断获得各类营养物质十分重要。水及小分子溶质可经过半透膜性质的细胞壁及细胞膜进入菌体。大分子的营养物质如蛋白质、多糖和脂质必须在细菌分泌的胞外酶作用下,分解为小分子可溶性物质后才能被细菌吸收。

营养物质进入菌体的方式有被动扩散、主动转运及基团移位。

1. 被动扩散

被动扩散(passive diffusion)又称简单扩散,是指营养物质从高浓度向低浓度一侧扩散,其驱动力是浓度梯度,不需要任何细菌组分的帮助,不需提供能量。

2. 主动转运

主动转运(active transport)又称主动吸收,其特点为:①物质可逆浓度梯度由低浓度向高浓度转运;②需要能量(可由细胞膜上的呼吸链供给)。大多数营养物质靠主动转运吸收。当环境中细菌所需营养物质的浓度仅为菌体的千分之一甚至更低时,靠主动转运的方式,细菌仍能获得营养物质。主动转运主要由菌体细胞膜内的镶嵌蛋白——透性酶完成。透性酶在胞膜内运转,与特定营养物质可逆性结合,起到膜内外物质转运载体的作用。透性酶在胞膜外与营养物质结合,在能量供给的条件下,逆浓度差将物质转运到菌体内,经变构及其他机制,使营养物质从透性酶上离解下来,释入胞质。透性酶又可转至菌体胞膜外面重复转运物质。

3. 基团移位

细菌对糖的吸收和积累需要磷酸转运系统,即转运过程中必须磷酸化,这种物质运转方式称为基团移位(group translocation)。该过程中,细胞外的糖类在细胞膜上与胞内的磷酸烯醇丙酮酸盐结合,在胞内酶的作用下被磷酸化进入胞内。经过基团移位而磷酸化的糖类不能再逸出菌体。

(三)细菌的生长繁殖

1. 细菌生长繁殖的条件

(1)充足的营养。必须有充足的营养物质,才能为细菌的新陈代谢及生长繁殖提供必需的原料和足够的能量。

(2)适宜的温度。各类细菌对温度的要求不同,可分为嗜冷菌(psychrophiles,最适生长温度为 10~20 ℃)、嗜温菌(mesophiles,最适生长温度为 20~40 ℃)和嗜热菌(thermophiles,最适生长温度为 56~60 ℃)。病原菌均为嗜温菌,最适温度为 37 ℃。

(3)合适的酸碱度。在细菌的新陈代谢过程中,酶的活性在一定的 pH 值范围内才能有效发挥。多数病原菌最适 pH 值为中性或弱碱性(pH 值 7.2~7.6)。人的血液、组织液 pH 值为 7.4,细菌极易生存。胃液偏酸,绝大多数细菌可被杀死。个别细菌在碱性条件下生长良好,如霍乱弧菌在 pH 值 8.4~9.2 时生长最好;也有的细菌最适 pH 偏酸性,如培养结核分枝杆菌时常选择 pH 值 6.5~6.8 的培养基。

(4)必要的气体环境。氧的存在与否和细菌的生长有关,有些细菌仅能在有氧的条件下生长,称为**专性需氧菌**,如结核分枝杆菌;有的细菌在氧浓度较低的条件下生长良好,如幽门螺杆菌;有的只能在无氧环境下生长,称为**专性厌氧菌**。专性厌氧菌因缺乏过氧化氢酶、过氧化物酶或氧化还原电势高的呼吸酶类,对在有氧环境中细菌代谢产生的有害物质如超氧阴离子(O^-)和过氧化氢(H_2O_2)等不能有效分解而被杀死,如破伤风梭菌;而大多数病原菌在有氧及无氧的条件下均能生存,称为**兼性厌氧菌**,如金黄色葡萄球菌等。

2.细菌生长繁殖的方式与速度

细菌的生长繁殖包括菌体各组分有规律的增长及菌体数量的增加。

(1)细菌个体的生长繁殖。细菌以简单的二分裂方式无性繁殖,其突出的特点为繁殖速度极快。细菌数量倍增所需的时间称为**代时**(generation time)。细菌的代时取决于细菌的种类,同时又受环境条件的影响。细菌代时一般为 20~30 min,个别菌生长较慢,如结核分枝杆菌的代时为 18~20 h,梅毒螺旋体的代时为 33 h。

(2)细菌群体生长繁殖规律。细菌繁殖速度很快,在细菌的繁殖过程中,营养物质逐渐被消耗,有害代谢产物不断积累,所以细菌不可能始终维持恒定的速度无限增殖。经过一段时间后,细菌活跃增殖的速度逐渐减慢,死亡细菌的数量逐渐增多,活菌数逐渐减少。

将一定数量的细菌接种于适当的培养基后,研究细菌生长过程的规律,以培养时间为横坐标,培养物中活菌数的对数为纵坐标,可得出一条生长曲线(见图 9-12)。

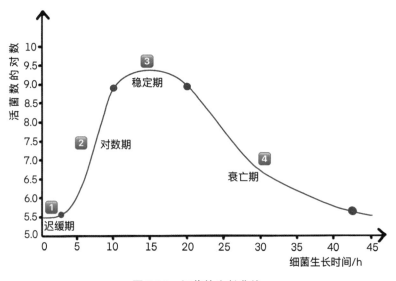

图 9-12　细菌的生长曲线

细菌群体的生长繁殖可分为以下四期:

1)**迟缓期**(lag phase)。细菌接种至培养基后,对新环境有一个短暂适应过程(不适应者可因转种而死亡),一般为 1~4 h,使酶及中间产物在菌体内积累到一定浓度,以保证细菌生长繁殖所需。此期细菌体积增大,代谢活跃,但一般不进行分裂繁殖。

2)**对数期**(logarithmic phase)。对数期又称指数期,此期生长曲线上细菌的数量以稳定的几何级数增长,可持续几小时。此期细菌形态、染色、生物学活性等都很典型,对外界环境因素的作用敏感,因此研究细菌性状以此期细菌为最好,抗生素的作用效果在此期也最佳。

3)**稳定期(stationary phase)**。稳定期的活菌总数处于相对平稳阶段,但细菌群体活力变化较大。由于培养基中营养物质消耗、毒性产物(有机酸、H_2O_2 等)积累,细菌繁殖速度渐趋下降,死亡的细菌数逐渐增加,此期细菌增殖数与死亡数渐趋平衡,细菌形态、染色、生物学活性可出现改变,并产生相应的代谢产物如外毒素、内毒素、抗生素以及芽胞等。

4)**衰亡期(decline phase)**。衰亡期活菌数明显减少,直至繁殖停止。此期细菌形态变化较大,如变长、肿胀或畸形衰变,甚至菌体自溶,难以辨认其形态。

生物体内及自然界中细菌的生长繁殖受机体免疫因素和环境因素的多方面影响,不会出现象培养基中那样典型的生长曲线。掌握细菌的生长规律,可有目的地研究、控制病原菌的生长;可人为改变培养条件,如不断地更新培养液,使细菌长时间处于生长旺盛的对数期,以获得更多对人类有益的代谢产物。

3.细菌的人工培养

多数细菌能在人工配制的培养基上生长繁殖。根据细菌的营养要求和使用目的,细菌的培养基可分为以下几类:

(1)**基础培养基(basic medium)**。基础培养基是由细菌所需要的最基本的营养物质配制而成的,常用氯化钠、蛋白胨(提供碳和氮)、牛肉浸液(提供碳源、氮源、生长因子等)、蒸馏水按一定比例配制而成,调 pH 值至 7.2~7.6,经高压灭菌后,可制成普通的液体培养基。若在其中加入 2% 的琼脂作为赋形剂,可做成固体基础培养基;若仅加入 0.3%~0.5% 的琼脂,则为半固体培养基。一般的细菌在基础培养基上生长良好。

(2)**营养培养基(nutrient medium)**。营养培养基是在基础培养基中加入葡萄糖、血液、血清和某些生长因子等特殊营养物质配制而成的,可用来培养营养要求较高的细菌,如链球菌、脑膜炎奈瑟菌等。

(3)**选择培养基(selective medium)**。选择培养基是在基础培养基中加入某些化学物质,选择性地抑制某些细菌生长,而有利于另一些细菌生长的培养基。如SS培养基含有煌绿和胆盐,可抑制革兰阳性菌和大肠埃希菌的生长,刺激沙门氏菌和志贺氏菌等肠道致病菌的生长,可用来进行肠道致病菌的分离培养。

(4)**鉴别培养基(differential medium)**。鉴别培养基是在基础培养基中加入某些作用底物和指示剂,利用细菌分解代谢产物的不同来鉴别细菌的培养基。如 EMB 培养基中的底物是乳糖,指示剂为伊红和美兰。如果乳糖被分解,伊红和美兰在酸性环境中将发生反应,该细菌生长的菌落呈现出紫黑色金属光泽,不分解乳糖的细菌的菌落则无此现象。据此可鉴定肠道的致病菌与非致病菌。

(5)**厌氧培养基(anaerobic medium)**。专性厌氧菌必须在无氧的环境中才能生长,因此需制备与氧隔绝或在细菌生长时能达到无氧环境的培养基,即厌氧培养基,如庖肉培养基。

细菌接种到液体培养基中经一定时间的培养后,可出现浑浊、沉淀或表面生长三种情况。接种到固体培养基上培养后,可出现大小、颜色及形态特征不同的菌落(colony)。菌落是由原始的一个细菌细胞繁殖生长的后代所组成的细菌集落,每一个菌落中的细菌细胞在生物学特性上是完全一致的。细菌经穿刺接种至半固体培养基内生长时,无鞭毛的细菌仅在穿刺线处生长,而有鞭毛的细菌可出现沿穿刺线向培养基内扩散生长的现象。细菌生长现象和菌落形成后的不同特征,可用以分离鉴别细菌。

(四)细菌的代谢产物

细菌分泌的胞外酶将多糖、蛋白质等大分子营养物质分解为单糖、小肽或氨基酸,然后吸收进入菌体,再经氧化或胞内酶分解形成菌体可利用的成分,此谓细菌的分解代谢。细菌将营养原料和生物氧化产生的能量合成菌体及相应的代谢产物,此谓合成代谢。

细菌在分解代谢和合成代谢中产生的多种代谢产物具有重要的生物学及医学意义。

1. 分解代谢产物的检测

细菌的分解代谢产物因各种细菌具备的酶不完全相同而有所差异。各代谢产物可通过生化试验的方法检测,这就是细菌的生化反应,通常用于鉴定细菌,例如:①测定糖代谢的糖发酵试验、VP试验、甲基红试验、枸橼酸盐利用试验等。细菌对各种糖的分解能力及代谢产物不同,可借以鉴别细菌。②测定蛋白质代谢的吲哚试验(indol test)、硫化氢试验等,根据细菌对不同氨基酸的分解能力不同,可借以鉴别细菌。③尿素分解试验等。

吲哚(I)、甲基红(M)、VP(V)、枸橼酸盐(C)利用四种试验常用于鉴定肠道杆菌,称为IMViC试验。大肠杆菌的分解代谢结果呈"＋＋－－",产气杆菌的分解代谢结果呈"－－＋＋"。

气相色谱法和液相色谱法通过对细菌分解代谢产物中挥发性或不挥发性有机酸和醇类的检测,可准确、快速地确定细菌的种类,是目前进行细菌生化鉴定的高新技术。

2. 合成代谢产物及临床意义

细菌通过新陈代谢不断合成菌体成分,如多糖、蛋白质、脂肪、核酸、细胞壁及各种辅酶等。此外,细菌还能合成很多在医学上具有重要意义的代谢产物。

(1)**热原质(pyrogen)**。热原质即菌体中的脂多糖,大多是革兰阴性菌产生的,注入人或动物体内能引起发热反应,故名热原质。热原质耐高热,高压蒸汽灭菌(121 ℃加热20 min)不能使其破坏,250 ℃高温干烤才能使热原质失去作用。蒸馏法能有效除去热原质。药液、水等被细菌污染后,即使高压灭菌或经滤过除菌仍可有热原质存在,输注机体后可引起严重发热反应。生物制品或注射液制成后除去热原质比较困难,所以在制备和使用过程中应严格遵守无菌操作,防止细菌污染。

(2)**内、外毒素与侵袭性酶**。细菌可产生内、外毒素及侵袭性酶,与细菌的致病性密切相关。内毒素(endotoxin)即革兰阴性菌细胞壁的脂多糖,其毒性成分为类脂A,在菌体死亡崩解后释放出来。外毒素(exotoxin)是由革兰阳性菌及少数革兰阴性菌在生长代谢过程中产生并分泌至菌体外的蛋白质,具有抗原性强、毒性强、作用特异性强的特点。某些细菌还可产生具有侵袭性的酶,能损伤机体组织,促进细菌的侵袭、扩散,是细菌重要的致病因素,如链球菌的透明质酸酶等。

(3)**色素(pigment)**。有些细菌能产生色素,对细菌的鉴别有一定意义。细菌色素有两类:①水溶性色素,能弥散至培养基或周围组织,如绿脓杆菌产生的色素使培养基或脓液呈绿色;②脂溶性色素,不溶于水,仅保持在菌落内使之显色而培养基颜色不变,如金黄色葡萄球菌产生的色素。

(4)**抗生素(antibiotic)**。某些微生物代谢过程中可产生一种能抑制或杀死某些其他微生物或癌细胞的物质,称为抗生素。抗生素多由放线菌和真菌产生,细菌仅产生少数几种,如多黏菌素(polymyxin)、杆菌肽(bicitracin)等。

(5)**细菌素(bactericin)**。某些细菌产生的仅作用于有近缘关系的细菌的抗菌物质,称为细菌素。细菌素为蛋白类物质,抗菌范围很窄,无治疗意义,但可用于细菌分型和流行病学调查。

(五)外界因素对细菌的影响

在自然界中,细菌不断经受周围环境中各种因素的影响。当环境适宜时,细菌能进行正常的新陈代谢而生长繁殖;若环境条件变化,可引起细菌的代谢和其他性状发生异常;若环境条件改变剧烈,可使细菌生长受到抑制或导致死亡。了解微生物对周围环境的依赖关系,一方面可创造有利条件,促进微生物的生长繁殖,如从临床标本中分离培养病原微生物,有助于传染病的诊断以及制备疫苗,来预防某些传染病;另一方面也可利用环境中对细菌的不利因素,抑制或杀灭病原微生物,以达到消毒灭菌的目的。以下术语常用来表示物理或化学方法对微生物的杀灭程度。

消毒(disinfection):杀灭病原微生物的方法,用以消毒的药物称为消毒剂(disinfectants)。一般消毒剂在常用浓度下,只对细菌繁殖体有效,对于芽胞则需要提高消毒剂的浓度和延长作用的时间。

灭菌(sterilization):杀灭物体上所有的微生物(包括病原体和非病原体的繁殖体和芽胞)的方法。因此,灭菌比消毒的要求高,经过灭菌的物品称为无菌物品。

无菌(asepsis):物体上或容器内无活菌存在的意思。无菌操作是防止微生物进入机体或其他物品的操作技术。例如,进行外科手术或微生物学实验时,需要无菌操作。

防腐(antisepsis):防止或抑制微生物生长繁殖的方法。用于防腐的化学药物称为防腐剂。许多药物在低浓度时只有抑菌作用,浓度增高或延长作用时间则有杀菌作用。

消毒与灭菌技术的选择取决于多种因素。在实际工作中,应根据消毒灭菌的对象和目的要求的不同以及条件的差异,选择合适的方法。根据原理的不同,可将灭菌法分为物理灭菌法和化学灭菌法。

1. 物理灭菌法

各种物理因素对细菌都能产生一定的杀灭作用。物理灭菌法包括热力灭菌法、辐射杀菌法、滤过除菌法、干燥和低温等。

(1)热力灭菌法。高温对细菌有明显的致死作用。热力灭菌主要是利用高温使DNA断裂、菌体蛋白变性或凝固,酶失去活性,从而致细菌死亡。此外,高温亦可导致细胞膜损伤而使小分子物质以及降解的核糖体漏出。热力灭菌时,最可靠而普遍应用的灭菌法包括湿热(moist heat)灭菌法和干热(dry heat)灭菌法。

1)湿热灭菌法:在同样的温度下,湿热的杀菌效果比干热好,其原因有:①蛋白质凝固所需的温度与其含水量有关,含水量愈大,发生凝固所需的温度愈低。湿热灭菌时,菌体蛋白质吸收水分,较同一温度的干热空气更易于凝固。②温热灭菌过程中产生的蒸气放出大量潜热,可加速提高灭菌物品表面的温度,因而达到同等灭菌效果时,湿热灭菌比干热灭菌所需的温度低、时间短。③热蒸气的穿透力比干燥的空气强,使物品的深部也能短时间内达到灭菌所需的温度,故湿热灭菌的效率比干热灭菌高。

湿热灭菌法包括:

煮沸消毒法(boiling water):煮沸至100 ℃持续5 min,能杀死细菌的繁殖体。而芽胞需经煮沸5~6 h才死亡。在水中加入2%的碳酸钠可将其沸点提高至105 ℃,既可促进芽胞的杀灭,又能防止金属器皿生锈。煮沸法可用于饮水和一般器械(刀、剪、注射器等)的消毒。

流通蒸气灭菌法(free-flowing steam):利用约100 ℃的水蒸气进行消毒,一般采用流通蒸气灭菌器,加热15~30 min,可杀死细菌繁殖体。消毒物品的包装过大或过紧将不利于蒸气穿透,影响灭菌效果。

间歇灭菌法(fractional sterilization):利用反复多次的流通蒸气,以达到灭菌的目的。使用流通蒸气灭菌器,100 ℃加热15~30 min可杀死其中的繁殖体,但芽胞尚有残存。物品取出后放37 ℃温箱过夜,使其中的芽胞发育成繁殖体,次日再蒸一次,如此连续三次以上,可将物品中的芽胞清除。本法主要用于含有不耐高温营养成分的培养基的灭菌。

巴氏消毒法(pasteurization):利用较低温度杀死液体中的病原菌或一般的杂菌,并保持液体中营养成分不被破坏的消毒方法。该种方法是由法国微生物学家巴斯德创立的,具体操作为加温至61.1~62.8 ℃持续30 min,或71.7 ℃持续15~30 s。本方法常用于牛奶和酒类等的消毒。

高压蒸气灭菌法(autoclaving sterilization):高压蒸气灭菌是在专门的压力蒸气灭菌器中进行的,是热力灭菌中使用最普遍、效果最可靠的一种方法,其优点是穿透力强,灭菌效果可靠,能杀灭所有微生物。

2)干热灭菌法:干热灭菌比湿热灭菌需要更高的温度和更长的时间。

干热灭菌法包括：

干烤(hot air sterilizer)：利用干烤箱加热至 160～180 ℃持续 2 h,可杀死一切微生物,包括细菌的芽胞。该法主要用于玻璃器皿、瓷器等的灭菌。

烧灼(incineration)和焚烧(flame)：烧灼是直接用火焰杀死微生物,适用于微生物实验室的接种针等不怕热的金属器材的灭菌。焚烧是彻底的消毒方法,但只限于处理废弃的污染物品,如无用的衣物、纸张、垃圾等。焚烧应在专用的焚烧炉内进行。

红外线(infrared)：红外线是一种波长为 0.77～1000 μm 的电磁波,有较好的热效应,尤以 1～10 μm 波长的热效应最强。红外线由红外线灯泡产生,不需要经空气传导,所以加热速度快,但热效应只能在照射物品的表面产生,因此不能使物体内外均匀加热。红外线主要用于医疗器械和食具的灭菌。

微波(microwave)：微波是一种波长为 1～1000 mm 的电磁波,频率较高,可穿透玻璃、塑料薄膜与陶瓷等物质,但不能穿透金属表面。微波能使介质内杂乱无章的极性分子(主要是水分子)在微波场的作用下,按波的频率快速运动和摩擦而产生热,介质内外的温度可随之升高。因此,微波的热效应必须在含有水分的情况下才能产生,干燥条件下即使延长消毒时间也无法达到理想的灭菌效果。消毒常用的微波频率为 2450 MHz 和 915 MHz 两种。微波照射多用于食品、检验室用品、非金属器械等物品的消毒。

(2)辐射杀菌法。

1)**日光与紫外线(ultraviolet radiation, UV)**：日光对大多数微生物均有损害作用,直射杀菌效果尤佳,其主要的作用因素为其中的紫外线。此外,热与氧气起辅助作用。但光线效应受很多因素的影响,如烟尘笼罩的空气、玻璃及有机物等都能减弱日光的杀菌效果。

紫外线是一种低能量的电磁辐射,波长范围为 200～300 nm,尤以 265～266 nm 波长的紫外线杀菌作用最强,因为这个范围的波长与 DNA 吸收光谱一致。其杀菌原理是紫外线易被核蛋白吸收,使同一条 DNA 链或另一条链上相邻的两个胸腺嘧啶形成二聚体,从而干扰细菌 DNA 的复制,导致细菌死亡或变异。由于紫外线的穿透力弱,不能通过普通玻璃、尘埃,因此只能用于物体表面的消毒及手术室、无菌操作实验室及烧伤病房等处空气的消毒,亦可用于不耐热物品的表面消毒。

2)**电离辐射(ionizing radiation)**：电离辐射包括高速电子、X 射线和 γ 射线等。电离辐射具有较高的能量与穿透力,可在常温下对不耐热的物品灭菌,故又称冷灭菌。其机理是干扰 DNA 合成,破坏细胞膜,引起酶系统紊乱及水分子经辐射后产生游离基等物质,对细胞产生毒性作用。电离辐射可用于消毒不耐热的塑料注射器和导管等,亦能用于食品消毒而不破坏其营养成分。

(3)**滤过除菌法(filtration)**：滤过除菌法是用物理阻留的方法除去液体或空气中的细菌、真菌,以达到无菌目的,但一般不能除去病毒、支原体和 L 型细菌。本方法主要用于一些不耐热的血清、毒素、抗生素、抗体、细胞培养液、空气等的除菌。实验室中使用的超净工作台、生物安全柜就是利用过滤除菌的原理去除工作台操作空间的空气中的细菌。

（4）**干燥**（drying）：多数细菌的繁殖体在干燥的空气中很快死亡，例如脑膜炎奈瑟菌、淋病奈瑟菌、霍乱弧菌、苍白密梅毒螺旋体等。有些细菌抗干燥力较强，尤其有蛋白质等物质保护时，例如溶血性链球菌能在尘埃中存活 25 日，结核分枝杆菌在干燥的痰中可数月不死。细菌芽胞抵抗力更强，例如炭疽杆菌在干燥状态下可存活 20 余年。干燥法常用于保存食物。

（5）**低温**（low temperature）：多数细菌耐低温。在低温状态下，这些细菌的代谢减慢，当温度回升到适宜范围时，细菌又能恢复正常的代谢，进行生长繁殖，故低温常用于保存菌种。

2. 化学灭菌法

化学药物能影响细菌的化学组成、物理结构和生理活动，从而发挥防腐、消毒甚至灭菌的作用。防腐剂的浓度高或作用时间长，也可达到消毒的目的。用于消毒及防腐的药剂对人体组织有害，只能外用或用于环境消毒。

（1）化学消毒剂的种类：化学消毒剂的种类很多，其杀菌作用亦不尽相同，一般可根据用途与消毒剂的特点选择使用（见表 9-1）。

表 9-1　消毒剂种类、性质与用途

类别	名称	主要性状	用法	用途
重金属盐类	红汞	抑菌力弱，无刺激性	2%的水溶液	皮肤黏膜，小创伤消毒
	硫柳汞	杀菌力弱，抑菌力强，不沉淀蛋白质	0.01%～0.1%的溶液	生物制品防腐，皮肤、手术部位消毒
	硝酸银	有腐蚀性	1%的溶液	新生儿滴眼预防淋球菌感染及尿道黏膜消毒
氧化剂	高锰酸钾	弱氧化剂，稳定；高浓度有刺激性及腐蚀性	0.1%的溶液	皮肤黏膜消毒，蔬菜、水果消毒
	过氧化氢	新生氧杀菌，不稳定，有刺激性及腐蚀性	3%的溶液	口腔黏膜、皮肤物体表面、空气消毒
	过氧乙酸	原液对皮肤、金属有强烈刺激性和腐蚀性	0.1%～0.5%的溶液	塑料、玻璃、人造纤维消毒，皮肤消毒（洗手）
卤素及其化合物	漂白粉	白色粉末，有效氯易挥发，有氯味，腐蚀金属、棉织品，刺激皮肤，易潮解	10%～20%的溶液	饮水及游泳池消毒，地面、厕所及排泄物消毒
	次氯酸钠	对金属有腐蚀性	0.01～0.1%的溶液	皮肤、物体表面、排泄物、污水消毒
	碘酒	刺激皮肤，不能与红汞同用	2.5%的碘酒（酊）	皮肤消毒

续表

类别	名称	主要性状	用法	用途
醇类	乙醇	消毒力不强,对芽胞无效	70%～75%的溶液	皮肤、医疗器械消毒
醛类	甲醛	溶液挥发慢,刺激性强,对人体有潜在毒性	10%的溶液	浸泡,物品表面消毒,室内空气熏蒸
	戊二醛	挥发慢,刺激性小,碱性溶液,有强大杀菌作用	2%的水溶液	用于不能用热力灭菌的物品的消毒(如精密仪器、内镜等)
酚类	石炭酸(来苏尔)	溶液杀菌力强,有特殊气味	3%～5%的溶液	地面、家具、器皿表面消毒,2%的溶液用于皮肤消毒
表面活性剂	苯扎溴铵(新洁尔灭)	易溶于水,刺激性小,稳定,对芽胞无效;遇肥皂或其他合成洗涤剂效果减弱	0.05%～0.1%的溶液	外科洗手及皮肤黏膜消毒,浸泡手术器械
己烷类	氯己定(洗必泰)	白色结晶,稳定。略溶于水,溶于醇。与升汞配伍禁忌	0.02%～0.05%的水溶液	皮肤、黏膜物体表面消毒
烷化剂	环氧乙烷	常温下为无色气体,沸点10.4 ℃,易燃,易蒸发,对人有毒性,可杀灭芽胞	50 mg/L 于环氧乙烷灭菌箱中	手术器械、敷料、一次性塑料制品等消毒灭菌
染料	龙胆紫	溶于酒精,有抑菌作用,对葡萄球菌作用强	2%～4%的水溶液	浅表创伤消毒
酸碱类	醋酸	有浓烈醋味	5～10 mL/m³ 加等量水蒸发	室内空气消毒

(2)化学消毒剂的作用机制:不同的化学消毒剂其作用原理也不完全相同,大致可归纳为三个方面:①改变细胞膜通透性:表面活性剂(surface-active agent)、酚类及醇类可导致细胞膜结构紊乱并干扰其正常功能,提高膜的渗透作用,使胞浆内重要代谢物质溢出胞外,影响细菌细胞的代谢,甚至引起细胞破裂。②蛋白变性或凝固:酸、碱和醇类等有机溶剂可改变蛋白构型而扰乱多肽链的折叠方式,造成蛋白变性,如乙醇、大多数重金属盐、氧化剂、醛类、染料和酸碱等。③干扰细菌的酶系统,如某些氧化剂和重金属盐类能与细菌酶蛋白上的—SH基结合,使酶蛋白失去活性,细菌代谢发生障碍,严重的可导致细菌死亡。

一种化学消毒剂对细菌的影响常以其中一方面为主,兼有其他方面的作用。

(3)影响消毒剂作用的因素。

1)消毒剂的性质、浓度与作用时间:各种消毒剂的理化性质不同,对微生物的作用程度也有差异。例如,表面活性剂对革兰阳性菌的灭菌效果比对革兰阴性菌好,龙胆紫对葡萄球菌的灭菌效果特别强。同一种消毒剂的浓度不同,其消毒效果也不一样。大多数消毒剂在高浓度时起杀菌作用,低浓度时则只有抑菌作用。在一定浓度下,消毒剂对某种细菌的作用时间越长,其杀菌效果也越强。

2)微生物的污染程度:微生物污染程度越严重,消毒就越困难,因为微生物彼此重叠,加强了机械保护作用。所以在处理污染严重的物品时,必须加大消毒剂浓度或延长消毒剂作用的时间。

3)微生物的生理状态:细菌的种类和生活状态不同,对消毒剂的抵抗力也不同,如细菌芽胞的抵抗力最强,幼龄菌比老龄菌敏感。

4)有机物:细菌和有机物特别是蛋白质混在一起时,某些消毒剂的杀菌效果可受到明显影响,因此在消毒皮肤及器械前应先清洁再消毒。

5)温度、湿度、酸碱度:消毒速度一般随温度的升高而加快,所以温度越高,消毒效果越好。若温度升高,则化学物质的活化分子增多,分子运动速度增加使化学反应加速,消毒所需要的时间可以缩短。如金黄色葡萄球菌在石炭酸溶液中被杀死的时间在 20 ℃时比在 10 ℃时大约快 5 倍。湿度对许多气体消毒剂有影响。酸碱度的变化可影响消毒剂杀灭微生物的作用,如属于季铵盐类化合物的戊二醛在碱性环境中杀灭微生物效果较好;酚类和次氯酸盐类消毒剂则在酸性条件下杀灭微生物的作用较强。

第二节　细菌的致病性

凡能引起人类疾病的细菌,统称为病原菌(pathogen)或致病菌(pathogenic bacterium)。细菌在人体内寄生、增殖并引起疾病的特性就是细菌的致病性或病原性(pathogenicity)。有些细菌在正常情况下不致病,但在宿主免疫防御能力减弱或出现菌群失调等状态下,可大量繁殖引起疾病,这类细菌称为机会致病菌(opportunistic pathogen)。

一、正常菌群与机会致病菌

(一)正常菌群

人自出生后,外界的微生物就逐渐进入人体。在正常人体皮肤及与外界相通的各种腔道(如口腔、鼻咽腔、肠道和泌尿道)的黏膜等部位,存在着对人体无害的微生物群,包括细菌、真菌、螺旋体、支原体等。在与宿主的长期进化过程中,微生物群的内部及其与宿主之间互相依存、互相制约,形成了一个能进行物质、能量及基因交流的动态平衡的生态系统,称为**正常菌群(normal flora)**。正常菌群中大部分是长期居留于人体的微生物,又称为常居菌,也有少数微生物是暂时寄居的,称为过路菌。表 9-2 列举了人体各部位常见的正常菌群。

表 9-2　人体各部位常见的正常菌群

部位	常见菌种
皮肤	表皮葡萄球菌、类白喉杆菌、绿脓杆菌、耻垢杆菌等
口腔	链球菌（甲型或乙型）、乳酸杆菌、螺旋体、梭形杆菌、白假丝酵母菌、表皮葡萄球菌、肺炎球菌、奈瑟氏球菌、类白喉杆菌等
胃	正常一般无菌
肠道	类杆菌、双歧杆菌、大肠埃希菌、厌氧性链球菌、粪链球菌、葡萄球菌、白假丝酵母菌、乳酸杆菌、变形杆菌、破伤风梭菌、产气荚膜梭菌等
鼻咽腔	甲型溶血性链球菌、奈瑟氏球菌、肺炎球菌、嗜血流感杆菌、乙型溶血性链球菌、葡萄球菌、绿脓杆菌、大肠埃希菌、变形杆菌等
眼结膜	表皮葡萄球菌、结膜干燥杆菌、类白喉杆菌等
阴道	乳酸杆菌、白假丝酵母菌、类白喉杆菌、大肠埃希菌等
尿道	表皮葡萄球菌、类白喉杆菌、耻垢杆菌等

（二）正常菌群的生理作用

1. 生物拮抗作用

正常菌群通过黏附和繁殖能形成一层自然菌膜，是一种非特异性的保护膜。正常菌群除与病原菌争夺营养物质和空间位置外，还可以通过其代谢产物（如乳酸、脂酸、细菌素、抗生素等）发挥抑制或排斥外来菌入侵和定植的作用，维持宿主微生态平衡。正常菌群是人体防止外来菌侵入的生物屏障。

2. 免疫作用

正常菌群作为抗原可促进宿主免疫器官的发育，刺激宿主免疫系统的成熟与产生免疫应答。产生的免疫物质对具有交叉抗原组分的致病菌有一定程度的抑制或杀灭作用，是固有免疫功能的一个不可缺少的组成部分。

3. 营养作用

有些微生物能合成维生素，如核黄素、生物素、叶酸、吡哆醇及维生素 K 等，参与宿主的物质代谢、营养转化和合成。此外，对于一些食物残渣，肠道中正常菌群可互相配合，降解未被人体消化的食物残渣，便于机体进一步吸收。若宿主肠道正常菌群发生严重紊乱，则可出现维生素缺乏症。

4. 其他

有研究表明，人随着年龄的增长，肠道正常菌群的构成和数量会发生变化。如儿童及青少年时期肠道中的双歧杆菌、乳酸杆菌的含量较高，老年时期则产气杆菌较多。肠道中菌群的差异可影响人体的生理代谢，与人体的发育、成熟和衰老相关。还有研究表明，正常菌群还具有抗肿瘤的作用。

（三）机会致病菌

在一定条件下，正常菌群中的细菌也能使人患病，称为**机会致病菌（opportunistic pathogen）**或**条件致病菌（conditioned pathogen）**。常见的情况有：①由于机体的免疫功能下降，如使用大剂量皮质激素、抗肿瘤药物或放射治疗等，使一些正常菌群在原居住部位能穿透黏膜等屏障，引起局部组织和全身感染，严重者可引起败血症而致宿主死亡。②由于正常菌群寄居部位的改变，细菌发生了定位转移，进入原本无菌或其他部位生长繁殖，也可引起疾病。例如大肠埃希菌在肠道中通常不致病，当在某些条件下进入腹腔或尿道，可引起腹膜炎、泌尿道感染等。③菌群失调。在正常情况下，人体和正常菌群之间以及正常菌群中各细菌之间保持着一定的生态平衡。如果生态平衡失调，机体某一部位的正常菌群中各细菌的比例关系发生数量和质量上的变化，从而导致疾病，称为**菌群失调（dysbacteriosis）**。菌群失调的常见诱因主要是长期大量使用抗生素或激素类药物，另外患有慢性消耗性疾病时肠道、呼吸道、泌尿生殖道的功能失常也是重要原因。去除诱因后一般可使菌群恢复正常，也有长期失调难于逆转的情况。严重的菌群失调可导致二重感染或重叠感染（superinfection）。

临床上常见的菌群失调症有：①耐药性葡萄球菌繁殖成优势菌而发生腹泻，偶尔发生致死性葡萄球菌脓毒血症；②变形杆菌和假单胞菌生长旺盛并侵入组织发生肾炎或膀胱炎；③白假丝酵母菌大量繁殖，引起肠道、肛门或阴道感染，也可发展成全身感染；④艰难梭菌在结肠内大量繁殖，并产生一种肠毒素及细菌毒素，导致假膜性肠炎。

二、细菌的致病性

细菌侵入机体，定植、增殖并引起疾病的性质称为致病性（pathogenicity）。具有致病作用的细菌即为致病菌或病原菌（pathogen）。病原菌的致病作用与其毒力、侵入机体的数量、侵入途径及机体的免疫状态密切相关。

（一）细菌的毒力

毒力表示细菌致病性的强弱程度。各种细菌的毒力不同，并可因宿主种类及环境条件不同而发生变化。同一种细菌也有强毒、弱毒与无毒菌株之分。细菌的毒力常用**半数致死量（median lethal dose，LD_{50}）**或**半数感染量（median infective dose，ID_{50}）**来表示，其含义是在单位时间内，通过一定途径，使一定体重的某种实验动物半数死亡或被感染所需的最少量的细菌数或细菌毒素量。构成病原菌毒力的主要因素是侵袭力和毒素。

1.侵袭力

侵袭力（invasiness）是指细菌突破机体的防御机能，在体内定居、繁殖及扩散、蔓延的能力。构成侵袭力的主要物质有细菌的表面结构、细菌产生的侵袭性的酶以及细菌形成的生物被膜。

（1）细菌的表面结构。细菌的表面结构包括与黏附和定植有关的表面结构及与抗吞噬作用有关的菌体表面结构。

①与黏附和定植有关的表面结构：细菌对宿主细胞的黏附是引起感染的重要条件之一。黏附作用具有组织特异性,这与宿主细胞表面具有的相应受体有关。与细菌黏附作用有关的成分主要有菌毛和脂磷壁酸。多种革兰阴性菌如肠产毒性大肠埃希氏菌、痢疾志贺氏菌、淋病奈瑟菌等可借助菌毛与宿主表面的相应受体结合,分别吸附定植在大肠黏膜、结肠黏膜和泌尿生殖道黏膜表面,不易被肠液或尿液洗脱,为进一步引起疾病创造了条件。革兰阳性菌如 A 族链球菌的黏附是由脂磷壁酸介导的。人类很多细胞如口腔黏膜细胞、皮肤表皮细胞、淋巴细胞、白细胞、红细胞和血小板等的细胞膜上均有脂磷壁酸受体,当细菌表面脂磷壁酸含量多时,表面黏附现象迅速发生。

②与抗吞噬作用有关的菌体表面结构：细菌通过皮肤、黏膜屏障进入机体后,即可遭到体内吞噬细胞和体液抗菌物质的"围歼"。为逃避或抗御自身被吞噬和杀伤的命运,病原菌常能够产生某些特殊成分来保护自己。例如,细菌荚膜具有抵抗吞噬细胞吞噬和体液中杀菌物质对细菌损伤的作用,故可增强细菌的致病性。如有荚膜的肺炎链球菌只需 10 个活菌就能使小鼠致死,而去除荚膜后则需 1 万个活菌才能使小鼠致死。A 族链球菌细胞壁上的 M 蛋白也是一种具有抗吞噬作用的表面成分,它可促进 H 因子与菌体表面黏附的 C3b 分子结合,进而使 C3b 灭活,从而抑制补体 C3b 介导的调理吞噬作用。葡萄球菌 A 蛋白是存在于葡萄球菌细胞壁上的一种表面蛋白,在细菌生长过程中约 1/3 释放出来以游离形式存在。葡萄球菌 A 蛋白能与 IgG Fc 段结合,因此可通过与吞噬细胞表面 IgG Fc 受体的竞争作用,阻止吞噬细胞与抗体特异性结合的细菌结合,从而对 IgG 抗体介导的调理吞噬产生抑制作用。结核分枝杆菌有毒株细胞壁上的硫酸脑苷脂是引起细胞不完全吞噬的一种重要物质,其可通过抑制吞噬细胞溶酶体与吞噬体的融合,而使结核分枝杆菌获得在胞内存活的能力。

(2)细菌的胞外酶。细菌在代谢过程中能产生对机体具有侵袭作用的酶,有利于细菌在体内扩散。如金黄色葡萄球菌产生的血浆凝固酶(coagulase)可使血浆中的纤维蛋白原变为纤维蛋白,菌体被包裹在其中,形成抗吞噬的屏障,不易被吞噬,或吞噬后不易消化;A 组链球菌产生的透明质酸酶(hyaluronidase)、链激酶和链道酶分别可溶解结缔组织中的透明质酸、溶解纤维蛋白凝块和降解脓汁中的 DNA,有利于细菌及其毒素向周围组织扩散。

(3)细菌**生物被膜(biofilm)**。细菌细胞包裹在自身产生的多聚物基质内并黏附于惰性的或者生物物体表面的结构性群落。在自然界中,绝大多数细菌并不是以浮游(planktonic) 状态生长,而是借助特定信号分子相互联络和协同作用,创造一个利于自身存生的微环境,以被膜菌的方式生存。生物被膜是细菌在表面生活时采取的一种生长方式,是细菌的一种本能,任何细菌均能形成生物被膜,但也受到生活环境中的很多因素如营养成分、温度、渗透压、pH 值、铁离子浓度及氧化还原电位等的影响。生物被膜可由纯菌种或多菌种构成,其形成过程包括黏附、增殖、成熟和释放四个阶段(见图 9-13)。

生物被膜中水分的含量可达 97%，除了水和细菌外，还含有细菌分泌的大分子多聚物、吸附的营养物质和代谢产物及细菌裂解产物等。生物被膜具有屏障作用，可阻止大多数杀菌物质和免疫细胞穿透生物被膜的基质层而作用于被膜内的细菌，且被膜内的细菌容易发生耐药基因转移，大大提升耐药水平，由此得以躲避抗菌药物、消毒剂的杀灭作用和宿主免疫防御系统的清除。

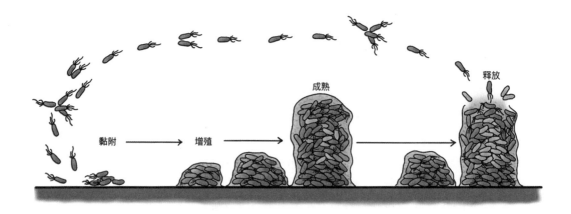

图 9-13　生物被膜形成过程

　　细菌生物被膜生长缓慢，感染一段时间后才出现明显的症状。尽管其中的细菌抗原可刺激机体产生相应的抗体，但是抗体并不能有效地发挥抑制或杀灭生物被膜中细菌的作用，还有可能因形成免疫复合物而诱发超敏反应，损伤临近的组织。宿主的防御系统很难直接清除生物被膜中的细菌。抗生素可清除浮游状的细菌，但对生物被膜中的细菌作用弱，所以此类细菌引起的感染用抗生素治疗后，有症状反复的特征。

　　2.毒素

　　细菌毒素(toxin)按其来源、性质和作用的不同，可分为外毒素和内毒素两大类。

　　(1)**外毒素(exotoxin)**。外毒素是细菌合成并释放(分泌)到环境中的毒性蛋白，其主要特性有：①产生外毒素的细菌主要是某些革兰阳性菌，也有少数是革兰阴性菌。②外毒素的化学本质是蛋白质，由 A 和 B 两个亚单位构成，A 亚单位是外毒素的活性部分，B 亚单位能与宿主靶细胞表面的特异性受体结合，介导 A 亚单位进入靶细胞，发挥毒性作用。③外毒素具有较强的抗原性，可刺激机体产生抗体，称为**抗毒素**。在甲醛的作用下，外毒素可以失去毒性成为**类毒素(toxoid)**，但仍保持抗原性，类毒素可刺激机体产生具有中和外毒素作用的抗毒素。④绝大多数外毒素不耐热。如白喉外毒素在 58～60 ℃ 的温度下仅能维持 1～2 h，破伤风外毒素在 60 ℃ 的温度下维持 20 min 即可被破坏。⑤外毒素毒性强，小剂量即能使易感机体致死。如纯化的肉毒毒素毒性极强，1 mg 即可杀死 2 亿只小鼠，对人的致死量为 1～2 μg，是目前已知的化学毒和生物毒中毒性最强的。⑥对组织器官有高度选择性。外毒素具有嗜组织性，可选择性地作用于某些组织和器官，引起各自的特殊病变和临床症状。根据外毒素对宿主细胞的亲和性和作用方式的不同,可分为细胞毒素、神经毒素和肠毒素三种。如破伤风梭菌、肉毒梭菌产生的外毒素属于神经毒素,虽然两者对神经系统都有作用,但作用部位不同,表现的临床症状亦不相同。肉毒梭菌产生的肉毒毒素能阻断胆碱能运动神经释放乙酰胆碱,麻痹运动神经末梢,出现眼及咽肌等的麻痹。破伤风梭菌产生的痉挛毒素则是阻断抑制性神经递质甘氨酸的释放,使得身体各部位的屈肌和伸肌及呼吸肌的神经元同时兴奋,导致全身肌肉强烈收缩,痉挛强直,出现破伤风特有的苦笑面容和角弓反张等临床症状。白喉外毒素属于细胞毒素,其作用是通过抑制蛋白质合成引起心肌炎、肾上腺出血及外周神经麻痹等。霍乱弧菌产生的霍乱肠毒素可激活肠黏膜细胞上的腺苷酸环化酶,使细胞内 cAMP 浓度升高,从而导致水分和电解质大量流失,引起严重腹泻和呕吐,重者可发生代谢性酸中毒,甚至休克死亡。

(2)**内毒素(endotoxin)**。内毒素是革兰阴性菌细胞壁中的脂多糖成分,细菌在生活状态时不释放,只有当菌体自溶或用人工方法使细菌裂解后才释放出来。大多数革兰阴性菌都有内毒素,如沙门氏菌、志贺氏菌、大肠埃希菌、奈瑟菌等。内毒素的主要特性有:①各种细菌内毒素的成分基本相同,主要成分为脂多糖,由类脂 A、核心多糖和菌体特异性多糖(O 特异性多糖)三部分组成,类脂 A 是内毒素的主要毒性成分。②对理化因素稳定。内毒素耐热,加热 160 ℃,经 2~4 h 或用强碱、强酸或强氧化剂煮沸 30 min 才能灭活。③内毒素抗原性较弱,不能用甲醛脱毒制成类毒素。④对组织细胞的选择性不强,引起的病理变化及临床症状基本相同,主要包括发热反应、白细胞反应、内毒素血症和内毒素休克及弥散性血管内凝血(disseminatedintravascular coagulation,DIC)等。

外毒素与内毒素的主要区别如表 9-3 所示。

表 9-3 外毒素与内毒素的主要区别

区别要点	外毒素	内毒素
存在部位	由活的细菌释放至细菌体外	为细菌细胞壁结构成分,菌体崩解后释出
细菌种类	革兰阳性菌多见	革兰阴性菌多见
化学组成	蛋白质(分子量 27000~900000)	磷脂-多糖-蛋白质复合物(毒性主要成分为类脂 A)
稳定性	不稳定,60 ℃以上能被迅速破坏	耐热,160 ℃下可耐受数小时
毒性作用	强,微量对实验动物有致死作用(以微克计)。各种外毒素对细胞有选择性,有胞毒性、神经毒性、肠毒性等,引起特殊病变	稍弱,对实验动物致死作用的量比外毒素高。各种细菌内毒素的毒性作用大致相同。引起发热、粒细胞减少血症、内毒素性休克及弥散性血管内凝血等
抗原性	强,可刺激机体产生高效价的抗毒素。经甲醛处理,可脱毒成为类毒素,可用于人工自动免疫	刺激机体对多糖产生抗体,中和作用弱。甲醛处理不形成类毒素

(二)细菌侵入的数量和适当的侵入部位

病原微生物引起感染,除必须具有毒力外,还必须有足够的数量和适当的侵入部位。

有些病原菌毒力极强,极少量的侵入即可引起机体发病,如鼠疫耶尔森氏菌,有数个细菌侵入就可发生感染。而对大多数病原菌而言,需要一定的数量才能引起感染,少量侵入易被机体防御系统清除掉。

病原菌的侵入部位也与感染发生有密切关系,多数病原菌只有经过特定的门户侵入,并在特定部位定居繁殖,才能造成感染。如痢疾志贺氏菌必须经口侵入,定居于结肠内,才能引起疾病;而破伤风梭菌只有经伤口侵入,厌氧条件下在局部组织生长繁殖,产生外毒素,才能引发疾病,若随食物吃下则不易引起感染。病原菌的这种特性是在与机体免疫系统相互作用、长期进化过程中相互适应的结果。

(三)感染的发生、发展和结局

病原菌在一定条件下侵入机体,与机体相互作用,并产生病理生理效应的过程称为感染(infection)或传染。传染过程的发展与结局取决于病原菌的毒力、数量、机体的免疫状态以及环境因素的影响等。

1.感染的来源

(1)**外源性感染(exogenous infection)**。外源性感染是指由来自宿主体外的病原菌所引起的感染,传染源主要包括患者、恢复期患者、健康带菌者,以及病畜、带菌动物、媒介昆虫等。

(2)**内源性感染(endogenous infection)**。有少数细菌在正常情况下寄生于人体内,不引起疾病。当机体免疫力降低时或由于外界因素的影响,如长期大量使用抗生素引起体内正常菌群失调时,由此而造成的感染称为内源性感染。

2.感染的类型

(1)**隐性感染(inapparent infection)**。当机体有较强的免疫力,或入侵的病原菌数量不多、毒力较弱时,细菌感染后对人体损害较轻,不出现明显的临床症状,称为隐性感染。通过隐性感染,机体可获得特异性免疫力,在防止同种病原菌感染上有重要意义。

(2)**显性感染(apparent infection)**。当机体免疫力较弱或入侵的病原菌毒力较强、数量较多时,则病原微生物可在机体内生长繁殖,产生毒性物质,经过一定时间相互作用(潜伏期)后,机体组织细胞会受到一定程度的损害,表现出明显的临床症状,称为显性感染。显性感染的过程可分为潜伏期、发病期及恢复期。这是机体与病原菌之间力量对比的变化所造成的,也反映了感染与免疫的发生与发展。

显性感染临床上按病情缓急分为急性感染和慢性感染;按感染的部位分为:①**局部感染(local infection)**:局部感染是指病原菌侵入机体后,在一定部位定居下来生长繁殖,产生毒性产物,不断侵害机体的感染过程。这是由于机体免疫系统发挥作用,将入侵的病原菌限制于局部,阻止了它们的蔓延扩散,如化脓性球菌引起的疖痈等。②**全身感染(systemic infection)**:机体与病原菌相互作用中,由于机体的免疫功能薄弱,不能将病原菌限于局部,以致病原菌及其产生的毒素向周围扩散,经淋巴系统或直接侵入血流,引起全身感染。

在全身感染过程中可能出现下列情况:

①**菌血症(bacteremia)**:病原菌自局部病灶不断地侵入血流中,但由于受到体内细胞

免疫和体液免疫的作用,病原菌不能在血流中大量生长繁殖,如伤寒早期的菌血症、布氏杆菌菌血症。

②**毒血症(toxemia)**:病原菌在局部生长繁殖过程中,细菌不侵入血流,但其产生的毒素进入血流,引起独特的中毒症状,如白喉、破伤风等。根据毒素的特性,又分为外毒素血症和内毒素血症。

③**败血症(septicemia)**:在机体防御功能减弱的情况下,病原菌不断侵入血流,并在血流中大量繁殖,释放毒素,造成机体严重损害,引起全身中毒症状,如不规则高热,有时有皮肤、黏膜出血点,肝、脾肿大等。

④**脓毒血症(pyosepticemia)**:化脓性细菌引起败血症时,由于细菌随血流扩散,在全身多个器官(如肝、肺、肾等)引起多发性化脓病灶,如金黄色葡萄球菌严重感染时引起的脓毒血症。

(3)带菌状态。在隐性感染或显性感染痊愈后,病菌在体内继续存在,并不断排出体外,形成带菌状态。处于带菌状态的人称**带菌者(carrier)**。带菌者的体内带有病原体,并可不断排出病原体,但本人无临床症状,不易引起人们的注意,常成为传染病流行的重要传染源。痢疾、伤寒恢复期的带菌者比较常见。因此,及时查出带菌者,有效地加以隔离治疗,在防止传染病的流行上是重要的手段之一。

第三节 金黄色葡萄球菌感染与免疫

球菌(coccus)是细菌中的一大类,种类繁多。对人类有致病性的称为**病原性球菌(pathogenic coccus)**,因常引起化脓性感染,又称为**化脓性球菌(pyogenic coccus)**。在医学上有重要意义的球菌菌属包括葡萄球菌属、链球菌属、肠球菌属和奈瑟菌属,其中前三个属于革兰阳性菌,最后一个是革兰阴性菌。

葡萄球菌属(*Staphylococcus*)至少有 45 个种,多数为非致病菌,少数可导致疾病。临床上最常见的 3 个种是金黄色葡萄球菌(*Staphylococcus aureus*)、表皮葡萄球菌(*Staphylococcus epidermidis*)和腐生葡萄球菌(*Staphylococcus saprophyticus*)。金黄色葡萄球菌与其他两种葡萄球菌的区别主要在于凝固酶的产生与否。金黄色葡萄球菌凝固酶阳性,而表皮葡萄球菌和腐生葡萄球菌凝固酶阴性,通常被称为凝固酶阴性葡萄球菌(coagulase-negative staphylococci,CoNS)。在这 3 种葡萄球菌中,金黄色葡萄球菌最常见,是人类主要的病原体,几乎每个人一生中都会有某种类型的金黄色葡萄球菌感染,严重程度可从食物中毒或轻微的皮肤和软组织感染到危及生命的全身感染。CoNS通常是人体的正常菌群,在某些条件下会导致疾病。表皮葡萄球菌引起的感染通常与植入的人工装置有关,如人工瓣膜、关节假体等,常见于年幼、年老或免疫缺陷患者。腐生葡萄球菌主要见于年轻女性生殖道黏膜,是年轻女性尿路感染一个相对常见的病因。

一、生物学性状

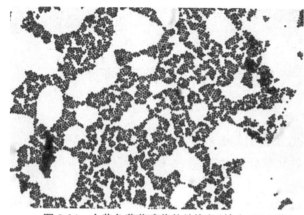

图 9-14　金黄色葡萄球菌革兰染色(放大 1000 倍)

（一）形态与染色

典型的金黄色葡萄球菌呈球形,直径约 1 μm,葡萄串状不规则排列,革兰染色阳性(见图 9-14)。金黄色葡萄球菌无鞭毛,无芽胞,在体内可形成荚膜。

（二）培养特性

金黄色葡萄球菌对营养要求不高,在有氧或兼性厌氧条件下,在普通培养基中生长良好。生长温度为 18～40 ℃,最适生长温度 37 ℃。

在固体培养基培养 18～24 h 后形成圆形、突起、表面光滑、边缘整齐、不透明的菌落。葡萄球菌属的不同菌种可产生金黄色、柠檬色或白色等脂溶性色素并使菌落着色。金黄色葡萄球菌菌落通常呈金黄色,在血琼脂平板上生长后,菌落周围形成一个完全透明的溶血环(β 溶血)。

（三）生化反应

葡萄球菌触酶(过氧化氢酶)阳性,可与链球菌相区分,因为链球菌均不产生过氧化氢酶。触酶可将过氧化氢转化为水和氧气,是一种重要的毒力因子,因为产过氧化氢酶的细菌可以在中性粒细胞内抵抗过氧化氢的氧化杀伤作用。此外,多数葡萄球菌菌株能分解葡萄糖、麦芽糖和蔗糖,产酸不产气。

（四）抗原

金黄色葡萄球菌含有多种抗原结构,其化学组成为蛋白质、多糖等。

1. 葡萄球菌 A 蛋白

葡萄球菌 A 蛋白(staphylococcal protein A,SPA)是大多数金黄色葡萄球菌细胞壁的主要蛋白,是细菌的表面抗原。SPA 有一独特性质,即可与人 IgG 分子的 Fc 段非特异性结合,由此导致两种不同的后果:一方面,SPA 与吞噬细胞争夺抗体 Fc 段,阻止中性粒细胞的调理吞噬作用,因此在体内,SPA 具有抗吞噬作用,是金黄色葡萄球菌的重要毒力因子;另一方面,结合 SPA 后的 IgG 分子的 Fab 段仍能与抗原特异性结合,因此在体外,根据此原理建立了**协同凝集试验(coagglutination assay)**,即携带结合了 IgG 分子的 SPA 的金黄色葡萄球菌菌株直接与特定的细菌抗原形成共凝集物,现已广泛用于快速检测多种可溶性细菌抗原。

2. 荚膜多糖

人体内的金黄色葡萄球菌大多数表面存在荚膜多糖抗原,其有利于细菌黏附到组织或人工合成材料表面(如人工关节、导管、人工瓣膜等)。

（五）抵抗力

金黄色葡萄球菌对某些理化因素有较强的抗性。它相对耐干燥、耐热和耐盐。例如，其在干燥的脓汁或痰液中可存活 2～3 个月；加热至 60 ℃持续 1 h，或加热至 80 ℃持续 30 min 才能将其杀灭；在含 100～150 g/L 氯化钠的培养基中仍能繁殖。此外，金黄色葡萄球菌对多种抗菌药物的耐药性已成为严重威胁人类健康的问题。

二、致病性

葡萄球菌属中，金黄色葡萄球菌的毒力最强，通过在机体内的黏附、定植、增殖、扩散以及产生侵袭性酶类和外毒素导致宿主患病。金黄色葡萄球菌的致病性包含两部分内容，一部分是致病物质及其致病机制，另一部分是所致疾病及其临床表现。

（一）致病物质及致病机制

金黄色葡萄球菌的致病主要包括侵袭力和毒素。侵袭力是指病原体在体内黏附、定植、增殖和扩散的能力，与细菌的表面结构和侵袭性酶类密切相关。此外，金黄色葡萄球菌是革兰阳性菌，可产生多种具有不同致病机制的外毒素。

1. 表面结构

作为毒力因子的细菌表面结构主要包括葡萄球菌 A 蛋白、荚膜、磷壁酸、肽聚糖等，主要起黏附、定植和抗吞噬作用。例如，葡萄球菌 A 蛋白和多糖荚膜可抑制中性粒细胞的吞噬作用；磷壁酸介导金黄色葡萄球菌黏附于黏膜细胞。除此之外，表面结构还具有其他致病机制。例如，脂磷壁酸可诱导巨噬细胞产生 IL-1 和 TNF 等细胞因子，与脓毒性休克的发生有关；肽聚糖具有内毒素样活性。

2. 侵袭性酶类

金黄色葡萄球菌产生多种侵袭性酶，包括凝固酶、耐热核酸酶、葡萄球菌激酶、金属蛋白酶、透明质酸酶和脂酶等，这些酶有助于细菌存活并在组织表面扩散。

凝固酶（coagulase） 通过将可溶性纤维蛋白原转化为不溶性纤维蛋白，使加有抗凝剂的血浆凝固。金黄色葡萄球菌凝固酶有两种：一种分泌至菌体外，称为**游离凝固酶（free coagulase）**；另一种存在于菌体细胞壁上，称为**结合凝固酶（bound coagulase）**或**凝聚因子（clumping factor）**。凝固酶通过凝固血浆以及在金黄色葡萄球菌表面沉积纤维蛋白，能隔离感染部位，一方面抑制吞噬细胞对细菌的吞噬及胞内杀灭作用，同时保护菌体免受血清中杀菌物质的破坏作用；另一方面感染易于局限化和形成血栓，在一定程度上，金黄色葡萄球菌不易扩散导致全身感染。因此，凝固酶是金黄色葡萄球菌的重要毒力因子，与金黄色葡萄球菌的致病性和临床表现密切相关，同时也是金黄色葡萄球菌最重要的鉴别指标。

3. 毒素

金黄色葡萄球菌分泌多种外毒素，包括葡萄球菌溶素、杀白细胞素、肠毒素、表皮剥脱毒素和毒性休克综合征毒素-1 等。

（1）**葡萄球菌溶素（staphylolysin）**。葡萄球菌溶素又称溶血素（hemolysin）。金黄色葡萄球菌具有多种溶血素（α、β、γ、δ），其中溶血素 α 最为重要。葡萄球菌溶素是一种细胞毒性物质，能破坏多种真核细胞（包括红细胞、白细胞、角质细胞等）的细胞膜。细胞膜受损会导致重要分子从胞内释放，最终导致坏死、严重炎症和溶血。

（2）**杀白细胞素（leukocidin）**。杀白细胞素是一种细胞毒素，通过破坏细胞膜杀死细胞，特别是白细胞，包括中性粒细胞、巨噬细胞和单核细胞。杀白细胞素聚集在细胞膜上形成一个小孔，细胞内容物通过这个孔泄露，最终导致细胞溶解。

葡萄球菌溶素和杀白细胞素是金黄色葡萄球菌的重要毒力因子，在金黄色葡萄球菌引起的严重皮肤和软组织感染中发挥重要作用。

（3）**肠毒素（enterotoxin）**。金黄色葡萄球菌污染牛奶、肉类等食物后，可产生大量肠毒素。金黄色葡萄球菌肠毒素虽然是蛋白质，但是具有很强的热稳定性，因此简单的烹饪通常不能将其灭活。同时，它可以抵抗胃酸以及胃肠中蛋白酶的水解作用。肠毒素可引起食物中毒，其特征是剧烈的呕吐和水样腹泻。

葡萄球菌肠毒素属于超抗原（superantigen），不经过 APC 的处理就能活化 T 细胞释放大量的 IL-1 和 IL-2。肠毒素的催吐作用可能是毒素或淋巴细胞释放的细胞因子作用于肠道神经系统，然后刺激中枢神经系统的呕吐中枢导致呕吐。

（4）**表皮剥脱毒素（exfoliatin）**。表皮剥脱毒素又称表皮溶解毒素（epidermolytic toxin），是丝氨酸蛋白酶，能裂解皮肤表层的桥粒跨膜糖蛋白，导致表皮从颗粒细胞层脱离，从而引起广泛的皮肤脱皮。表皮剥脱毒素通常在新生儿、幼儿中引起烫伤样皮肤综合征，又称剥脱性皮炎。

（5）**毒性休克综合征毒素-1（toxic shock syndrome toxin-1，TSST-1）**。毒性休克综合征毒素-1 通常由阴道、鼻腔或其他局部感染部位中的金黄色葡萄球菌产生。毒素进入血液，引起毒血症，患者血培养通常为阴性。TSST-1 引起的毒性休克综合征可发生在填塞鼻腔阻止鼻出血的患者、经期使用卫生棉条的妇女以及伤口感染的个体中。TSST-1 是典型的超抗原，未经 APC 加工处理，直接与 T 细胞受体的 Vβ 区和 MHC Ⅱ 类分子结合，通过激活 T 细胞释放大量的 IL-1、IL-2 和 TNF 等细胞因子引起毒性休克综合征，表现为发热、脱皮皮疹、休克和多系统受累。

（二）所致疾病及临床表现

金黄色葡萄球菌通常引起两种类型的疾病，即化脓性感染和毒素性疾病。

1. 化脓性感染

金黄色葡萄球菌是一种化脓性球菌，在感染部位引起炎症反应，导致脓肿形成。感染的病理特征是大量中性粒细胞浸润、脓液积聚和组织破坏。葡萄球菌脓肿常发生在皮肤和软组织，引起局部感染，主要归因于凝固酶的产生。凝固酶使病变周围的纤维蛋白凝固，形成局限性化脓灶，可阻止病原菌扩散。若因外力挤压等原因破坏病灶或使机体免疫力下降，金黄色葡萄球菌侵入血液，可引起几乎任何器官的转移性感染，甚至死亡。死亡原因可能是严重的全身炎症反应和多器官功能障碍，或重要组织被破坏，如主动脉瓣破裂。

（1）皮肤和软组织化脓性感染。导致金黄色葡萄球菌皮肤感染的常见因素包括慢性皮肤病、皮肤损伤以及不良个人卫生习惯等。局部皮肤和软组织感染主要包括毛囊炎、疖、痈、甲沟炎、脓疱病、蜂窝织炎等,其特点是产生黄色浓稠的脓汁。毛囊炎是一种涉及毛囊的浅表性皮肤感染,金黄色葡萄球菌是毛囊炎最常见的病因。疖子是一种更广泛、有疼痛感的浅表皮肤病变,通常发生在毛囊、皮脂腺或汗腺。这种感染一般是良性的,无须手术或抗菌治疗。多发性疖子形成痈,痈多见于颈部、背部,但也可累及其他部位皮肤。痈是由多个疖子合并并延伸到深层皮下组织的深部感染,有较多脓栓和血性分泌物排出,伴有组织坏死和溃疡形成。因此,痈是严重的皮肤病变,痛感更强,可能导致败血症。

(2)各种器官的化脓性感染。金黄色葡萄球菌可以从任何一个病灶,通过血液或淋巴液扩散到身体的其他部位。因此,脓肿可以发生在任何器官。例如,金黄色葡萄球菌可引起化脓性的肺炎、脑膜炎、心内膜炎或骨髓炎等,通常被称为转移性脓肿,因为它们是细菌从最初的感染部位(通常是皮肤)扩散开来引起的。此外,器官感染也可因伤口感染了金黄色葡萄球菌而直接引起,如开放性骨折后的骨髓炎和颅骨骨折后的脑膜炎。

(3)全身感染。金黄色葡萄球菌从化脓灶侵入血流可引起败血症,导致全身炎症反应和多器官功能障碍。就全身感染而言,败血症、脓毒血症可源于任何局部病变,尤其是伤口感染。金黄色葡萄球菌是败血症最常见的病因之一。

2.毒素性疾病

金黄色葡萄球菌可通过产生外毒素来致病,而无明显的侵袭性感染。临床上三种重要的毒素性疾病是食物中毒、烫伤样皮肤综合征和毒性休克综合征,分别由肠毒素、表皮剥脱毒素和毒性休克综合征毒素-1介导。

(1)食物中毒。食物中毒始于金黄色葡萄球菌污染了食物,然后合成的肠毒素被分泌到食物中。因为葡萄球菌肠毒素具有高度的热稳定性,当加热食物时,细菌被杀死,而肠毒素不会被破坏,仍具有活性。因此,食物中毒可仅由摄入的肠毒素引起。因为葡萄球菌食物中毒是由肠毒素引起的,故发病迅速。该病的特点是潜伏期短(1~6 h),强烈恶心,急性呕吐、腹泻,并迅速恢复。在葡萄球菌食物中毒中,呕吐症状通常比腹泻更为突出,而且不伴有发热。

(2)**烫伤样皮肤综合征(staphylococcal scalded skin syndrome, SSSS)**。烫伤样皮肤综合征的严重程度可从局部水疱到大面积皮肤剥落。该病特征是发热,弥漫性红斑,出现大而薄并充满液体的大疱,轻触水疱可破裂,浆液性液体渗出,电解质失衡,最后大面积皮肤脱落。渗出液中通常检测不到金黄色葡萄球菌。这种疾病最常见于新生儿和5岁以下的儿童。面部、腋窝和腹股沟往往首先出现症状,但红疹、水疱以及随后的脱皮会扩散到身体的各个部位。这种综合征偶尔会发生在成年人身上,尤其是免疫功能低下的人身上。

(3)**毒性休克综合征(toxic shock syndrome, TSS)**。毒性休克综合征的特征是高热、喉咙痛、肌肉痛、腹痛、呕吐、腹泻、低血压、精神错乱,以及弥漫性、晒伤样皮疹并继而发生脱皮。在48 h内可能会发展为严重休克,并伴有肾和肝损伤。这些症状反映了疾病的多系统性,包括肝脏、肾脏、胃肠道、中枢神经系统、肌肉或血液损伤。在使用高吸水性卫生棉条的年轻女性中,毒性休克综合征通常在月经开始后的5天内发生,但在葡萄球菌伤口感染的儿童和男性中也会发生毒性休克综合征。

三、免疫应答与逃逸

(一)免疫应答

中性粒细胞占血液中白细胞总数的 50% ～70%，是保护宿主免受急性细菌感染的最重要的吞噬细胞。中性粒细胞介导的吞噬杀菌作用是机体对抗金黄色葡萄球菌感染的关键防御机制。T 细胞介导的免疫应答在抑制金黄色葡萄球菌感染中也发挥作用。在 HIV 感染者中，金黄色葡萄球菌的感染率不断上升。在不同的 T 细胞亚群中，产生 IL-17 的 T 细胞似乎是最重要的保护机体避免金黄色葡萄球菌感染的细胞。比如，产生 IL-17 的表皮 γδT 细胞在防止金黄色葡萄球菌皮肤感染中起着关键的作用。此外，Th17/IL-17 缺陷的患者更容易感染金黄色葡萄球菌。IL-17 的保护作用可能与其参与中性粒细胞向病原体感染部位的募集以及细菌清除有关。

下面重点阐述中性粒细胞的杀菌作用，一般分为四个过程：趋化、识别、吞噬和杀灭（见图 9-15）。

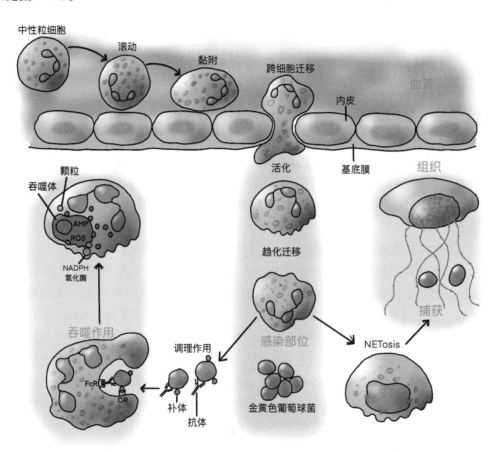

图 9-15　中性粒细胞吞噬并杀灭金黄色葡萄球菌的过程

1. 趋化

针对金黄色葡萄球菌感染的最初的宿主反应是中性粒细胞的招募。一旦细菌成功侵入组织,中性粒细胞就会离开血流从血管中渗出,被趋化因子定向吸引到感染部位。这一过程包括多个步骤:中性粒细胞在内皮细胞上减速,黏附,跨细胞迁移,定向聚集到感染部位。其中,前三步统称为外渗(extravasation)。

为了到达细菌侵入的位点,循环的吞噬细胞首先会在感染部位附近的血管中放慢速度。活化的内皮细胞表达 P-选择素和 E-选择素,它们与中性粒细胞表面的 P-选择素糖蛋白配体-1(P-selectin glycoprotein ligand-1,PSGL-1)可逆地相互作用。吞噬细胞和内皮细胞之间这种松散的黏附接触使吞噬细胞沿着血管壁缓慢滚动。然后是中性粒细胞停止滚动并牢固地黏附到内皮细胞上。牢固的附着力取决于中性粒细胞表面的 β_2 整合素与内皮细胞的 ICAM-1 之间高亲和力的相互作用。最后,两种细胞上的受体和配体之间复杂的相互作用导致中性粒细胞通过内皮连接点进行跨细胞迁移,从血管进入组织。

穿过内皮屏障后,在组织中,中性粒细胞通过感受趋化因子浓度梯度被引导到感染部位。趋化因子种类很多,包括活化的巨噬细胞和内皮细胞等释放的细胞因子、补体活化产物及细菌成分或代谢产物等。

细菌的代谢产物之一甲酰化肽(N-formyl-methionyl-leucyl-phenylalanine,fMLP)是经典的趋化因子,作用于中性粒细胞的甲酰蛋白受体 1(formyl protein receptor 1,FPR1)和甲酰蛋白受体 2(FPR2),可诱导并增强中性粒细胞趋化、吞噬和氧化爆发。此外,葡萄球菌产生的酚溶性调控蛋白(phenol-soluble modulin,PSM)不仅能通过 FPR2 吸引和激活白细胞,还能溶解中性粒细胞。

2. 识别

中性粒细胞被大量的趋化因子引导到感染部位后,通过 Toll 样受体或 GPCR 等模式识别受体识别葡萄球菌。TLR1、TLR2、TLR6 与葡萄球菌二酰基化的脂蛋白相互作用。与配体结合后,Toll 样受体形成同源(TLR2)或异源二聚体(TLR1/2、TLR2/6),引发 MyD88 向细胞内 TIR 结构域募集,继而通过 NF-κB 启动信号转导,激发炎性因子表达。脂蛋白二酰基化修饰有缺陷的葡萄球菌,在体内无法活化 TLR2,导致炎症反应降低。

3. 吞噬

中性粒细胞表面有 IgG 抗体的 Fc 受体(FcγR)和补体受体(CR1、CR3),借助于抗体和补体的调理作用,其对目标微生物的吞噬和杀伤效力明显增强。被调理素(即抗体和补体因子)包被的金黄色葡萄球菌与中性粒细胞表面的特定受体结合后,细胞膜内陷形成包含病原菌的胞内吞噬体。

4.杀灭

中性粒细胞内的抗菌化合物大多储存在一些颗粒中，比如嗜天青颗粒。在吞噬体形成之后，中性粒细胞颗粒与吞噬体融合，将抗菌肽（antimicrobial peptide，AMP）、溶菌酶、髓过氧化物酶（myeloperoxidase，MPO）等释放到含有金黄色葡萄球菌的吞噬体中，导致细菌死亡。中性粒细胞具有氧化和非氧化两种胞内杀菌机制，这些机制在生理条件下发挥协同抗菌作用。此外，中性粒细胞还进化出了胞外杀菌机制。

（1）氧化杀菌机制。中性粒细胞活化导致膜和胞质 NADPH 氧化酶组装并激活，产生活性氧并释放到吞噬体中。活性氧能给微生物造成严重伤害，中性粒细胞活性氧的产生对清除金黄色葡萄球菌至关重要。

（2）非氧化杀菌机制。中性粒细胞颗粒中含有非依氧抗菌化合物，包括以细菌细胞壁为靶点的酶和抗菌肽（如溶菌酶、α-防御素）、攻击细菌细胞膜的蛋白质（如通透性增加蛋白）等，可以杀灭吞噬体中的病原菌。例如，α-防御素作为一类重要的阳离子抗菌肽，通过破坏细菌细胞壁的完整性而具有直接的杀菌作用。

（3）形成中性粒细胞胞外陷阱（neutrophil extracellular trap，NET）。除了吞噬后进行细胞内杀灭外，中性粒细胞还进化出了一种杀菌策略，即中性粒细胞的核内容物与一些胞浆和颗粒蛋白质一同被排出，形成中性粒细胞胞外陷阱，可捕捉病原体，从而阻止病原体的进一步扩散，这一过程称为"NETosis"。

（二）免疫逃逸

当金黄色葡萄球菌第一次感染宿主后，首先激活宿主固有免疫反应。在先天免疫防御阶段，金黄色葡萄球菌由于表达一系列干扰宿主的毒力因子而存活下来。在最初的相互作用之后，机体会激活适应性免疫应答来清除病原体。然而，即使存在强大的抗原特异性免疫反应，金黄色葡萄球菌仍能够引起急性或长期的反复感染，例如，慢性疖病可以在多年后复发。葡萄球菌感染的自然史表明免疫力持续时间短且不完全，因此预防或治疗这些感染的关键是要理解为什么免疫反应不能根除细菌。

病原菌通常有多种免疫逃逸策略来抵抗机体的免疫系统，包括形成荚膜，侵入宿主细胞并在其中生存，改变菌体表面的识别分子，分泌免疫逃逸分子等。比如，肺炎链球菌具有抗吞噬的荚膜，结核分枝杆菌以其隐匿在宿主细胞内的能力而闻名。很多研究表明，金黄色葡萄球菌可以直接或间接破坏机体固有免疫和适应性免疫应答，具有多种免疫逃逸策略。

1.金黄色葡萄球菌针对中性粒细胞的免疫逃逸策略

中性粒细胞是清除金黄色葡萄球菌感染最重要的免疫细胞。但同时，金黄色葡萄球菌也是中性粒细胞难以对付的一个敌人。金黄色葡萄球菌在几乎所有水平上都进化出了以中性粒细胞为目标的免疫逃逸机制，包括阻止中性粒细胞外渗，抑制中性粒细胞迁移和活化,逃避调理和吞噬作用,最终逃脱被中性粒细胞杀灭的宿命。

(1)抑制中性粒细胞趋化和活化。中性粒细胞外渗的第一步是在内皮细胞上滚动,这一过程受到葡萄球菌超抗原样蛋白 5(staphylococcal superantigen-like protein 5,SSL5)和葡萄球菌超抗原样蛋白 11(SSL11)的调节(见图 9-16A)。SSL 通过与中性粒细胞 PSGL-1 结合,阻断 PSGL-1 与内皮细胞上的 P-选择素相互作用,阻止中性粒细胞在内皮细胞上滚动。

中性粒细胞外渗的第二步,即中性粒细胞与内皮细胞的牢固黏附,也是金黄色葡萄球菌的作用靶点(见图 9-16B)。ICAM-1 是内皮细胞与中性粒细胞相互作用的关键分子,它被葡萄球菌的细胞外黏附蛋白(extracellular adherence protein,EAP)结合并抑制,阻断了感染部位附近血流中中性粒细胞与内皮细胞的黏附。

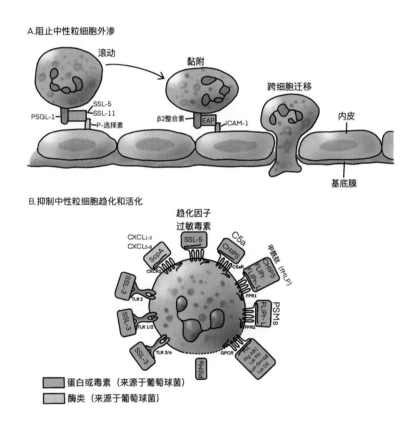

图 9-16 金黄色葡萄球菌抑制中性粒细胞外渗和活化

金黄色葡萄球菌分泌许多影响趋化因子信号转导的蛋白质(见图 9-16B)。SSL5 除了抑制 PSGL-1 之外,还抑制趋化因子诱导的白细胞活化。中性粒细胞的甲酰蛋白受体

(FPR)可识别细菌特有的甲酰肽(FMLP),而金黄色葡萄球菌已进化出至少两种甲酰蛋白受体拮抗剂,即葡萄球菌趋化抑制蛋白(chemotaxis inhibitory protein of *Staphylococcus*,CHIPS)和甲酰蛋白受体样抑制蛋白(FPR-like inhibitory protein,FLIPr/FLIPr-L)。CHIPS、FLIPr、FLIPr-L 均能抑制 FPR1,从而避免细菌被这种独特的受体所识别。此外,CHIPS 还能结合并抑制 C5a 受体(C5aR),损害中性粒细胞的趋化性;FLIPr-L 则能抑制FPR2,避免葡萄球菌分泌的 PSM 被 FPR2 识别。

金黄色葡萄球菌在感染部位分泌的半胱氨酸蛋白酶(staphopain A,ScpA)可裂解趋化因子受体 CXCR2 的 N-末端结构域,抑制趋化因子对中性粒细胞的招募和活化,使金黄色葡萄球菌的免疫逃逸机制更为复杂(见图 9-16B)。

Toll 样受体是宿主防御微生物感染的关键。TLR2 与 TLR1 和 TLR6 一起识别革兰阳性和革兰阴性菌来源的脂蛋白,对宿主抵抗金黄色葡萄球菌至关重要。SSL3 特异性结合吞噬细胞上的 TLR2 以及 TLR1/2、TLR2/6 二聚体并抑制其活化(见图 9-16B)。SSL3 的这种独特功能使其成了金黄色葡萄球菌破坏固有免疫和适应性免疫的免疫逃逸分子。

(2)抑制调理和吞噬作用。金黄色葡萄球菌已经进化出一整套高度特异的调节补体和抗体的策略(见图 9-17)。下述分泌因子可以使细菌减弱或延迟免疫系统对细菌的攻击,从而为细菌营造宜于其复制的微环境创造出一个窗口期,有利于细菌的生存和致病。

金黄色葡萄球菌分泌的金属蛋白酶(aureolysin)攻击补体系统的中心分子 C3 使其失活,有效抑制中性粒细胞的吞噬和杀菌作用。葡萄球菌补体抑制剂(staphylococcal complement inhibitor,SCIN)以及 SCIN B-C 作用于 C3 转化酶,阻断补体激活途径,抑制吞噬和杀菌作用。细胞外纤维蛋白原结合蛋白(extracellular fibrinogen-binding protein,EFB)和细胞外补体结合蛋白(extracellular complement-binding protein,ECB)可抑制旁路途径的 C3 转化酶和所有补体途径的 C5 转化酶,由此完全阻断 C5a 的产生以及随后中性粒细胞的迁移。SSL7 可结合补体 C5,通过阻断 C5a 的生成,抑制 C5a 诱导的对金黄色葡萄球菌的吞噬作用和氧化爆发,对葡萄球菌避免被清除有较强的保护作用。

葡萄球菌 A 蛋白通过结合 IgG 的 Fc 段阻断 FcγR 介导的吞噬功能,同时葡萄球菌A 蛋白还是高效的补体激活抑制剂。与葡萄球菌 A 蛋白相似,葡萄球菌 IgG 结合蛋白(staphylococcal binder of IgG,SBI)也具有 IgG 结合结构域。此外,SBI 还能与 C3 和C3b 作用,抑制补体活化的旁路途径。因此,葡萄球菌 A 蛋白和 SBI 这两种葡萄球菌蛋白可共同影响抗体和补体的调理作用。SSL10 也可与 IgG 结合,抑制补体活化的经典途径。葡萄球菌激酶(staphylokinase,SAK)将纤溶酶原招募到葡萄球菌表面,激活酶原,形成有活性的纤溶蛋白酶。纤溶酶在细菌细胞壁上裂解 IgG 和 C3b,如纤溶酶可水解掉整个 Fc 段并裂解 C3b 的 α 链和 β 链,从而抑制 FcγR 识别和补体活化,最终导致中性粒细胞的吞噬功能受损(见图 9-17)。

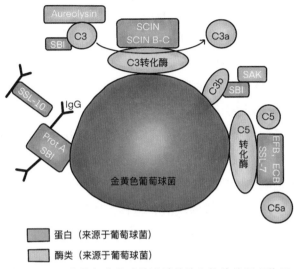

图 9-17 金黄色葡萄球菌逃避补体和抗体的调理作用

总之,上述所有蛋白均影响调理作用,从而抑制吞噬功能。

(3)逃避杀伤。金黄色葡萄球菌可利用多种机制逃避中性粒细胞的胞内和胞外(中性粒细胞胞外陷阱)杀菌作用(见图 9-18)。

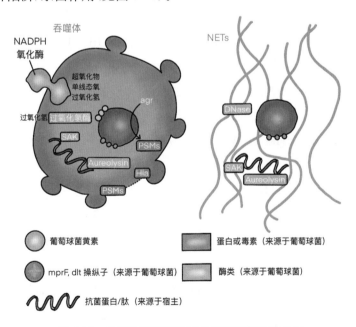

图 9-18 金黄色葡萄球菌避免被中性粒细胞杀灭

①去除胞内活性氧的氧化毒性。针对中性粒细胞的氧依赖杀菌机制,金黄色葡萄球菌产生氧化还原酶和抗氧化剂来对抗活性氧。例如,超氧化物歧化酶催化超氧阴离子生成过氧化氢和分子氧,过氧化氢酶能将过氧化氢还原为水和氧气,从而保护被吞噬的葡萄球菌。其中,过氧化氢酶是葡萄球菌清除氧化应激的主要酶类。金黄色葡萄球菌产生的标志性的金黄色色素,即葡萄球菌黄素(staphyloxanthin)是一种抗氧化的类胡萝卜素。作为抗氧化剂,葡萄球菌黄素能增强金黄色葡萄球菌对过氧化氢和单线态氧的抗性,保护细菌免受活性氧的损害。

②抵抗胞内阳离子抗菌肽。阳离子抗菌肽是哺乳动物中性粒细胞溶酶体颗粒内的主要杀菌分子。金黄色葡萄球菌具有多种机制来抵御抗菌肽的攻击。革兰阳性细菌细胞壁的磷壁酸具有带负电荷的磷酸基团,可与阳离子抗菌肽发生静电吸引。金黄色葡萄球菌中的 *dlt* 操纵子参与 D-丙氨酸的激活和转移,可将带正电荷的 D-丙氨酸结合到细胞壁的磷壁酸中,对其进行正电荷修饰,增强金黄色葡萄球菌对抗菌肽的抗性。同样,金黄色葡萄球菌中的 *mprF* 基因能编码赖氨酰磷脂酰甘油(lysyl-phosphatidyl-glycerol,LPG)合成酶,可将带正电荷的 L-赖氨酸转移到带负电荷的磷脂酰甘油上形成赖氨酰磷脂酰甘油,导致膜表面负电荷减少,阻止阳离子抗菌肽的杀菌作用。

除了对细菌表面进行正电荷修饰,通过增加静电斥力来抵抗抗菌肽之外,金黄色葡萄球菌还可产生直接结合、抑制和降解抗菌肽的蛋白质。金黄色葡萄球菌分泌的葡萄球菌激酶(SAK)不仅导致 IgG 和 C3b 降解,还可直接结合 α-防御素并抑制其杀菌活性。金黄色葡萄球菌分泌的金属蛋白酶(aureolysin)不仅能作用于 C3,还能裂解对葡萄球菌有强杀菌活性的抗菌肽 LL-37。

③其他逃避胞内杀伤的机制:溶菌酶通过破坏 N-乙酰胞壁酸和 N-乙酰葡糖胺之间的 β-1,4 糖苷键来降解细胞壁肽聚糖,导致细菌溶解。由于金黄色葡萄球菌合成 O-乙酰转移酶 A(O-acetyltransferase A,OatA),引起肽聚糖 O-乙酰化,使溶菌酶不能水解肽聚糖。此外,辅助基因调控因子 *agr* 诱导产生的吞噬体内酚溶性调控蛋白(PSM)和溶血素 α(hemolysin-alpha,Hlα)可破坏吞噬体膜。

④逃避胞外杀伤的机制。金黄色葡萄球菌分泌的葡萄球菌核酸酶(DNase)能切割中性粒细胞的 DNA 骨架,破坏 NET 的形成。金黄色葡萄球菌的核酸酶缺失突变体降解 NET 的能力受损,更易被活化的中性粒细胞杀死。此外,在 NET 形成过程中,中性粒细胞的颗粒蛋白质(如抗菌肽)也会随 DNA 一同排出,而金黄色葡萄球菌同样通过菌体表面的正电荷修饰以及合成 SAK 和金属蛋白酶,来抵御抗菌肽在胞外的杀菌作用。

(4)对中性粒细胞的攻击。金黄色葡萄球菌能分泌杀白细胞素,如 PVL(Panton-Valentine leukocidine)、LukDE(leukocidine DE)、LukGH(leukocidine GH)等,可在被

中性粒细胞吞噬之前和之后保护自己免受宿主免疫系统的杀伤。杀白细胞素 PVL 是双组分的成孔毒素，包括两个亚单位（S 和 F）。这两个亚单位以单体形式独立分泌，然后在宿主靶细胞膜上结合起来形成异源八聚体，插入到膜结构中，导致吞噬细胞内容物泄漏及死亡。

此外，金黄色葡萄球菌分泌的葡萄球菌溶素 α 和 β，以及具有细胞毒性的 PSM 也能作用于吞噬细胞。这些毒素的致病机制也是靶向结合细胞膜，诱导免疫细胞内容物渗漏和最终的溶解。

（5）将中性粒细胞作为载体。金黄色葡萄球菌逃逸的最后一个机制是它可以在中性粒细胞内存活。这种胞内生存能力使得吞噬细胞成为金黄色葡萄球菌的庇护所，不仅使其免受宿主免疫系统的攻击，还使抗生素的杀菌疗效大大降低，令细菌存活率增加。此外，将宿主细胞作为载体有助于金黄色葡萄球菌从感染部位扩散至其他组织器官，导致转移性脓肿（见图 9-19）。

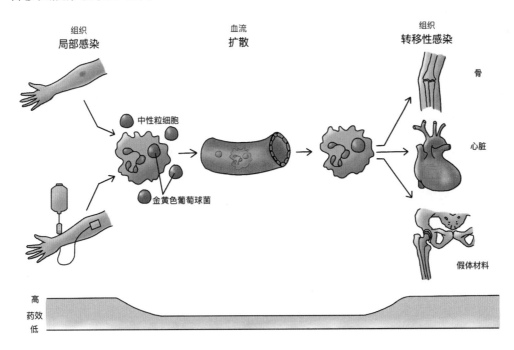

图 9-19　金黄色葡萄球菌以中性粒细胞为载体经血流扩散

2.金黄色葡萄球菌针对适应性免疫的免疫逃逸

尽管大多数个体可对金黄色葡萄球菌产生抗原特异性抗体，但抗体对再次感染只提供部分保护。例如，在恢复期患者中尽管可以检测到增加的抗金黄色葡萄球菌抗体水平，但这些患者中复发葡萄球菌感染的比率很高。此外，在金黄色葡萄球菌定植的个体中，尽管存在高水平的循环抗体，但这些个体不能免受金黄色葡萄球菌感染。比如，金黄色葡萄球菌持续定植于囊性纤维化患者后,会产生高滴度的抗体,以对抗众多的葡萄球菌毒力因子,但这些抗体并不能防止金黄色葡萄球菌引起的慢性呼吸道感染。这表明金黄色葡萄球菌在体内存在高水平特异性抗体的情况下,仍可以逃逸体液免疫并导致感染。

另外,T 细胞介导的免疫应答虽然在抑制金黄色葡萄球菌感染中具有重要作用,但是 T 细胞所给予的保护作用是不完全的,表明金黄色葡萄球菌也已经进化出了干预效应 T 细胞发育和功能的策略。

四、防治原则

(一)预防

在世界范围内,金黄色葡萄球菌一直是并且仍将是人类细菌感染的一个重要病因。在过去的几十年里,金黄色葡萄球菌对抗生素的耐药性已成为一个严重的全球性问题。由于获得了耐药性,之前许多有效、廉价、无毒的抗生素已不再作为治疗金黄色葡萄球菌感染的一线药物。除了耐药性之外,菌株毒力增强还导致感染进一步扩散和发病率增加。大量的感染使公共卫生系统遭受损失,造成了巨大的经济负担,因此葡萄球菌疫苗被寄予了厚望。

过去抗金黄色葡萄球菌疫苗开发的重点是基于抗体免疫应答。金黄色葡萄球菌抗体在阻断溶解免疫细胞的毒素以及调理吞噬细胞方面非常重要。然而,使用针对荚膜多糖抗原的疫苗以及针对铁清除剂蛋白抗原的疫苗在临床试验中未能有效预防菌血症的发生,部分原因可能是过度依赖抗体介导的保护性反应。在多个小鼠感染模型中,单靠抗体不足以对金黄色葡萄球菌引起的某些疾病提供充分的保护性免疫,这表明在下一代疫苗设计中,应考虑靶向 T 细胞的反应。此外,由于金黄色葡萄球菌具有多种免疫逃逸机制,因此,设计一种成功的针对金黄色葡萄球菌的疫苗的关键可能不是它所包含的抗原,而是用来减轻病原菌对机体免疫系统的操纵。

(二)治疗

90%以上的金黄色葡萄球菌菌株对青霉素 G 具有耐药性。这类微生物产生 β-内酰胺酶,可以用耐 β-内酰胺酶的青霉素(如纳夫西林或氯唑西林)、头孢菌素或万古霉素治疗。

大约 20%的金黄色葡萄球菌菌株由于青霉素结合蛋白发生改变而对甲氧西林或纳夫西林耐药。这些耐药菌株通常称为 **MRSA (methicillin-resistant *Staphylococcus aureus*)** 或 **NRSA(nafcillin-resistant *Staphylococcus aureus*)**,尤其是 MRSA,几乎对所有的 β-内酰胺类药物都有耐药性,包括青霉素类和头孢菌素类,已经成为医院感染中最常见的致病菌。治疗这些葡萄球菌的首选药物是万古霉素。目前已从患者中分离出对万古霉素具有中度耐药和完全耐药的金黄色葡萄球菌菌株,这些菌株通常很难治疗。

第四节 肠道杆菌感染与免疫

肠道杆菌是一大群居住在人和动物肠道中,生物学性状相似的革兰阴性杆菌的总称。肠道杆菌有相似的形态、染色、排列、菌落特征和培养条件,菌体中等大小,无芽胞,多数有菌毛和鞭毛,少数产生荚膜。肠杆菌科(Enterobacteriaceae)目前有 44 个菌属,170 多个种,多数是肠道正常菌群,部分是胃肠感染性疾病的重要病原菌。常见的致病菌有伤寒沙门菌、志贺菌、致病性大肠埃希菌、鼠疫耶尔森菌等;条件致病菌有大肠埃希菌、变形杆菌、乳酸杆菌、克雷伯菌等。

埃希菌属(Escherichia)包含 6 种菌,其中以大肠埃希菌(E. coli)最为常见。大肠埃希菌在婴儿出生后数小时即进入肠道,可终生伴随。它在肠道内属于正常菌群,并能为宿主提供一些具有营养作用的合成代谢产物。当宿主免疫力下降或侵入其他组织器官时,该菌可引起肠外感染,为条件致病菌。某些血清型菌株可造成肠道内感染。

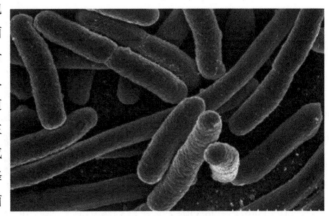

图 9-20 大肠埃希菌在电镜下的形态

大肠埃希菌在环境与食品卫生检验中常被作为是否发生粪便污染的检验指标,也是革兰阴性细菌的模式菌。大肠埃希菌在电镜下的形态如图 9-20 所示。

一、生物学性状

大肠埃希菌(俗称"大肠杆菌")为中等大小的革兰阴性杆菌,周身有鞭毛,有特殊菌毛(P 菌毛、聚集黏附性菌毛 AAF/Ⅰ和 AAF/Ⅱ等),少数有荚膜。大肠埃希菌具有活泼的生化反应,可分解多种糖,产酸产气。特别是乳糖发酵实验,可初步鉴定肠道致病菌和肠道非致病菌:**致病菌不发酵乳糖,非致病菌发酵乳糖**。由于分解乳糖,在肠道选择培养基上可形成有色的菌落。IMViC(吲哚、甲基红、VP、枸橼酸盐利用试验)试验结果为"＋＋－－"。大肠埃希菌抗原结构复杂,主要有 O、H、K 三种抗原,其中 O 抗原有 170 种以上,H 抗原有 50 种以上,K 抗原有 100 种以上,是血清学分型的基础。另外,大肠埃希菌抵抗力不强,对胆盐、煌绿、磺胺、链霉素和氯霉素等敏感;易发生变异,最常见的是耐药性变异。

二、致病性

(一)肠道外感染和肠道内致腹泻作用

1.肠道外感染

大肠埃希菌引起的肠道外感染多为内源性感染,以妇女泌尿系统感染最为常见,如尿道炎、膀胱炎等;亦可引起盆腔炎、阑尾炎、胆囊炎、新生儿脑膜炎、手术创口感染等。老年人、新生儿及免疫功能低下者可引起败血症,目前大肠埃希菌是败血症最常见的病原菌之一,其毒力因子有 P 菌毛因子、内毒素和荚膜等。

2.肠道内致腹泻作用

某些血清型的大肠埃希菌可引起人类腹泻,与食入污染的食品和饮水有关,为外源性感染。根据致病机制的不同,主要分为以下五种类型:

(1)**肠产毒性大肠埃希菌**(enterotoxigenic *E. coli*,ETEC)。肠产毒性大肠埃希菌是婴幼儿和旅游者腹泻的常见病原体,主要致病物质是肠毒素和定植因子。肠毒素分为**不耐热肠毒素**(heat labile enterotoxin,LT)和**耐热肠毒素**(heat stable enterotoxin,ST)。LT通过激活肠黏细胞内腺苷环化酶,使胞质内 cAMP 升高,导致肠黏膜细胞内水、钠、氯、碳酸氢钾等过度分泌,同时钠的再吸收减少,引起剧烈腹泻。肠毒素还可刺激前列腺素的释放和炎症因子的产生,进一步导致水分的丧失。ST 则激活黏膜细胞上的鸟苷环化酶,使胞内 cGMP 升高,最终也导致黏膜细胞失水。定植因子是一种具有高度专一性黏附作用的菌毛,是 ETEC 致病的另一重要因素。

(2)**肠侵袭性大肠埃希菌**(enteroinvasive *E. coli*,EIEC)。肠侵袭性大肠埃希菌引起的感染较少见,主要通过直接侵袭肠黏膜上皮细胞并在其中生长繁殖,细菌死亡崩解后释放出内毒素,并扩散到邻近正常细胞,导致组织破坏和炎症发生,引起腹泻。症状似菌痢,有发热、腹痛、腹泻、脓血便和里急后重现象,易误诊为志贺菌感染所致的菌痢。

(3)**肠致病性大肠埃希菌**(enteropathogenic *E. coli*,EPEC)。肠致病性大肠埃希菌是婴儿腹泻的主要病原菌,严重者可致死。EPEC 不产生肠毒素及其他外毒素,无侵袭力。病原菌黏附于小肠上皮细胞并大量繁殖,破坏刷状缘,使微绒毛萎缩,导致上皮细胞功能紊乱,造成严重腹泻。

(4)**肠聚集性大肠埃希菌**(enteroaggregative *E. coli*,EAEC)。肠聚集性大肠埃希菌主要的致病物质是黏附素及毒素。该菌能黏附于黏膜上皮细胞,引起婴幼儿持续性腹泻和脱水。

（5）肠出血性大肠埃希菌（enterohemorrhagic *E. coli*，EHEC）。肠出血性大肠埃希菌是一种高致病性细菌菌株，能够引起水样或血性腹泻，导致发生出血性结肠炎和溶血性尿毒症综合征（HUS）。HUS的定义是同时具有非免疫性溶血性贫血、血小板减少和急性肾衰竭症状。感染的主要来源是消毒不彻底的牛奶、水等，致病菌的主要血清型是O157：H7。

大肠埃希菌 O157：H7 的感染性很强，且感染剂量极低，由 O157：H7 引起的感染占所有 EHEC 感染的 50%～80%。感染症状主要有血样腹泻、出血性结肠炎、结肠穿孔等严重胃肠道并发症，在儿童和老年人中还可引发溶血性尿毒症和血栓性血小板减少紫癜等全身性并发症。发现至今，大肠埃希菌 O157：H7 已陆续在全世界20多个国家被发现或流行暴发，尤其在美国、日本等发达国家。我国于 1988 年首次分离到大肠埃希菌O157：H7。1999 年，我国的江苏、安徽等地也发生了 O157：H7 的暴发流行。由于以大肠埃希菌 O157：H7 为代表的 EHEC 致病性强，严重危害着人类的健康，下面我们就以EHEC 为例详细介绍大肠埃希菌的致病机制和宿主的免疫反应。

（二）致病机制

EHEC 定植后可引发严重的结肠炎，有时出现血细胞活化导致的肾衰竭和神经系统症状，细菌毒力因子和特定病原体相关分子模式识别（PAMP）与宿主细胞的相互作用以及宿主反应与这些症状相关。炎症反应在溶血性尿毒症综合征的发生中起着非常重要的作用。除了对白细胞、血小板和红细胞的激活和（或）损伤以及补体系统的激活之外，宿主免疫应答还包括释放抗菌肽以及细胞因子和趋化因子。

1. 细菌脂多糖与血液细胞间的相互作用

脂多糖是革兰阴性细菌外膜的主要成分，在急性溶血性尿毒症综合征期间会与血小板结合。脂多糖激活了循环系统中的血小板，从而使 CD40L 表达增加。患者会表现出针对菌株特异性脂多糖的抗体反应。与单纯大肠埃希菌引起的腹泻患者相比，溶血性尿毒症综合征患者血浆中的脂多糖结合蛋白浓度更高，这表明宿主对脂多糖的反应与疾病的严重程度有关。中性粒细胞和单核细胞都表达 TLR4，并通过释放促炎细胞因子来响应脂多糖刺激。在溶血性尿毒症综合征发作时，中性粒细胞表达更高水平的 TLR4 蛋白，TLR4 的表达与循环系统中的促炎细胞因子 TNF-α 水平升高有关。在溶血性尿毒症综合征期间出现的尿液高 TNF-α 水平可能会导致炎症、血栓形成和终末器官损害。某些接受了 TNF-α 治疗的小鼠肾脏损害增强，用蛋白酶抑制剂抑制肿瘤坏死因子可减少靶器官损伤。

2. 组织因子

在溶血性尿毒症综合征的急性期，患者血浆中的组织因子和组织因子途径抑制剂水平升高，并且循环系统中表达较高水平的组织因子和携带组织因子的血小板-白细胞聚集体。组织因子阳性微粒可能导致血栓形成。组织因子是凝血因子Ⅶ的跨膜糖蛋白受体，它可以促进蛋白水解和凝血因子Ⅶa的激活，随后形成凝血酶原酶复合物并将凝血酶原转化为凝血酶，从而导致血栓形成以及进一步的血小板活化。

3. 溶血性尿毒症综合征中的血栓形成作用

溶血性尿毒症综合征中的促血栓环境主要由微血管内皮损伤引起。当发生血管损伤时，血小板会被募集到受损部位，这一过程涉及特定的血小板细胞表面受体与内皮下基质蛋白，如血管性血友病因子（VWF）、胶原蛋白和纤连蛋白的相互作用。募集发生后，血小板被激活并牢固黏附在血管壁上形成凝块。黏附和活化的血小板从其胞内颗粒中释放出大量的血小板激动剂，例如凝血酶、ADP和血栓烷A2，从而促进了血小板的进一步活化和聚集，导致血栓快速生长。在溶血性尿毒症综合征中，血小板被激活并脱粒，血小板衍生因子如β-血球蛋白和凝血因子Ⅳ升高；而VWF则可能从血小板和内皮细胞中分泌出来，介导血小板黏附于活化的内皮细胞。受体或黏附蛋白（如GPⅡb/Ⅲa、P-选择蛋白或VWF）的功能性阻断与内皮细胞血栓的明显减少有关。在溶血性尿毒症综合征中，凝血因子没有消耗，但凝血酶原片段1、凝血酶原片段2、组织纤溶酶原激活物、组织纤溶酶原激活物抑制剂1和D-二聚体的浓度升高，表明此时血栓形成功能的增强和纤维蛋白溶解能力的受损。

4. 宿主的肾脏/全身反应

溶血性尿毒症综合征期间发生的与肾细胞凋亡相关的肾损伤引起了多种宿主反应，包括白细胞的涌入和细胞因子的释放，这两者均可增强组织损伤。白细胞增多与溶血性尿毒症综合征的发生和预后不良有关，中性粒细胞的大量涌入与患者的肾功能不全和死亡率增加相关。大肠埃希菌相关感染和溶血性尿毒症综合征患者体内的炎症和血栓形成介质（包括细胞因子、趋化因子、可溶性黏附分子、生长因子、细胞因子受体、组织因子和急性期反应蛋白）会升高，并且可能与肾脏损伤的进展相关。趋化因子（如IL-8、粒细胞集落刺激因子和MCP-1）的增加可能是造成白细胞大量涌入的原因。动物模型已经证明了炎症和趋化途径在溶血性尿毒症综合征发病机理中的重要性。溶血性尿毒症综合征患者在血清和尿液中表现出高水平的IL-6，IL-6在肾小球和肾小管中增多可能会促进肾损伤。除了在免疫调节和炎症中的作用外，IL-6还可能通过促进肾小球膜增生对肾小球损伤作出反应。

5. 宿主的中枢神经系统反应

中枢神经系统也是溶血性尿毒症综合征的目标器官。2011年春季，德国大肠埃希菌O104:H4流行期间，多达66%的患者出现了严重的神经系统症状。细菌毒素与人中枢神经系统中神经元和内皮细胞上的Gb3受体结合，诱导的凋亡和炎症反应促进了中枢神经系统的损伤。EHEC菌株感染时可在动物模型的大脑皮层和脊髓中检测到细菌毒素,引发神经系统疾病。血-脑屏障通常受脑毛细血管内皮细胞、血管周围细胞甚至星形胶质细胞损害的影响。在受 EHEC 感染的小鼠中,星形胶质细胞在延髓和脊髓中被激活,且脑部有 TNF-α 存在,在细菌接种前后腹膜内注射 TNF-α 可使神经系统症状恶化。TNF-α 放大了星形胶质细胞的炎症反应,增强了中性粒细胞的趋化性和细胞毒性。受激的星形胶质细胞释放的炎性介质影响了内皮的通透性,并增加了中性粒细胞和血小板与内皮细胞的结合。

三、EHEC 的免疫应答与逃逸

(一)免疫应答

1. 固有免疫应答

EHEC 在肠道定植过程中,会遇到宿主化学、机械和生物屏障的阻碍。化学屏障包括唾液中的黏蛋白和酶,胃酸、小肠中的胆汁以及整个肠道中的抗菌肽。机械屏障由黏液层组成,而生物屏障是肠道菌群。这些屏障以及对病原体的天然和适应性免疫反应都参与细菌清除。进入机体后,EHEC 通过表达抗酸系统来抵抗胃酸,它针对胃酸产生的反应不只是为了生存,还可以激活某些与运动和黏附相关的基因表达。细菌从胃中进入小肠后,与胆汁的接触会进一步促进其迁移。EHEC 最初与宿主细胞的结合发生在派氏集合淋巴结和回肠末端绒毛的泡状上皮上。细菌此时可能会被肠 M 细胞摄取,转移到下面的巨噬细胞中,在那里它们可以存活下来并产生毒素。

在小肠和大肠中,EHEC 与短链脂肪酸盐(乙酸盐、丙酸盐和丁酸盐)接触,这些短链脂肪酸盐是由肠道菌群分泌的,是食物中糖类的发酵产物。低浓度的丁酸盐可上调 EHEC 的运动、附着和黏附及擦拭性损伤相关的毒力基因的表达,高浓度的短链脂肪酸会诱导细菌黏附素 *iha* 基因的表达,赋予它们结肠黏附性。此外,在体外以丁酸盐处理结肠细胞可以促进其毒素受体的表达,增强细胞对毒素的敏感性。短链脂肪酸还影响机体抗菌肽、组织蛋白酶抑制素和防御素的表达,从而形成了一个对细菌定植不利的环境。EHEC 与肠道菌群的相互作用还激活了细菌之间的交流,以及细菌与宿主之间的激素交流。细菌与宿主儿茶酚胺的相互作用可以促进细菌的鞭毛合成、黏附及擦拭性损伤的形成以及细菌毒素的表达增加,提高了细菌的毒力。在出血性结肠炎发生期间,循环系统和局部肠道环境中的儿茶酚胺可能会增加。

肠道炎症反应是宿主抵抗感染的最重要特征,肠黏膜和细菌毒力因子之间的相互作用可通过诱导适当程度的炎症来清除细菌。在非侵入性大肠杆菌 O157:H7 菌株感染患者的粪便中检测到了白细胞数量增加,而侵入性肠致病菌株可诱导肠道细胞过度释放趋化因子。EHEC 产生的志贺毒素可诱导肠道中 IL-8 和其他 C-X-C 趋化因子的分泌,其中 IL-8 的表达与肠上皮细胞中丝裂原活化蛋白(MAP)激酶途径的 Jun N 末端蛋白激酶

JNK 和 p38 的产生有关。志贺毒素还诱导鼠腹膜巨噬细胞表达 TNF-α 和 IL-6。EHEC 还显示出抑制 γ 干扰素介导的上皮细胞活化的作用,这种作用可减轻宿主反应,从而促进细菌定植。

病原体相关分子模式(如 Toll 样受体)识别是先天免疫识别特定病原体分子的方式。Toll 样受体的激活会触发下游细胞信号,从而导致细胞因子和趋化因子的产生和释放。Toll 样受体信号依赖于四个衔接子蛋白——MyD88、TIRAP(MAL)、TRIF(TICAM1)和 TRAM(TICAM2)来募集下游信号传导成分。O157:H7 大肠杆菌感染小鼠的研究证实,TLR4、TRIF 和 MyD88 在大肠杆菌感染中具有重要作用,肠道黏膜的免疫反应对于消除细菌至关重要。

2. 适应性免疫应答

大肠埃希菌感染后诱导适应性免疫反应,感染患者的血清和唾液中含有针对感染菌株脂多糖的抗体,抗体水平随时间下降。EHEC 进入机体后,会刺激产生抗原特异性 CD4+ 细胞、γδT 细胞和 IFN-γ。在 EHEC 定植和免疫激活的情况下,产生 IFN-γ 的 T 细胞(Th1 细胞)在致病性 EHEC 定植区域的炎症反应中起着重要作用。EHEC 在 γδT 细胞缺失的小鼠腹腔内生长更好,表明 γδT 细胞产生的细胞因子可能促进 EHEC 的存活。此外,人和鼠的体外研究表明,γδT 细胞-单核细胞的相互作用能够活化巨噬细胞,控制细菌生长。EHEC 还可以诱导特异性 IgA 反应,减少了其对肠黏膜的黏附,从而导致了定植减少以及随后的脱落。同时,血清特异性 IgG 水平与粪便 EHEC 减少之间存在关联。

3. 补体的激活

EHEC 相关的溶血性尿毒症综合征发生期间可激活补体旁路途径。细菌毒素可以在体外激活旁路途径,并与可溶性补体抑制剂 H 因子结合,从而进一步促进补体激活。补体系统在结肠中特别活跃,其主要作用是促进细菌清除。因此,一定程度的补体激活在黏膜表面是保护性的。但是,延长和放大的激活作用将促进溶血性尿毒症综合征中的血小板激活和内皮损伤。在溶血性尿毒症综合征期间发生的内皮细胞和血细胞活化将导致继发性补体活化。当细菌毒素和(或)O157 脂多糖与全血体外孵育时,会导致白细胞-血小板聚集体的形成以及血小板和单核细胞衍生的微粒的释放,两者都带有 C3 和 C9 沉积物。EHEC 诱导的感染和溶血性尿毒症综合征中还会激活 MBL 途径,MBL 缺乏可能是感染的诱因。

(二)免疫逃逸

目前来看,对大肠杆菌的免疫逃逸机制了解还相对较少,需要开展进一步的研究。

四、防治原则

由于肠道杆菌感染患者可能会表现出严重的器官损伤,因此在感染过程中应尽早采取防护和治疗措施,以减轻细菌负荷、炎症和血栓形成反应以及细胞损伤。还应该确定导致宿主细胞损伤的特定途径,以便在治疗中可以有效消除这种感染的炎症性和血栓性并发症。一般的预防措施是注意个人卫生和无菌操作,防止泌尿系统感染和局部炎症,注意饮食卫生,防止肠道内感染。治疗措施一般是选用敏感的抗生素进行治疗。

第五节　结核分枝杆菌感染与免疫

1882 年,德国细菌学家罗伯特·科赫首先发现并证明结核分枝杆菌是结核病的病原菌,能够入侵全身各组织器官,以肺部感染最多见。在 17～18 世纪的欧洲,结核病被称为"白色瘟疫",导致大量欧洲人死亡。随着抗结核药物的不断发展和卫生状况的改善,结核病的发病率和死亡率一度大幅下降。但自 20 世纪 90 年代以来,由于艾滋病的流行和结核分枝杆菌耐药菌株的出现、免疫抑制剂的应用、吸毒、贫困及人口流动等因素的影响,全球范围内结核病的疫情骤然恶化。结核病成为首要的再现传染病,是全球尤其是发展中国家最为严重的慢性传染病之一。细菌分子遗传学、免疫学和人类遗传学的最新进展揭示了结核杆菌致病的分子决定因素、控制进行性疾病所必需的免疫应答以及结核病的免疫病理学决定因素。

一、结核分枝杆菌的生物学性状

结核分枝杆菌($mycobacterium\ tuberculosis$)简称结核杆菌($tubercle\ bacilli$),是导致人类患结核病的病原体。结核分枝杆菌是专性需氧的一类细菌,抗酸染色阳性;无鞭毛,有菌毛,有微荚膜但不形成芽胞;**其细胞壁既没有磷壁酸,也没有脂多糖。**

（一）形态与染色

结核分枝杆菌为细长略带弯曲的杆菌,直径约 0.4 μm,长为 1～4 μm;无芽胞,无鞭毛。细胞壁脂质含量较高,约占细胞壁干质量的 60%,大量**分枝菌酸(mycolic acid)**包围在肽聚糖层的外面,可影响染料的穿入,结核分枝杆菌细胞壁的结构如图 9-21 所示。分枝菌酸是一类含 60～90 个碳原子的分支长链 β-羟基脂肪酸,它连接在由阿拉伯糖（Ara）和半乳糖（Gal）交替连接形成的杂多糖链上,并通过磷酯键与肽聚糖链相连接。鉴别结核分枝杆菌一般用**齐尼(Ziehl-Neelsen)抗酸染色法**(见图 9-22)。

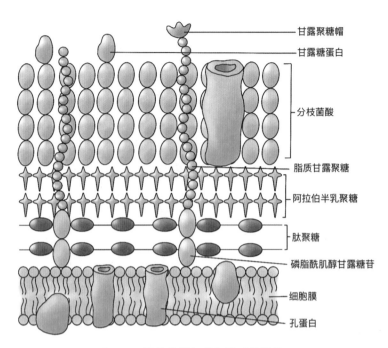

甘露聚糖帽

甘露糖蛋白

分枝菌酸

脂质甘露聚糖

阿拉伯半乳聚糖

肽聚糖

磷脂酰肌醇甘露糖苷

细胞膜

孔蛋白

图 9-21　结核分枝杆菌细胞壁的结构

（二）培养特性

结核分枝杆菌为专性需氧菌；最适生长温度为 37 ℃，低于 30 ℃时不生长。结核分枝杆菌细胞壁的脂质含量较高，会影响营养物质的吸收，故生长缓慢。结核分枝杆菌在含有 40%～50%的氧气和 5%～10%的二氧化碳、温度为（36±5）℃、pH 为 6.8～7.2 的条件下生长旺盛。在一般培养基中，结核分枝杆菌每分裂一代需要 18～24 h，营养丰富时只需 5 h。结核分枝杆菌的菌落特征如图 9-23 所示。

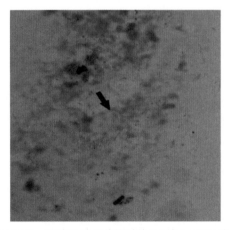

图 9-22　结核分枝杆菌抗酸染色（放大 1000 倍）　　图 9-23　罗氏培养基上的结核分枝杆菌菌落

（三）抵抗力

结核分枝杆菌对乙醇敏感，在 70%的乙醇中 2 min 即可死亡。此外，菌体脂质可防止菌体水分丢失,故对干燥的抵抗力特别强。其黏附在尘埃上传染性可保持8～10天,在干燥痰内可存活6～8个月。结核分枝杆菌对酸(3%的盐酸或6%的硫酸)或碱(4%的氢氧化钠溶液)有抵抗力,至少可以在作用15 min内不受影响;对湿热、紫外线敏感,在62～63 ℃的液体中加热15 min或煮沸、日光照射数小时即可被杀死。

（四）变异性

结核分枝杆菌可发生形态、菌落、毒力、免疫原性和耐药性等变异。

二、结核分枝杆菌的致病性

目前对结核分枝杆菌的致病机制还不甚了解,其菌体成分脂质在致病过程中可能发挥着重要的作用。

（一）结核分枝杆菌的致病物质

结核分枝杆菌不产生内、外毒素,其致病性与细菌在组织细胞内大量繁殖引起的炎症、菌体成分和代谢物质的毒性以及机体对菌体成分产生的免疫损伤有关。目前所知道的致病物质主要有以下几种:

1. 荚膜

结核分枝杆菌荚膜的主要成分为多糖,其次是脂质和蛋白质。荚膜对结核分枝杆菌的作用有:

（1）荚膜能与吞噬细胞表面的CR3结合,有助于结核分枝杆菌在宿主细胞上的黏附与入侵。

（2）荚膜中有多种酶,可降解宿主组织中的大分子物质,为入侵的结核分枝杆菌繁殖提供所需的营养。

（3）荚膜能防止宿主的有害物质进入结核分枝杆菌,还可抑制吞噬体与溶酶体的融合。

2. 脂质

研究表明,结核分枝杆菌的细菌毒力可能与其所含复杂的脂质成分有关,特别是糖脂。结核分枝杆菌所含的脂质主要包括:

（1）**索状因子**。索状因子是分枝菌酸和海藻糖结合的一种糖脂,能使细菌在液体培养基中呈蜿蜒索状排列。索状因子与结核分枝杆菌的毒力密切相关,它能破坏细胞线粒体膜,影响细胞呼吸,抑制白细胞游走和引起慢性肉芽肿。若将其从细菌中提出,则细菌丧失毒力。

（2）**磷脂**。磷脂可促使单核细胞增生,并导致炎症灶中的巨噬细胞转变为类上皮细胞,从而形成结核结节。

（3）**硫酸脑苷脂(sulfatide)**。硫酸脑苷脂可抑制吞噬细胞中吞噬体与溶酶体的结合,使结核分枝杆菌能在吞噬细胞中长期存活。

(4)**蜡质 D**。蜡质 D 是一种肽糖脂和分枝菌酸的复合物,可激发机体产生**迟发超敏反应**。

3. 蛋白质

结核分枝杆菌含有大量蛋白质,作为毒力因子与细菌致病性有关。菌体蛋白的主要成分是结核菌素,和蜡质 D 结合后能使机体发生超敏反应,引起组织坏死和全身中毒症状,并在形成结核结节中发挥一定作用。

(二)结核分枝杆菌的致病过程

1. 结核分枝杆菌进入宿主细胞(细菌与受体结合)

当结核分枝杆菌以呼吸液滴的形式被吸入肺泡并沉积在肺泡远端时,先遇到肺泡巨噬细胞并被吞噬。分枝杆菌感染巨噬细胞是其传播和扩散的一个重要环节。吞噬细胞表达多种受体识别结合分枝杆菌,包括 C 型凝集素受体、清道夫受体和补体受体。

与分枝杆菌的结合和摄取有关的 C 型凝集素受体包括甘露糖受体(MMR)、树突细胞特异性细胞间黏附分子-3-结合非整合素分子(DC-SIGN)等。MMR 是第一个被发现的与结核分枝杆菌识别相关的 C 型凝集素受体,它和 DC-SIGN 可识别丰富的分枝杆菌细胞壁脂多糖、甘露糖包裹的阿拉伯甘露聚糖(ManLAM),二者共同参与了结核分枝杆菌的吞噬作用。除细菌摄取外,MMR 和 DC-SIGN 还影响吞噬体的成熟和细胞因子信号。研究表明,DC-SIGN 是人树突细胞中的主要分枝杆菌受体,DC-SIGN 还可以识别结核分枝杆菌其他甘露糖基化细胞壁成分,特别是六甘露糖基化磷脂酰肌醇甘露聚糖(PIM6)。

此外,清道夫受体(scavenger receptor,SR)也在结核分枝杆菌的结合和摄取中起作用。CR3(补体受体 3)可以介导结核分枝杆菌与宿主细胞的结合。除了上述受体,细菌与宿主细胞结合还可能通过表面活性剂受体、IgG FcR 和 CR1 介导。

2. 结核分枝杆菌与免疫系统的相互作用

在空气中传播的少量结核分枝杆菌感染宿主后是如何致病的?目前人们对结核杆菌的这一确切致病机制仍不甚了解。不过,根据众多临床与实验数据,提出了以下致病假说:

当空气中散布的少量结核杆菌到达宿主肺泡时,被肺泡巨噬细胞迅速吞噬,由于先天免疫反应,巨噬细胞通常可以杀死进入体内的细菌(见图 9-24)。如果细菌能在这一道防线上存活下来,会在巨噬细胞中复制、扩散到包括上皮细胞和内皮细胞在内的附近细胞,在数周内产生大量细菌。在感染的早期阶段,结核分枝杆菌可以通过淋巴管和血液传播扩散到其他器官。

此后,宿主适应性免疫反应被激活,嗜中性粒细胞、淋巴细胞和其他免疫细胞向原发感染部位的迁移导致细胞浸润,最后形成肉芽肿的典型结构。随后,纤维化成分覆盖了肉芽肿,导致肉芽肿钙化,这使结核分枝杆菌保留在内部,并受到宿主免疫反应的保护,这种原发性病变传统上称为**冈氏病灶(Ghon tubercle)**。冈氏病灶是潜伏感染期间结核分枝杆菌的"庇护所",在冈氏病灶内细菌持续处于休眠状态,当在休眠状态的细菌由于未知原因在原发灶内开始复制时,便会发生活动性疾病(见图 9-24)。

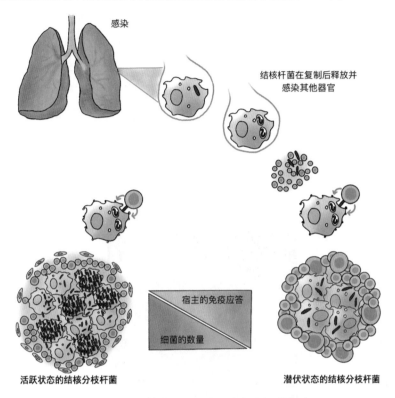

感染

结核杆菌在复制后释放并感染其他器官

宿主的免疫应答

细菌的数量

活跃状态的结核分枝杆菌

潜伏状态的结核分枝杆菌

图 9-24　推断的结核分枝杆菌感染与致病过程

需要注意的是,上述结核分枝杆菌的致病假说是基于患者临床表现的推导,并未通过实验完全证实,而且一直受到质疑。

2000 年,罗杰里奥·埃尔南德斯-潘多(Rogelio Hernandez-Pando)等学者通过对结核病流行国家死于非结核病原因的患者尸检,发现非吞噬细胞、成纤维细胞和内皮细胞中存在结核分枝杆菌 DNA,清楚地表明结核分枝杆菌可以存活在与肉芽肿或冈氏病灶无关的组织和细胞中。在不同器官周围的脂肪组织中同样检测到了结核分枝杆菌,提示在结核潜伏感染的过程中,结核分枝杆菌可存在于不同的器官、组织和细胞类型中,与原发感染部位无关,无典型肉芽肿性病变的征象。

在非人类结核模型中进行的研究进一步证实了这些发现,即在潜伏感染期间,虽然没有任何临床症状或疾病症状,结核分枝杆菌仍在宿主组织中活跃代谢和复制。在患有活动性结核病的猴子身上,可以观察到许多不同类型的病变——从含有大量杆菌的液化空洞到含有不同数量细菌的坏死或干酪样缺氧病变,再到无菌病变。在肺结核患者中也同时观察到不同的病灶,且病灶对治疗的反应不同。这表明在不同的生理微环境中存在不同的结核分枝杆菌亚群。

目前认为,在潜伏感染期间,大多数结核分枝杆菌持续处于休眠状态,而处于活跃状态的结核分枝杆菌较少。这部分处于活跃状态的细菌很快就被宿主免疫防御系统处理并杀死,但它们可以诱导大量针对结核分枝杆菌抗原的效应/记忆 T 细胞。在结核杆菌潜伏期间,处于休眠状态的细菌不断地转为活跃状态。当宿主的免疫反应无法控制这些结核杆菌时,细菌会大量复制,从而引发活动性疾病。患者感染 HIV,损伤 CD4$^+$ T 细胞,或者用抗肿瘤坏死因子进行生物疗法治疗时,或者用皮质类固醇治疗时,或者患有任何其他影响 T 细胞功能的疾病都会增加潜在结核病患者患活动性结核病的风险。

目前对结核分枝杆菌的具体致病机制仍需进一步研究。

3. 肉芽肿的组成与形成

结核分枝杆菌感染肺细胞后会导致**干酪样肉芽肿**的形成(见图 9-25)。

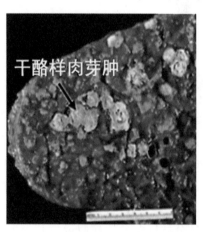

图 9-25 肺结核的干酪样肉芽肿

(1)肉芽肿的组成。原发于肺尖部的多个干酪样肉芽肿是继发性肺结核的最典型特征。形成肉芽肿的必要条件是巨噬细胞的有组织聚集。肉芽肿巨噬细胞表现出多种表型,包括成熟巨噬细胞、分化或上皮样巨噬细胞、泡沫状巨噬细胞和多核巨噬细胞。多核巨噬细胞是由多个巨噬细胞的质膜(而不是细胞核)融合而成的。在人和小鼠结核病的肉芽肿中观察到含有大量脂质的泡沫巨噬细胞,通常与肉芽肿的坏死区域有关。在体外,结核分枝杆菌的脂质,特别是氧合的分枝菌酸(oxygenated mycotic acid)产生的酮症酸类可以触发人血单核细胞分化为泡沫巨噬细胞。

结核肉芽肿的细胞组成如图 9-26 所示。

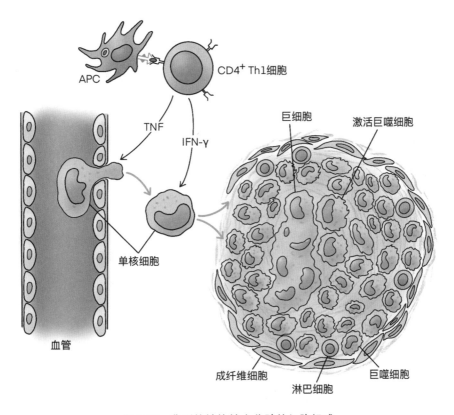

图 9-26 典型的结核性肉芽肿的细胞组成

在结核分枝杆菌感染的人和小鼠的成熟肉芽肿中还存在淋巴细胞(见图 9-26),它们对于维持成熟肉芽肿和控制急性感染期后结核分枝杆菌的发展至关重要。在肉芽肿中,T 淋巴细胞(通常有 $60\%\sim70\%$ 的 $CD4^+T$ 细胞)可能分散地分布在其他细胞中间,也可能在肉芽肿周围形成一条离散的细胞带。在人类和小鼠结核病肉芽肿中也发现了 B 细胞。

(2)肉芽肿的形成。研究发现,在给斑马鱼胚胎接种海洋分枝杆菌后,细菌在巨噬细胞中自由复制,许多未受感染的巨噬细胞被募集到感染细胞的周围,这导致了巨噬细胞的聚集,代表肉芽肿开始形成。海洋分枝杆菌在最初感染的巨噬细胞中复制,通过巨噬细胞死亡释放到细胞外空间,被周围的巨噬细胞迅速吸收,细菌利用这些巨噬细胞进一步扩大病原体种群。

几种结核分枝杆菌菌体成分也参与肉芽肿的形成,如结核分枝杆菌的毒力蛋白 Esx-A/ESAT-6 直接作用于斑马鱼胚胎上皮细胞,促进未感染巨噬细胞的募集,从而扩大细菌种群。细胞壁糖脂、阿拉伯甘露聚糖和阿拉伯糖脂修饰的甘露(AraLAM)还可以介导单核细胞的早期聚集。另外,分枝杆菌分泌的蛋白和分枝杆菌特有的多种糖脂也参与肉芽肿的形成。

Box 9-2　罗伯特·科赫发现结核分枝杆菌

在古代,结核病是不治之症,又被称作"白色瘟疫",直到科学家罗伯特·科赫发现了结核病的病因——结核分枝杆菌,人们才逐渐找到了结核病的治疗方法。

年轻时的科赫经济状况并不好,但他热爱科研。为了寻找结核病的病原菌,他克服种种困难,在厨房里布置起一间简陋的实验室。他的妻子也非常支持他的工作,在他28岁生日那天,他妻子送给他一台显微镜,从此科赫开始了艰苦的探索之路。

科学之路从来就不是一帆风顺的。科赫将结核病患者的排泄物给动物进行接种,接种3~4周后再将动物杀死。通过不断地重复实验,他发现在动物肺内有一些灰色结节,于是他把结节压碎,涂在盖玻片上进行观察。虽然他一次又一次地变换研究方法,每一次都希望发现致病菌,但均告失败。他毫不气馁,失败,再实验,再失败,功夫不负有心人,严谨治学、一丝不苟、不畏艰难的科学求实精神,终于使他获得了成功。

查阅科赫完整的实验记录时,人们发现他一共研究了98例人体结核病和34例动物结核病,先后接种了496头实验动物,取得了43份纯培养,并在200头动物中进行了菌毒试验。不断的失败造就了他最后的成功。

在微生物的实验方法上,科赫做出了重大贡献。他创造了一系列细菌学检查方法,如盖玻片和载玻片细菌检查法,悬滴方法,细菌的固定和染色、浇注平皿培养法及细菌照相技术等。这些方法至今仍位列微生物学的检查技术之中。

为了纪念科赫这位伟大的科学家,我国于1982年3月24日发行了"罗伯特·科赫发现结核杆菌一百周年"纪念邮票,以缅怀这位伟大的科学家。

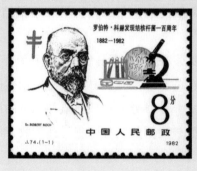

（三）所致疾病

结核分枝杆菌可通过呼吸道、消化道或皮肤损伤侵入易感机体,引起多种组织器官的结核病,其中以通过呼吸道引起肺结核为最多。结核分枝杆菌可通过飞沫微滴或含菌尘埃的吸入来传播,故肺结核较为多见。

1.肺内感染

(1)**原发感染**。原发感染多发生于儿童,主要表现为低热、盗汗、少量咯血等症状。肺泡中有大量巨噬细胞,少数活的结核分枝杆菌进入肺泡即被巨噬细胞吞噬。由于结核分枝杆菌含有大量脂质,可抵抗溶菌酶而继续繁殖,释放出的大量菌在肺泡内引起炎症,称为**原发灶**。初次感染时,机体因缺乏特异性免疫,结核分枝杆菌可经淋巴管到达肺门淋巴结,引起肺门淋巴结肿大和导致淋巴管炎,三者称为**原发综合征**。其中,少数免疫力低下者可经血和淋巴系统播散至骨、关节、肾、脑膜及其他部位,引起相应的结核病。90%以上的原发感染形成纤维化或钙化,不治而愈,但病灶内常有一定量的结核分枝杆菌长期潜伏。

(2)**继发感染**。继发感染是成人最常见的感染类型,病灶以肺部为多见,多为原发潜伏病灶来源的细菌导致,少数是外源性细菌感染,主要表现为低热、咯血、盗汗等症状。继发感染多呈慢性发病,少数呈急性发作。由于免疫以及治疗的差别,会导致出现多种不同类型的病灶。继发感染的结核病病灶趋于极限,但是排菌较多,在流行病学上更为重要。

2.肺外感染

部分患者体内的结核分枝杆菌可进入血液循环引起肺内和肺外播散,如脑结核、肾结核,痰菌被咽入消化道也可引起肠结核、结核性腹膜炎等。

三、免疫应答与逃逸

结核分枝杆菌是兼性胞内寄生菌,对其的免疫主要是以 T 细胞为主的细胞免疫,$CD4^+T$ 细胞是主要的免疫细胞。机体对结核分枝杆菌虽能产生抗体,但此抗体无保护作用。$CD4^+T$ 细胞激活后释放细胞因子刺激巨噬细胞,巨噬细胞杀伤和清除结核分枝杆菌,从而使病灶炎症消失,机体康复。病灶的清除与病灶的大小有关,若病灶过大,形成纤维囊,则巨噬细胞无法进入杀灭细菌,细菌会在病灶中进入静息状态,产生**潜伏感染**。

结核的免疫属有菌免疫,即只有当结核分枝杆菌或其组分存在于体内时才有免疫力。一旦体内的结核分枝杆菌或其组分全部消失,免疫力也随之消失。

(一)免疫应答

1.固有免疫

固有免疫在抗结核分枝杆菌中发挥重要作用,模式识别受体或(和)信号传导分子敲除小鼠感染结核分枝杆菌后可在感染早期死亡。

(1)Toll 样受体。结核分枝杆菌表达 Toll 样受体的多种激动剂,其基因组被预测编码 99 个假定的脂蛋白,这些脂蛋白可被 TLR2 识别,进而激活巨噬细胞产生 TNF-α 等促炎性细胞因子。结核杆菌**磷脂酰肌醇甘露糖苷(phosphatidyl-myo-inositol marmoside,PIM)**也可以作为 TLR2 激动剂,表明分枝杆菌已经进化出独特的 TLR2 激动剂,不与其他细菌共享。除 TLR2 激动剂外,结核分枝杆菌基因组 DNA 也是 TLR9 的有效激动剂,TLR2/TLR9 双基因敲除小鼠比单基因敲除小鼠更易感染结核分枝杆菌。

(2)NOD2 和 NOD 样受体。作为胞质模式识别受体，NOD2 介导对细菌细胞壁肽聚糖及其核心亚单位壁酰二肽的反应。由于 N-乙酰-壁酸羟化酶(NamH)的作用，分枝杆菌肽聚糖的核心亚单位壁酰二肽被 N-糖基化，这种修饰使 NOD2 更容易识别分枝杆菌肽聚糖，并有效激活巨噬细胞产生细胞因子(如 TNF、IL-6、IL-12p40)。与野生型小鼠相比，NOD2 缺陷小鼠对结核分枝杆菌更易感。

(3)C 型凝集素受体。DC 特异的 C 型凝集素样细胞表面受体(DC-SIGN)可与包括结核分枝杆菌在内的多种病原体结合。结核分枝杆菌的 ManLAM 参与 DC-SIGN 激活丝氨酸/苏氨酸激酶 Raf-1 并诱导 IL-10 的分泌，表明这种配体-受体相互作用导致了抗炎反应。

Dectin-1 是 C 型凝集素受体家族的重要成员，它可以识别结核分枝杆菌，但识别结构未知。结核分枝杆菌与 Dectin-1 的结合诱导 IL-12p40 的表达，并使 DC 驱动 Th17 细胞分化。另一个 C 型凝集素受体 Mincle 则可以识别分枝杆菌糖脂 TDM(海藻糖二霉菌酸酯，Trehalose-6,6′-dimycolate)。

(4)NK 细胞。人 NK 细胞可以识别结核分枝杆菌感染的巨噬细胞，并能在体外裂解被结核分枝杆菌感染的细胞。NK 细胞通过识别被结核分枝杆菌感染的细胞表面 MHC I 蛋白表达的变化，释放出穿孔素/颗粒酶，从而造成靶细胞溶解死亡。有证据表明，活动性结核患者外周血中存在 NK 细胞的活化和耗竭。

2. 适应性免疫

T 淋巴细胞在结核分枝杆菌的适应性免疫中占主导作用。结核病的适应性免疫应答的一个显著特征是诱导迟发型超敏反应。阐明迟发型超敏反应分子机制对于理解结核分枝杆菌如何逃避宿主免疫至关重要。

(1)CD4⁺T 细胞。CD4⁺T 细胞能够识别与 MHC/HLAII类分子结合的肽抗原，对于人类和小鼠对结核病的保护性免疫是必不可少的。对 HIV 感染者的研究发现，CD4⁺T 细胞对防御结核杆菌具有重要作用。HIV 感染使从潜伏性肺结核向活动性肺结核发展的速度增加了 5~10 倍，而且只需要少量 CD4⁺T 细胞的减少就可以增加肺结核的发病率。此外，用抗反转录病毒疗法治疗艾滋病、重建 CD4⁺T 细胞可降低结核病的发病率。在小鼠模型中研究发现，CD4⁺T 细胞缺乏导致被感染小鼠死亡率增加。

Th1 细胞在结核分枝杆菌免疫中具有重要作用。Th1 细胞分泌的典型细胞因子是 IFN-γ，但 Th1 细胞也能分泌 TNF、IL-2、淋巴毒素和某些 CCL 趋化因子。除了在增强巨噬细胞的抗菌能力方面的作用，IFN-γ 还可以激活巨噬细胞表达 MHC II类分子。

(2)CD8⁺T 细胞。在小鼠中，CD8⁺T 细胞可以阻止结核分枝杆菌感染的快速发展；CD8⁺T 细胞缺陷小鼠感染结核杆菌后比野生型小鼠死亡更早。对灵长类动物的研究发现，CD8⁺T 细胞也有助于控制结核分枝杆菌的感染。对人类而言，CD8⁺T 细胞对结核病免疫至关重要的证据还不充分，但在临床治疗中发现，如果用肿瘤坏死因子抗体治疗风湿性关节炎，则会消耗患者体内一部分 CD8⁺T 细胞，这将导致潜伏性结核病发展为活动性结核病。这一发现提供了迄今为止最有力的关联性证据。

(3)Th17 细胞。研究发现，Th17 细胞增强了小鼠对蛋白亚单位结核疫苗的反应，而且 Th17 细胞对小鼠接种卡介苗后形成成熟的肉芽肿至关重要。在小鼠模型中研究发现,Th17 细胞分泌的细胞因子 IL-17 与结核分枝杆菌感染的病理炎症反应有关。但对人类而言,需要进一步的研究来确定 IL-17 和 Th17 细胞在结核分枝杆菌感染过程中的保护作用,特别是对结核病患者而言。

(二)免疫逃逸

在空气中传播的少量结核分枝杆菌进入人体肺泡后,可通过一定的机制避免被宿主的免疫系统清除,主要包括以下方面:

1. 阻止巨噬细胞吞噬溶酶体的成熟及酸化

结核分枝杆菌感染巨噬细胞后能长期存在机体中并保持其自身的毒力,可阻碍巨噬细胞吞噬体成熟、酸化以及抑制自噬溶酶体的形成。已有的研究表明,结核分枝杆菌细胞壁的物理结构及其分子有别于其他细菌,可通过调节自身 pH 值发挥抵制巨噬细胞吞噬小体酸化的作用,从而逃避吞噬体的酸化杀伤。此外,结核分枝杆菌菌体蛋白及脂质成分能通过抑制吞噬体的成熟,提高自身的生存率。

2. 抑制氧化应激反应

氧化应激在机体抵抗外来细菌入侵时发挥了重要的作用。结核分枝杆菌感染巨噬细胞后,活化的巨噬细胞可以产生大量的活性氧分子,包括活性氮介质(RNI)和活性氧中间物(ROI)。这些活性氮介质和活性氧中间物可以通过与各种分子,包括核酸、蛋白质、脂质和糖类的广泛作用,从而达到杀菌的作用。结核分枝杆菌可以通过降低磷脂酶D 的活性,减少活性氧中间体和活性氮中间体的产生,从而逃避病原菌在机体内的氧化杀伤。另外,结核分枝杆菌细胞壁上富含的特殊成分可以有效减少自由基的生成。

3. 抑制细胞凋亡及自噬

凋亡是指由基因控制的细胞主动有序的死亡。在结核分枝杆菌感染初期,凋亡是巨噬细胞对抗病原菌非常重要的先天性防御机制,能有效控制细菌的繁殖,降低其在细胞内的生存能力,维持机体的正常结构和功能。已有的研究表明,结核分枝杆菌能够减少巨噬细胞的凋亡,增加病原菌的生存概率。

自噬是一个吞噬自身细胞质蛋白或细胞器并包被进入囊泡,进而与溶酶体融合形成自噬溶酶体,降解其所包裹的内容物的过程。自噬是一种重要的免疫防御机制,参与机体固有免疫和适应性免疫应答。研究表明,自噬在巨噬细胞抗结核分枝杆菌的过程中至关重要,强毒株相比于无毒菌株或者减毒菌株更能抑制巨噬细胞的自噬能力。

四、防治原则

(一)结核分枝杆菌感染的诊断:**结核菌素试验**

结核菌素试验(PPD 试验)是指通过皮内注射结核菌素,并根据注射部位的皮肤状况诊断结核分枝杆菌感染所致Ⅳ型超敏反应的皮内试验。结核菌素是结核杆菌的菌体成分,包括纯蛋白衍生物(PPD)和旧结核菌素(OT)。该试验对诊断结核病和测定机体非特异性细胞免疫功能具有参考意义。

将 5 IU(0.1 mL)纯蛋白衍生物 PPD-C 注入左前臂内侧上中 1/3 交界处皮内,使局部形成皮丘,48~96 h(一般为 72 h)后观察反应。结果判断以局部硬结直径为依据:小于 5 mm 为阴性反应,5~9 mm 为阳性反应,10~19 mm 为中度阳性反应,大于 20 mm 或不足 20 mm 但有水疱或坏死为强阳性反应。阴性反应表明未感染过结核分枝杆菌,但应考虑以下情况:①老年人;②感染初期,因结核分枝杆菌感染后需 4 周以上才能出现超敏反应;③严重结核患者或正患有其他传染病,如麻疹导致的细胞免疫低下;④获得性细胞免疫低下,如肿瘤或艾滋病患者等,以及用过免疫抑制剂者。

(二)预防与疫苗

近 20 年来,国际组织提出控制结核病的主要方法是发现和治疗痰菌阳性者,在传染源上进行防控,以及接种**卡介苗(BCG)**。但目前较普遍的看法是卡介苗接种不足以预防感染,但可以显著降低新生儿发病及病情的严重性。

目前,世界卫生组织已经提出了"Dots"战略,即"直接观察疗法＋短期化疗"(directly observed treatment＋short course chemotherapy)战略,对非住院肺结核患者实行全面监督化学治疗,从而可保证患者规律用药,提高治愈率。

卡介苗最早由法国科学家阿尔伯特·卡尔梅特(Albert Calmette)和卡米尔·介朗(Camille Guérin)研制成功,他们将有毒力的牛型结核分枝杆菌在甘油-胆汁-马铃薯培养基上长期传代培养,得到了减毒菌株,可用于预防结核分枝杆菌感染。为了纪念这两位发明者,人们便将这一预防结核病的疫苗命名为"卡介苗"。

(三)治疗

目前,结核病治疗主要以药物化疗为主,利福平、异烟肼、乙胺丁醇、链霉素、吡嗪酰胺等为一线抗结核药物。药物治疗失败或者危及生命的局限性病变等可以采取手术治疗。治疗中重要的措施还有对症治疗,如对发热的治疗、咯血的防治等。

思考题:

1. 试比较革兰阳性菌与革兰阴性菌细胞壁组成的异同。

2. 细菌有哪些特殊结构? 各自的作用是什么?

3. 试述结核分枝杆菌的致病机制。

4. 简述结核菌素试验。

5. 结核分枝杆菌的免疫逃逸策略是什么?

6. 何为正常菌群? 请简述其生物学作用。

7. 试述细菌外毒素的特性。

8. 简述金黄色葡萄球菌的致病性。

9. 简述金黄色葡萄球菌针对中性粒细胞的免疫逃逸策略。

10. 大肠埃希菌可引发哪些疾病?

11. 列举 EHEC 的致病机制。

(周亚滨 程轶喆 刘世利 孙允东)

第十章　病毒感染与免疫

病毒(virus)是目前已知形态最微小、结构最简单的微生物(直径 20～300 nm)。病毒没有完整的细胞结构,只含有一种核酸(DNA 或 RNA),核酸外包绕着蛋白衣壳,部分病毒蛋白衣壳外有包膜。病毒因缺少能量代谢或蛋白质合成所需的元件如线粒体、核糖体的遗传信息而不能独立生存,仅在活细胞内寄生。与细菌的二分裂繁殖方式不同,病毒通过复制产生子代。病毒核酸中包含着病毒复制所需的遗传信息,在病毒复制周期中,产生大量的病毒核酸和结构蛋白并装配成子代病毒。由于病毒不具有完整的细胞结构,只有一种核酸作为遗传物质,必须在活细胞内才能显示生命活性,故病毒被列为一个独立的微生物类型,即**非细胞型微生物(acellular microorganism)**。

病毒种类繁多,在自然界中分布广泛。病毒的结构、基因组组成、复制及感染方式差异很大。病毒的宿主范围可能很广,也可能非常有限。病毒引起的疾病约占微生物引起疾病的 75%。常见的病毒性疾病有流行性感冒、肝炎和艾滋病等。病毒性疾病传染性强、流行范围广,但有效药物较少。随着流行病学和分子生物学的发展,人们对病毒的认识不断加深,病毒学已经成为医学与生命科学研究领域的热门学科之一。

第一节　病毒概述

一、病毒的概念与特点

完整成熟的病毒颗粒称为**病毒体(virion)**,病毒体是病毒在细胞外的典型结构形式,具有感染性。病毒体积较小,能通过细菌滤器,但某些细菌比最大的病毒小,因此可过滤性并不是病毒的独有特性。电子显微镜技术是最广泛使用的测量病毒大小的方法,病毒体大小的测量单位为纳米(nm),不同病毒体的大小相差较大,病毒的直径范围可从 20 nm(如细小 DNA 病毒)到 300 nm(如痘病毒)。各种病毒的相对大小和形态如图 10-1 所示。

　　不同病毒体的形状也不同,多数病毒呈球形或近似球形,少数为丝状、弹状或砖块状,噬菌体(细菌病毒)呈蝌蚪状,而植物病毒多为杆状。直径相差 2 倍的病毒体积相差约 8 倍,痘病毒的体积大约是脊髓灰质炎病毒的 1000 倍。

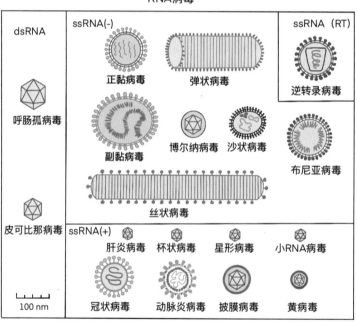

图 10-1　病毒形态与大小示意

二、病毒的结构和组成

(一)病毒结构相关概念

病毒颗粒的结构包括核心、衣壳、包膜等(见图 10-2)。

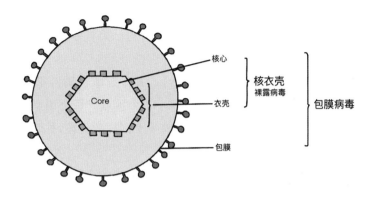

图 10-2 病毒颗粒结构

(1)**核心(core)**。核心位于病毒体中心,主要成分是核酸,构成病毒的基因组,为病毒的复制、遗传和变异提供遗传信息。除核酸外,核心内还存在少量的病毒非结构蛋白,如病毒编码的核酸聚合酶、逆转录酶等。

(2)**衣壳(capsid)**。衣壳是包裹核酸基因组的蛋白质外壳。衣壳保护病毒核酸免受环境中核酸酶等因素的破坏,并介导病毒进入宿主细胞。衣壳具有免疫原性,是病毒体的主要抗原成分。

(3)**壳粒(capsomere)**。衣壳由一定数量的壳粒组成,壳粒在电子显微镜下可见,每个壳粒相当于一个形态亚单位,由一个或多个多肽分子组成。壳粒的排列方式呈对称性,不同病毒体其衣壳所含壳粒数目和对称方式不同,可作为病毒鉴别和分类的依据。

(4)**包膜(envelope)**。包膜是指围绕在某些病毒核衣壳外面的双层脂质膜。包膜是在病毒成熟过程中穿过宿主细胞膜出芽释放时获得的,含有宿主细胞膜或核膜成分,包含脂质、多糖和少量蛋白。包膜表面常有不同形状的突起,称为刺突(spike),其化学成分为糖蛋白,也称为刺突糖蛋白。

(5)**核衣壳(nucleocapsid)**。核衣壳是由核心和衣壳构成的蛋白质-核酸复合物。

(6)**裸露病毒(naked virus)**。仅有核衣壳,没有包膜的病毒称为裸露病毒。

(7)**包膜病毒(enveloped virus)**。有些病毒的核衣壳外有包膜,此类病毒称为包膜病毒。

(二)病毒的结构

病毒有多种形状和大小。结构信息对于病毒分类和建立病毒蛋白质的结构-功能关系十分重要。使用电子显微镜、低温电子显微镜和 X 射线衍射技术可以观察到病毒基本形态的细微差别。用电子显微镜研究病毒对称性需要重金属染色(如磷钨酸钾)来凸显表面结构。重金属通过负染吸附在病毒颗粒上,呈现出病毒的表面结构,分辨率一般为 3~4 nm。低温电子显微镜使用的是玻璃态冰包埋病毒样品,保持了病毒颗粒良好的结构特征。X 射线晶体学可以解析病毒的蛋白结构,分辨率通常为 0.2～0.3 nm。

基于形态亚单位即壳粒的排列方式,可将病毒分为三类对称类型:二十面体对称型、螺旋对称型及复合对称型。

(1)**二十面体对称型(icosahedral symmetry)**。大多数球状病毒都是二十面体对称型。病毒体有 20 个面(每个面都是等边三角形),12 个顶点。每个顶点由 5 个同样的壳粒包围,称为五邻体;在三角形面上的壳粒周围有 6 个同样的壳粒,称为六邻体。二十面体构成的外壳最坚固,内部容积最大。

(2)**螺旋对称型(helical symmetry)**。螺旋对称型病毒的壳粒沿着螺旋形盘旋的病毒核酸链对称排列,如杆状病毒、正黏病毒、副黏病毒等。螺旋对称型衣壳相对不坚固,衣壳外一般有包膜。

(3)**复合对称型(complex symmetry)**。有些病毒体结构较复杂,同时具有二十面体对称和螺旋对称两种排列方式,仅见于痘病毒和噬菌体。

(三)病毒的组成

1.病毒蛋白质

蛋白质是病毒的主要组成部分,由病毒基因组编码,具有病毒的特异性。病毒蛋白包括结构蛋白和非结构蛋白。

结构蛋白是组成病毒体的蛋白成分,主要分布于衣壳、包膜和基质中,具有免疫原性。某些包膜病毒在核衣壳外层和包膜内层之间有基质蛋白,通常具有跨膜和锚定的功能。病毒的结构蛋白具有以下几个重要功能:①保护核酸:衣壳蛋白包绕核酸,保护病毒基因组免受环境中核酸酶等因素的破坏。②维持病毒颗粒的结构对称性。③参与病毒的感染:如衣壳蛋白、包膜蛋白可特异性吸附到易感细胞表面的受体上,介导病毒核酸进入宿主细胞。④决定病毒的抗原特性:暴露在病毒颗粒表面的衣壳蛋白、包膜蛋白具有良好的免疫原性,可激发宿主的保护性免疫应答。

病毒的非结构蛋白也是由病毒基因组编码的,但不参与病毒体的构成,包括病毒编码的酶类和具有特殊功能的蛋白,如蛋白水解酶、DNA 聚合酶、逆转录酶和抑制宿主细胞生物合成的蛋白等。这些酶类的含量较低,在病毒结构组成中并不重要,但当病毒进入宿主细胞时,它们对于启动病毒的复制周期至关重要。病毒的非结构蛋白并非都存在于病毒体内,也可存在于被感染细胞中。

2.病毒核酸

基于病毒核酸化学性质的不同,将病毒分为 DNA 病毒和 RNA 病毒两大类。病毒核酸类型多样,可以是单链或双链,环状或线性,分节段或连续的。DNA 病毒大多为双链,而 RNA 病毒大多为单链。单链 RNA 病毒依据核酸是否具有 mRNA 的作用,可分为正链和负链 RNA,正链 RNA 本身就是 mRNA。核酸的类型、大小等是病毒分类的主要依据之一。病毒核酸大小差异较大,DNA 病毒基因组的大小可从 3.2 kb(嗜肝 DNA

病毒)到 375 kb(痘病毒),RNA 病毒基因组的大小可从 4 kb(小 RNA 病毒)到 32 kb(冠状病毒)。大多数 DNA 病毒的基因组都是单个 DNA 分子,并具有线性或环状构型。RNA 病毒有多种存在形式,既可以是单个线性分子(如小 RNA 病毒),也可以是分节段的(如正黏病毒)。

病毒核酸携带病毒复制所必需的遗传信息,是病毒感染、增殖、遗传与变异的物质基础,其主要功能有:①指导病毒复制:病毒复制以基因组为模板,经过转录、翻译合成大量病毒结构蛋白,再与子代核酸装配并释放。②决定病毒的特性:病毒核酸记录着病毒的全部信息,子代病毒可保留亲代病毒的所有特性。③部分核酸具有感染性:去除衣壳的病毒核酸进入宿主细胞后能复制增殖,所形成的子代病毒具有感染性,称为感染性核酸。感染性核酸是单纯的病毒 DNA 或 RNA(不含任何蛋白质),可完成病毒复制并产生完整的病毒颗粒。并非所有病毒的 DNA 或 RNA 都具有感染性,只有某些病毒会产生感染性核酸。感染性核酸没有宿主特异性,易感细胞范围较广。正链 RNA 病毒(如小RNA 病毒)核酸有感染性,在宿主细胞内起 mRNA 的作用,而负链 RNA 病毒(如正黏病毒)核酸没有感染性。

3. 脂质和糖类

许多病毒含有脂质包膜。当病毒核衣壳在成熟过程中穿过细胞膜出芽时,就获得了包膜。出芽仅发生在病毒特异性蛋白插入宿主细胞膜的部位。包膜中含有磷脂、胆固醇等能加固病毒体的结构成分。病毒包膜的磷脂成分由出芽时细胞膜的特定类型决定。包膜的主要功能是维护病毒体结构的完整性。来自宿主细胞膜的病毒体包膜的脂质与细胞脂质同源,易于亲和及融合,因此包膜能够辅助病毒感染。此外,病毒包膜的种、型特异性是病毒鉴别和分型的依据之一。包膜构成病毒体的表面抗原,与致病性和免疫性密切相关。包膜对干、热、酸和脂溶剂敏感,乙醚能破坏病毒包膜,导致病毒感染性的丧失,因此常用来鉴定病毒有无包膜。

病毒包膜含有糖蛋白,与来源于宿主细胞的病毒包膜蛋白不同,包膜糖蛋白是病毒基因编码的。包膜病毒的表面糖蛋白通过与细胞受体相互作用,将病毒颗粒吸附到靶细胞上。糖蛋白常参与膜融合。由于它们位于病毒体的外表面,可以与中和抗体结合,所以糖蛋白也是重要的病毒抗原。

三、病毒的复制

病毒缺乏增殖所需的酶系统,只能在有易感性的活细胞中繁殖。宿主细胞可为合成病毒蛋白和核酸提供能量及场所。病毒必须利用宿主细胞的蛋白质合成机制来合成病毒蛋白。病毒核酸和病毒蛋白合成后,随即装配形成新的子代病毒。病毒这种以其基因组为模板进行复制的方式称为**自我复制(self replication)**。不同细胞的感染性病毒的产量差异较大,多的可产生超过 10 万个病毒颗粒。病毒复制周期的持续时间相差很大,可从 6～8 h(小 RNA 病毒)到 40 h 以上(某些疱疹病毒)不等。

从病毒进入宿主细胞起,经过基因组复制,至最后释放出子代病毒的过程,称为病毒的一个**复制周期(replication cycle)**。在某些情况下,病毒进入宿主细胞后,细胞的代谢更加偏向于新病毒颗粒的合成,从而破坏宿主细胞的正常代谢过程。为了在寄生的宿主细胞中完成增殖,病毒已经进化出了多种复制策略。尽管具体细节有所不同,但病毒复制周期的总体过程是相似的。人和动物病毒的复制周期依次包括吸附、穿入、脱壳、生物合成及装配与释放等阶段。图 10-3 所示为病毒复制的各阶段,从图中可以看出,感染的亲代病毒吸附在细胞膜上,然后穿入宿主细胞。病毒基因组在去除衣壳蛋白后发挥相关功能,先进行早期 mRNA 和早期蛋白(主要是酶类)的合成,早期蛋白利于病毒基因组的大量复制。随后,晚期 mRNA 和晚期蛋白(如衣壳蛋白)被合成,最后晚期蛋白和病毒基因装配并从细胞中释放出来。

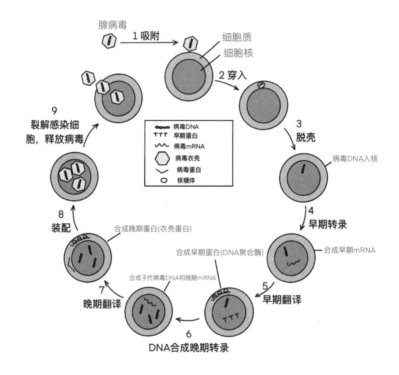

图 10-3　腺病毒(裸露病毒)的复制周期示意图

病毒的复制周期可按照时间的先后顺序分为三个阶段:早期阶段(即吸附、穿入和脱壳)、中间阶段(生物合成,包括病毒 mRNA 合成、病毒蛋白的合成加工以及病毒基因组的复制)和晚期阶段(即病毒装配和释放)。

(一)早期阶段

病毒复制周期的早期阶段包括吸附(adsorption)、穿入(penetration)和脱壳(uncoating)三个过程。

1. 吸附

吸附是病毒感染的第一步,即病毒体表面上的某些蛋白与易感细胞表面的特异性受体结合。能与宿主细胞表面受体结合的蛋白称为**病毒吸附蛋白(viral attachment protein,VAP)**,如包膜病毒的刺突糖蛋白或无包膜病毒的衣壳蛋白,VAP 与受体的相互作用决定了病毒的组织亲嗜性。不同病毒的宿主范围差异较大。包膜病毒通过表面糖蛋白与细胞受体结合,如流感病毒 HA 糖蛋白与细胞表面唾液酸受体结合介导病毒的吸附,人类免疫缺陷病毒(HIV)包膜糖蛋白 gp120 与 CD4 分子受体结合。细胞表面的病毒受体是在细胞生命中具有其他功能的蛋白质,如 CD4 分子,其正常功能是与 MHC Ⅱ 分子结合,活化辅助 T 细胞。无包膜病毒通过衣壳蛋白作为 VAP 与受体结合。细胞所含受体数目不同,易感细胞最多可包含 10 万个受体位点。

2. 穿入

吸附后,病毒颗粒穿过细胞膜进入细胞的过程称为**穿入**,是一个耗能的过程。穿入的方式包括胞饮、融合、直接进入三种:①多数无包膜病毒通过胞饮的形式进入易感细胞。病毒与易感细胞表面受体结合后内凹形成吞噬泡,内含被摄入的病毒颗粒。②有包膜的病毒常通过融合的方式进入胞内,在此过程中病毒包膜与细胞膜发生膜融合,将病毒的核衣壳释放至细胞质内。③少数病毒颗粒可穿透质膜,使病毒核酸直接进入宿主细胞内,如噬菌体。

3. 脱壳

脱壳在穿入的同时或之后不久发生。脱壳是病毒核酸与病毒体外部结构的解离,是去除大部分病毒蛋白质,留下病毒基因组的过程。大部分病毒在穿入细胞时已在细胞溶酶体酶的作用下脱壳释放出核酸,但病毒复制所需的聚合酶得以保留,如 HIV 的逆转录酶和整合酶。

(二)中间阶段

脱壳后,病毒复制周期进入生物合成(biosynthesis)阶段。病毒的生物合成是指病毒利用宿主细胞提供的小分子物质大量合成病毒核酸和蛋白。病毒复制的基本过程是由病毒核酸转录特定的 mRNA,然后翻译病毒蛋白,复制遗传信息。

1. mRNA 合成

病毒基因表达的第一步是 mRNA 合成。绝大多数 DNA 病毒在细胞核中复制,并利用宿主细胞的依赖 DNA 的 RNA 聚合酶合成其 mRNA。少数病毒(如微小病毒)是单链 DNA 基因组,绝大多数 DNA 病毒的基因组为双链 DNA。

除逆转录病毒、流感病毒和丁型肝炎病毒的复制需要在核内完成外,其他 RNA 病毒都在细胞质中复制。除呼肠病毒科成员具有双链 RNA 基因组外,所有 RNA 病毒的基因组均由单链 RNA 组成。

RNA 病毒可分为四类,其合成 mRNA 的方式完全不同,现简述如下:

第一类,基因组是单正链 RNA(+ ssRNA),病毒直接将其 RNA 基因组用作 mRNA。

第二类,基因组是单负链 RNA(− ssRNA),病毒必须使用负链作为模板合成 mRNA。由于细胞没有以 RNA 为模板的 RNA 聚合酶,因此该病毒携带其自身的依赖 RNA 的 RNA 聚合酶。

第三类,基因组是双链 RNA(dsRNA),由于宿主细胞没有将该 RNA 转录成 mRNA 的酶,因此该病毒携带其自身的聚合酶。双链 RNA 中的正义链不能用作 mRNA,因为它与负义链以氢键结合。

第四类,逆转录病毒,其基因组为单正链 RNA,但不具有 mRNA 功能,通过病毒携带的依赖 RNA 的 DNA 聚合酶(逆转录酶)转录为双链 DNA,然后该 DNA 通过宿主细胞的 RNA 聚合酶转录形成病毒 mRNA。

以上基因组的差异解释了为什么某些病毒会产生感染性核酸而其他病毒却不能。在病毒体中,不需要聚合酶的病毒可以产生感染性核酸,而需要聚合酶的病毒,如单负链 RNA 病毒、双链 RNA 病毒和逆转录病毒则无法产生感染性核酸。

2.病毒蛋白合成

DNA 或 RNA 病毒的 mRNA 合成后,会被宿主细胞核糖体翻译成病毒蛋白,其中一些是早期蛋白(复制病毒基因组所需的酶),另一些是晚期蛋白(子代病毒的结构蛋白)。早期是指在基因组复制发生之前,其中最重要的早期蛋白是聚合酶,在复制子代病毒核酸时发挥作用。

3.病毒蛋白加工

一些病毒 mRNA 被翻译成前体多肽,需要被蛋白酶切割才能产生功能性结构蛋白,而有些病毒 mRNA 被直接翻译成结构蛋白。前者可出现在小 RNA 病毒(如脊髓灰质炎病毒)的复制过程中,作为 mRNA 的基因组 RNA 被翻译成单个多肽,然后被病毒蛋白酶切割,生成各种蛋白质。合成前体多肽的另一个重要的病毒家族是逆转录病毒家族,例如 HIV 的 *gag* 和 *pol* 基因被翻译成前体多肽后被病毒编码的蛋白酶切割。但有些病毒(例如流感病毒和轮状病毒)具有分节段的基因组,每个节段编码特定的功能多肽而不是前体多肽。通常情况下,许多病毒蛋白还会发生糖基化、乙酰化等修饰。

4.病毒基因组复制

病毒基因组遵循碱基互补配对原理,某些病毒可形成复制中间体。新合成的病毒基因组可以作为晚期 mRNA 的模板,翻译表达衣壳蛋白。图 10-4 列出了不同基因组类型病毒的复制过程。

病毒基因组类型

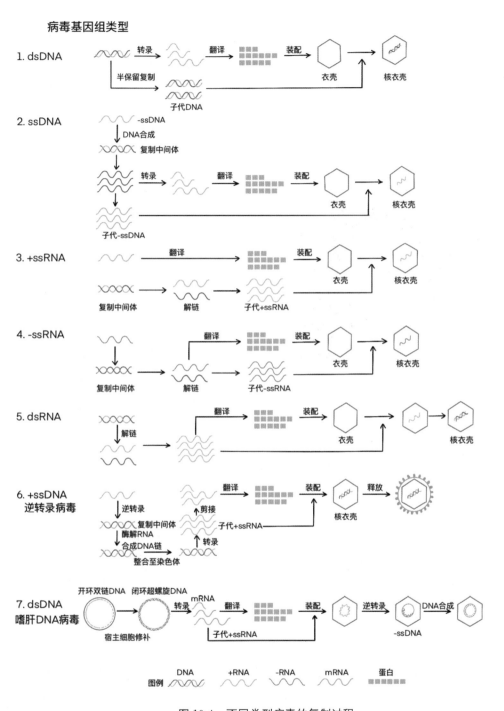

图 10-4 不同类型病毒的复制过程

（三）晚期阶段

病毒复制周期的晚期阶段包括装配（assembly）和释放（release）两个过程。

1. 装配

新合成的病毒基因组和衣壳蛋白装配在一起形成子代病毒。不同病毒在细胞中的装配部位和方式不同。除痘病毒外,DNA病毒的核衣壳均在细胞核内装配;除正黏病毒外,大多数RNA病毒在细胞质内装配。病毒的装配不需要酶和能量,当生物合成的病毒蛋白和核酸浓度很高时,可启动病毒的装配,过量的病毒成分可能会在细胞内形成包涵体。

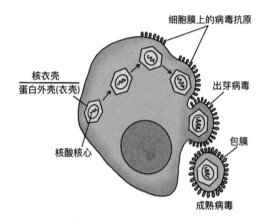

图 10-5 病毒的出芽过程

2. 释放

病毒颗粒通过两种方式从细胞中释放出来。裸露病毒在受感染的细胞中积累,细胞膜破裂,成熟病毒颗粒释放。而包膜病毒通过出芽释放,病毒特有的包膜糖蛋白插入宿主细胞膜中,病毒核衣壳在这些修饰位点出芽,并获得包膜(见图 10-5)。出芽通常发生在细胞膜上(疱疹病毒家族成员从核膜上获得其包膜)。包膜病毒通常不在被感染的细胞内积累,出芽也不会直接导致宿主细胞死亡。

(四)病毒的异常增殖

病毒在宿主细胞内复制时,并非所有病毒成分都能装配成完整的子代病毒,常出现异常增殖。

1. 顿挫感染

病毒进入宿主细胞后,若细胞不能为病毒增殖提供所需的酶、能量及必要的成分,则病毒不能合成本身的组分或不能装配和释放出有感染性的病毒颗粒,即为**顿挫感染(abortive infection)**。无法为病毒复制提供必要条件的细胞称为**非容纳细胞(nonpermissive cell)**,非容纳细胞对另一种病毒可能为容纳细胞(permissive cell)。

2. 缺陷病毒

缺陷病毒(defective virus)缺乏病毒复制所需的一个或多个功能基因,复制不出完整的有感染性的病毒颗粒。当与另一种病毒共同培养时,如果后者能为前者提供所缺乏的成分,就可以使缺陷病毒正常增殖,这种有辅助作用的病毒称为辅助病毒(helper virus)。如腺病毒伴随病毒和丁型肝炎病毒均为缺陷病毒,它们分别仅在共同感染人腺病毒或乙型肝炎病毒(HBV)的情况下才能复制。

3. 病毒之间的相互作用

当两个或多个病毒颗粒感染同一宿主细胞时,它们可能以多种方式相互作用。

在同一病毒家族中,通常密切相关的病毒之间才发生相互作用。遗传相互作用可导致某些后代在遗传上不同于任一亲代,而非遗传相互作用则产生与亲代病毒相似的后代。

(1)重组。两种病毒感染同一细胞后发生核酸水平的互换和重新组合,产生具有两个亲代病毒特征的子代病毒,并能继续增殖,此过程称为**重组(recombination)**,其机制是核酸链断裂,一个亲代病毒的部分基因组与第二个亲代病毒的部分基因组结合。重组病毒具有遗传稳定性,复制后可产生与其自身相似的后代。对于基因分节段的 RNA 病毒(如流感病毒),两个病毒株通过交换 RNA 节段而进行的基因重组称为**重配(reassortment)**。

(2)互补。**互补(complementation)**是指病毒基因产物在感染了两种病毒(其中一种或两种有缺陷)的细胞中的相互作用,这种作用导致本不可复制的两种病毒中的一种或两种可以复制。互补的基础是一种病毒的基因产物提供第二种病毒所需的必要成分,从而使第二种病毒得以复制,而两种病毒的基因型保持不变。

(3)表型混合。当两种病毒同时感染同一细胞时,各自产生不同的结构蛋白和非结构蛋白,在子代病毒装配时,会出现各种产物之间的组合,称为**表型混合**。如果基因组被包裹在完全异源的蛋白质外壳中,则称为核壳转移。这样的混合不能稳定遗传,经传代后又可恢复为亲代表型。

(4)干扰。当两种病毒同时感染同一细胞时,可发生一种病毒抑制另一种病毒增殖的现象,这种作用称为**干扰(interference)**。发生干扰的可能机制为:①一种病毒通过阻断其受体或破坏其受体来抑制第二种病毒对细胞的吸附;②两种病毒相互竞争复制和翻译过程中的成分(如聚合酶、翻译起始因子等);③第一种病毒可能导致受感染的细胞产生阻止第二种病毒复制的蛋白质(如干扰素)。在使用疫苗预防病毒性疾病时,应注意避免干扰现象的发生。

(五)理化因素对病毒的影响

病毒受理化因素的作用后失去感染性称为**灭活(inactivation)**。灭活的病毒仍能保留其他特性,如免疫原性、红细胞吸附及细胞融合等。能使病毒灭活的理化因素包括温度、酸碱度、辐射、脂溶剂、化学消毒剂等。

1.温度

大多数病毒耐冷不耐热,病毒可低温保存,特别是在干冰温度(−70 ℃)和液氮温度(−196 ℃)可长期保持其感染性。不同病毒的热稳定性不同,大多数病毒经 50~60 ℃加热 30 min,或 100 ℃加热数秒即被灭活。

2.酸碱度

病毒通常在 pH 值为 5.0~9.0 的环境下较稳定,在 pH 值 5.0 以下或 pH 值 9.0 以上时可被迅速灭活。某些病毒(如肠病毒)对酸性条件具有抵抗力,在 pH 值 3.0~5.0 时可以保持稳定。

3. 辐射

紫外线、X 射线和 γ 射线均可灭活病毒。射线可引起核苷酸链发生断裂,紫外线可使病毒核苷酸形成二聚体而影响病毒核酸的复制。

4. 脂溶剂

病毒的包膜含脂质成分,易被乙醚、三氯甲烷等脂溶剂溶解。因此,包膜病毒进入人体消化道后,能够被胆汁破坏。在脂溶剂中,乙醚对病毒包膜的破坏性最大,可利用乙醚灭活试验区分有包膜病毒和无包膜病毒。

5. 化学消毒剂

除强酸、强碱类消毒剂外,醛类、酚类、氧化剂、醇类等对病毒均有灭活作用。甲醛通过与核酸反应破坏病毒的感染性。单链病毒比双链病毒更容易被灭活。甲醛对蛋白质的免疫原性影响较小,因此已被广泛用于灭活病毒疫苗的生产中。

四、病毒感染的致病机制

病毒性疾病是由病毒感染引起的。病毒通过各种途径进入宿主,感染易感细胞,在其中复制增殖并导致细胞损伤。病毒感染的基本过程就是病毒复制并引起细胞变化的过程。从分子水平上理解病毒的致病机制可更好地设计抗病毒策略。

病毒性疾病的特点包括:①许多病毒感染是隐性感染,即不引起临床症状;②同一疾病综合征可由多种病毒感染引起;③同一病毒感染可引起多种疾病;④任何疾病的结果都是由病毒和宿主两方面因素决定的。

(一)病毒的传播方式

不同的病毒已经进化出了独特复杂的机制进行传播。病毒感染的传播方式有**水平传播**(horizontal transmission)和**垂直传播**(vertical transmission)两种。垂直传播是指病毒由宿主的亲代传给子代的传播方式,主要通过胎盘或产道传播,也可见于产后哺乳和密切接触感染,多种病毒如 HIV、HBV、风疹病毒、巨细胞病毒(Cytomegalovirus,CMV)都可经垂直传播感染子代。水平传播是指病毒在人群不同个体之间的传播,为大多数病毒的传播方式,包括以下方式:

1. 人与人之间直接传播

病毒在人与人之间直接传播的主要途径包括呼吸道飞沫或气溶胶感染(如流感病毒、鼻病毒、麻疹病毒等),性接触传播(如人乳头瘤病毒、HBV、HIV 等),手-口、手-眼或口-口接触传播(如单纯疱疹病毒等),血液传播(如 HBV、丙型肝炎病毒、HIV 等)。

2. 通过消化道粪-口途径间接传播

通过消化道粪-口途径间接传播的病毒有脊髓灰质炎病毒等肠道病毒、轮状病毒、甲型肝炎病毒等。

3. 从动物到动物的传播

在这种情况下,人类是偶然的宿主,可能是被叮咬传播(如狂犬病病毒),也可能是来自啮齿动物污染的飞沫或气溶胶感染（如汉坦病毒），或者通过节肢动物（如虫媒病毒）进行传播。

某些病毒，如流感病毒（呼吸道感染）和诺如病毒（胃肠道感染）在入侵部位引发疾病，通常不会引起全身性传播。其他病毒（如 CMV、HIV 和狂犬病病毒）则可以传播到其他部位并引起相应的疾病（见图 10-6）。

病毒在体内传播的机制各不相同，最常见的途径是通过血液或淋巴管传播。血液中存在病毒时称为**病毒血症（viremia）**。病毒体在血液中可以是游离存在的（如肠道病毒），也可以存在于特定的细胞中（如麻疹病毒）。有些病毒可以沿着神经元轴突在宿主体内传播（如狂犬病病毒可入脑，单纯疱疹病毒在神经节产生潜伏性感染）。病毒常表现出器官和细胞特异性。病毒对不同细胞的亲嗜性决定了其引起疾病类型的不同，如乙型肝炎病毒对肝细胞具有亲嗜性，肝炎是乙型肝炎病毒引起的主要疾病。

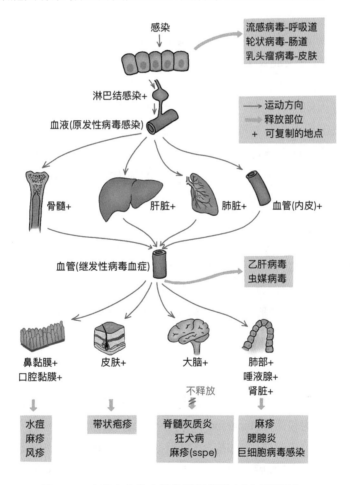

图 10-6 病毒在人体内的传播机制（"＋"表示增殖）

(二)病毒性疾病的发病机制

病毒感染可通过各种机制造成宿主细胞的损伤,还可诱导机体免疫病理损伤。病毒的致病作用从入侵细胞开始,最终导致组织器官的损伤和功能障碍。病毒对宿主细胞的致病作用包括:

1. 杀细胞效应

病毒在宿主细胞内复制完成后,在短时间内一次释放大量子代病毒,细胞被裂解而死亡,这种作用称为**杀细胞效应(cytocidal effect)**,主要见于无包膜、杀伤力强的病毒,如脊髓灰质炎病毒等。杀细胞效应的机制包括病毒在增殖过程中阻断细胞核酸与蛋白的合成,导致细胞新陈代谢功能紊乱,引发细胞病变与死亡;某些病毒的衣壳蛋白可直接杀伤宿主细胞;病毒在大量复制时,细胞核、细胞膜、内质网、线粒体均可受到损伤,引起细胞裂解死亡。在体外实验中,经细胞培养和接种杀细胞性病毒,一定时间后,用显微镜可以观察到细胞变圆、坏死,从瓶壁脱落等现象,称为**致细胞病变作用(cytopathic effect,CPE)**。病毒的杀细胞效应发生在某些重要器官如中枢神经系统时,当达到一定程度后可引起严重的后果,甚至危及生命。

2. 稳定状态感染

某些病毒进入细胞后复制,不会立即导致细胞裂解、死亡,常见于包膜病毒,如流感病毒等。病毒以出芽方式释放子代病毒体,过程缓慢,病变较轻,这些不具有杀细胞效应的病毒所导致的感染称为**稳定状态感染(steady state infection)**,但这种感染可以引起宿主细胞融合及细胞表面产生新抗原。稳定感染的细胞能够表达病毒抗原,常成为免疫攻击的靶细胞,并最终导致细胞死亡。稳定状态感染可出现细胞融合或细胞表面出现病毒基因编码的抗原等表现。

(1)**细胞融合**。某些病毒的酶类或感染细胞释放的溶酶体酶能使感染细胞的细胞膜发生改变,导致感染细胞与邻近细胞融合。通过此种方式,病毒可以扩散到未感染的细胞。细胞融合是包膜病毒扩散的方式之一。细胞融合的结果是形成多核巨细胞或合胞体。

(2)**细胞表面出现病毒基因编码的抗原**。受病毒感染的细胞膜上常出现由病毒基因编码的新抗原。例如,流感病毒在细胞内装配成熟后,出芽释放时在细胞表面形成血凝素,能够吸附红细胞。

3. 包涵体形成

某些被病毒感染的细胞内,用普通光学显微镜可看到与正常细胞结构和着色不同的圆形或椭圆形斑块,称为**包涵体(inclusion body)**。包涵体在细胞中的位置不同,某些位于胞质内(如痘病毒),某些位于胞核中(如疱疹病毒),或两者都有(如麻疹病毒)。包涵体可为嗜酸性或嗜碱性。包涵体的本质:①有些是病毒颗粒或病毒成分的聚集体;②有些是病毒增殖留下的痕迹物。病毒包涵体各自具有一定的特征,可作为病毒感染的诊断依据。

4. 细胞凋亡

病毒感染宿主细胞后可使其发生凋亡(apoptosis),导致细胞出现细胞膜鼓泡、细胞核浓缩并形成凋亡小体。凋亡过程可促进细胞中病毒的释放,但同时也会限制细胞产生病毒体的数量。

5. 基因整合与细胞转化

某些 DNA 病毒和逆转录病毒在感染时将基因整合于宿主细胞基因组中。DNA 病毒在复制中,将部分 DNA 片段随机整合于细胞染色体 DNA 中;逆转录 RNA 病毒先以 RNA 为模板逆转录合成 cDNA,再以 cDNA 为模板合成 dsDNA,然后将此 dsDNA 全部整合于细胞染色体 DNA 中。两种整合方式均可使细胞发生转化,增殖加快,失去细胞间的接触抑制。基因整合或其他机制引起的细胞转化与肿瘤形成密切相关。

(三)病毒感染的免疫病理作用

病毒在感染宿主过程中,通过与免疫系统相互作用,诱发免疫应答、损伤机体是其重要的致病机制。由免疫应答所引起的损伤在病毒感染性疾病中十分重要。免疫病理损伤机制包括特异性体液免疫和细胞免疫。一种病毒感染可能诱发一种发病机制,或两种机制并存。

1. 抗体介导的免疫病理作用

病毒的包膜蛋白、衣壳蛋白都是良好的抗原,可以刺激机体产生相应抗体。抗体与抗原结合能阻止病毒扩散,有利于清除病毒。然而,感染后许多病毒抗原可出现于宿主细胞表面,与抗体结合后激活补体,导致宿主细胞破坏,属于 Ⅱ 型超敏反应。

抗体介导损伤的另一机制是抗原抗体复合物引起的 Ⅲ 型超敏反应。病毒抗原与抗体形成的复合物可出现于血液循环中,沉积在任何部位均可引起损伤。慢性病毒性肝炎患者常出现关节症状,与免疫复合物沉积于关节滑膜引起关节炎密切相关。

2. 细胞介导的免疫病理作用

特异性细胞免疫是宿主清除胞内病毒的重要机制。Tc 细胞识别靶细胞膜的病毒抗原并杀伤靶细胞,能终止细胞内病毒的复制,在感染的恢复过程中起关键作用。但细胞免疫也会损伤宿主细胞,造成宿主细胞功能紊乱,这是病毒致病机制中的一个重要方面。

3. 促炎性细胞因子的病理作用

IFN-γ、TNF-α、IL-1 等细胞因子的大量产生导致代谢紊乱,并活化血管活化因子,出现休克、弥散性血管内凝血等严重病理过程,甚至危及生命。

五、抗病毒免疫应答与病毒的免疫逃逸

病毒感染的结果反映了病毒和宿主之间的相互作用。抗病毒固有免疫是针对病毒感染的第一道防线,通常在病毒感染后被迅速诱发出来,主要为单核-巨噬细胞、NK 细胞及干扰素的作用。适应性免疫主要为抗体介导的和细胞介导的抗病毒作用。

(一)固有免疫

固有免疫主要由宿主编码的干扰素介导。干扰素是在病毒感染或其他干扰素诱生剂的作用下迅速产生的一种糖蛋白,具有抑制病毒复制、抗肿瘤和免疫调节等多种生物

学活性。干扰素具有广谱抗病毒作用,其抗病毒作用具有相对的种属特异性:IFN-α 和 IFN-β 属于 I 型干扰素,主要发挥抗病毒作用;IFN-γ 是 II 型干扰素,主要发挥免疫调节作用。病毒、细菌内毒素、双链 RNA 等诱生剂均可诱导干扰素的产生。干扰素分子量小,对热比较稳定,4 ℃可保存较长时间,56 ℃被灭活,可被蛋白酶破坏。干扰素具有免疫原性,使用干扰素治疗时,机体产生的干扰素抗体会影响干扰素的生物学活性。

干扰素不能直接灭活病毒,干扰素产生后与细胞表面的干扰素受体结合,触发宿主细胞的信号传递等一系列生物化学过程,诱导基因转录并翻译出**抗病毒蛋白(antiviral protein,AVP)**,实现对病毒的抑制作用。AVP 主要有 2′-5′寡聚腺苷酸合成酶(2′-5′oligoadenylate synthetase,OAS)和蛋白激酶 R(protein kinase R,PKR)等,主要涉及两个途径(都需要病毒中间产物 dsRNA 的参与)。

1. OAS 途径

病毒 dsRNA 激活 OAS,使 ATP 多聚化,形成寡聚腺苷酸(2′-5′A);2′-5′A 激活细胞 RNA 酶 L(RNase L),从而切断病毒的 mRNA 转录。

2. PKR 途径

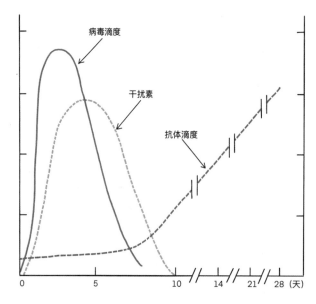

PKR 在病毒 dsRNA 存在时自身磷酸化激活,激活的 PKR 使蛋白翻译起始因子 eIF-2 磷酸化失活,导致 eIF-2 失去启动蛋白质翻译过程的能力,从而阻止了病毒多肽链的合成。两种途径都可使病毒终止复制。

干扰素发挥作用迅速,在病毒感染的几小时内就可在宿主体内检测到干扰素,病毒滴度随之下降(见图 10-7)。直到病毒减少后,宿主血液中的抗体滴度才逐渐升高。这种时间关系表明,干扰素在感染的起始阶段即适应性免疫发生前发挥重要作用。干扰

图 10-7　呼吸道病毒感染后,干扰素和抗体合成的动力学过程

素合成后快速释放到细胞外,并扩散至邻近细胞发挥抗病毒作用。干扰素既能中断受感染细胞的病毒感染,又可以限制病毒扩散。由于抗病毒蛋白是酶类,作用无特异性,故干扰素的抗病毒作用具有广谱性。干扰素对大部分病毒均有一定的抑制作用。

(二)适应性免疫

适应性免疫应答是宿主清除病毒感染及防止再次感染的最好方式。体液免疫主要通过存在于黏膜表面的 sIgA 或血流中的 IgM、IgG 发挥中和作用,有效清除病毒,防止

再次感染。细胞免疫主要是 CTL 对靶细胞特异性杀伤和活化的吞噬细胞对病毒的有效灭活,细胞免疫是阻断病毒复制,促进机体从感染中恢复的主要因素。

1.体液免疫

抗体可清除细胞外的病毒,并有效抑制病毒通过病毒血症向靶组织扩散。中和抗体通过中和作用,一方面阻断游离病毒体对靶细胞的吸附,另一方面通过调理作用增强吞噬细胞吞噬杀灭病毒的能力。

中和抗体(neutralization antibody)是指针对病毒某些表面抗原的抗体,此类抗体能与细胞外游离的病毒结合从而消除病毒,其作用机制主要是直接封闭与细胞受体结合的病毒抗原表位,或者改变病毒表面构型,阻碍病毒吸附侵入易感细胞。中和抗体不能直接灭活病毒。病毒与中和抗体形成免疫复合物后,可被巨噬细胞吞噬清除。有包膜的病毒与中和抗体结合后,可通过激活补体导致病毒裂解。

2.细胞免疫

特异性 $CD8^+$ T 细胞和 $CD4^+$ T 细胞通过不同机制介导的细胞免疫在抗病毒感染中发挥重要作用。$CD8^+$ CTL 是发挥细胞毒作用的主要效应细胞,能够杀伤靶细胞以清除或释放细胞内的病毒,从而在抗体的配合下清除病毒,这也是终止病毒感染的主要机制。CTL 还可分泌多种细胞因子如 IFN-γ、TNF 等发挥抗病毒作用。活化的 Th1 细胞可释放 IFN-γ、TNF 等细胞因子,激活巨噬细胞和 NK 细胞,促进 CTL 的增殖和分化,发挥抗病毒作用。

(三)病毒的免疫逃逸

病毒性疾病不仅与病毒的直接作用及免疫病理损伤有关,也与病毒的免疫逃逸能力有关。病毒已经进化出多种方法来抑制或逃避宿主的免疫反应,从而避免被消灭。某些病毒(如麻疹病毒、风疹病毒及 HIV 等)感染可引起机体免疫应答降低或免疫抑制,其机制是下调机体干扰素或干扰素受体水平,抑制机体固有免疫;导致高亲和力 T 细胞的清除,诱导部分免疫耐受;破坏 APC,抑制效应细胞等。有些病毒诱导感染细胞形成合胞体使病毒避开抗体的作用并在细胞间传播。病毒还能通过变异或者改变病毒蛋白上的抗原位点逃避宿主的免疫反应。病毒感染所引起的免疫抑制可激活体内潜伏的病毒或促进某些肿瘤的生长,使疾病复杂化,这也是病毒持续性感染的原因之一。

第二节 流感病毒感染与免疫

流行性感冒病毒(influenza virus)简称流感病毒,是人流行性感冒的病原体。流感病毒属于**正黏病毒科(*Orthomyxoviridae*)**,是一类对人或动物细胞表面的黏蛋白有亲和性、有包膜、基因组分节段的单负链 RNA 病毒,可感染人和动物(如禽类、猪、马等)。人流感病毒分为甲(A)、乙(B)、丙(C)三种类型,其中,甲型流感病毒抗原最易发生变异,不仅常导致季节性流感的流行,还引起了多次全球性的大爆发。仅在 20 世纪,就有四次流感大流行的记录。1918~1919 年,严重的流感席卷各大洲,导致至少 4000 万人死亡。此外,禽流感如果不加以控制,也可造成严重后果。

一、生物学性状

(一)形态与结构

流感病毒通常呈球形,直径为 80~120 nm;亦可呈丝状,长短不一,通常超过 300 nm,多见于直接从人类呼吸道分离的病毒。病毒体结构包括脂质包膜、核衣壳和基因组(见图 10-8)。

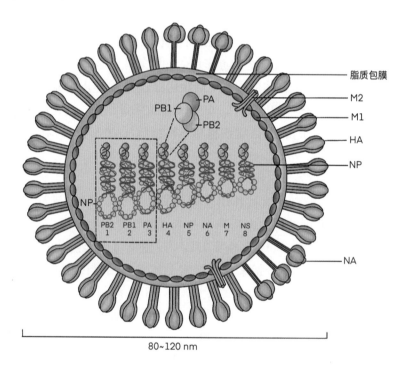

图 10-8 甲型流感病毒体结构

1.包膜

流感病毒的包膜分为内外两层,外层主要是来源于宿主细胞的脂质双层膜,内层为**基质蛋白 1(matrix protein 1,M1)**。M1 约占病毒蛋白含量的 40%,是病毒的主要结构蛋白。M1 蛋白连接病毒包膜与内部的核衣壳,能够保护病毒的核衣壳,维持病毒形态的稳定和完整,并与病毒的复制有关。M1 蛋白抗原性稳定,具有型特异性。抗 M1 抗体不能中和病毒的感染性,无保护作用。M2 蛋白为跨膜蛋白,具有离子通道的作用,与病毒的复制过程有关。

包膜表面广泛镶嵌着两种呈放射状排列的糖蛋白刺突，即**血凝素**（hemagglutinin，**HA**）和**神经氨酸酶**（neuraminidase，NA），两者数量之比为（4～5）：1，均以疏水末端插入脂质双层中。

（1）HA。HA是由3个HA单体通过非共价结合形成的同源三聚体结构。HA由球状的头部和茎部组成，呈柱状，头部略膨大。受体结合部位位于球状头部，呈浅口袋状。每个HA蛋白前体（HA0）由HA1和HA2两个多肽通过精氨酸和二硫键连接而成。HA0在蛋白酶作用下精氨酸被裂解而形成由二硫键连接的HA1和HA2，是病毒感染的先决条件。由于蛋白酶主要存在于呼吸道组织，决定了流感病毒的组织亲嗜性。HA1含有宿主呼吸道黏膜上皮细胞受体唾液酸的结合位点，与病毒的吸附有关。HA1还能与动物（如鸡、豚鼠等）或人红细胞表面的唾液酸受体结合，引起红细胞凝集，出现血凝现象，"血凝素"因此而得名。抗HA抗体能够抑制血凝现象的发生。因此，可通过**血凝试验**（hemagglutination test）和**血凝抑制试验**（hemagglutination inhibition test）进行流感病毒的辅助检测。HA2介导病毒包膜与细胞膜的融合，与病毒的穿入有关。HA具有免疫原性，抗HA抗体能中和病毒的感染，有抗病毒感染保护作用。此外，HA易发生变异，具有亚型特异性。

（2）NA。NA是由4个NA单体组成的四聚体结构。NA呈蘑菇状，由膨大的头部和纤细的杆部组成。NA具有多种生物学功能。成熟的子代病毒颗粒通过HA与唾液酸受体的结合而附着在感染细胞表面，NA能够水解糖蛋白末端的N-乙酰神经氨酸，促使病毒的离解释放，并防止病毒的自我聚集。NA还可液化呼吸道黏膜表面的黏液，有利于病毒在呼吸道中的扩散。NA亦具有免疫原性，抗NA抗体没有中和活性，但具有抑制病毒释放和扩散的作用。此外，与HA一样，NA也易发生变异，具有亚型特异性。

丙型流感病毒的**血凝素酯酶融合**（hemagglutinin-esterase fusion，HEF）蛋白兼具行使病毒侵入与释放的功能。

2.核衣壳

病毒基因组、**RNA依赖的RNA聚合酶复合体**（**RNA dependent RNA polymerase**）以及覆盖表面的**核蛋白**（nucleoprotein，NP）组成病毒的**核糖核蛋白**（ribonucleoprotein，**RNP**），呈螺旋对称排列。RNA依赖的RNA聚合酶复合体包括聚合酶碱性蛋白2（polymerase basic protein 2，PB2）、聚合酶碱性蛋白1（PB1）和聚合酶酸性蛋白（polymerase acidic protein，PA）。NP是RNP中与RNA结合的主要结构成分，参与病毒的转录和翻译。NP抗原性稳定，具有型特异性，但其抗体没有中和病毒的保护作用。此外，NP还是CTL识别的主要靶抗原之一。RNA依赖的RNA聚合酶复合体在胞核中催化合成病毒基因组 RNA。

3. 基因组与编码蛋白质

病毒基因组全长为 13600 bp。甲型和乙型流感病毒的基因组由 8 个负链病毒 RNA 片段组成,丙型流感病毒的基因组有 7 个 RNA 片段。每个基因片段长度为 890~2340 bp,按长度递减顺序编号,分别编码不同的蛋白质(见表 10-1)。基因片段 1~3 分别编码 PB2、PB1 和 PA 蛋白,是组成 RNA 依赖性 RNA 聚合酶的三个亚单位。某些甲型流感病毒株的基因片段 2 还可编码辅助蛋白 PB1-F2,具有促使病毒感染细胞凋亡的活性。基因片段 4~7 分别编码病毒的结构蛋白 HA、NP、NA 和 M 蛋白。丙型流感病毒无基因片段 6,基因片段 4 编码 HEF 蛋白,基因片段 8 编码非结构蛋白 NS1 和 NS2 蛋白。NS1 是一种多功能蛋白,能够抑制宿主细胞 mRNA 的翻译表达,拮抗干扰素的抗病毒反应;NS2 蛋白具有帮助病毒 RNP 出核的作用。

表 10-1　流感病毒基因片段与编码蛋白

基因片段	核苷酸数	编码蛋白	蛋白质功能
1	2341	PB2	RNA 聚合酶组分
2	2341	PB1	RNA 聚合酶组分
3	2233	PA	RNA 聚合酶组分
4	1778	HA	血凝素为病毒包膜糖蛋白,介导病毒吸附,是中和抗体的靶位
5	1565	NP	核蛋白,构成病毒衣壳
6	1413	NA	神经氨酸酶,促进病毒释放
7	1027	M1	基质蛋白,促进病毒装配
		M2	跨膜蛋白,促进病毒脱壳
8	890	NS1	非结构蛋白,抑制细胞 mRNA 的翻译
		NS2	非结构蛋白,促进 RNP 进入胞浆

(二)复制周期

流感病毒的复制增殖主要发生在人与哺乳动物的呼吸道上皮细胞(见图 10-9)。病毒的复制周期始于对易感细胞的吸附。甲型和乙型流感病毒通过 HA 的受体结合部位与细胞表面的特异性受体唾液酸(亦称神经氨酸)结合,吸附于细胞表面,HEF 蛋白介导丙型流感病毒的吸附过程。随后细胞膜内陷,病毒以胞饮形式进入细胞质并形成内体。内体的酸性环境引发 HA 介导的膜融合和 M2 离子通道的激活。低 pH 值导致 HA2 的构象变化,暴露出融合肽,介导病毒包膜与细胞膜的结合,形成融合孔,病毒 RNP 由此进入细胞质。内体的氢离子通过 M2 离子通道泵入病毒颗粒中,破坏内部蛋白质之间的相互作用，导致病毒 RNP 与 M1 蛋白分离，随后 RNP 在 NP 的核定位信号介导下进入细胞核。

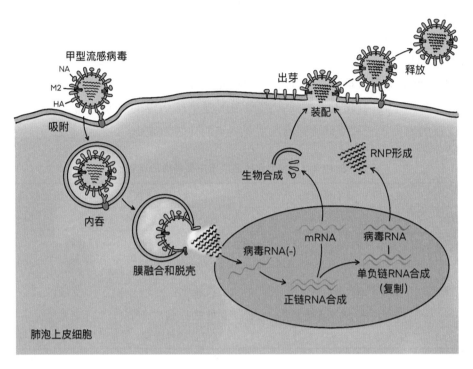

图 10-9　流感病毒的复制周期

细胞核是流感病毒 RNA 转录复制的场所。在病毒 RNA 依赖性 RNA 聚合酶复合体的作用下，以病毒 PB2 切割宿主细胞 mRNA 5′末端10～15 个核苷酸形成的帽状结构为引物，以病毒负链 RNA 作为模板开始转录过程。病毒 mRNA 链在 PB1 的催化作用下不断延长，形成末端带有 poly(A)尾的 mRNA，完成转录过程，随即进入细胞质，进行病毒蛋白的翻译合成。病毒 RNA 复制则是在病毒 RNA 依赖性 RNA 聚合酶复合体的作用下，首先合成互补的正链 RNA，再以此为模板合成子代病毒 RNA，与病毒核蛋白和 RNA 聚合酶结合形成 RNP 后进入细胞质。病毒 RNP 的出核主要由病毒蛋白 M1 和 NS2 介导。

在细胞质中，以病毒 mRNA 为模板，病毒的包膜蛋白 HA、NA 和 M2 等结构蛋白和 NS1、NS2 等非结构蛋白在核糖体内合成后，在内质网中进行蛋白质折叠，并进一步在高尔基体内进行蛋白质的糖基化和水解等翻译后修饰过程。

子代流感病毒的装配和出芽释放是一个多步骤的复杂过程，HA 和 NA 在局部的聚集启动了出芽释放过程。M1 蛋白介导 RNP 与 HA、NA 及 M2 蛋白结合，并介导 M2 蛋白向病毒出芽部位募集。出芽完成时，NA 切割糖蛋白末端的 N-乙酰神经氨酸，破坏 HA 与受体的结合，促使子代病毒颗粒释放。在 NA 缺乏或存在神经氨酸酶抑制剂的情况下,病毒颗粒聚集在细胞表面,感染性降低。

（三）分型与变异

1. 分型

根据病毒蛋白 NP 和 M 的抗原性不同,流感病毒分为甲、乙、丙三个型别。根据 HA 和 NA 抗原性的不同,可进一步将甲型流感病毒划分为不同的亚型。目前已知 HA 有 16 种抗原(H1～H16),NA 有 11 种抗原(N1～N11)。其中,H1、H2、H3 和 N1、N2 抗原 所构成的亚型常引起人群中流感的流行。近年来相继发现禽流感病毒 H5N1、H7N2、 H7N7 和 H9N2 等可引起人类感染。乙型和丙型流感病毒的抗原性较为稳定,变异少 见,无亚型的划分。三种型别流感病毒主要特点的比较如表 10-2 所示。

表 10-2　三种型别流感病毒主要特点的比较

特性	甲型流感病毒	乙型流感病毒	丙型流感病毒
基因节段	8	8	7
特异性蛋白	M2	NB	HEF
宿主	人、禽类、猪、马等	人、海豹	人、猪
疾病严重性	通常严重	偶尔严重	通常轻微
流行性	频繁发生,常引起流行病 (抗原性漂移和抗原性转变)	可发生,偶尔流行 (仅抗原性漂移)	不经常发生 (仅抗原性漂移)

2. 变异

流感病毒易发生变异,包括抗原性变异、温度敏感性变异等。抗原性变异是流感病 毒变异的主要形式。流感病毒的抗原性主要与病毒包膜表面的糖蛋白 HA 和 NA 有关, HA 和 NA 变异直接导致了病毒抗原性的变异。根据变异的程度,病毒抗原性变异分为 抗原性漂移和抗原性转变两种形式。

(1)**抗原性漂移(antigenic drift)**。抗原性漂移抗原变异幅度小或连续突变,属于量 变,是亚型内变异,由病毒基因点突变和人群免疫力选择所导致,常引起中小规模的流 行。其发生频繁,每年或每隔数年出现。抗原性漂移多见于甲型流感病毒,也可见于乙 型流感病毒,但发生频率较低。

(2)**抗原性转变(antigenic shift)**。抗原性转变抗原变异幅度大,属于质变,形成新的 亚型,由病毒表面抗原结构发生一种或两种大幅度变异,或者两种或两种以上甲型流感 病毒感染同一细胞时发生基因重组导致。人群对变异株缺乏免疫力而容易引起流感病 毒的大流行。抗原性转变常突然发生,具有不可预测性。

甲型流感病毒的抗原性变异与流感大流行情况如表 10-3 所示。

表 10-3 甲型流感病毒抗原性变异与流感大流行

亚型名称	抗原结构	流行年代	代表病毒株
Hsw1N1	H1N1	1918～1919	猪流感病毒
亚洲甲型(A1)	H1N1	1946～1957	A/FM/1/4(H1N1)
亚洲甲型(A2)	H2N2	1957～1968	A/Singapore/1/57(H2N2)
香港甲型	H3N2	1968～1977	A/Hongkong/1/68(H3N2)
亚洲甲型与新亚型	H3N2,H1N1	1977～现在	A/USSR/90/77(H1N1)
新甲型	H5N1，H1N1	1997～现在	A/California/2009(H1N1)

（四）培养特性

流感病毒可采用鸡胚培养、组织细胞和动物接种三种方式进行分离培养。其中,鸡胚培养是最常用的方法。病毒可在鸡胚尿囊腔及羊膜腔中增殖,初次分离病毒时可接种至羊膜腔,连续传代培养时接种至尿囊腔,33～35 ℃条件下培养 3～4 天。病毒也可在人羊膜细胞、猴肾细胞、狗肾细胞等细胞内增殖。流感病毒在鸡胚或细胞内增殖后不引起明显的病理改变或致细胞病变作用,可采用红细胞吸附或免疫荧光等试验间接检测流感病毒感染及增殖情况。雪貂是流感病毒的易感动物。流感病毒也可在小鼠体内培养,其毒力在连续传代后增强,可导致小鼠肺组织广泛病变甚至死亡。

（五）抵抗力

流感病毒抵抗力不强,不耐热,在 56 ℃的温度下持续 30 min 即可被灭活。病毒在室温下很快丧失传染性,在 0～4 ℃的环境中能存活数周。对干燥、日光、紫外线以及化学试剂(如乙醚、甲醛等)敏感。

二、致病性

（一）所致疾病

流感病毒感染可导致流行性感冒。甲型流感病毒除可以感染人类外,还可以在家畜(猪、马等)、禽类(鸭、鹅等)以及野生候鸟等 100 多种动物中传播。乙型流感病毒主要感染人类,仅有少数感染海豹的报道。丙型流感病毒主要感染人类,可引起散发感染,症状轻微或无明显临床症状。

流感病毒的传染源主要是急性期患者和隐性感染者,也可由感染的动物传染给人类。病毒主要经飞沫、气溶胶通过呼吸道直接或间接接触方式在人群中传播。流感病毒通常主要引起呼吸道局部感染,不引发病毒血症。

流感多呈季节性流行。在北半球温带区域,流感主要发生在 12 月至来年 2 月间。在南半球温带区域,流感主要发生在 6～8 月。而在热带地区,流感全年都有发生,季节性不明显。在我国,北方以冬季为主,南方全年都可发生,冬季为高峰期。

人群对流感病毒普遍易感,潜伏期一般为 1~4 天,患者起病急,出现畏寒发热、头痛、全身肌肉酸痛等症状,病程通常不超过一周。全身症状与病毒感染所致坏死组织的毒素样物质侵入血流有关。流感最常见和最重要的并发症是细菌感染,以继发肺炎链球菌、流感嗜血杆菌和金黄色葡萄球菌等感染为多见。本病常累及肺组织,也可发生菌血症导致其他组织器官感染,表现为患者病情在稳定后突然恶化,甚至死亡。死亡病例多见于年老体弱的患者及婴幼儿,后者可出现瑞氏(Reye)综合征。感染禽流感 H5N1 病毒或猪流感 H1N1 病毒的患者可出现高热、局部呼吸道和神经症状、淋巴细胞减少和腹泻,重症和死亡病例在健康的年轻人中有较高的比例。

(二)致病物质

流感病毒的毒力与多种病毒蛋白密切相关。

1. HA

HA 与受体的结合决定了流感病毒的组织亲嗜性,在病毒感染、传播中发挥了重要作用。唾液酸是流感病毒受体的基本成分,唾液酸末端可携带两种残基:α-2,3-Gal-β1、4-Gal 和 α-2,6-Gal-β1、4-Gal,具有独特的空间构型。前者是人流感病毒受体,主要分布于人咽喉、鼻腔及气管上皮细胞表面;后者是禽流感病毒受体,可存在于人下呼吸道(支气管和肺泡)细胞表面,但数量少于前者。这种唾液酸受体的分布与不同流感病毒在人类中的感染特点有关。感染人流感病毒后,病变较轻,主要局限于上呼吸道,病毒很容易通过含有高滴度病毒的鼻腔分泌物在人群中传播。流感发病率高,但病死率低。高致病性禽流感病毒 H5N1 等主要感染人肺泡细胞,导致严重肺炎,病死率较高。此外,两种类型的唾液酸受体均可以存在于猪气管上皮细胞表面,因此猪既可以感染人流感病毒,也可以感染禽流感病毒,是导致新型流感病毒出现的"混合器"。当人流感病毒和禽流感病毒同时感染猪时,可发生基因节段的互换,导致新流感病毒亚型出现,引起流感的大流行。1957 年的 H2N2 流感大流行和 1968 年的 H3N2 流感大流行的原因即与此有关。导致 2009 年甲型 H1N1 流感大流行的病毒则是禽流感病毒、猪流感病毒和人流感病毒发生多次重配后出现的。

2. NA

NA 可水解黏膜表面的黏蛋白唾液酸残基,降低黏液层的黏度,与成熟病毒的释放、扩散有关。

3. NS1

非结构蛋白 NS1 是病毒毒力的一个重要决定因素,具有抑制宿主细胞基因表达的作用,还可以增强病毒 mRNA 翻译,促进病毒复制,拮抗宿主细胞干扰素的产生。

4. PB1-F2

由流感病毒 *PB1* 基因编码的 PB1-F2 蛋白具有诱导肺泡巨噬细胞凋亡,促进免疫逃逸的作用,还可导致病毒清除延迟和继发细菌感染。

此外,M1、M2 等蛋白也与流感病毒的毒力有关。

（三）致病机制

流感病毒的致病机制包括病毒的直接损伤作用和免疫病理损伤作用。病毒主要在呼吸道上皮细胞内迅速增殖并感染邻近细胞,可引起广泛的细胞空泡变性,导致上皮细胞坏死脱落,呼吸道黏膜的屏障功能丧失。流感病毒感染可刺激机体产生炎性因子和趋化因子,诱导固有层的淋巴细胞和组织细胞浸润,引起呼吸道黏膜组织的炎症反应。

过度的炎症反应导致肺组织受损,呼吸功能下降,甚至危及生命。过度的炎症反应是 1918 年 H1N1 流感病毒大流行和近年来 H5N1 等高致病性禽流感病毒致病的重要因素,其肺部病理损伤以肺水肿及广泛的炎性渗出为特点,并伴有大量的中性粒细胞、巨噬细胞、淋巴细胞浸润及促炎性细胞因子水平的显著升高。流感病毒感染还可降低机体免疫应答,抵抗干扰素的抗病毒作用。

三、免疫应答与逃逸

感染流感病毒后,机体可产生固有免疫应答和适应性免疫应答反应,以抵御病毒的感染。与此同时,病毒也可采取多种策略逃避宿主的免疫反应。

（一）固有免疫应答

固有免疫系统为机体抵御流感病毒建立了第一道防线。流感病毒经呼吸道进入机体,感染易感细胞,被受体迅速感知,细胞表达和分泌一系列免疫调节因子,募集中性粒细胞、单核细胞和 NK 细胞等免疫细胞至呼吸道局部组织,发挥抗病毒作用。

1. 模式识别受体

病毒 RNA 能被三种模式识别受体,即 Toll 样受体、RIG-Ⅰ受体和 NLRP3 识别,从而激活固有免疫信号。TLR3 和 TLR7 分别识别细胞内体中的流感病毒单链 RNA 和复制过程中产生的中间产物双链 RNA,并最终激活 NF-κB 和干扰素调节因子 3（IRF3）。在感染后期,RIG-Ⅰ识别新合成的病毒 dsRNA。病毒感染还可激活 NLRP3。上述途径最终导致Ⅰ型干扰素、炎性细胞因子和趋化因子的分泌,激活抗病毒反应,募集中性粒细胞、单核细胞至呼吸道局部并激活巨噬细胞。

2. 巨噬细胞

活化的巨噬细胞能够直接吞噬和杀伤流感病毒感染细胞,并具有较强的抗原处理和提呈功能。巨噬细胞分泌 IL-6、TNF-α 等多种促炎细胞因子,具有免疫调节和免疫效应作用。但同时肺泡巨噬细胞产生的 NOS2 和 TNF-α 等介导的炎症反应是流感病毒感染导致肺部病理损伤的重要原因。

3. 中性粒细胞

中性粒细胞能够吞噬和破坏病毒感染细胞,减少体内病毒载量,在抵御流感病毒感染中起重要作用。但与此同时,中性粒细胞的大量浸润可导致肺组织损伤。

4. NK 细胞

在呼吸道上皮细胞和巨噬细胞释放的细胞因子作用下,NK 细胞被激活,通过直接或间接的识别机制以 MHC I 非依赖性方式裂解病毒感染的细胞。感染早期,NK 细胞通过受体 NKG2D、NKp44 和 NKp46 识别并结合细胞表面 HA 分子,直接杀伤裂解流感病毒感染细胞。感染后期 NK 细胞还可通过 ADCC 机制杀伤抗体结合的病毒感染细胞。活化的 NK 细胞还可以通过分泌 IFN-γ、IL-12 等细胞因子发挥免疫调节作用。

5. DC

在病毒感染过程时,DC 具有捕获、处理流感病毒抗原并提呈给幼稚和记忆 T 细胞的作用。在静息状态时,DC 位于呼吸道上皮组织下,通过上皮细胞的紧密连接延伸到气道腔的 DC 不断监测入侵的病原体。DC 可以通过两种不同的机制获得抗原:一是流感病毒直接感染 DC,胞浆中的蛋白酶体将病毒蛋白降解成小肽并负载至 MHC I 类分子上;二是通过吞噬病毒颗粒或凋亡的上皮细胞,被降解的病毒蛋白以 MHC II 类肽复合物的形式出现。

(二)适应性免疫应答

适应性免疫反应在清除流感病毒、调节抗病毒免疫应答方面发挥了重要作用。

1. 抗体

抗 HA 抗体可以阻断病毒与宿主细胞的结合及受体介导的内吞作用,对亚型内病毒株的免疫保护作用可持续数月至数年,但无亚型间的交叉保护作用。抗 NA 抗体不能中和病毒,但可以抑制病毒的释放和扩散。由于呼吸道黏膜是流感病毒进入人体的主要途径,因此局部分泌的 sIgA 抗体在阻断病毒感染方面具有重要作用。

2. CD8+T 细胞

病毒特异性 CD8+T 细胞主要针对 M1、NP、PA 和 PB2 等高度保守的病毒蛋白表位。CD8+T 细胞被 MHC I-病毒抗原肽复合物激活后,通过释放穿孔素和颗粒酶介导感染细胞凋亡,从而防止子代病毒的产生和传播。此外,CD8+T 细胞还会产生 TNF-α 等促炎细胞因子,激活其他免疫细胞,抑制病毒复制,促进细胞凋亡。

3. CD4+T 细胞

CD4+T 细胞被 MHC II-病毒抗原肽复合物激活后,分化为 Th1、Th2、Th17 等不同亚型。其中,Th1 细胞分泌的 IFN-γ、TNF-α 和 IL-2 等细胞因子可激活肺泡巨噬细胞,调节 CD8+T 细胞分化以清除流感病毒。Th2 细胞分泌细胞因子 IL-4 和 IL-13,促进 B 细胞反应及抗体生成。Th17 细胞除与 Treg 一起参与调节抗流感病毒感染的细胞免疫应答外,还在抵抗流感病毒感染所继发的细菌感染(如金黄色葡萄球菌肺炎)中发挥保护性作用。

(三)免疫逃逸

流感病毒通过抗原变异和抑制免疫反应等策略进行免疫逃逸。

1.抗原变异

糖蛋白抗原 HA 和 NA 是流感病毒最重要的表面抗原,抗 HA 抗体和抗 NA 抗体分别具有中和病毒和抑制病毒释放、扩散的重要作用。由于缺乏校对活性,病毒 RNA 聚合酶在病毒基因组复制过程中容易错配,引起 HA 和(或)NA 的抗体结合位点发生变异,点突变积累后造成抗原性漂移,原有抗体不能识别、结合新出现的病毒株,导致流感频繁发生。发生抗原性转移时,由于人群中普遍缺乏针对新病毒株的中和抗体,导致流感在人群中的大流行爆发。此外,CTL 通过识别病毒感染细胞上 MHC Ⅰ类分子提呈的抗原肽,清除病毒感染。当抗原表位发生改变时,CTL 的识别受到影响,对靶细胞的裂解能力降低。NP 和 M 蛋白等具有诱导病毒特异性 CTL 反应的抗原表位,大多数 CTL 表位比较保守,部分氨基酸的变异可以导致病毒逃避特异性 CTL 的杀伤。

2.抑制免疫反应

流感病毒 NS1 能够阻断模式识别受体 RIG-1 对病毒 RNA 的识别,抑制下游信号分子的激活,阻止干扰素的转录和转录后加工,抑制抗病毒效应分子 PKR 的活性。NS1 还能够抑制 DC 成熟和诱导 T 细胞反应的能力。PB1 促进病毒感染细胞的凋亡,尤其是肺泡巨噬细胞的凋亡,导致巨噬细胞的病毒吞噬杀伤、抗原处理和提呈等功能受损。HA 降低 IFN-α 受体的水平,抑制 ISG 的表达,从而阻碍宿主对病毒感染的控制。NA 蛋白则能够阻断 NKp46 和 NKp44 受体对 HA 的识别,导致 NK 细胞清除感染细胞的能力降低。

四、防治原则

保持良好的个人卫生习惯是预防流感的重要手段,包括勤洗手和保持环境清洁和通风,咳嗽或打喷嚏时遮住口鼻等;在流感流行期间应尽量避免到人群聚集的公共场所,避免接触感染者;还应对公共场所进行有效的空气消毒。

流感疫苗接种是诱导机体产生抗病毒免疫应答、预防流感最有效的方法之一,可降低接种者罹患流感以及发生严重并发症的风险。目前使用的流感疫苗包括灭活疫苗、裂解疫苗和亚单位疫苗等。灭活疫苗自 20 世纪 40 年代开始使用,是将鸡胚培养的病毒纯化浓缩后灭活处理制备而成。疫苗皮下注射后呼吸道局部 sIgA 的滴度较低,保护作用持续时间不长,需多次重复接种。流感病毒裂解疫苗和亚单位疫苗减轻了流感灭活疫苗免疫接种所引发的不良反应,但是免疫原性不强。减毒活疫苗是近年来新出现的一种疫苗,为流感病毒温度敏感变异株,可在适宜的生长温度(25 ℃,即鼻腔的正常温度)环境下生长,但不能在高于 35 ℃(下呼吸道的正常温度)的环境下生长。减毒活疫苗通过鼻腔喷雾接种,可引起更为持久、广泛的体液和细胞免疫反应,与自然感染后的免疫反应相似。流感疫苗是由流行的、具有代表性的病毒株或世界卫生组织推荐的病毒株制备而成。在流感流行高峰前 1～2 个月进行疫苗接种方可有效发挥保护作用。

对临床确诊病例应尽早进行隔离治疗,可进行对症治疗和预防发生继发细菌感染并发症等处理。神经氨酸酶抑制剂奥司他韦(oseltamivir)和扎那米韦(zanamivir)能够竞争性地抑制病毒神经氨酸酶的活性和病毒释放,对甲型和乙型流感均有效。M2 离子通道抑制剂金刚烷胺(amantadine)和金刚乙胺(imantalinl)可抑制流感病毒的穿入和脱壳,但只针对甲型流感病毒,对其他型别的流感病毒无效,而且目前流行的流感株对其耐药。核苷类抗病毒药物利巴韦林(rbaviri)具有广谱的抗病毒作用,对流感病毒具有较强的抑制作用,但存在一定的安全风险。某些中草药对流感治疗也有一定疗效。

第三节 人类免疫缺陷病毒感染与免疫

人类免疫缺陷病毒(human immunodeficiency virus,HIV) 是一种含有逆转录酶(reverse transcriptase,RT)的逆转录病毒,能将其基因组 RNA 逆转录为 DNA。HIV 属于逆转录病毒科(Retroviridae)慢病毒属(Lentivirus)。逆转录病毒科对人致病的还包括人类嗜 T 细胞病毒(human T lymphotropic viruses,HTLV),HTLV-1 是成人 T 淋巴细胞白血病(adult T cell leukemia,ATL)的病原体。

HIV 是**获得性免疫缺陷综合征(acquired immunodeficiency syndrome,AIDS)** 即艾滋病的病原体。艾滋病于 1981 年被首次报道,1983 年末分离到 HIV-1。HIV 有两种不同的类型:HIV-1 和 HIV-2,二者的序列差异超过 50%。HIV-1 是导致艾滋病的主要病原体,在全球流行,而 HIV-2 主要见于西非。我国于 1985 年发现首例艾滋病患者,此后感染人数逐年上升。截至 2019 年,全球约有 3800 万成人和儿童感染了 HIV。机体一旦被HIV 感染,感染将持续终身。HIV 感染后会损伤机体免疫系统,最终并发各种致死性的机会感染和恶性肿瘤。艾滋病是目前世界上最棘手的公共卫生问题之一。

一、生物学性状

(一)病毒结构

HIV 是有包膜的球形 RNA 病毒,直径 100～120 nm,基因组是 2 条相同的单正链

RNA。包绕 RNA 的为核衣壳蛋白 p7 及其外面的衣壳蛋白 p24,衣壳与包膜之间是基质蛋白 p17,包膜上有 gp120 和 gp41 两种病毒糖蛋白构成的刺突。病毒颗粒内还存在病毒复制所需的逆转录酶、蛋白酶、整合酶和 RNA 酶 H(见图 10-10)。

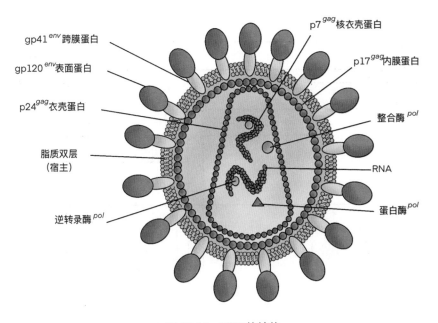

图 10-10　HIV 的结构

HIV 的 gp120 为病毒的表面包膜糖蛋白,包含使病毒附着到 CD4 分子和辅助受体上的结合域,决定了病毒对淋巴细胞和巨噬细胞的亲嗜性,并携带抗原决定簇,诱导体内中和抗体的产生。gp120 易发生变异,利于病毒逃避免疫清除。gp41 为跨膜包膜糖蛋白,既包含将糖蛋白锚定在病毒包膜中的跨膜结构域,又包含有助于病毒结合到靶细胞上的融合结构域,介导病毒包膜与宿主细胞膜的融合。

(二)病毒基因组

HIV 基因组为 2 条相同的单正链 RNA,以二聚体的形式存在。RNA 长约 9.2 kb,含有 gag、pol 和 env 共 3 个结构基因以及 tat、rev、nef 等 6 个调节基因,两端是长末端重复(long terminal repeat,LTR),包含启动子、增强子及其他与转录调控因子结合的序列(见图 10-11)。

HIV 的 gag、pol 和 env 基因分别编码合成多聚前体蛋白 Gag(p55)、Pol(p160)和 Env(gp160),经病毒蛋白酶(PR)切割产生成熟的病毒蛋白。Gag(p55)被病毒蛋白酶切割形成基质蛋白 p17(matrix,MA)、衣壳蛋白 p24(capsid,CA)和核衣壳蛋白 p7(nucleocapsid,NC)。Pol(p160)被切割后形成蛋白酶 p11(protease,PR)、逆转录酶 p51、RNA 酶 H(p15)及整合酶 p32(integrase,IN),部分逆转录酶与 RNA 酶 H 连在一起,形成逆

转录酶 p66,同时具有这两种酶的活性。HIV 的逆转录酶无校正功能、错配性高,这是 HIV 易突变的重要原因。Env(gp160)蛋白前体被蛋白酶裂解为 gp120 表面包膜糖蛋白 (SU)和 gp41 跨膜包膜糖蛋白(TM)。HIV 病毒的 3 个结构基因编码的蛋白及其功能如表 10-4 所示。

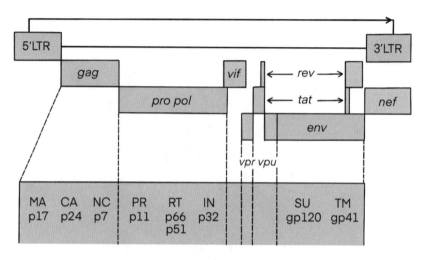

图 10-11　HIV 基因组结构及编码蛋白

HIV 含有 6 个调节基因,用以调节病毒基因的表达,对体内 HIV 的致病性至关重要。其中,*tat* 基因编码的 Tat 蛋白是反式激活转录因子,可高效地激活其他病毒基因的转录。*rev* 基因编码的 Rev 蛋白是病毒结构蛋白表达所必需的,可促进未拼接的病毒 mRNA 从胞核运往胞质。*nef* 基因编码的 Nef 蛋白可增强病毒的感染性,抑制感染细胞凋亡,并下调 CD4 和 MHCⅠ类分子的表达。*vpr* 基因编码的 Vpr 蛋白可转运病毒 DNA 至细胞核,并使细胞周期停滞在 G2 期。*vpu* 基因编码的 Vpu 蛋白介导 CD4 分子的降解,促进病毒释放。*vif* 基因编码的 Vif 蛋白通过抑制细胞内抗病毒蛋白的作用来增强病毒的感染性。

表 10-4　HIV 的 3 个结构基因

基因	产物	功能
gag	特异性抗原	结构蛋白
	p24	衣壳蛋白
	p7	核衣壳蛋白
	p17	基质蛋白

续表

基因	产物	功能
pol	逆转录酶	产生 dsDNA 前病毒（易出错，导致 HIV 基因突变）
	整合酶	将病毒 DNA 整合进宿主细胞 DNA
	蛋白酶	切割病毒大分子蛋白前体
env	gp120	结合 CD4 及辅助受体 CCR5 及 CXCR4，易突变
	gp41	介导病毒包膜与宿主细胞的融合

HIV 的分离株不完全相同，不同分离株之间差异最大的区域位于 *env* 基因上，*env* 基因最易发生突变。gp120 抗原变异有利于病毒逃避免疫清除，也为研制有效的 HIV 疫苗带来了困难。

（三）抵抗力

HIV 对理化因素的抵抗力较弱。0.5% 的次氯酸钠、50% 的乙醇、10% 的漂白粉、0.5% 的多聚甲醛或 0.3% 的过氧化氢等消毒剂室温消毒 10 min，都可完全灭活 HIV。pH 值 1.0 或 pH 值 13.0 的环境也可以灭活病毒。当针头或注射器的血液中存在 HIV 时，将其置于未稀释的漂白剂中 30 s 可使病毒灭活。高压灭菌时，在 121 ℃ 的温度下加热 20 min 或者在 100 ℃ 的温度下加热 20 min 均可灭活病毒，但冻干血制品必须在 68 ℃ 的温度下加热 72 h 才能灭活 HIV。

（四）HIV 的复制

HIV 以靶细胞表面的 CD4 分子为主要受体。CD4 主要表达于 $CD4^+$ T 淋巴细胞、单核-巨噬细胞以及朗格汉斯细胞、DC 和神经胶质细胞等。除 CD4 外，辅助受体（趋化因子受体 CXCR4 或 CCR5）对于 HIV 进入细胞也是必需的。趋化因子受体 CCR5 是 HIV 嗜巨噬细胞的辅助受体，而 CXCR4 是 HIV 嗜淋巴细胞的辅助受体。HIV 感染早期主要是嗜巨噬细胞性 HIV 株，以后逐渐以嗜 T 细胞性 HIV 株为主，造成 $CD4^+$ T 细胞大量破坏。CCR5 受体对 HIV 感染非常重要，*CCR5* 基因缺失的人可免受 HIV 的感染，而 CCR5 受体突变会导致 HIV 感染进程缓慢。HIV 与细胞融合需要辅助受体介导的特点为抗病毒治疗提供了新的策略。

HIV 的表面糖蛋白 gp120 与跨膜糖蛋白 gp41 以非共价方式连接，在病毒表面以三聚体形式存在。gp120 与宿主细胞表面 CD4 受体结合及趋化因子辅助受体结合介导病毒进入宿主细胞。HIV 的复制过程如图 10-12 所示。

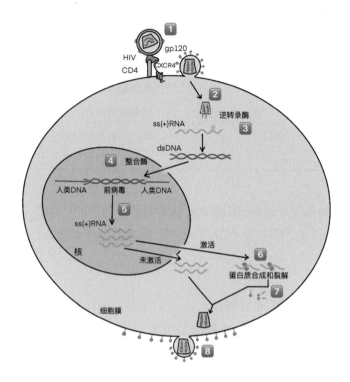

图 10-12　HIV 的复制过程

复制时，HIV 的 gp120 首先与宿主细胞表面 CD4 受体结合，然后与趋化因子辅助受体结合，gp120 构象改变，暴露 gp41 融合肽。然后，gp41 介导病毒包膜与宿主细胞膜的融合，核衣壳进入细胞，脱壳释放基因组 RNA。病毒基因组 RNA 利用病毒体的逆转录酶逆转录出互补的负链 DNA，形成 RNA：DNA 中间体，其中的 RNA 被 RNA 酶 H 水解，再以负链 DNA 为模板合成互补正链 DNA，最终形成带长末端重复序列的 dsDNA。

上述步骤完成后，病毒 dsDNA 和整合酶迁移至细胞核，dsDNA 整合入宿主染色体中形成**前病毒（provirus）**，病毒进入潜伏状态。病毒的复制速度受调节蛋白 Tat、Rev、Nef 等活性的影响。

前病毒活化时，在细胞 RNA 聚合酶的作用下，以病毒 DNA 为模板转录产生＋ssRNA，一部分经过拼接成为病毒 mRNA，翻译病毒的结构蛋白和非结构蛋白，而完整的 RNA 经加帽和加尾形成病毒子代基因组 RNA；一部分＋ssRNA 翻译产生病毒的结构蛋白和非结构蛋白，其中一些是大分子蛋白前体，进一步被蛋白酶切割。最后，病毒子代基因组 RNA 与病毒蛋白组装成核衣壳核心，病毒的核衣壳核心以出芽方式获得包膜，并从宿主细胞释放形成完整的子代病毒体。

二、致病性

(一)传染源和传播途径

HIV 的传染源是 HIV 感染者和艾滋病患者。HIV 抗体或抗原阳性而无临床症状的病毒携带者是重要的传染源。从 HIV 感染者的血液、精液、前列腺液、阴道分泌物、脑脊液、唾液和乳汁及中枢神经组织等标本中均可分离到 HIV。HIV 主要的传播途径有：

1. 性传播

性传播是 HIV 的主要传播方式,艾滋病是重要的性传播疾病(STD)之一,性活跃人群(包括异性恋和同性恋者)是高危人群。如果存在其他 STD 如梅毒、淋病、生殖器疱疹等,可因这些感染造成的炎症、溃疡破坏生殖器黏膜屏障,使 HIV 更易侵入。

2. 血液传播

接受含 HIV 的血液、血液制品、器官或组织移植物等,或使用被 HIV 污染的注射器和针头均会发生 HIV 感染。静脉吸毒共用注射器者是高危人群。

3. 垂直传播

HIV 可通过胎盘、产道、哺乳等途径母婴传播,其中经胎盘感染胎儿最为多见。如不采取干预措施,HIV 母婴传播的概率为 $15\%\sim45\%$,HIV 感染的母亲接受抗逆转录病毒治疗可显著降低母婴间的传播。

(二)致病机制

HIV 感染最重要的特点是 $CD4^+$ T 淋巴细胞的损耗。$CD4^+$ T 细胞表面大量表达 CD4 分子和辅助受体 CXCR4,是 HIV 攻击的主要靶细胞。单核-巨噬细胞表达少量的 CD4 分子,其辅助受体为 CCR5。感染早期 HIV 主要侵犯单核-巨噬细胞,有利于病毒的体内播散,以后逐渐转至以感染 $CD4^+$ T 细胞为主,造成 $CD4^+$ T 细胞的大量破坏。

1. HIV 感染严重损伤 T 细胞

目前已证实存在多种机制导致受感染的 $CD4^+$ T 淋巴细胞数量减少和功能发生障碍,包括:

(1)HIV 杀伤 $CD4^+$ T 细胞。HIV 感染可诱导 $CD4^+$ T 细胞的融合,抑制 $CD4^+$ T 细胞正常的生物合成,导致细胞死亡。HIV 感染可促进 $CD4^+$ T 细胞的凋亡。特异性 Tc 细胞及 HIV 抗体介导的 ADCC 作用对 $CD4^+$ T 细胞有破坏作用。

(2)$CD4^+$ T 细胞产生减少。HIV 侵犯胸腺细胞及骨髓造血干细胞,可使 $CD4^+$ T 细胞产生减少。

(3)$CD4^+$ T 细胞功能障碍。HIV 感染可引起 Th1/Th2 失衡,Th2 呈极化优势,造成 $CD4^+$ T 细胞功能障碍。部分感染 HIV 的 $CD4^+$ T 细胞能够存活并分化为记忆 $CD4^+$ T 细胞,这些细胞中 HIV 基因的表达极低,病毒可长期潜伏于这些细胞,成为 HIV 潜伏的主要存储库,也是机体无法彻底清除 HIV 的主要原因。

2. 单核-巨噬细胞成为 HIV 潜伏的另一存储库

单核-巨噬细胞被 HIV 感染后可抵抗 HIV 的溶细胞作用,病毒可在细胞内长期潜伏并随之向肺、脑等其他组织迁移播散。感染的巨噬细胞失去吞噬和诱发免疫应答的功能，成为 HIV 潜伏的另一重要存储库。

3. 其他

HIV 感染还可导致 NK 细胞和 Tc 细胞活性降低，以及其他各种免疫异常，包括多克隆 B 细胞活化，导致 B 细胞功能紊乱及抗体应答能力下降。T 淋巴细胞对有丝分裂原的反应性降低，IL-2 和 IFN-γ 的产生减少。随着艾滋病病情的发展，机体对 HIV 的应答更加受抑制，免疫系统失控导致免疫缺陷综合征。

（三）临床表现

从 HIV 原发感染到发展为临床疾病的病程约为 10 年。临床上，将 HIV 的感染阶段分为急性感染期、无症状潜伏期、艾滋病相关综合征期和免疫缺陷期。

1. 急性感染期

HIV 感染机体后可大量复制，引起病毒血症。在急性感染期，患者可出现类似流感的非特异性症状，包括疲劳、发热、头痛、恶心和淋巴结肿大等。一般 2～3 周后症状自行消退，进入无症状潜伏期。

2. 无症状潜伏期

无症状潜伏期持续时间较长，一般为 5～15 年。HIV 感染后随着免疫应答的产生，病毒复制减少，患者一般无临床症状或症状轻微，只出现无痛性淋巴结肿大。HIV 潜伏在淋巴结等组织细胞中，血中的 HIV 数量降至较低水平。

3. 艾滋病相关综合征期

随着 HIV 大量复制并造成机体免疫系统进行性损伤，各种症状开始出现，如低热、盗汗、全身倦怠、慢性腹泻及全身持续性淋巴结肿大等，症状逐渐加重。

4. 免疫缺陷期

免疫缺陷期即典型的艾滋病期，此期患者血中 HIV 含量高，$CD4^+$ T 细胞数量明显下降（低于 200 个/μL），导致严重的免疫缺陷，引起各种机会性感染和恶性肿瘤。未经治疗的患者通常在临床症状出现后 2 年内死亡。

常见的机会性感染包括真菌感染，如卡氏肺孢子菌、白假丝酵母菌；细菌感染，如结核分枝杆菌；病毒感染，如巨细胞病毒、疱疹病毒；原虫感染，如弓形虫等。常见艾滋病相关恶性肿瘤包括疱疹病毒 8 型引起的卡波西肉瘤、多克隆 B 细胞恶变产生的恶性淋巴瘤、人乳头瘤病毒所致的生殖道恶性肿瘤等。

三、免疫应答与逃逸

在初次感染产生病毒血症后，HIV 感染者会产生较强的免疫应答，通常会大大降低病毒血症的水平，并延长疾病的临床进展。对 HIV 的免疫应答包括固有免疫及适应性免疫（体液免疫和细胞免疫）。体液免疫应答主要包括具有 HIV 结合和中和活性的抗体参与，细胞免疫应答包括产生 HIV 特异性的 $CD4^+$ 和 $CD8^+$ T 淋巴细胞参与。大多数情况下，机体对 HIV 的免疫应答是不充分的，目前尚没有通过机体自身的免疫应答将病毒从体内消除的案例。

（一）固有免疫

机体的固有免疫可在早期控制 HIV 感染。感染早期，DC 通过模式识别受体（TLR7 和 TLR8）识别病毒 RNA 并作出反应，释放抗病毒细胞因子 IFN-α 和 TNF-α，从而抑制病毒复制并促进免疫系统的活化。有研究表明，女性的 DC 产生的 IFN-α 水平高于男性，这可能导致女性的病毒载量较低。HIV 的包膜糖蛋白 gp120 与 TLR9 结合，导致 IFN-α/β 和 NK 细胞的活化，从而控制早期感染。

（二）体液免疫

HIV 抗体通常会在初次感染的 3～6 周内出现，在 12 周内达到稳定，这些抗体的检测是 HIV 感染诊断筛查的基础。

HIV 结合抗体的出现一般先于中和抗体，中和抗体通常在病毒血症初次下降后出现。首先出现的结合抗体是包膜蛋白 gp41 的抗体，然后是结构蛋白如核衣壳蛋白 p24 和 Gag 前体 p55 的抗体，之后是包膜蛋白 gp120、基质蛋白 p17 和 Pol 蛋白 p32 和 p66 的抗体。虽然产生了针对 HIV 多种抗原的结合抗体，但这些抗体的功能意义尚不清楚。病毒包膜蛋白 gp120 和 gp41 可诱发机体产生中和抗体，这些抗体具有保护作用，能中和血清中的病毒，并与 HIV 结合后诱导抗体依赖性细胞介导的细胞毒作用。

（三）细胞免疫

T 细胞介导的免疫应答在抵抗大多数病毒感染的宿主防御中起着重要作用，也是宿主对 HIV 免疫应答的重要组成部分。T 细胞免疫可分为辅助 CD4$^+$T 细胞介导的免疫和细胞毒性 CD8$^+$T 细胞介导的免疫。

HIV 特异性 CD8$^+$Tc 细胞可通过杀死 HIV 感染的细胞来控制病毒血症。Tc 细胞的功能由穿孔素介导，穿孔素在靶细胞膜上穿孔，使颗粒酶进入并破坏被感染的细胞。此外，CD8$^+$T 细胞表达 Fas 配体，该配体可与感染细胞上的 Fas（CD95）结合，引起细胞凋亡。CD8$^+$T 细胞还可产生 IFN-γ 发挥抗病毒作用，产生 β 趋化因子（MIP1-α、MIP1-β 等）与 CCR5 结合来阻断 HIV 感染其他靶细胞。

在大多数感染 HIV 的患者中可检测到 HIV 特异性 CD4$^+$T 细胞，这些细胞为 HIV 特异性 B 细胞和 CD8$^+$T 细胞的活化提供了帮助，在协调针对 HIV 的免疫应答中发挥关键作用，它们还可直接杀死感染 HIV 的细胞。

（四）免疫逃逸

持续的病毒复制可使 HIV 产生突变，使 CTL 无法继续发挥抑制病毒的功能。病毒血症水平下降后，B 淋巴细胞产生针对 HIV 抗原的中和抗体，这些中和抗体可中和细胞外的病毒。然而，HIV 出现突变时，可逃避中和抗体的作用，HIV 可以继续复制。免疫逃逸的重要机制之一是通过形成 N-连接的糖基化位点形成聚糖屏蔽，干扰中和抗体对包膜的识别。

尽管 HIV 感染可激活较强的免疫应答，但免疫系统仍无法从感染者体内消除 HIV。这可以归结为以下几个原因：病毒使感染细胞融合，促进了 HIV 在细胞之间的扩散，避免了中和抗体的识别；HIV高突变率导致抗原变异，形成 Tc 细胞和抗体逃逸突变株；干扰细胞因子的产生；抑制 MHC Ⅰ和 MHC Ⅱ；病毒 DNA 整合入宿主染色体；建立持续性感染；T淋巴细胞前体产生成熟 CD4$^+$T 细胞和 CD8$^+$T 细胞的能力下降。病毒变异太快使得免疫系统无法及时发挥作用，导致 T 淋巴细胞和 B 淋巴细胞的功能受损和免疫缺陷。

四、防治原则

(一)疫苗研究

尽管自 1999 年以来，有 50 多种疫苗方案经过了临床试验，但目前尚没有批准用于预防 HIV 感染的安全有效的疫苗。各种亚基包膜糖蛋白疫苗、整体灭活病毒疫苗、质粒DNA 疫苗和携带 HIV 抗原的病毒载体疫苗都已进行了研究和测试，有些已在动物(猴子)模型及人类中进行了试验。早期利用包膜糖蛋白 gp120 研制疫苗，但该疫苗诱导的抗血清不能中和新鲜外周血单核细胞中的 HIV，因此不能保护人体免受 HIV 感染。另一种是表达 HIV 的 *gag*、*pol* 和 *nef* 基因的复制缺陷型腺病毒载体疫苗，其在大多数受试者中诱导了细胞免疫应答，但该疫苗没有减少感染后的 HIV 载量。2009 年，在泰国利用一种痘病毒载体(表达多种病毒蛋白及包膜蛋白)疫苗 RV144 对 1.6 万人进行了临床试验，该疫苗在 31% 的受试者中表现出了预防感染的能力，是开发 HIV 疫苗的重大进展。HIV 疫苗开发的前景并不乐观，其原因包括病毒抗原变异和序列多样性，HIV 前病毒将自身整合到靶细胞的基因组中，病毒逃避免疫应答并建立了潜伏病毒库，没有合适的动物模型等。

(二)药物治疗

目前治疗 HIV 感染的药物主要有四大类：①逆转录酶抑制剂：包括核苷类逆转录酶抑制剂(NRTI)和非核苷类逆转录酶抑制剂(NNRTI)；②蛋白酶抑制剂(PI)；③病毒入胞抑制剂：包括融合抑制剂(FI)和 CCR5 拮抗剂；④整合酶抑制剂(INSTI)。为防止产生耐药性，提高药物疗效，临床上常将多种抗 HIV 药物联合应用，称为高效抗逆转录病毒疗法(highly active antiretroviral therapy，HAART，俗称鸡尾酒疗法)。HAART 一般是联合 2 种核苷类 NRTI＋1 种非核苷类 NNRTI 或蛋白酶抑制剂 PI，如我国目前免费提供的成人初始抗逆转录病毒治疗方案为：核苷类药齐多夫定(AZT)或司坦夫定(d4T)＋拉米夫定(3TC)＋非核苷类药依非韦伦(EFV)或奈韦拉平(NVP)，无法耐受非核苷类药者给予蛋白酶抑制剂克力芝(LPV)。

进行抗病毒治疗后，检测患者血清 HIV 载量，进行 CD4 计数和百分比计算，结果显示患者血浆中 HIV 迅速下降，CD4$^+$ 细胞上升，说明 HAART 能有效抑制 HIV 复制，表明了 HAART 疗法的成功，但 HAART 并不能根除 HIV 感染。HAART 可控制疾病发展，延长患者寿命，同时由于降低了患者体液中病毒的数量，传染他人的风险随之降低，因此世界卫生组织建议 HIV 感染者应该在早期接受抗病毒治疗，即当血液中 CD4$^+$T 细胞低于 350/μL，甚至低于 500/μL 时就应开始抗病毒治疗。

Box 10-1 鸡尾酒疗法与我国的治疗政策

自 20 世纪 80 年代艾滋病被发现以来,世界各国不惜投入大量的人力物力,先后研制了几十种疫苗和近百种药物,但迄今尚未发现一种能有效治愈艾滋病的特效药。1996 年,美籍华裔科学家何大一提出了高效抗逆转录病毒治疗(HAART),也就是所谓的鸡尾酒疗法,即通过三种或三种以上的抗病毒药物联合使用来治疗艾滋病。该疗法的应用可以减少单一用药产生的抗药性,最大限度地抑制病毒的复制,使机体免疫功能部分恢复,从而延缓病程进展,延长患者生命,提高生活质量。同年,何大一因提出鸡尾酒疗法而被美国《时代》周刊评选为当年度风云人物;2001 年 1 月,时任美国总统克林顿向何大一颁发了总统国民勋章。

鸡尾酒疗法虽然能抑制病毒的复制,但无法彻底根除病毒,因此艾滋病患者需要终身治疗。目前我国对艾滋病患者免费提供多种抗病毒药物,医生根据情况使用多种药物组合对患者进行抗病毒治疗。患者只要在医生的指导下坚持规范服用抗病毒药物,便可有效地抑制体内病毒复制,延缓病程进展,降低死亡率。

2017 年,中国国务院印发了《中国遏制与防治艾滋病"十三五"行动计划》,明确了"三个 90%"的防治目标,即 90% 的 HIV 感染者知晓自身的 HIV 感染状况,90% 的确诊患者接受持续的抗逆转录病毒治疗,90% 的接受抗逆转录病毒治疗者实现病毒抑制,从而逐步形成了科学的防治政策与制度体系。

第四节 乙肝病毒感染与免疫

乙型肝炎病毒(hepatitis B virus, HBV)是引起乙型肝炎(简称乙肝)的病原体,属嗜肝 DNA 病毒科,正嗜肝 DNA 病毒属。HBV 感染是全球性的公共卫生问题,虽然病毒的基因工程疫苗在世界各地的高流行区广泛使用使乙肝病毒的感染率呈下降趋势,但目前全球仍有超过 3.5 亿乙肝病毒感染者。HBV 感染后临床表现多样,可表现为急性肝炎、重症肝炎、慢性肝炎和无症状携带者,其中部分慢性肝炎可发展成肝硬化或者肝癌。

一、生物学性状

(一)形态与结构

乙肝病毒近似球形,直径约为 42 nm,基因组位于病毒核心,为部分双链的环状 DNA 分子,负链完整,闭合为环状;正链长度只有负链长度的 50%~90%。病毒核心还带有 HBV 特有的 DNA 聚合酶。病毒基因组被蛋白质衣壳包被形成二十面体对称的核衣壳。衣壳蛋白也称为 HBV 的**核心抗原**(**hepatitis B core antigen, HBcAg**)。最外层是乙肝病毒的包膜结构,由脂质双层和病毒编码的包膜蛋白组成。包膜蛋白有三种,分别为小蛋白(small surface protein, S 蛋白)、中蛋白(medium surface protein, M 蛋白)和大蛋白(large surface protein, L 蛋白)。S 蛋白就是 HBV 的**表面抗原**(**hepatitis B surface antigen, HBsAg**)(见图 10-13)。

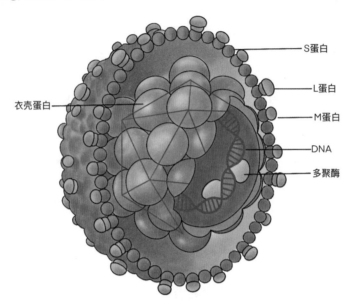

图 10-13　HBV 的形态与结构示意图

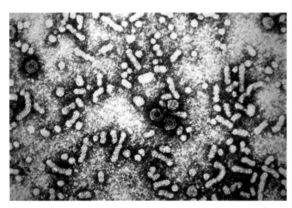

图 10-14　乙型病毒性肝炎患者血清中的三种颗粒

在电镜下观察 HBV 感染者的血清可见三种不同形态和大小的颗粒,即大球形颗粒、小球形颗粒和管形颗粒(见图 10-14)。大球形颗粒又名 Dane 颗粒,直径 42 nm,是完整的有感染性的 HBV 颗粒,1970 年由英国医生丹尼(D. S. Dane)首次在乙型肝炎患者的血清中发现并由此而得名。小球形颗粒和管形颗粒的直径均为 17～25 nm,仅由 HBsAg 聚集而成,成分为蛋白质,无感染性。小球形颗粒和管形颗粒与 Dane 颗粒的数量比大约为 1000∶1。HBV 是唯一能够在患者血清中形成大量病毒蛋白聚合颗粒的人类病毒。

(二)基因组及其编码的蛋白质

HBV 的全部遗传信息由负链携带,负链具有四个相互重叠的开放阅读框架,分别为

S区、C区、P区和X区(见图10-15)。

S区由 S 基因、preS2 基因和preS1 基因组成。S 基因编码病毒包膜的 S 蛋白，即 HBsAg；S 和 preS2 基因共同编码病毒包膜的中蛋白，即 M 蛋白；S、preS2 和 preS1 基因编码大蛋白，即 L 蛋白。S 蛋白由 226 个氨基酸组成，M 蛋白在 S 蛋白的基础上增加了55 个氨基酸的 N 端延伸段(由 preS2基因编码)，L 蛋白的 N 端在 M 蛋白的基础上进一步延伸 108 或 119 个氨基酸(由 preS1 基因编码)。HBsAg 为糖基化蛋白，大量存在于感染者的血液中，是HBV 感染的主要标志。HBsAg 含有 B细胞表位和 T 细胞表位，可刺激机体产生保护性的细胞免疫和体液免疫应答，是制备疫苗的主要成分。

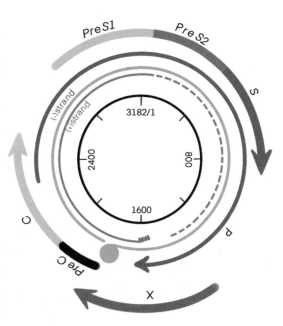

图 10-15 HBV 的基因组结构

C区由 pre-C 基因(前 C 基因)和 C 基因组成，编码两个不同的产物。Pre-C 基因位于 C 基因上游，长 87 bp，与 C 基因共同编码 pre-C 蛋白。Pre-C 蛋白是乙肝病毒另一个重要抗原 HBeAg 的前体，Pre-C 蛋白经切割加工后形成 HBeAg 并分泌到血液循环中，也可存在于肝细胞的胞质和胞膜上。HBeAg 为非结构蛋白，一般不出现在 HBV 的病毒颗粒中。HBeAg 的消长和 HBV 颗粒及病毒 DNA 多聚酶的消长基本一致，因此 HBeAg 阳性提示 HBV 在体内活跃复制，患者有较强的传染性。HBeAg 可刺激机体产生抗-HBe，该抗体可与受感染肝细胞表面的 HBeAg 结合，通过补体介导的杀伤作用破坏受感染的肝细胞，有助于病毒清除。C 基因编码病毒的衣壳蛋白，即 HBcAg。除了构成病毒的衣壳结构之外，HBcAg 也存在于感染肝细胞的胞质和包膜上，但一般不游离于血液循环中，故不易从感染者的血样中检出。HBcAg 可刺激机体产生抗体及细胞免疫应答。

P区最长，编码 HBV 的 DNA 聚合酶(Polymerase，Pol)。此酶具有多种功能，除了DNA 聚合酶功能之外，还兼具逆转录酶和 RNase H 的活性。

X区编码的 X 蛋白也是一种非结构蛋白，可调控病毒的复制，为病毒复制所必需。X 蛋白还可反式激活细胞内的原癌基因，并可与 p53 等蛋白相互作用，通过多种途径影响细胞的周期和凋亡等生物学特性，因此普遍认为 X 蛋白与肝癌的发生发展密切相关。

(三)HBV 的复制

HBV 通过包膜蛋白与肝细胞表面受体钠离子-牛黄胆酸共转运多肽(Na⁺/taurocholate cotransporting polypeptide，NT4)结合后进入肝细胞并脱壳，HBV 基因组被输送至细胞核内,在核中由病毒 DNA 聚合酶进行修复,形成共价闭合环状 DNA (covalently closed circular DNA, cccDNA)。cccDNA 作为病毒复制的模板转录出 3.5 kb 的前基因组 RNA (pregenomic RNA, pgRNA)以及各种长度的 mRNA。这些 mRNA 出核后分别由核糖体翻译形成病毒 DNA 聚合酶(Pol)、HBsAg、HBxAg、HBcAg 和 pre-C 蛋白。pre-C 蛋白经切割和修饰形成 HBeAg 后分泌到肝外。HBcAg 在细胞质内装配成二十面体对称的核衣壳,并将 pgRNA 和 DNA 聚合酶包被在其中。在衣壳内,HBV pgRNA 由 DNA 聚合酶逆转录为负链 DNA,聚合酶的 RNAase H 结构域降解 DNA-RNA 杂合链里的 RNA 链后,再以负链 DNA 为模板复制产生长短不一的正链,形成 HBV 基因组。核衣壳与 HBsAg 相互作用,在细胞内的膜结构中包装为成熟病毒颗粒,然后从受感染的肝细胞中释放出来,再感染其他细胞(见图 10-16)。

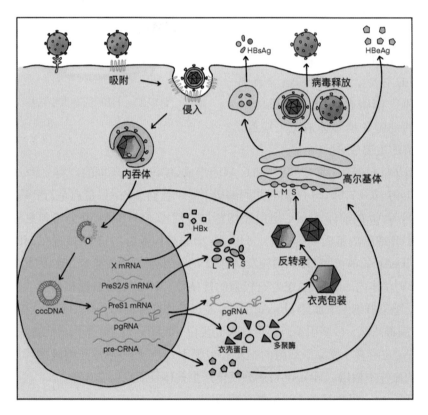

图 10-16　HBV 的复制周期

二、致病性

(一) HBV 的传播途径

HBV 在感染者的血液、精液、阴道分泌物中有较高浓度,故此 HBV 可通过血液、血制品或者性接触传播。感染者血液中的病毒颗粒可达 10^{10}/mL,微量的污染血液进入人体即可导致感染。输血或者使用血制品、器官移植、外科及牙科手术、血液透析、采血、注射及内镜检查均可导致医源性感染。文身、共用牙刷或剃刀以及静脉药瘾者共用针头也可导致病毒传播。围生期传播是**母婴传播**的主要途径,常发生在分娩时新生儿破损的皮肤黏膜与母体的血液接触而受感染。精液和阴道分泌物等体液含有病毒,故性行为也是HBV 的主要传播方式之一。有些患者唾液中也可检测到微量 HBV,但是浓度低,故亲吻一般不传播乙肝。

（二）所致疾病

乙型肝炎的潜伏期为 30～160 天,临床表现呈多样性,可表现为无症状 HBV 携带者、急性肝炎、重症肝炎及慢性肝炎。成年感染多发生急性感染,95％的成年感染者会发生急性肝炎,能够在 6 个月内自行清除体内的病毒。然而,在 1～5 岁的儿童感染者中有30％～90％的个体可能终生不能清除病毒,成为慢性患者。少数慢性活动性乙肝患者会发展为肝硬化和肝细胞肝癌(hepatocellular carcinoma,HCC)。

1.急性乙肝

95％以上免疫完全的急性乙肝患者表现为一种自限性的疾病,免疫系统可自行有效地清除病毒感染。急性感染的肝损伤通常是肝细胞炎症和坏死造成的,大部分急性感染中的肝损伤可自行恢复。急性感染的死亡率为 0.5％～1％。

2.慢性乙肝

HBV 感染的主要血清学生物标志物是 HBsAg,如果 HBsAg 存在于血液或血清中超过 6 个月即可判断为慢性乙肝。慢性感染者的病情各不相同。在大多数情况下,感染无明显症状,没有明显肝损害,这部分人也称无症状携带者。然而,在某些慢性乙肝病例中,原发感染后持续多年的肝炎症状反复发作会导致患肝细胞纤维化、肝硬化和肝癌的风险增加。这种情况下,从原发感染产生症状后 5 年发展为肝硬化的概率是 8％～20％,肝衰竭和肝细胞肝癌的发生率分别为 20％和 1％～5％。与人类免疫缺陷病毒、丙型肝炎病毒(HCV)和丁型肝炎病毒(HDV)同时感染,酒精滥用等会增加肝硬化、肝细胞肝癌发生的概率。根据世界卫生组织的指南,慢性感染被分为免疫耐受期、免疫激活期和免疫控制期三个阶段。

(1)免疫耐受期。免疫耐受期多见于儿童和青少年。这些人在围生期或者婴儿期感染 HBV,一般在 10～30 年之后仍然保持 HBsAg 阳性。他们血清中可检测到较高水平的 HBV DNA(超过 $2×10^5$ IU/mL),谷丙转氨酶(ALT)水平正常或者略有升高,血清中HBeAg 阳性。部分个体可自动清除体内的 HBeAg,并产生抗 HBe 抗体,是预后良好的表现,这些个体中出现肝炎症状且进展至肝硬化的概率极低。

(2)免疫激活期。免疫激活期一般发生于幼龄感染 HBV 之后的 30～40 年。此时血清中 HBeAg 阳性,出现肝脏炎症,发生肝损伤和肝细胞纤维化。血清谷丙转氨酶水平异常或处于波动状态,通常与 HBV 复制的水平变化有关(通常 HBV DNA 含量超过2000 IU/mL)。此阶段可能持续数周到数年的时间。10％～15％的患者会发生 HBeAg的血清转化,即血清中的 HBeAg 阳性转变为阴性,并出现抗 HBe 抗体,说明 HBV 在肝内的复制被控制,并以此为标志进入免疫控制期。但是在 HBeAg 阴性、抗 HBeAg 抗体阳性的慢性乙肝患者中,有 5%～15% 的人发生 *pre-C* 基因突变,出现了不能编码 HBeAg 的免疫逃逸突变株,此时 HBeAg 呈阴性并不是因为 HBV 的复制被控制,而是 因为突变株不能产生正常的 HBeAg。这个群体中谷丙转氨酶和血清 HBV DNA 持续 保持高水平,出现肝脏炎症和坏死,并可进展为肝硬化。

(3)免疫控制期。HBeAg 的血清转化是免疫控制期的标志。此期表现为肝损害和 纤维化减少,谷丙转氨酶水平正常,HBV DNA 水平降至低于 2000 IU/mL。如果在儿 童或者青年期肝炎症状未发生之前发生 HBeAg 的血清转化是预后良好的表现。在此 期间,如果个体的免疫力下降或使用免疫抑制剂,病毒会重新开始活跃复制,肝炎症状再 次出现,进入再激活状态,同时伴随谷丙转氨酶和 HBV DNA 水平升高,并可能再次出 现 HBeAg 阳性。长期反复发作的肝炎有一定概率发展为肝硬化和肝癌。

3.肝细胞肝癌

HBV 持续感染诱导肝细胞性肝癌的发生包括多种机制。病毒 X 蛋白通过广泛的 反式激活作用和其他多种生物学活性影响细胞周期,促进细胞转化。病毒基因片段整合 于宿主基因组,导致宿主基因的表达和功能改变,比如病毒基因整合导致抑癌基因失活、 癌基因激活。持续反复的炎症环境以及为了补偿受损肝细胞而导致的肝细胞分裂增加 也趋于引起细胞基因组突变的累积,这些突变在肝细胞转化以及癌症的发生和扩散中起 着非常重要的作用。

三、免疫应答与逃逸

(一)免疫应答
HBV 感染的免疫应答包括固有免疫应答和适应性免疫应答两种。

1.固有免疫应答

以前的研究认为,HBV 是一种隐匿性病毒,可通过逃避宿主的固有免疫系统在肝脏 中建立持续性感染。但现在有研究显示,HBV 能够在感染者体内引起一定程度的固有 免疫应答。

(1)干扰素。HBV 可以被 RIG-I、MDA5 等核酸识别受体识别,低水平诱导 I 型干 扰素产生,I 型干扰素则通过诱导细胞表达抗病毒蛋白,从而抑制病毒复制。

(2)巨噬细胞和 NK 细胞。肝脏内存在大量肝脏巨噬细胞(库普弗细胞,Kupffer cell)和 NK 细胞。IFN-α/β 募集并激活巨噬细胞,激活后的巨噬细胞分泌多种细胞因子 和趋化因子如 TNF-α、IL-12、CCL3 等。随后 NK 细胞被募集并激活,NK 细胞在肝脏淋 巴细胞中的比例高达 30%。NK 细胞不同于 T、B 淋巴细胞,不依赖抗原活化便可被激 活,激活后直接识别受感染的肝细胞,发挥杀伤作用,从而中断细胞中的病毒复制。NK 细胞杀伤受感染肝细胞的同时也会造成肝损伤。此外,NK 细胞还分泌 IFN-γ 和 TNF-α 参与机体免疫应答。

(3)抗原提呈。肝脏中的库普弗(Kupffer)细胞和 DC 是主要的 APC,它们在宿主固 有免疫和适应性免疫中发挥着重要的桥梁作用。APC 在吞噬 HBV 感染的细胞后,逐渐 移行到区域淋巴结,将 HBV 病毒抗原提呈给 T 淋巴细胞并使之激活。APC 在吞噬受感染细胞后还会分泌大量的细胞因子(如 IFN-γ、IL-12、TNF-α 等)参与宿主的免疫应答。

2.适应性免疫应答

虽然固有免疫应答在 HBV 感染早期所起的作用仍有争议,但 HBV 适应性免疫应答的质量和强度通常被视为有效控制病毒的主要机制。HBV 感染后 4～7 周 HBV DNA 无法检出或呈弱阳性,此时由于病毒颗粒少,不足以激发 HBV 适应性免疫应答。随后 HBV 复制开始呈指数增长,APC(巨噬细胞和 DC)将加工过的病毒抗原肽提呈给引流淋巴结中的 T 淋巴细胞,HBV 适应性免疫应答随即被激活。

(1)B 淋巴细胞。B 淋巴细胞受 HBV 抗原刺激后,分化为浆细胞,产生特异性抗体,介导体液免疫应答,并通过分泌细胞因子参与免疫调节。HBV 感染后刺激机体产生多种抗体,比如抗 HBs 抗体、抗 HBe 抗体、抗 HBc 抗体等。这些抗体的存在与否代表患者的不同感染阶段和结局,已被用作临床诊断指标。体液免疫只能清除循环中的 HBV,而对肝细胞内的 HBV 无效。HBV 感染者体内的中和抗体主要是抗 HBsAg 抗体和抗 PreS 抗体,这些中和抗体与病毒结合,通过阻断病毒吸附蛋白和肝细胞表面受体的结合来阻止病毒感染靶细胞。自然感染恢复后,长期存在于血液中的中和抗体可使人免于 HBV 的再次感染。此外,抗体还可以通过调理作用或者激活补体等途径帮助清除血液中的游离病毒。

(2)$CD4^+$ T 细胞。活化的 Th1 细胞分泌 IFN-γ、IL-2 和 TNF-α 等多种细胞因子,激活巨噬细胞、NK 细胞、促进 CTL 的增殖分化及诱导炎症反应,发挥抗病毒效应。Th2 细胞分泌 IL-4、IL-5、IL-13 和 IL-10 等促进嗜酸性粒细胞的激活和分化,促进炎症反应,同时刺激 B 细胞产生抗体,参与体液免疫应答。

(3)$CD8^+$ T 细胞。分化成熟的 $CD8^+$ T 细胞是清除体内 HBV 的主要效应细胞。接受 APC 的抗原刺激后,活化的 HBV 特异性 $CD8^+$ T 细胞克隆增殖并离开淋巴结移行到感染的靶细胞周围发挥其效应作用。有效的 HBV 特异性 $CD8^+$ T 细胞呈现多克隆性和多特异性,即个体内产生病毒抗原多个抗原表位的 $CD8^+$ T 细胞。这种特性有利于增加 $CD8^+$ T 细胞识别靶病毒的能力,减少由于 HBV 基因突变所产生的免疫逃逸。$CD8^+$ T 细胞识别肝细胞膜上的 HBV 抗原肽-MHC I 类分子复合物,分泌颗粒酶和穿孔素等效应分子直接杀伤感染细胞,终止病毒复制并释放病毒颗粒,同时也造成肝细胞损伤。激活的 $CD8^+$ T 细胞分泌 IFN-γ、TNF-α 等细胞因子,通过细胞因子介导的 cccDNA 降解作用,以非溶细胞的方式清除病毒,并参与免疫调节。$CD8^+$ T 细胞还分泌 CXCL9、CX-CL10 等趋化因子募集非抗原依赖性炎症细胞来协助清除病毒,但过度的炎症反应会加剧 $CD8^+$ T 细胞杀伤受感染肝细胞而导致的肝脏损伤。

(二)免疫逃逸

HBV 之所以被称为隐匿性病毒,是因为它利用多种策略对抗固有免疫应答和适应性免疫应答,这些策略涵盖了免疫系统对 HBV 的识别、信号的转导和激活、免疫细胞功能变化、病毒变异等多个方面。

1. HBV 逃逸固有免疫应答

在自然条件下产生的 HBV 感染在人体中很难诱发足够的抗病毒固有免疫应答,原因主要是宿主缺乏识别 HBV 感染的相应受体以及感染后病毒蛋白介导的对固有免疫的有效抑制。

(1)逃逸固有免疫系统的识别。HBV 有特殊的复制过程,病毒转录模板 cccDNA 仅在细胞核内暴露,可躲避细胞质内固有免疫的 DNA 识别系统。HBV 转录产生的病毒 mRNA 具有多聚腺苷酸结构,类似于细胞的 mRNA。此外,转录形成的前基因组在细胞质内被病毒衣壳蛋白包裹其中,与胞质内固有免疫的识别系统形成物理间隔。

(2)抑制诱生干扰素的信号转导。除了逃避固有免疫系统的识别外,HBV 病毒蛋白可通过下调信号通路关键接头分子的表达来抑制 I 型干扰素的产生。HBV 聚合酶在人肝癌细胞系中通过抑制干扰素调节因子(IRF)的激活来对抗 TLR-3 和 RIG-I 诱导的模式识别受体信号,从而阻碍 I 型干扰素的产生。X 蛋白与 IFN-β 启动刺激因子-1(IPS-1)结合并使其失活,从而抑制肝癌细胞中双链 DNA 诱导的 I 型干扰素和炎性因子的表达。

(3)抑制固有免疫细胞功能。HBV 可通过诱导抑制性细胞因子及削弱固有免疫细胞的功能逃逸免疫攻击。感染发生后,NK 细胞很快被激活,分泌细胞因子并且杀伤受感染肝细胞。但随着患者体内病毒载量的增加,NK 细胞的激活和效应功能受到抑制,只有在病毒血症缓解后才有所恢复。这种对 NK 细胞效应功能的抑制可能与 HBV 感染诱导产生的 IL-10 相关。

2. HBV 逃逸适应性免疫应答

在 HBV 的活跃复制期,患者体内会出现 HBV 特异性的 CD8$^+$ T 细胞的功能受损和数量下降,并且 T 细胞应答的强度与病毒血症水平呈负相关,这些 T 细胞首先会失去产生 IL-2 的能力,接着失去细胞毒性和产生 TNF-α 和 IFN-γ 的能力,最终细胞内会开始表达 Bim 等凋亡前体蛋白。研究表明,多种原因可导致 HBV 特异性的 T 细胞功能受损。

(1)长期暴露于过量病毒抗原。T 细胞功能受损可能与长期暴露于过量的病毒抗原有关。HBV 感染者体内的 HBsAg 的数量几乎是病毒载量的 $10^3 \sim 10^6$ 倍,长期超负荷的刺激导致 HBV 特异性 T 细胞的清除或功能耗竭,表现为负向共刺激分子 PD-1/PD-L1 表达的增加以及共刺激信号途径的失调,影响 T 细胞应答的质量和强度。

(2)IL-10 和精氨酸。T 细胞功能下降与 HBV 诱导的 IL-10 分泌到达峰值有关,也可能是由于死亡的肝细胞释放的精氨酸酶水平升高引起的。精氨酸酶通过消耗必需氨基酸 L-精氨酸,促进 T 细胞上 CD3ζ 链的下调,从而使 T 细胞受体信号受损,导致 T 细胞的功能抑制。

(3)Treg。Treg 是一类控制体内自身免疫反应性的 T 细胞亚群,通过细胞与细胞接触或细胞因子来调节机体对内源性或外源性抗原的免疫反应。Treg 有很多种类,表达多种表面标志物。其中,FoxP3 在大多数 Treg 表面表达。有研究发现,Treg 细胞可以下调慢性乙肝患者体内的 HBV 特异性 T 细胞应答,并抑制其游走扩散。

3.病毒变异与免疫逃逸

HBV 可通过 T 细胞表位的相关突变来逃脱病毒特异性 Tc 细胞的攻击,包括结合 MHC 分子和 TCR 识别相关残基的变异。变异的抗原肽不能激活或者只能部分激活 T 细胞应答,有的甚至可以拮抗 T 细胞识别野生型抗原肽,导致病毒无法被适应性免疫应答清除,造成免疫逃逸。HBV DNA 的 4 个 ORF 区均可发生变异,导致病毒的免疫原性和机体的适应性免疫应答随之改变,从而影响疾病的发生、发展和转归。最常见的是位于 *PreC* 基因上的第 1896 位核苷酸发生 G-A 改变,使 *PreC* 区的第 28 位密码子由 TGG 变为终止密码子 TAG,从而不能翻译出完整的 HBeAg,使病毒能逃避机体针对 HBeAg 的适应性免疫应答的清除作用。C 基因编码的 HBcAg 是特异性 Tc 细胞的靶抗原,C 基因核心启动子的 A1762T 和 G1764A 双突变可影响 C 基因的转录,导致 HBcAg 抗原位点的改变,从而影响 Tc 细胞对 HBcAg 的识别,产生 Tc 细胞逃逸突变株。除此以外,在长期受逆转录酶抑制剂或者 DNA 聚合酶抑制剂治疗的过程中,HBV 的 P 区有可能发生突变,导致病毒多聚酶的结构发生变化,对拉米夫定、泛昔洛韦等药物产生抗性,产生耐药性变异。

(三)免疫应答与致病机制

HBV 感染后不造成溶细胞型感染,所以病毒对肝细胞的直接作用不是肝损伤的主要原因。目前普遍认为,免疫病理反应是 HBV 的主要致病机制。

1.细胞免疫介导的免疫病理反应

机体对 HBV 的细胞免疫应答具有双重效应,既可以消除病毒,又可以造成肝细胞损伤。活化的 CD8[+] T 细胞在清除病毒的同时也伴随着对受感染肝细胞的杀伤。过度的细胞免疫应答可引起大面积肝细胞破坏,导致重症肝炎。如果机体免疫应答能力低下,或者病毒利用各种免疫逃逸机制逃避宿主免疫应答时,则不能有效清除病毒,病毒在体内持续存在形成慢性肝炎,慢性肝炎造成的肝细胞慢性病变过程可促进成纤维细胞增生,引起肝硬化,诱发肝癌。当机体的免疫功能正常时,适当强度的细胞免疫应答很快将病毒局限化,受损肝细胞不多,病毒可在一段时间内被彻底清除,临床上表现为急性肝炎。

2.体液免疫介导的免疫病理反应

HBV 感染诱导机体产生抗 HBs 抗体、抗 HBe 抗体等特异性抗体,这些抗原和对应抗体形成的免疫复合物随血循环流经全身时,容易沉积在肾小球基底膜、关节滑液囊等处,激活补体,导致Ⅲ型超敏反应,故乙肝患者可伴有肾小球肾炎、关节炎等肝外损伤。如果免疫复合物大量沉积于肝内,可使肝毛细血管栓塞,导致急性重型肝炎,临床上表现为重症肝炎。

3.自身免疫反应

HBV 感染肝细胞后,细胞膜上除了出现病毒特异性抗原外,还会引起肝细胞表面自身抗原发生变化,暴露出肝特异性脂蛋白抗原和肝细胞抗原等。这些抗原可作为自身抗原诱导机体产生自身抗体,通过 ADCC、Tc 细胞的杀伤作用等直接或者间接损伤肝细胞。

四、防治原则

(一)预防

1. 主动免疫

接种疫苗是预防 HBV 感染最有效的方法。现有的基因工程疫苗的主要成分是利用重组 DNA 技术在真核表达系统中产生的 **HBsAg**。该疫苗对预防乙型肝炎非常有效,而且不良反应很少,健康成人接种后的血清转化率约为 95%,可获得良好的免疫保护作用。

2. 被动免疫

乙肝免疫球蛋白(HBIG) 含有高滴度的抗 HBs 抗体,可用于紧急预防,被用于意外暴露于 HBsAg 阳性血液的个体。HBsAg 阳性母亲的新生儿在出生后 2 h 内注射 HBIG,再全程接种 HBV 疫苗,可有效预防新生儿感染。

(二)治疗

急性乙型肝炎通常不使用抗病毒疗法。对于慢性乙型肝炎,常用的抗病毒药物有干扰素和核苷类似物两大类。干扰素类药物包括 IFN-α 和聚乙二醇干扰素(pegylated interferon,Peg-IFN)。目前在核苷类似物逆转录酶抑制剂中,恩替卡韦和替诺福韦是首选药物,其他核苷类似物如拉米夫定、阿德福韦和替比夫定使用频率较低。这些药物可以降低乙肝病毒载量,减轻慢性活动性肝炎患者的肝脏炎症。但是,干扰素和核苷类似物都不能治愈 HBV 感染。在大多数患者中,当药物作用停止时,HBV 复制可能会在患者体内恢复。

思考题:

1. 阐述病毒的复制过程。
2. 干扰素是如何发挥抗病毒作用的?
3. 比较流感病毒的抗原性漂移和抗原性转变的特点。
4. 阐述流感病毒的主要致病物质和各自的致病作用。
5. 阐述 HIV 的 3 个结构基因及其编码的蛋白。
6. HIV 感染的传染源和传播途径有哪些?
7. 阐述 HBV 的结构、基因组组成及其编码的主要抗原。
8. 阐述 HBV 的致病机制。
9. 阐述 HBV 的免疫逃逸机制。

(张魏芳　王红　刘娟)

第十一章　真菌感染与免疫

　　真菌(fungus)在自然界中分布广泛,在分类学上归属为真菌界。真菌界分为黏菌门和真菌门,目前已发现的真菌有一万个属,数十万种之多,其中绝大多数真菌对人有利,如酿酒、制酱、发酵饲料、农田增肥、制造抗生素、食用菌生长、食品加工及提供中草药药源(如灵芝、茯苓、冬虫夏草)等。对人类致病的真菌不超过500种,常见的有50～100种,主要分布在真菌门。根据感染的部位不同,致病真菌分浅部真菌和深部真菌,前者主要侵犯皮肤、毛发、指甲,多为慢性感染,对治疗有顽固性,但对身体损伤的严重程度较轻;后者可侵犯全身脏器,严重的可引起死亡。此外,有些真菌寄生于粮食、饲料、食品中,能产生毒素引起中毒性真菌病。真菌的致病机制尚不完全清楚,可大致归结为感染性疾病、超敏反应性疾病和毒素性疾病三种类型。机体的抗真菌免疫以固有免疫为主。另外,适应性免疫中细胞免疫在清除真菌感染中也发挥了重要的作用。

第一节　真菌概述

　　真菌是真核细胞型微生物。真菌的结构比较完整,细胞核高度分化,有核膜和核仁,染色体由 DNA 和组蛋白构成。真菌的细胞质内有许多细胞器,如线粒体、内质网、高尔基复合体等。真菌的细胞壁由几丁质(chitin)或纤维素及多糖组成,不含叶绿素,没有根、茎、叶的分化。大部分真菌为多细胞结构,少数为单细胞结构。真菌主要进行异养生活,多数为腐生菌,少数为寄生菌或共生菌,可通过无性或有性方式进行繁殖。

一、生物学性状

(一)真菌的形态结构

　　真菌的形态多样,大小不一,有典型的细胞核和完整的细胞器。按形态结构,真菌可分为单细胞真菌和多细胞真菌两大类。

1. 单细胞真菌

单细胞真菌外观呈圆形或椭圆形,如酵母型和类酵母型真菌。

(1)酵母型真菌不产生菌丝,由母细胞以芽生方式繁殖,菌体呈圆形或椭圆形,其菌落与细菌的菌落相似。

(2)类酵母型真菌的母细胞以芽生方式繁殖。出芽产生的芽生孢子持续延长,但不断裂,不与母细胞脱离,产生相互连接成藕节状较长的细胞链,可伸入培养基内,称**假菌丝(pseudohypha)**。其菌落与酵母型真菌相似,但在培养基内可见由假菌丝聚集交织形成的假菌丝体。

2. 多细胞真菌

多细胞真菌由**菌丝(hypha)**和**孢子(spore)**组成,菌丝分枝交织成团,形成菌丝体(mycelium),并长有各种孢子,这类真菌又称为**霉菌(mold)**。

(1)菌丝:多数有隔分成多个细胞的称为有隔菌丝,有的菌丝无隔,称为无隔菌丝。部分菌丝伸入培养基中吸收营养和水分,称为**营养菌丝(vegetative mycelium)**;另一部分菌丝向空间生长,称为**气生菌丝(aerial mycelium)**,能产生孢子的气生菌丝称为**生殖菌丝(reproductive mycelium)**。有些真菌的气生菌丝形状特殊,呈球拍状、螺旋状、鹿角状等,是丝状菌鉴别的依据之一(见图 11-1)。

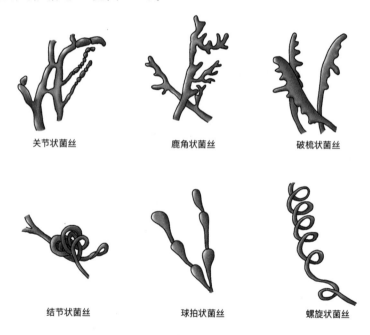

关节状菌丝　　　　　鹿角状菌丝　　　　　破梳状菌丝

结节状菌丝　　　　　球拍状菌丝　　　　　螺旋状菌丝

图 11-1　真菌菌丝的形态

(2)孢子:孢子是真菌的繁殖体,呈圆形或者卵圆形,根据孢子形成过程中细胞核的融合与否,分为有性孢子和无性孢子两大类。有性孢子是通过不同细胞配合(质配或核配)后生长发育形成的,可分为卵孢子(oospore)、子囊孢子(ascospore)、接合孢子(zygospore)和担子孢子(basidiospore)。无性孢子由菌丝上的细胞分化而成,是真菌传播和延续后代的主要方式。无性孢子分为叶状孢子和分生孢子两个类别。叶状孢子是从菌丝细胞直接形成的孢子,如芽生孢子(blastospore)、厚膜孢子(chlamydospore)及关节孢子(arthrospore)。分生孢子由生殖菌丝末端分裂收缩而成,如大分生孢子(macroconidium)、小分生孢子(microconidium)及孢子囊孢子(sporangiospore),如图11-2所示。病原性真菌的孢子大多为无性孢子。不同真菌产生不同形态的孢子,是鉴定真菌的依据之一。

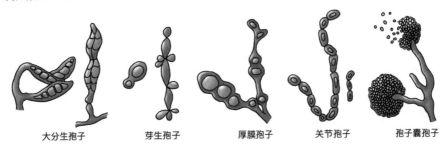

| 大分生孢子 | 芽生孢子 | 厚膜孢子 | 关节孢子 | 孢子囊孢子 |

图 11-2　真菌的无性孢子

真菌细胞结构比细菌复杂,细胞壁缺乏构成细菌细胞壁的肽聚糖,其坚韧性主要依赖于多聚 N-乙酰基葡萄糖构成的几丁质,并含葡聚糖、甘露聚糖及蛋白质,某些酵母菌还含类脂体。真菌的核糖体不同于细菌,沉降系数为80S,由60S和40S两个亚基组成。此外,真菌细胞内还有线粒体和内质网系统等多种细胞器。

(二)培养特性

1. 真菌的繁殖方式

真菌的繁殖方式多样,可归为无性繁殖和有性繁殖两类。

(1)**无性繁殖(asexual reproduction)**。无性繁殖是真菌的主要繁殖方式,其特点是简单、快速、产生新个体多,主要有以下几种方式:

①芽生(budding):芽生是指真菌细胞从细胞壁发芽,母细胞进行核分裂,一部分核进入子细胞后,在母细胞和子细胞之间产生横隔,成熟后从母体分离。常见于酵母型和类酵母型真菌。

②裂殖(binary fission):裂殖是指真菌细胞以二分裂的方式产生子细胞,多发生在单细胞类型的真菌中,如裂殖酵母。

③隔殖(septa):隔殖是指在分生孢子梗的某一段形成隔膜,随后原生质浓缩而形成新的孢子,该孢子可再独立繁殖。

④菌丝断裂:菌丝可断裂成许多小片段,每一个片段在适宜的环境条件下又可发育成新的菌丝。

(2)**有性繁殖(sexual reproduction)**。有性繁殖是指经过两个不同性别的细胞融合而产生新个体的繁殖过程,分为三个阶段:两个细胞原生质结合的质配阶段,两个细胞核融合在一起的核配阶段及二倍体的核通过减数分裂形成单倍体的减数分裂阶段。与医学有关的真菌大多数无有性繁殖方式。

2. 真菌的培养条件

真菌能分泌酶,使有机物降解成可溶性营养成分,吸收至细胞内进行新陈代谢。大多数真菌营养要求不高,在**沙保氏培养基**(Sabouraud's medium,含 4% 的葡萄糖和 1.0% 的蛋白胨,pH 值为 4.0~6.0)上,22~28 ℃的环境下生长良好。大多于 1~2 周出现典型菌落。

3. 真菌的菌落

真菌的菌落一般有以下三种类型:

(1)酵母型菌落。酵母型菌落为单细胞真菌的菌落,形态与一般细菌菌落相似,以出芽形式繁殖,如新型隐球菌。

(2)类酵母型菌落。类酵母型菌落外观似酵母菌落,但可见伸入培养基中的假菌丝,它由伸长的芽生孢子形成,如白色假丝酵母菌。

(3)丝状菌落。丝状菌落为多细胞真菌的菌落,由许多菌丝体组成。丝状菌落呈棉絮状、绒球状、粉末状或石膏粉样等,在菌落表面的菌丝和深入培养基内的菌丝可产生不同的色素。

有些真菌在不同寄生环境和培养条件下会出现两种形态,称为二相性真菌,即在机体内或含血培养中 37 ℃孵育呈现酵母型菌落,而用沙保氏培养基在室温下进行孵育时则形成丝状菌落,如荚膜组织胞浆菌、皮炎芽生菌等。

真菌容易变异,在人工培养基上传代或培养时间过久,其形态、培养特性可发生改变。

(三)抵抗力

真菌对干燥、阳光、紫外线及一般化学消毒剂有一定的耐受力,但充分暴露于阳光、紫外线及干燥情况下大多数真菌可被杀死。真菌对热敏感,一般加热至 60 ℃持续 1 h 便可杀死真菌菌丝和孢子。某些抗生素如灰黄霉素、两性霉素 B 及制霉菌素有抑制真菌的作用,可用于某些真菌病的治疗。

二、致病性与免疫性

(一)致病性

真菌引起感染与真菌的毒力及致病条件有关。不同的真菌致病形式不同,如浅部真菌可造成皮肤感染,而深部真菌则引起深部组织和器官的病变。真菌引起的感染多为慢性感染,其致病机制目前尚不完全清楚。真菌性疾病大致包括以下几种类型。

1. 致病性真菌感染

致病性真菌感染主要是外源性感染,包括皮肤、皮下组织真菌感染和全身或深部组织感染。

(1)浅部感染真菌。浅部感染真菌有嗜表皮角质的特性,可寄生于角蛋白组织,侵犯皮肤、指甲及毛发等组织,生长繁殖,发生机械刺激损害,同时产生酶及酸等代谢产物,引起皮肤炎症反应和病变。如引起皮肤癣病的皮肤癣菌(dermatophyte)感染,临床上可见体癣、足癣、手癣、甲癣等症状。

(2)深部感染真菌。深部感染真菌可侵犯皮下、内脏及脑膜等处,引起组织慢性肉芽肿性炎症及组织溃疡坏死。例如,着色真菌主要侵犯肢体的皮肤,一般由外伤侵入人体,感染多发于颜面、下肢等暴露部位,引起着色真菌病(chromomycosis);孢子丝菌可经破损的皮肤感染,引起皮肤、皮下组织及相邻淋巴系统的慢性感染,称为孢子丝菌病(sporotrichosis);荚膜组织胞浆菌可经呼吸道感染,引起急性肺部感染。

2. 机会致病性真菌感染

机会致病性真菌感染主要是内源性感染。某些非致病性或致病性很弱的真菌在机体免疫力降低或发生菌群失调时可引起感染,如白假丝酵母菌;亦有外源性感染,如曲霉菌。此类感染常发生于长期应用抗生素、激素、免疫抑制剂、化疗和放疗的患者,因诊治较困难,而导致感染加重,甚至造成严重后果。

3. 真菌超敏反应性疾病

真菌超敏反应性疾病是指由于吸入或食入某些真菌的菌丝或孢子而引发的各类超敏反应,而真菌引起的超敏反应也是临床上超敏反应性疾病的重要组成之一。这些真菌表面具有较强的致敏原,可诱发很强的超敏反应。少数病例是真菌感染与超敏反应同时发生,大多数是由于真菌菌丝和孢子污染空气而被吸入人体,导致发生超敏反应。引起超敏反应的真菌主要有曲霉属(*Aspergillus*)、青霉属(*Peicllium*)、镰刀菌属(*Fusarium*)及着色真菌等,常引起哮喘、过敏性鼻炎、荨麻疹及接触性皮炎等疾病。

4. 真菌毒素性疾病

真菌除可直接引起人类的多种疾病外,其产生的真菌毒素(mycotoxins)被人或动物食入后,可侵害肝、肾、中枢神经系统及造血组织,导致真菌中毒症(mycotoxicosis),即真菌毒素性疾病。有些真菌毒素还具有致癌、致畸及致突变作用,严重危害人类健康。迄今已发现200多种真菌毒素,对真菌毒素的研究已发展成为临床医学、卫生微生物学、食品卫生学及肿瘤学等多个领域共同关注的重要课题。如黄曲霉菌产生的黄曲霉素可引起肝脏变性、肝细胞坏死及肝硬化,并致肝癌。某些镰刀菌产生的镰刀菌素可引起造血系统损害,发生造血组织坏死或造血机能障碍,引起白细胞减少症等。

真菌毒素的产生受到多种因素影响,除菌种或菌株的差异外,主要影响因素是其所存在的天然基质,如黄曲霉菌和黄曲霉素多见于玉米和花生中,镰刀菌及其毒素多见于小麦和玉米中,青霉菌及其毒素在大米中含量较高。此外,食品基质中的水分含量、环境条件的温度、湿度以及通气状况等也都可影响真菌毒素的产生,所以真菌毒素性疾病的发病有明显的地区性和季节性,无传染性和流行性。另外,产毒真菌菌株的产毒能力易发生变异,通常强产毒株经传代培养后,其产毒能力会大幅度下降。

（二）免疫应答与免疫逃逸

1.固有免疫

人类对真菌感染有天然免疫力，包括皮肤分泌短链脂肪酸和乳酸的抗真菌作用，血液中转铁蛋白扩散至皮肤角质层的抑真菌作用，NK细胞、中性粒细胞和巨噬细胞的吞噬作用，以及正常菌群的拮抗作用等。许多真菌性疾病的发生受生理状态影响，如婴儿免疫力弱，对念珠菌易感；学龄前儿童皮肤腺体发育不完善，头皮脂肪酸的分泌量少，易患头癣；成人手、足泌汗较多，易促进真菌生长，因而患手足癣较多。

2.适应性免疫

真菌侵入机体，刺激机体的免疫系统，产生适应性免疫应答，其中以细胞免疫为主，同时可诱发迟发型超敏反应。

（1）细胞免疫。真菌感染与细胞免疫有较密切的关系。很多研究已证实，Th1细胞反应占优势的细胞免疫应答在抗深部真菌（如白假丝酵母菌、新生隐球菌）感染中起重要作用。Th1细胞产生IFN-γ、IL-2等细胞因子激活巨噬细胞，增强其对真菌的杀伤力。Th1细胞还可诱发迟发型超敏反应，控制真菌感染的扩散。患艾滋病、恶性肿瘤或应用免疫抑制剂的人其T细胞功能受抑制，易并发播散性真菌感染，并导致死亡。但细胞免疫对真菌感染者的康复起何作用尚不清楚。真菌感染一般不能形成稳固的病后免疫。某些真菌感染后可发生迟发型皮肤超敏反应，如临床常见的癣菌疹。对真菌感染者进行皮肤试验可用于诊断或流行病学调查。

（2）体液免疫。真菌是完全抗原，深部真菌感染可刺激机体产生相应抗体。抗体的抗真菌作用尚有争论。如白假丝酵母菌阴道炎患者的血液及阴道分泌物中，已证明有特异性的IgG及IgA抗体，但不能抑制阴道中的白假丝酵母菌感染。但也有一些研究证明了保护性抗体在抗深部真菌感染中的作用。如抗白假丝酵母菌黏附素抗体能阻止白假丝酵母菌黏附于宿主细胞，抗新生隐球菌荚膜特异性IgG抗体有调理吞噬作用。抗体的检测对深部真菌感染的诊断有参考价值。浅部真菌感染诱生抗体的水平很低，并且易出现交叉反应，无应用价值。

3.免疫逃逸

真菌进入宿主后，抵御真菌细胞入侵的第一道防线是固有免疫系统的吞噬细胞。吞噬细胞通过其表面的模式识别受体对真菌进行识别，而真菌细胞壁中的多糖是主要的PAMP。几乎所有的真菌细胞壁多糖都可以被模式识别受体识别，并刺激免疫应答；然而，真菌细胞在与宿主相互作用的过程中，已经进化出一些策略来避免被免疫细胞识别，诸如调节某些细胞壁成分的数量或它们在真菌细胞表面的可及性等。有些真菌在宿主内繁殖时，可分泌一些化学成分覆盖于多糖之外，降低模式识别受体的识别能力，影响吞噬细胞的除菌作用。如念珠菌分泌的甘露聚糖，荚膜组织胞浆菌产生的α-1,3-葡聚糖可屏蔽β-1,3葡聚糖与其模式识别受体的结合；荚膜组织胞浆菌还可产生内源性β-1,3葡聚糖酶，可通过降低胞壁中β-1,3葡聚糖的含量，影响吞噬细胞模式识别受体对该菌的识别。

真菌的某些特殊结构可抵抗吞噬细胞的吞噬。如新型隐球菌具有很厚的荚膜,可抵抗吞噬细胞内的消化酶的作用,并可在吞噬细胞内生长,还可通过形成体积比巨噬细胞大的泰坦(Titan)细胞来逃避吞噬作用和抵抗氧化应激和硝化应激;白假丝酵母菌、曲霉菌、新型隐球菌等在感染定植的部位生长时可形成生物被膜,成熟的生物膜可以抵抗吞噬细胞的攻击,避免触发 ROS;白假丝酵母菌在体内增殖时,其菌体形态会发生改变,由酵母样细胞转化成菌丝样,其胚芽管和菌丝可以破坏吞噬细胞的细胞膜,从而杀死吞噬细胞。

在体液对抗真菌的反应中,抗菌肽和补体系统亦发挥着重要的作用。念珠菌逃避这些免疫分子的策略之一是分泌使抗菌肽失活的蛋白质——天冬氨酰蛋白酶 Sap9 和 Sap10,导致唾液肽完全丧失了杀菌特性;白假丝酵母菌分泌的 Msb2 糖域通过与多种抗菌肽紧密结合而使其失活;烟曲霉菌分泌的蛋白酶 Alp1 可降解补体蛋白 C3、C4b、C5 和 C1q,抑制补体激活。曲霉菌不仅从宿主体内获得补体抑制剂,还产生并释放自身的可溶性因子,抑制补体的活化和调理。这种补体抑制剂选择性地消除了替代途径的激活,并在 C3 依赖的吞噬作用中发挥作用。

第二节　白假丝酵母菌感染与免疫

白假丝酵母菌(*Candida Albicans*)又称白色念珠菌,是最常见的人类真菌病原体,在流行病学研究中被列为医院血液感染的第四大病因,其感染导致的死亡率高达 40%。人群中有 30%～50% 的个体内有念珠菌的无症状感染,在个体宿主免疫力低下的情况下,它们可以引起黏膜和系统感染。中性粒细胞减少、长期抗生素治疗、中心静脉导管置管和长期重症监护病房(ICU)住院等危险因素,使得个体易患侵袭性甚至危及生命的全身性念珠菌病。

一、生物学性状

(一)形态与染色

白假丝酵母菌细胞呈卵圆形,类似酵母菌,比葡萄球菌大 5～7 倍,革兰染色阳性,但着色不均匀。在病灶材料中常见菌细胞出芽生成假菌丝,假菌丝长短不一,并不分枝,假菌丝收缩断裂又成为芽生的菌体。白假丝酵母菌患者痰液可以直接涂片进行革兰染色。显微镜下白假丝酵母菌的形态如图 11-3 所示。

（二）培养特性

白假丝酵母菌在沙保氏培养基与葡萄糖琼脂和最常用的细菌培养基上生长良好。乳白色糊状菌落通常在 25～37 ℃孵育 24～48 h 后出现（见图 11-4）。这些菌落具有独特的酵母味，在染色或未染色的制剂中，直接显微镜检查可以很容易地看到出芽的细胞。在血琼脂中，白假丝酵母菌产生白色或乳白色的菌落，可被误认为葡萄球菌属。

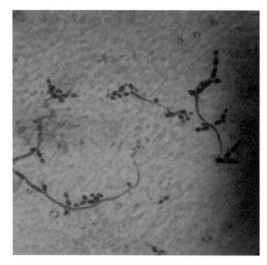 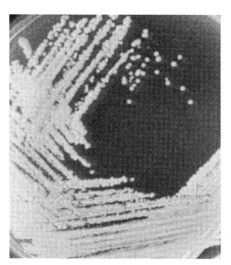

图 11-3　显微镜下观察到的结晶紫染色后的
白假丝酵母菌(放大 1000 倍)

图 11-4　白假丝酵母菌在
沙保氏培养基上的菌落特征

二、致病性

大多数念珠菌感染是机会性的，在患者的细胞免疫、正常菌群或正常生理发生一些改变时发生。感染可能由内源性酵母引起，也可能是院内感染。念珠菌病是 HIV 感染者最常见的真菌感染。

白假丝酵母菌的纤维连接素受体有助于其黏附胃肠道或尿道上皮，念珠菌表面的疏水分子也有助于黏附。分泌型天冬氨酸蛋白酶（SAP）是白色假丝酵母菌最重要的毒力因子之一，其过表达可以增强白假丝酵母菌的致病力。表型转换和磷脂酶的存在也在发病机制中发挥作用。

在亚健康和免疫功能不全的患者中，白假丝酵母菌可引起几种不同类型的感染，主要疾病包括：**口咽念珠菌病（口鹅口疮）**，常见于艾滋病患者；外阴念珠菌病（阴道鹅口疮）；妊娠期常见的感染包括念珠菌血症、肺炎、脑膜炎等。

Box 11-1 引起恐慌的"超级真菌"

2019年,"中国发现18例超级真菌感染者"的新闻登上了百度热搜,在评论区内一片恐慌之声,有人甚至认为"生化危机"即将发生!实际上,已经有几十个国家检测到了这种超级真菌,根据美国疾病预防控制中心(CDC)截至2019年2月追踪到的数据,美国已经发现了600多例患者。

所谓的"超级真菌"又名耳念珠菌,学名耳道假丝酵母菌(Candida auris)。2009年,在日本一位患者的外耳道中首次被发现,后来在患者血液、尿液、呼吸道等部位均有发现。中文之所以称为"耳念珠菌",是因为英文名中的"auris"在拉丁语中是"耳朵"的意思。

这种超级真菌属于侵袭性真菌,可以侵入血液,感染心、脑等人体重要器官。它常常对多种抗真菌药耐药,常用的抗真菌药有时对它不起作用。耳念珠菌很难被识别,有被误诊的可能。它更容易在医院和老人护理机构等地方传播,引起医院内的爆发性流行,导致重症患者的死亡。

中国疾控中心传染病预防控制所的专家表示,超级真菌不感染健康人,不可能在健康人中大规模流行。耳念珠菌与新冠病毒SARS-CoV2完全不同:新冠病毒的感染性极强,但耳念珠菌一般不会导致正常人群感染。

超级真菌的确非常需要予以关注,但普通民众没必要因此而恐慌,更没必要制造网络恐慌。**对不了解的新事物不要随便发表自己的见解,应该多求助于专业人员。**

三、免疫应答与逃逸

(一)免疫应答

1. 固有免疫

(1)模式识别受体。宿主先天免疫通过模式识别受体识别病原体相关分子模式(PAMP)。念珠菌细胞壁结构由几丁质、β-葡聚糖和甘露糖组成。白念珠菌细胞壁的多糖结构由两类模式识别受体识别,即Toll样受体和C型凝集素受体。

目前,在哺乳动物已发现的13个Toll样受体中,至少TLR2、TLR3、TLR4、TLR6、TLR7和TLR9与病原真菌的识别有关,其中TLR2、TLR4、TLR6主要识别真菌的细胞壁成分,如壳多糖、葡聚糖、甘露糖、甘露聚糖、磷脂甘露聚糖等;而TLR3、TLR7和TLR9主要参与识别病原真菌的核酸物质,如dsRNA、ssRNA等。

识别PAMP念珠菌的第二大模式识别受体家族是C型凝集素受体。例如,DC相关性C型植物血凝素-2(dendritic cell-associated C-type lectin-2,dectin-2)能识别菌丝中的甘露糖结构。有研究发现,酵母和菌丝状念珠菌的α-甘露聚糖也可以被dectin-2识别。

DC-SIGN 可以识别白假丝酵母菌的甘露聚糖。Galectin-3 在识别白假丝酵母菌的 β-甘露糖苷方面发挥了作用。另外，一种可溶性 C 型凝集素受体——甘露糖结合凝集素通过与念珠菌的甘露聚糖和吞噬细胞表面 C1q 受体结合，介导白假丝酵母菌的调理和摄取。

除了膜结合受体对真菌 PAMP 的识别外，一些胞内模式识别受体也能识别白假丝酵母菌。

（2）参与固有免疫的成分。

①上皮细胞。黏膜上皮是抵御念珠菌的第一道防线。上皮细胞是抗体通过物理屏障功能抑制念珠菌入侵。同时，口腔上皮细胞表达除 TLR5 和 TLR7 外的大多数 Toll样受体，识别入侵的念珠菌后激活释放 β-防御素和 LL-37 等抗菌肽，直接清除、控制真菌感染。

此外，口腔上皮细胞和阴道上皮细胞均能以接触依赖的方式抑制念珠菌生长。尽管上皮细胞产生的促炎性细胞因子没有直接的抗真菌作用，但它们通过招募、激活其他免疫细胞，促进其抗真菌功能。

②中性粒细胞。吞噬细胞被认为是控制和清除念珠菌感染最有效的细胞类型。在吞噬细胞中，PMN 在宿主防御黏膜和传播性念珠菌病中发挥关键作用。促炎性细胞因子（如 IL-6、IL-8 和 TNF-α）可以招募 PMN 到感染部位。

除了促炎性细胞因子以外，粒细胞集落刺激因子（G-CSF）和粒细胞-巨噬细胞集落刺激因子（GM-CSF）对 PMN 的募集和激活也至关重要。研究表明，PMN 是血液中唯一能抑制白色念珠菌在生殖道生长的细胞。

吞噬细胞（尤其是 PMN）可在胞内和胞外杀死念珠菌。一旦念珠菌细胞被吞噬细胞吞噬，被吞噬的微生物通过与溶酶体融合进入吞噬体。吞噬的念珠菌细胞被水解酶、抗菌肽和活性氧杀死。吞噬细胞内超氧阴离子自由基和氧化亚氮相互作用可以导致过氧亚硝酸盐的形成，过氧亚硝酸盐可以杀死白色念珠菌。

③DC。DC 可区分白假丝酵母菌的酵母相和菌丝相，诱导 T 辅助细胞的分化。DC 摄取酵母相细胞诱导 Th1 细胞分化，而摄取菌丝相细胞则抑制 IL-12 和 Th1 的分化，促进 Th2 的分化。因此，DC 通过识别念珠菌的不同形态来连接固有和适应性抗真菌免疫反应。

④补体系统。补体系统可通过三种途径激活：经典途径、替代途径和凝集素途径。念珠菌可以激活全部三种途径，产生补体片段和膜攻击复合物。真菌较厚的细胞壁阻止了膜攻击复合物介导的杀伤机制，但补体活化后产生的 C3b 与吞噬细胞表面的 CR3 结合介导调理作用，促进吞噬细胞更有效地摄取念珠菌细胞。此外，补体活化产生过敏毒素 C5a 促进白色念珠菌感染后外周血单个核细胞（PBMC）分泌 IL-6 和 IL-1β，促进白假丝酵母菌的清除。

2.适应性免疫

T 细胞是宿主对白假丝酵母菌感染的适应性免疫应答的重要组成部分，可以直接或间接控制其增殖。

(1)CD4⁺T与CD8⁺T细胞。CD4⁺T与CD8⁺T细胞在抗真菌免疫中发挥作用,它们的激活受DC群的控制。研究发现,CD8⁺T细胞可以在体外抑制白假丝酵母菌菌丝的生长。但在体内,CD4⁺T细胞的作用更为重要,在黏膜表面白假丝酵母菌感染所介导的适应性免疫反应细胞大多为CD4⁺T细胞。

(2)Th1细胞。在口腔和胃肠道中,Th1细胞是宿主防御白色念珠菌感染的主要免疫细胞。Th1细胞分泌的IFN-γ是清除白色念珠菌感染的重要细胞因子。近年来,人们逐渐认识到,相比于Th1细胞,Th17细胞对抵抗黏膜表面的白假丝酵母菌感染更为重要。

(3)Th17细胞。研究发现,Th17分泌的细胞因子IL-17对刺激粒细胞生成和中性粒细胞向感染部位的募集至关重要。研究还发现,慢性黏膜皮肤念珠菌病患者的Th17功能发生了严重缺陷。同样,高IgE综合征患者也因Th17功能缺陷而患有口腔和黏膜皮肤念珠菌病。并且一部分研究已经表明,缺乏IL-17或IL-17受体的小鼠更容易产生全身或黏膜念珠菌感染。

研究人员还发现了一类天然Th17(nTh17)细胞,与传统CD4⁺Th17细胞不同,nTh17细胞在口腔黏膜中作为固有的前哨细胞,与γδT细胞一起,对白假丝酵母菌分泌更多的IL-17。

(4)Th22细胞。Th22在抗白假丝酵母菌感染的过程中具有重要作用,其产生的细胞因子IL-22可以协同诱导角质形成细胞产生hBD2、S100A7、CXCL-10和TNF-α。IL-22和TNF-α的结合还具有增强表皮完整性以对抗白色念珠菌感染的作用。

(二)免疫逃逸

1.酵母-菌丝相转变

白假丝酵母菌是一种有两种形态的真菌,酵母相和菌丝相的形态转换是白色念珠菌的主要毒力因子。在小鼠的全身性感染模型中,白色念珠菌在血液中容易被识别和吞噬。一旦白假丝酵母菌的酵母相细胞被吞噬,在念珠菌感染口腔的实验中发现,酵母菌丝还可以抑制防御素的表达。

酵母菌丝相被认为是穿透吞噬细胞和侵入上皮屏障所必需的侵入性形式,而酵母形式则在全身性感染的自由传播中起到必要作用。

2.逃避模式识别受体的识别

白假丝酵母菌可以阻止其PAMP不被宿主的模式识别受体识别。白假丝酵母菌的β-葡聚糖受到细胞外壁成分的保护,从而阻止了dectin-1的识别。因此,活的白假丝酵母菌在人类外周血单核细胞中仅能诱导少量细胞因子,而热灭活后白假丝酵母菌细胞壁结构被破坏,单核细胞通过dectin-1识别暴露的β-葡聚糖可以诱导产生大量细胞因子。

3.抑制补体激活及效应

白假丝酵母菌具有几种干扰补体激活的策略。白假丝酵母菌分泌的天冬氨酸蛋白酶降解C3b,从而抑制调理作用。此外,白假丝酵母菌还可以在细胞表面结合补体调节蛋白,例如C4b结合蛋白、H因子、FHL-1和纤溶酶原结合表面蛋白,以抑制补体系统的激活。

4.抑制吞噬体的形成

白假丝酵母菌可以通过抑制吞噬体的形成来调节细胞内膜的运输。活的白假丝酵母菌能够抑制吞噬体的形成,但热灭活的白假丝酵母菌不能,这意味着这是一种依赖于真菌生存能力的活性抑制。

5.抑制活性氧

活性氧的产生是吞噬细胞抗真菌的主要机制。白假丝酵母菌过氧化氢酶可以对抗活性氧的杀伤作用,白假丝酵母菌表面超氧化物歧化酶也与其对吞噬细胞产生的活性氧的抵抗有关。白假丝酵母菌和光滑假丝酵母菌可以积极抑制小鼠巨噬细胞系中活性氧的产生。

四、防治原则

迄今为止,只有极少量白色念珠菌抗原被生产出来,而且只有极少数在实验动物模型中被彻底研究过免疫原性和保护性。不同的白色念珠菌菌株毒力不尽相同。因此,抗白色念珠菌的候选疫苗必须考虑白色念珠菌菌株的多样性。目前认为,治疗白色念珠菌感染除了抗真菌药物以外,还需要提高机体免疫状态。因此,目前抗白色念珠菌感染疫苗的研制显得格外重要,特别是对那些因为抗真菌药物而导致体内正常菌群失调的患者更是如此。前期一些成功的实验以及新的基因工程疫苗、免疫佐剂、细胞因子和给予免疫激活 DC 等免疫疗法的出现,将为疫苗的进一步研究提供更多可能。临床治疗常用的药物为制霉菌素、氟康唑、伊曲康唑等。

思考题:

1.简述白假丝酵母菌的致病机制。
2.简述白假丝酵母菌的免疫逃逸策略。
3.真菌的形态结构有何特点?
4.真菌性疾病有哪几种类型?请各举一例。

（周亚滨　孙允东）

第十二章 寄生虫概论

寄生虫病作为重要的感染性疾病,仍然是一个全球性的严重公共卫生问题。寄生虫对人类的危害主要是作为病原体引起寄生虫病和作为传播媒介传播疾病,严重危害人类健康,并对国民经济造成巨大损失,严重影响社会发展。**寄生虫学**(parasitology)是研究寄生于人或动物体内的原虫、蠕虫和节肢动物的科学,包括医学寄生虫学和动物寄生虫学。作为病原生物学的重要组成部分,**医学寄生虫学**(medical parasitology)既是寄生虫学最大的分支学科,又是生物医学、预防医学和临床医学的一门基础学科。医学寄生虫学是研究与人体健康有关的寄生虫和寄生虫病的科学,又称为**人体寄生虫学**(human parasitology),主要研究与医学有关的寄生虫的形态结构、生活史、生理代谢和感染免疫,阐明寄生虫与宿主及外界环境的相互关系,并从病原学的角度揭示寄生虫病的发病机制、传播及流行规律,以达到预防与控制寄生虫病的目的。本章主要介绍寄生关系的演化及相关概念、寄生虫与宿主的相互关系、寄生虫感染的特点以及寄生虫病的流行和防治。

第一节 寄生关系的演化及相关概念

寄生关系是如何产生的? 在漫长的生物进化过程中,早期的自由生活的生物之间形成了一定的依赖关系,两种不同生物之间出现了共同生活的现象称为**共生**(symbiosis)。根据共生生物之间相互依赖的程度,共生又分为共栖(commensalism)、互利共生(mutualism)和寄生(parasitism)三种类型。

一、寄生关系的演化

寄生关系是一类最重要的共生关系。寄生关系中,寄生虫为适应在宿主体内或体外的寄生生活,在形态、生理、功能及免疫应答方面均可发生一系列的变化。

（一）形态结构的变化

寄生虫为了适应寄生生活,在形态结构上发生了一些变化,表现为体形的改变、器官的变化和新器官的产生,如肠道寄生虫多为线状或带状,以适应狭长的肠腔;体外寄生的跳蚤虫体两侧扁平、无翅,外形如梭,便于在皮毛之间移动;营寄生生活的绦虫通过体壁吸收宿主肠腔中的营养,其消化器官完全退化。

（二）生理代谢方式的改变

寄生生活可导致寄生虫的生物化学变化,失去自生生活生物常见的某些代谢途径。寄生虫不再合成某些必需的细胞成分,而从宿主获得。肠道寄生虫最显著的适应性变化是失去自由生活的生物常用有氧代谢的三羧酸循环进行能量代谢,在低氧环境下,适应性地改为以糖酵解方式获取能量。

（三）繁殖能力的增强

寄生虫繁殖能力增强,繁殖方式多样化,如每条雌性蛔虫每天产卵可达约 24 万个,巨大的产卵量便于其种群的维持;又如吸虫和绦虫的生殖系统变得极为发达,雌雄同体,同时具有雌性和雄性生殖系统。另外,吸虫具备有性生殖和无性生殖交替完成生活史的现象,这种繁殖方式的多样性有利于其对寄生环境多样性的适应。

（四）侵入机制加强

寄生虫为增强入侵宿主的机会,其侵入机制得到专化和强化,如刚地弓形虫（*Toxoplasma gondii*）的棒状体能分泌一种穿透增强因子,增强其侵袭细胞的能力;又如溶组织内阿米巴（*Entamoeba histolytica*）分泌的阿米巴穿孔素和半胱氨酸蛋白酶能侵入肠黏膜。

（五）特殊向性的产生

寄生虫的特殊向性是指寄生虫对适宜的宿主的特定寄生部位产生了明显的趋向性,如蚊子的触角可以感知宿主呼出的二氧化碳,华支睾吸虫成虫寄生在肝脏,卫氏并殖吸虫定居在肺部,日本血吸虫成虫寄生在宿主肠系膜静脉等。

（六）免疫逃逸功能的形成

寄生虫在宿主体内寄生,不断遭到宿主的免疫攻击,在两者长期相互适应的过程中,寄生虫产生了逃逸宿主免疫攻击的能力,如非洲锥虫在宿主体内能有序地更换表被糖蛋白,产生新的表面抗原,从而逃避宿主的免疫攻击。

寄生关系的演化进程是由兼性的演化为专性的,暂时性的演化为长期性的,同时又由多宿主演化集中于数个甚至 1～2 个宿主。因此,营寄生生活较久的寄生虫对宿主和寄生部位有严格的选择性。

二、寄生关系的相关概念

寄生虫的**生活史（life cycle）**是指寄生虫完成一代生长、发育和繁殖的整个过程,包括寄生虫侵入宿主的途径、感染阶段、虫体在宿主体内移行及定居,以及发育过程中所需的宿主(包括传播媒介)种类和内外环境条件等。

(一)宿主的类型

在寄生关系中,为寄生虫提供居住场所和营养物质并受到寄生虫侵害的一方称为**宿主(host)**。寄生虫在长期演化过程中形成的对宿主的选择性称为**宿主特异性(host specificity)**。在其生活史中,有的寄生虫只需要一个宿主,有的需要两个或两个以上的宿主。

根据寄生虫发育对宿主的选择性和寄生阶段等因素,可将宿主分为以下几种:

1. 终宿主

终宿主(definitive host)是指寄生虫成虫或在有性生殖阶段所寄生的宿主,如血吸虫成虫寄生于人体并在人体内产卵,故人是血吸虫的终宿主。卫氏并殖吸虫成虫寄生于人的肺部,故人是该虫的终宿主。

2. 中间宿主

中间宿主(intermediate host)是指寄生虫幼虫或在无性生殖阶段所寄生的宿主。有两个中间宿主的寄生虫,其中间宿主按先后顺序分为第一中间宿主和第二中间宿主。如华支睾吸虫(*Clonorchis sinensis*)的第一中间宿主为某些种类的淡水螺,第二中间宿主是某些淡水鱼类。

3. 保虫宿主

保虫宿主(reservoir host)亦称储存宿主,某些寄生虫既可寄生于人,又可寄生于某些脊椎动物,后者在一定条件下可将其体内的寄生虫传播给人。在流行病学上,将这些脊椎动物称为保虫宿主或储存宿主。例如,华支睾吸虫的成虫既可寄生于人,又可寄生于猫,猫即为该虫的保虫宿主或储存宿主。

4. 转续宿主

某些寄生虫的幼虫侵入非正常宿主后不能发育至成虫,但能存活并长期保持幼虫状态,当该幼虫有机会侵入其正常宿主体内时,才能发育为成虫,此种非正常宿主称为**转续宿主(paratenic host 或 transport host)**。例如,卫氏并殖吸虫(*Paragonimus westermani*)的正常宿主是人和犬等动物,野猪是其非正常宿主,童虫侵入野猪体内后不能发育为成虫,仅维持在幼虫状态。如果人或犬生食或半生食含有此种幼虫的野猪肉,则童虫即可在二者体内发育为成虫,因此野猪即为该虫的转续宿主。

(二)生活史的类型

根据寄生虫在完成生活史的过程中是否需要中间宿主,可将其分为两种类型:

1. 生活史直接型

寄生虫在完成生活史的过程中不需要中间宿主,完成全部的生活史只需要一个宿主。如阴道毛滴虫、蓝氏贾第鞭毛虫和溶组织内阿米巴等原虫在宿主体内排出时就有感染性,传播过程不需要中间宿主;蛔虫和钩虫的虫卵或幼虫在外界可直接发育至感染期而感染人。

2.生活史间接型

有些寄生虫完成生活史需要中间宿主或媒介昆虫,即必须在中间宿主或媒介昆虫体内发育至感染期后,才能感染人体。如血吸虫幼虫必须在中间宿主淡水螺体内发育才具有感染性;疟原虫和丝虫则必须在媒介昆虫体内发育至感染阶段,经蚊叮咬而感染人。

(三)寄生虫的感染期

寄生虫的生活史比较复杂,有多个发育阶段,其中能使人感染的阶段称为**感染阶段**或**感染期**(infective stage)。如有的寄生虫的感染阶段是感染性虫卵,如似蚓蛔线虫的生活史有卵、幼虫、成虫阶段,但只有含蚴卵是蛔虫的感染阶段;还有的寄生虫如钩虫、丝虫和吸虫感染阶段是幼虫阶段;原虫的感染期更为复杂,不同的原虫感染期各不相同,如溶组织内阿米巴感染阶段是包囊,阴道毛滴虫感染阶段是滋养体,疟原虫的感染阶段是子孢子,而弓形虫的感染阶段包括包囊、假包囊和卵囊多个时期。

(四)寄生虫的感染途径

寄生虫可以经多种途径侵入人体,寄生虫进入人体的感染途径和方式主要有下列几种:

1.经口感染

多种感染期的寄生虫可以通过食物、饮水、污染的手指、玩具或其他媒介经口被动进入人体,这是最常见的感染方式,如蛔虫、鞭虫、蛲虫、华支睾吸虫、猪囊尾蚴等。

2.经皮肤感染

有些寄生虫可以主动经皮肤侵入人体,如土壤中的钩虫丝状蚴、水中的血吸虫尾蚴以及疥螨、蠕形螨等直接侵入皮肤。有些寄生虫通过吸血的媒介节肢动物的叮刺经皮肤进入人体,如蚊传播疟原虫、丝虫,白蛉传播利什曼原虫。

3.自身感染

有些寄生虫可以在宿主体内引起自体内重复感染,如短膜壳绦虫的虫卵可在小肠内孵出六钩蚴,幼虫可在小肠内发育为成虫。在小肠内寄生的猪带绦虫,其脱落的孕节由于呕吐而逆流至胃内被消化,虫卵由胃到达小肠后,孵出六钩蚴,钻入肠壁随血循环到达身体各部位,引起囊尾蚴的自身感染。蛲虫在人体肛周产卵,虫卵可在肛门附近孵化,幼虫经肛门进入肠内寄生部位发育至成虫。

4.经胎盘感染

有些寄生虫可以通过胎盘而使胎儿感染,如弓形虫、疟原虫、钩虫的幼虫等。

第二节　寄生虫与宿主的相互关系

寄生虫在宿主体内寄生,直接对宿主造成一定的损害;同时寄生虫对人体来说是外源性物质,具有免疫原性,感染后可诱导宿主产生免疫应答。寄生虫与宿主的相互作用如图 12-1 所示。

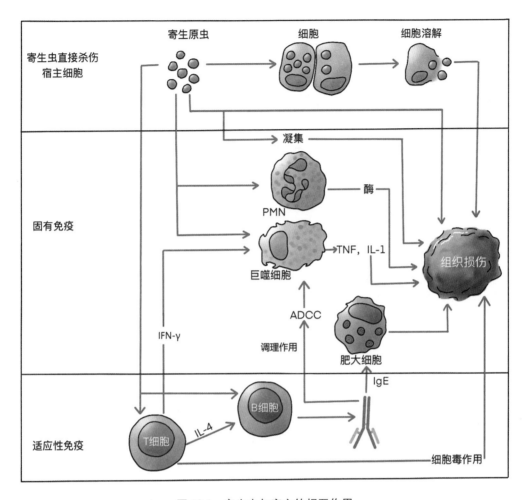

图 12-1 寄生虫与宿主的相互作用

一、寄生虫对宿主的损害

寄生虫在宿主体内移行、定居、发育和繁殖,均可对宿主造成损害。寄生虫对宿主的损害主要表现在以下几个方面:

(一)掠夺营养

寄生虫在宿主体内生长、发育及繁殖需要宿主来提供营养物质,寄生虫的数量越多,对宿主营养的掠夺也越严重,致使宿主出现严重的营养不良。如大量寄生在肠道的似蚓蛔线虫以宿主消化和半消化的物质为食,引起宿主的营养不良;吸附于肠壁上的钩虫吸食宿主血液,可以导致宿主严重的贫血。

(二)机械性损伤

寄生虫在宿主体内移行和定居均可造成宿主组织损伤或破坏。如大量蛔虫在肠道内钻孔和相互缠绕可堵塞肠腔,引起肠梗阻。并殖吸虫童虫在宿主体内移行可引起肝、肺等多个器官损伤。细粒棘球绦虫在肝中形成棘球蚴,压迫肝组织。布氏姜片吸虫通过强有力的吸盘吸附在肠壁上,造成肠黏膜的损伤。

（三）毒素作用

寄生虫的排泄物、分泌物、虫体、虫卵死亡的崩解物对宿主均有毒素作用,死亡虫体产生的毒素引起的组织损伤比活虫更严重。有些寄生虫可分泌毒素,有些寄生虫可分泌释放蛋白酶和磷脂酶,均可引起宿主细胞破坏、炎症反应和显著的组织病理损伤。如溶组织内阿米巴侵入肠黏膜时分泌的水解酶、蛋白酶可溶解、破坏组织细胞,引起肠壁组织溃疡。

（四）免疫病理损伤

寄生虫体内和体表的多种成分、代谢产物、死亡虫体分解产物、线虫的蜕皮液、棘球蚴虫的囊液等均具有免疫原性,这些物质可诱导宿主的超敏反应,造成局部或全身免疫病理损伤。如血吸虫虫卵分泌的可溶性虫卵抗原与宿主抗体结合形成抗原抗体复合物可引起肾小球基底膜损伤,形成肉芽肿是血吸虫病的病理基础。

二、宿主对寄生虫的免疫应答

寄生虫的表面成分、代谢分泌产物和死亡虫体崩解物等都能成为抗原,激发机体的免疫应答。

（一）寄生虫抗原

寄生虫抗原十分复杂。寄生虫抗原按虫体结构可分为体抗原、表膜抗原、卵抗原和排泄-分泌抗原等;按发育阶段可分为不同的期抗原;按化学成分可分为蛋白抗原、多糖抗原、糖蛋白抗原、糖脂抗原等;按功能可分为诊断性抗原、保护性抗原、致病性抗原等。寄生虫虫体表面抗原和排泄-分泌抗原可与宿主直接接触,诱发宿主产生保护性免疫应答及引起免疫病理反应,同时也可作为免疫诊断的检测对象。

（二）宿主的免疫应答

寄生虫一旦进入宿主,机体会出现防御反应,产生固有免疫和适应性免疫,对寄生虫产生不同程度的抵抗。

1. 固有免疫

宿主的固有免疫可在第一时间防御寄生虫感染,如皮肤、黏膜、胎盘等生理屏障可抵御某些寄生虫的入侵,血液及组织中的吞噬细胞、嗜酸性粒细胞、NK 细胞以及补体等可以对入侵的虫体发挥杀灭作用。对 Toll 样受体介导的固有免疫机制也已有充分认识:机体固有免疫细胞表达多种 Toll 样受体,可识别寄生虫的核酸、蛋白质、糖脂等分子。

2. 适应性免疫

寄生虫抗原经 APC 识别后,摄取、加工处理抗原,并通过 MHC 分子将抗原提呈给 T 细胞,从而启动特异性免疫应答。宿主产生的体液免疫和细胞免疫在抗寄生虫感染中协同发挥作用。在寄生虫感染中,抗体可以通过抗体依赖性细胞介导的细胞毒效应

(ADCC)或激活补体,溶解或杀伤寄生虫。抗体依赖性细胞介导的细胞毒效应是宿主杀伤寄生在组织、血管或淋巴系统中的寄生虫的重要效应机制。细胞免疫在抗寄生虫感染中也发挥重要作用。抗原激活的 T 细胞分泌 IFN-γ 和 TNF-α,激活巨噬细胞分泌氧化亚氮,发挥杀虫作用。

宿主对寄生虫感染产生的适应性免疫可分为消除性免疫和非消除性免疫。

(1)**消除性免疫(sterilizing immunity)**:寄生虫感染宿主后,宿主能清除体内全部的寄生虫,并对再感染同种寄生虫具有完全的抵抗力。例如热带利什曼原虫引起的皮肤利什曼病能够产生很强的适应性免疫应答,可完全清除体内的原虫而痊愈,并对再感染产生持久、稳固的抵抗力,不过这是寄生虫感染中很少见的一种免疫状态。

(2)**非消除性免疫(non-sterilizing immunity)**:寄生虫常见的免疫应答大多是非消除性免疫。寄生虫感染后虽可诱导宿主产生一定的适应性免疫应答,防止再感染的发生,但对体内已有的寄生虫不能完全清除,维持在低虫荷、低密度水平。宿主只能清除部分寄生虫,并具有部分抵抗再感染的能力,成为慢性感染、隐性感染或带虫者,大部分寄生虫与宿主的关系属于此型。如果用药物驱虫后,宿主的免疫应答随之消失,可发生再感染。

非消除性免疫又包括**带虫免疫(premunition)**和**伴随免疫(concomitant immunity)**。**带虫免疫**是指某些寄生虫感染(如疟原虫、弓形虫、美洲锥虫等细胞内寄生的原虫)诱导的特异性免疫应答可使寄生虫在宿主细胞(组织)内处于低虫荷、低增殖的状态,导致无明显症状的临床痊愈,并产生抗特异性攻击的能力,这种免疫现象称为带虫免疫。**伴随免疫**是指有些寄生虫(如血吸虫)感染诱导宿主后,宿主不能完全杀伤和清除体内的寄生虫,但具有抵抗同种寄生虫幼虫再感染的能力,这种免疫现象称为伴随免疫。

3. 免疫逃逸

寄生虫侵入免疫功能正常的宿主体后,有些能逃逸宿主的免疫攻击而继续生存,这种现象称为**免疫逃逸(immune evasion)**。寄生虫发生免疫逃逸的机制大致如下:

(1)解剖位置的隔离。寄生虫一般都具有较固定的寄生部位,有些寄生在细胞、组织和腔道中,特有的生理屏障可使之与免疫系统隔离,因此可逃避宿主的免疫攻击。

(2)表面抗原的改变。表面抗原的改变又分为抗原变异、分子模拟与伪装和表膜脱落与更新。①**抗原变异**:寄生虫的不同发育阶段一般都具有期特异性抗原。即使在同一发育阶段,有些虫种抗原亦可产生变化。如布氏锥虫虫体表面的糖蛋白抗原可不断更新,从而逃避宿主的免疫攻击。②**分子模拟与伪装**:有些寄生虫体表能表达与宿主组织相似的成分,称为**分子模拟(molecular mimicry)**。有些寄生虫能将宿主的成分结合在体表,形成**抗原伪装(antigen disguise)**。③**表膜脱落与更新**:蠕虫的表膜处于不断脱落与更新状态,使与表膜结合的抗体随之脱落。

(3)抑制宿主的免疫应答。有些寄生虫的某些抗原可直接诱导宿主产生免疫抑制,表现为:①特异性 B 细胞克隆的耗竭:有些寄生虫感染可诱发宿主产生高免疫球蛋白血症,提示多克隆 B 细胞激活,产生大量无明显保护作用的抗体。至感染晚期,虽有抗原刺激,B细胞亦不能分泌抗体,说明多克隆B细胞的激活导致了能与抗原反应的特异性B细胞的耗竭,抑制了宿主的免疫应答,甚至出现继发性免疫缺陷。②Treg的诱导和激活:Treg激活可抑制免疫活性细胞的分化和增殖。动物实验证实,感染利什曼原虫、锥虫和血吸虫的小鼠体内产生大量的Treg,导致免疫抑制,可减轻免疫病理损害,也可能有利于寄生虫逃避宿主的免疫攻击。③虫源性淋巴细胞毒性因子:在寄生虫的分泌、排泄物中,有些成分具有直接的淋巴细胞毒性作用或可抑制淋巴细胞激活,如肝片形吸虫的分泌、排泄物可使淋巴细胞凝集,克氏锥虫分泌的蛋白酶可直接分解附着于虫体表面的抗体,使Fc端脱落而无法激活补体。寄生虫释放的这些淋巴细胞毒性因子也是产生免疫逃逸的重要机制。④封闭抗体的产生:有些结合在虫体表面的抗体不仅不具有杀虫作用,反而可阻断具有杀虫作用的抗体与抗原结合,这类抗体称为封闭抗体。已证实在感染曼氏血吸虫、丝虫和旋毛虫的宿主中存在封闭抗体。

4. 超敏反应

寄生虫诱导宿主产生免疫反应,除有利于宿主杀伤和抵抗寄生虫感染外,往往还可诱导宿主产生**超敏反应**(详见第十八章)。寄生虫可引起四种类型的超敏反应,前三型为特异性抗体介导的,第四种由T细胞介导。如似蚓蛔线虫感染引起的支气管哮喘、尘螨性哮喘、血吸虫感染所致的尾蚴性皮炎、棘球液外溢引起的过敏性休克等,均是典型的Ⅰ型超敏反应所致;疟原虫引起的免疫溶血是Ⅱ型超敏反应所致;疟疾性肾病和血吸虫肾病都是Ⅲ型超敏反应所致;日本血吸虫虫卵肉芽肿主要是Ⅳ型超敏反应所致。

第三节　寄生虫感染的特点

寄生虫侵入人体并能生活一段时间,这种现象称**寄生虫感染**(parasitic infection)。寄生虫感染的结果可因虫种、宿主的遗传素质、营养和免疫功能等因素而异。

一、带虫者、慢性感染和隐性感染

在大多数情况下,人体感染寄生虫后并不出现明显的临床症状和体征,这些感染者称为**带虫者(carrier)**。广义上带虫者包括人和动物。由于带虫者虽然没有临床表现但能传播病原体,因此在流行病学方面具有重要意义。寄生虫感染往往呈慢性感染的特点。通常人体感染寄生虫后没有明显的临床症状和体征,或在临床上出现一些症状后,未经治疗或治疗不彻底,而逐渐转入慢性持续感染阶段。

隐性感染(inapparent infection)是寄生虫感染的另一重要特征。隐性感染是指人体感染寄生虫后,既没有明显的临床表现,又不易用常规方法检获病原体的一种寄生现象。原虫中的刚地弓形虫、隐孢子虫等机会致病寄生虫在机体抵抗力正常时常处于隐性感染阶段,但当机体免疫力下降或免疫功能不全时,这些寄生虫的增殖力和致病力大大增强,出现明显的临床症状和体征，严重者可致死。

二、多寄生现象

人体同时感染两种或两种以上的寄生虫时，称为**多寄生现象**（polyparasitism）。不同寄生虫生活在同一宿主体内可能会相互促进或相互制约，增加或减少它们的致病作用，从而影响临床表现。如蛔虫和钩虫同时存在时，对蓝氏贾第鞭毛虫起抑制作用，而有短膜壳绦虫寄生时则有利于蓝氏贾第鞭毛虫的生存。

三、幼虫移行症和异位寄生

幼虫移行症（larva migrans）是指某些蠕虫幼虫侵入非正常宿主后，不能发育为成虫，但这些幼虫可在体内长期存活并移行，引起局部或全身性病变。如犬弓首线虫（*Toxocara canis*）是犬肠道内常见的寄生虫，然而，如果人或鼠误食其感染性虫卵，由于人或鼠不是其适宜宿主，在其体内幼虫不能发育为成虫，但可以在体内移行，侵犯各组织器官，造成严重损害。根据幼虫侵犯部位的不同，幼虫移行症可分为**内脏幼虫移行症**（visceral larva migrans）和**皮肤幼虫移行症**（cutaneous larva migrans）两种类型。

有些寄生虫在常见的寄生部位以外的组织或器官内寄生，这种寄生现象称**异位寄生**（ectopic parasitism）。由异位寄生引起的损害称异位损害。如血吸虫虫卵主要沉积在肝、肠，但也可出现在肺、脑、皮肤等部位。又如，卫氏并殖吸虫正常寄生在肺，但也可在肝、皮下及脑等部位寄生。

四、嗜酸性粒细胞增多与 IgE 水平升高

寄生虫感染常引起嗜酸性粒细胞增多，多见于蠕虫感染。蠕虫感染引起血清 IgE 水平升高，IgE 与肥大细胞和嗜碱性粒细胞表面的 FcεR I 结合，导致机体的过敏反应。

五、人兽共患病

许多病原体原本寄生在动物体内，如病毒、细菌、立克次体和寄生虫等。如果这些病原体传给人类，其所引发的疾病称为**人兽共患病**（zoonosis）或**动物源性疾病**（zoonotic disease）。目前已证实的动物源性疾病约 200 种，其中 90 余种为寄生虫病。这些既可以在脊椎动物体内寄生，也可以在人体内寄生的寄生虫所引起的能在脊椎动物和人之间自然传播的寄生虫病称为**人兽共患寄生虫病**（parasitic zoonosis），也称**动物源性寄生虫病**（zoonotic disease）。引起此类疾病的寄生虫包括原虫、蠕虫，也包括进入宿主皮肤或体内寄生的节肢动物。

第四节　寄生虫病的流行和防治

寄生虫病流行有明显的地方性、季节性和自然疫源性;寄生虫病在一个地区的流行必须具备传染源、传播途径和易感人群三个基本环节;寄生虫病的防治就是要针对寄生虫病流行的基本环节进行相应的防治。

一、寄生虫病的流行特点

(一)地方性

寄生虫病的流行常有明显的地方性,这种特点与当地的气候条件、中间宿主或媒介节肢动物的地理分布及人群的生活习惯和生产方式有关。如血吸虫病的流行区与钉螺的分布一致;有些食物源性寄生虫病,如华支睾吸虫病、旋毛虫病等的流行与当地居民吃生鱼片或生猪肉的饮食习惯密切相关。

(二)季节性

由于温度、湿度、雨量、光照等气候条件会对寄生虫及其中间宿主和媒介节肢动物种群数量的消长产生影响,因此寄生虫病的流行往往呈现出明显的季节性,如疟疾和黑热病的传播和感染季节与其媒介节肢动物出现的季节一致。

(三)自然疫源性

人类的某些疾病是由动物传播引起的,其病原体在动物间自然传播,在一定条件下可以传给人,此类疾病称为**自然疫源性疾病(natural focal disease)** 或**动物源性疾病(zoonosis)**,也称**人兽共患寄生虫病**。在人迹罕至的原始森林或荒漠地区,这些人兽共患寄生虫病可在脊椎动物之间相互传播。人进入该地区后,这些寄生虫病则可从脊椎动物传播给人,这种地区称为自然疫源地。这类不需要人的参与而存在于自然界的人兽共患寄生虫病具有明显的自然疫源性。

二、寄生虫病的流行环节

(一)传染源

人体寄生虫病的传染源是指有寄生虫寄生的人和动物,包括患者、带虫者和保虫宿主。作为传染源,其体内存在并可排出寄生虫生活史中的某个发育阶段,且能在外界或另一宿主体内继续发育。例如,感染多种蠕虫的带虫者或患者从粪便排出蠕虫卵,溶组织阿米巴带虫者可排出包囊。虫卵或包囊在排出时即有感染性,或在适宜的外界环境中发育到感染阶段(感染期)。人体寄生虫的传染源因种而异,可以是人(疟疾),或是动物(棘球蚴病),或是人和动物(吸虫病)。以人和(或)家畜作为传染源的寄生虫病在其他条件具备时,易于在人群中构成流行;而以野生动物为传染源的寄生虫病则因人们进入原发性自然疫源地而感染。

（二）传播途径

传播途径是指寄生虫从传染源传播到易感宿主的过程。人体寄生虫常见的传播途径有下列几个方面。

1. 土壤

肠道寄生虫在感染期存活于土壤中,如蛔虫卵、鞭虫卵在粪便污染的土壤中发育为感染性卵,钩虫和粪类圆线虫的虫卵在土壤中发育为感染期幼虫。人体感染与接触土壤有关。

2. 水

多种寄生虫可通过淡水而到达人体,如水中可含有感染期的阿米巴与贾第虫包囊、猪带绦虫卵、某些感染性线虫卵、血吸虫尾蚴和布氏姜片虫囊蚴等。

3. 食物

很多寄生虫是通过蔬菜与鱼、肉等食品进入人体的。由于广大农村用新鲜粪便施肥,使蔬菜常成为寄生虫传播的主要途径。如感染性蛔虫卵、鞭虫卵、猪带绦虫卵和钩虫的感染期幼虫,以及原有包囊等皆可以由食用未洗净或未煮熟的蔬菜而传播;旋毛虫、猪带绦虫可以通过吃生的或未煮熟的猪肉而传播;某些淡水鱼类可传播华支睾吸虫等。

4. 节肢动物传播媒介

医学节肢动物可作为寄生虫的传播媒介,如蚊为疟原虫、丝虫的传播媒介,白蛉为利什曼原虫的传播媒介,蚤为膜壳绦虫的传播媒介。

5. 人体直接接触传播

人和人的直接接触可以传播某些寄生虫病,如阴道毛滴虫可通过性接触传播,疥螨可直接接触患者皮肤而传播。

（三）易感人群

易感人群是指对寄生虫缺乏免疫力的人。人体感染寄生虫后,通常可产生获得性免疫,但多属于带虫免疫,当寄生虫从人体消失以后,免疫力即逐渐下降、消退。所以,只要有感染机会即易于感染该种寄生虫。非流行区的人进入疟区后,由于缺乏特异性免疫力而成为易感者。易感性还与年龄有关,一般儿童的免疫力低于成年人。

三、寄生虫病的防治原则

寄生虫病防治的基本原则是控制寄生虫病流行的三个环节,具体包括:

（一）消灭传染源

在寄生虫病传播过程中,传染源是主要环节。在流行区,普查、普治患者和带虫者以及保虫宿主是控制传染源的重要措施。在非流行区,监测和控制来自流行区的流动人口是防止传染源输入和扩散的必要手段。

（二）切断传播途径

不同的寄生虫病其传播途径不尽相同。加强粪便和水源管理，注意环境和个人卫生，控制和杀灭媒介节肢动物和中间宿主是切断寄生虫病传播途径的重要手段。

（三）保护易感人群

人类对各种人体寄生虫的感染大多缺乏先天的免疫力，因此，对人群采取必要的保护措施是防止寄生虫感染的最直接方法。关键在于加强健康教育，改变不良的饮食习惯和行为方式，提高群众的自我保护意识。

Box 12-1　我国寄生虫病防治的伟大成就

中华人民共和国成立之初面临的重大公共卫生问题之一是广泛流行的寄生虫病。积贫积弱的旧中国长期无视民众健康，人民饱受寄生虫病的困扰。中华人民共和国成立初期，寄生虫的总感染率达 80%～90%，其中黑热病患者约 53 万，疟疾患者约 3000 万，血吸虫感染者约 1160 万，丝虫病患者约 3099 万，蛔虫和钩虫等土源性线虫感染人数更是达到了 3 亿～4 亿。在中国共产党的坚强领导和各级人民政府的大力支持下，从 20 世纪 50 年代开始，我国开展了大规模的流行病学调查，进行了必要的基础研究和应用技术研究，推进了从试点到全面的防治实践，成功地控制了疟疾、血吸虫病、丝虫病、黑热病和钩虫病等危害严重的多种重大寄生虫病。1958 年，黑热病基本被消灭；1994 年，丝虫病基本被消灭；2007 年，中国成为全球第一个宣布消灭淋巴丝虫病的国家，为保护人民群众的身体健康、推进国家建设做出了巨大贡献，也在世界人民心目中树立了社会主义中国的良好形象。

目前我国对寄生虫病采取的是综合防治措施，即根据流行区的实际情况和流行规律，将控制传染源、切断传播途径和保护易感人群有机地结合起来，综合防治措施对控制寄生虫病的流行是切实有效的。

思考题：

1. 寄生关系演化主要表现在哪些方面？生活史及宿主的类型有哪些？
2. 寄生虫对宿主的主要危害和宿主的免疫应答有哪些方面？
3. 寄生虫病的流行环节和防治原则是什么？

（丛华）

第十三章　蠕虫感染与免疫

蠕虫(helminth)是一类多细胞无脊椎动物,因其借助肌肉收缩作蠕形运动而得名,并非种属发育术语。蠕虫在自然界分布广泛,绝大多数营自生生活,包括线形动物门(Phylum Nemathelminthes)、扁形动物门(Phylum Platyhelminthes)、环节动物门(Phylum Annelida)和棘头动物门(Phylum Acanthocephala)所属的各种动物。仅少数蠕虫营寄生生活,与人类健康有关,称为医学蠕虫(medical helminth)。以人体寄生的蠕虫为研究对象的科学称为**医学蠕虫学(medical helminthology)**。由蠕虫感染引起的疾病称为蠕虫病(helminthiasis),包括线虫病(nematodiasis)、吸虫病(trematodiasis)、绦虫病(cestodiasis)和棘头虫病(acanthocephaliasis)。寄生于人体的蠕虫有 250 余种,全球有 20 多亿人受其困扰,以蠕虫慢性感染多见,重者可致人死亡,蠕虫病已成为世界性的重要公共卫生问题。

蠕虫的生活史包括虫卵、幼虫和成虫等发育阶段,需要宿主和外界环境条件(温度、湿度、水体、土壤)以及媒介等。依据生活史的发育是否需要中间宿主,可将蠕虫分为**土源性蠕虫(geohelminth)和生物源性蠕虫(biohelminth)**,前者在发育过程中不需要中间宿主,而后者则需要中间宿主。

蠕虫感染既可诱导宿主的保护性免疫,又可引起宿主的超敏反应,以Ⅰ型超敏反应常见,也可同时存在多种类型的超敏反应,如血吸虫感染时引起的尾蚴性皮炎(Ⅰ型和Ⅳ型超敏反应)、对童虫杀伤的抗体依赖性细胞介导的细胞毒作用(Ⅱ型超敏反应)、血吸虫性肾小球肾炎(Ⅲ型超敏反应)以及虫卵性肉芽肿(Ⅳ型超敏反应)。在长期的进化过程中,蠕虫产生了多种复杂的免疫逃逸机制,例如免疫隔离、分子模拟、抗原变异等,以逃逸宿主的免疫攻击,达到长期寄生的目的。有些蠕虫通过诱导 Treg 激活巨噬细胞、抗炎细胞因子和分泌抗原来调节宿主免疫系统,产生较强的 Th2 型免疫应答,抑制 Th1 型免疫应答,导致宿主免疫偏离,以确保蠕虫在宿主体内的持续性感染。

第一节　线虫感染与免疫

线虫(nematode)是无脊椎动物种群中一个数量庞大的群体,种类繁多,在自然界中目前已知的虫种有 1 万余种。线虫分布广泛,超过 75% 的种类在水体、土壤等自然环境中营自生生活,仅少数营寄生生活,可寄生于动物、植物和人的体表与体内。寄生于人体并能导致健康危害的线虫有几十多种,我国可寄生于人体并致病的线虫有 35 种,主要隶属于线形动物门线虫纲(Class Nematoda),重要的有蛔虫、鞭虫、蛲虫、钩虫、丝虫和旋毛虫等。

一、线虫纲的特征

(一)形态

1. 成虫

线虫纲的成虫多呈圆柱形,前端较钝圆,后端逐渐变细,体不分节;雌、雄异体,雄虫一般比雌虫小,尾端多向体腹面卷曲或膨大。寄生人体的线虫因种类不同而大小相差悬殊。成虫的外层结构为体壁,自外向内由角皮层、皮下层和纵肌层组成(见图 13-1)。体壁与消化道之间的间隙是无体腔膜覆盖的**原体腔(protocoele)**,腔内充满液体,是物质交换的重要介质。

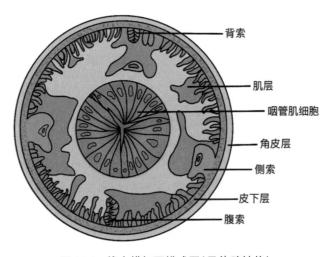

图 13-1　线虫横切面模式图(示体壁结构)

线虫具有消化系统、生殖系统、神经系统和排泄系统(见图 13-2)。线虫的消化系统包括消化管和腺体。消化管由口、咽管、肠管、直肠和肛门组成,是完整的消化道。多数线虫的咽管壁肌肉内有 3 个咽管腺,腺体细胞分泌多种消化酶。生殖系统方面,雄虫为单管型,由睾丸、贮精囊、输精管、射精管及交配附器(交合刺等)组成;雌虫为双管型,包括卵巢、输卵管、子宫、受精囊、阴道和阴门等部分。神经系统的中枢部分是咽管神经环,为神经节的联合体,由此向前、向后发出纵行的神经干,乳突、头感器和尾感器是感觉器官。线虫的排泄系统有管型和腺型两种。

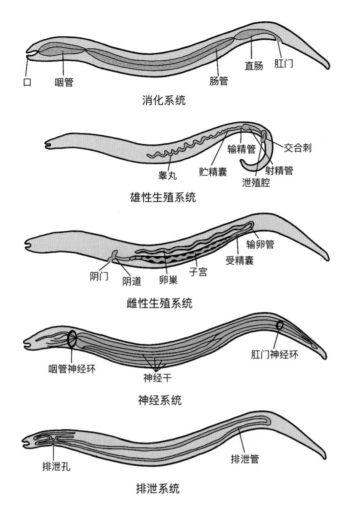

图 13-2　线虫内部结构模式图

2. 虫卵

线虫的虫卵一般为卵圆形,呈淡黄色、棕黄色或无色。卵壳主要由三层组成:外层较薄,来源于受精卵母细胞的卵膜,称卵黄膜或受精膜;中层较厚,称为壳质层(chitinous layer),具有一定硬度,能抵抗外界的机械压力,是卵壳的主要组成部分;内层薄,称为脂层或蛔苷层(ascaroside),具有调节渗透作用的重要功能。

(二)生活史

线虫的基本发育过程分为虫卵、幼虫和成虫三个阶段。根据线虫生活史中是否需要中间宿主,可将其分成以下两类:

1. 直接发育型

有些线虫在发育过程中不需要中间宿主,为土源性线虫(soil-transmitted nematodes)。这些线虫的生活史简单,虫卵或幼虫在外界环境中发育到感染阶段后直接进入人体发育。寄生在肠道的线虫多属于此型,如蛔虫、鞭虫和钩虫等。

2.间接发育型

有些线虫的发育过程中需要中间宿主,为生物源性线虫(bio-source nematodes)。这些线虫的生活史复杂,幼虫需要在中间宿主体内发育为感染期幼虫后,再进入人体。寄生在组织内的线虫多属于此型,如丝虫。

(三)生理与代谢

1.营养与代谢

寄生在肠腔内的线虫中,蛔虫以肠内容物为食,钩虫和鞭虫以血液或组织液为食;寄生在组织、器官内的线虫以体液或组织液为食,如丝虫。成虫期主要是通过糖代谢获取能量维持生存。多种线虫体内都具有三羧酸循环所需的酶,在氧充分时,均能通过三羧酸循环获取足够的能量。某些线虫(如蛔虫)由于长期适应肠腔的低氧环境,多通过糖酵解及替代途径,从无氧代谢中获得较多的能量。多数线虫的幼虫期是以活跃的脂代谢获取能量。

2.呼吸与渗透

线虫无呼吸系统和循环系统,氧大多是通过体壁吸收并扩散到体内各组织中。有的虫种的氧是由食物中摄入消化道的。在线虫的吸收与排泄过程中,水的渗透作用是很重要的,体表及其他一些部位均能进行水的交换。由于线虫体表有类脂成分,易于某些亲脂分子渗入体内,如有机磷等杀虫剂,就是利用其具有亲脂特性,穿透体壁而发挥杀虫效能的。

(四)线虫的致病与免疫

线虫对人体的危害程度与线虫的虫种、寄生数量、发育阶段、寄生部位以及人体对寄生虫的防御能力与免疫反应等因素有关。

1.幼虫阶段致病

线虫幼虫进入宿主体内并在宿主体内移行过程中可造成相应的组织或器官损害。钩虫感染期幼虫侵入皮肤时,可以引起皮炎;旋毛虫幼虫在体内移行或寄生于组织内时,可引起局部组织炎症反应或全身反应;蛔虫、钩虫的幼虫移行到肺泡能引起 IgE 介导的速发型超敏反应。

2.成虫阶段致病

线虫成虫的致病性与寄生部位有关,成虫在寄生部位摄取营养、产生机械性损害和化学性刺激以及免疫病理反应等可导致宿主发生营养不良、组织损伤、出血、炎症、细胞增生等病变。如肠道寄生线虫可损伤肠黏膜,引起出血和炎症反应等消化系统症状;淋巴丝虫可致淋巴系统的损害。一般寄生于组织内的线虫比寄生于肠道内的线虫致病性强。若成虫发生异位寄生时,对人体也会造成其他部位的临床症状。热带地区农村儿童中土源性线虫感染是总 IgE 增高的主要因素;对于驱虫治疗不能降低 IgE 水平的儿童,其原因可能与持续暴露于土源性线虫或在幼年时产生持续的 Th2 型偏移的免疫应答有关。

二、似蚓蛔线虫

似蚓蛔线虫(*Ascaris lumbricoides*，Linnaeus，1758)简称蛔虫，是人体最常见的一种消化道寄生虫。蛔虫成虫主要寄生于小肠，可引起蛔虫病(ascariasis)。蛔虫呈全球性分布，主要流行于温热、潮湿的热带和亚热带经济不发达、卫生条件差的地区。人群蛔虫感染的特点是农村高于城市，儿童高于成人。目前，常用的驱虫药物是阿苯达唑、甲苯达唑。由于蛔虫产卵量大，常用生理盐水直接涂片法检查，3 张涂片阳性率可达 95%。

(一)形态

1.成虫

蛔虫成虫呈长圆柱形，形似蚯蚓。头部尖细，尾部钝圆。蛔虫活体呈粉红色或微黄色，死后呈灰白色。体表有细横纹，两侧可见明显的白色侧线。虫体顶端有口孔，3 个唇瓣呈"品"字形排列在口周(见图 13-3)，唇瓣内缘有细齿，外缘有乳突和头感器。

蛔虫雌虫明显大于雄虫，雌虫一般长 20～35 cm，尾端平直；消化道末端开口于肛门。雌虫生殖系统为双管型，阴门位于虫体腹面前、中 1/3 交界处。雄虫长 15～31 cm，尾端向腹面卷曲；消化道末端与射精管共同开口于泄殖腔。雄虫生殖系统为单管型，有镰刀状交合刺一对。

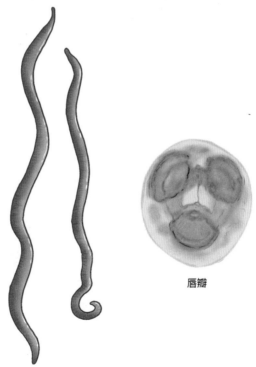

唇瓣

成虫(左为雌虫，右为雄虫)

图 13-3 蛔虫成虫和唇瓣

2. 虫卵

自人体排出的蛔虫卵有受精卵(fertilized egg)和未受精卵(unfertilized egg)两种,如图 13-4 所示。受精卵呈宽椭圆形,大小为(45~75)μm×(35~50)μm,卵壳厚,由外向内分为受精膜、壳质层及蛔苷层三层结构。壳质层厚而明显,受精膜与蛔苷层较薄,三层结构在光镜下难以分清。卵壳外有一层由子宫分泌物形成的凹凸不平的蛋白质膜,可被宿主的胆汁染成棕黄色。卵内含有一个大而圆的卵细胞,其两端与卵壳间形成新月形空隙。未受精卵呈长椭圆形,大小为(88~94)μm×(39~44)μm,卵壳及蛋白质膜均较受精蛔虫卵薄,无蛔苷层,卵内充满大小不等的屈光颗粒。蛔虫卵可脱去蛋白质膜,形成外表光滑、无色透明的脱蛋白膜蛔虫卵。

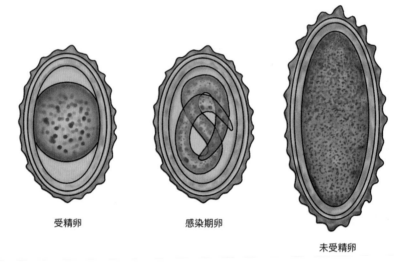

受精卵　　　　　　感染期卵

未受精卵

图 13-4　蛔虫卵

(二)生活史

蛔虫属土源性蠕虫,完成生活史不需要中间宿主,其发育过程包括受精卵在外界发育及虫体在人体内发育两个阶段。

成虫寄生于人体小肠(空肠最多,回肠次之),以半消化食物为营养。雌虫和雄虫交配后,雌虫平均每天排卵可多达约 24 万个。雌虫产出的虫卵随宿主粪便排出体外。其中的受精卵在潮湿、荫蔽、氧气充足和温度适宜(21~30 ℃)的土壤中,约经 2 周时间发育,卵内的细胞分裂并发育为幼虫。再经 1 周,卵内幼虫经第 1 次蜕皮发育,此阶段卵称为感染期卵。

人误食或误饮被感染期虫卵污染的食物、蔬菜、水源等而感染蛔虫,在小肠内适于孵化的环境条件(温度、低氧等)下,卵内幼虫分泌的酯酶、壳质酶及蛋白酶等孵化液消化卵壳,卵内幼虫孵出。孵化出的幼虫钻入小肠黏膜和黏膜下层的静脉或淋巴管中,随血液或淋巴液循环,经肝、右心移行至肺,在此穿过肺泡毛细血管进入肺泡,经第 2 和第 3 次蜕皮后,沿支气管、气管上行至咽部。被吞咽入消化道的幼虫在小肠内经第 4 次蜕皮后,逐渐发育为成虫(见图 13-5)。自人体食入感染期卵到雌虫开始产卵需 60～75 天。成虫在人体内的寿命一般为 1 年。

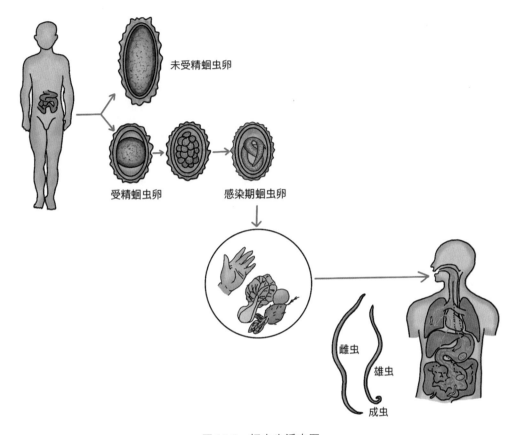

图 13-5　蛔虫生活史图

(三)致病机制与临床表现

蛔虫致病由在体内移行的幼虫和在小肠内寄生的成虫两个阶段所致,表现为蛔蚴性肺炎、掠夺营养、机械性损伤、超敏反应和严重并发症。

1.幼虫致病

蛔虫的幼虫移行至肝、肺时,可机械性地损伤组织,并释放抗原性物质,导致局部和全身的超敏反应。病变处可见出血、水肿及嗜酸性粒细胞与中性粒细胞浸润,其中以肺部组织病变最为明显,可引起蛔蚴性肺炎或哮喘。患者临床主要表现为咳嗽、胸闷、咳血痰、哮喘及嗜酸性粒细胞增高等,并可伴有发热、过敏性皮炎等全身反应。大多数病例在发病后的 1～2 周内自愈。

2. 成虫致病

蛔虫成虫是致病的主要因素,其主要的致病作用包括:

(1)营养不良和损伤肠黏膜。蛔虫寄生于空肠,虫体掠夺营养,同时成虫唇齿和其代谢产物引起局部肠黏膜发生机械性及免疫病理性损害,影响宿主肠黏膜对营养物质的吸收,引发肠蛔虫症。患者常表现为间歇性脐周疼痛、消化不良、食欲缺乏、恶心、呕吐、腹泻或便秘等消化道症状。

(2)超敏反应。患者可出现荨麻疹、皮肤瘙痒、血管神经性水肿及结膜炎等症状。这些表现可能与蛔虫变应原被人体吸收后诱发 IgE 介导的 I 型超敏反应有关。

(3)并发症。蛔虫成虫有钻孔的习性,可以钻入与肠管相通的胆总管、胰腺管和阑尾中,引起胆道蛔虫症、肝蛔虫病、蛔虫性胰腺炎和蛔虫性阑尾炎。胆道蛔虫症是临床上最常见的并发症,可继发化脓性胆管炎、肝脓肿、胆囊破裂和胆结石等。蛔虫性肠梗阻亦是一种常见并发症,主要因大量虫体扭结成团堵塞肠管,或使所寄生肠段的正常蠕动发生障碍所致,阻塞部位以回盲部多见。蛔虫性肠穿孔及急性腹膜炎的病死率可达 15%。

(四)感染与免疫

1. 适应性免疫

由于蛔虫主要寄生于肠道,故主要引起体液免疫。蛔虫引起免疫反应的抗原主要有全虫抗原、假体腔液 ABA-1 抗原、肌组织抗原、排泄分泌 ES 抗原等。

无免疫力的人感染蛔虫后,第 6 天血中出现抗体,抗体水平在第 3 周和第 4 周时达高峰,第 2 个月和第 3 个月缓慢下降。当蛔虫发育到性成熟时,抗体从血中消失。蛔虫感染后最早诱导产生 IgM 抗体,随后产生 IgG 抗体。人蛔虫感染者外周血 IgE 水平增高,并有嗜酸性粒细胞增多。人感染蛔虫后不能产生对再感染的完全保护性免疫,但宿主对蛔虫幼虫的免疫应答可减少再感染时肠道寄生的成虫数。动物实验表明,针对肝、肺移行的幼虫和重新进入肠内的第 4 期幼虫,宿主主要通过抗体依赖性细胞介导的细胞毒作用杀伤肝、肺内的幼虫。

2. 超敏反应和免疫逃逸

蛔虫的幼虫血肺移行,幼虫在肺泡中蜕皮,代谢物能引起 I 型超敏反应。蛔虫成虫变应原也可引起 IgE 介导的超敏反应。蛔虫寄生在小肠,因为组织隔离可产生免疫逃避。实验表明,蛔虫可吸收宿主的 A、B 血型抗原,修饰其角皮糖类的表达,从而实现抗原模拟,逃逸宿主的免疫应答。

三、蠕形住肠线虫

蠕形住肠线虫(*Enterobius vermicularis*,Linnaeus,1758)简称蛲虫(pinworm),主要

寄生在人体小肠末端、盲肠和结肠,可引起蛲虫病(enterobiasis)。蛲虫感染及蛲虫病在全球广泛分布,感染者以儿童多见,是儿童常见的寄生虫病。本病在儿童集居的幼儿园、小学等场所中广泛传播,最常采用的诊断方法是透明胶带法,即用透明胶带于肛周皮肤粘取虫卵,于光学显微镜下观察。

(一)形态

1. 成虫

蛲虫的成虫细小,呈乳白色,虫体角皮具有横纹,体前端的角皮膨大形成头翼,体两侧角皮向外突出如嵴,形成侧翼。口孔位于头顶正中,周围围绕 3 个唇瓣。咽管末端膨大呈球状,称咽管球。雌虫大小为(8～13)mm×(0.3～0.5)mm,虫体中部膨大,尾端直而尖细,尖细部约占体长的 1/3,此为本虫的重要特征(见图 13-6)。虫体腹面正中前、中1/3 处为阴门,中、后 1/3 处为肛门。雄虫稍小,大小为(2～5)mm×(0.1～0.2)mm,尾端向腹面卷曲。泄殖腔位于尾端腹面,有一交合刺。

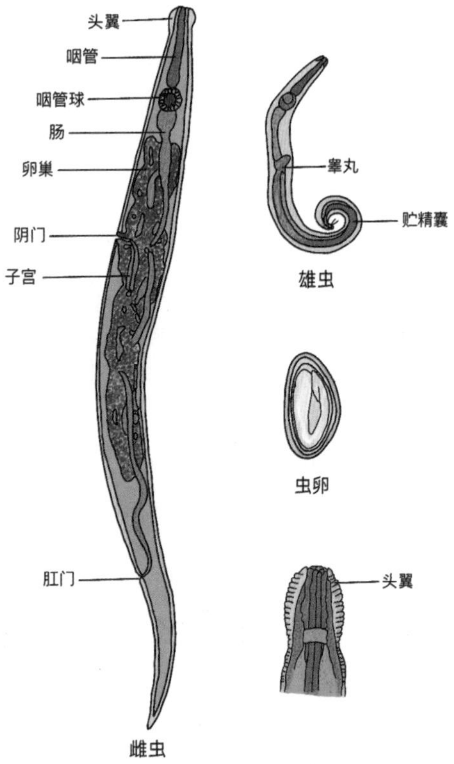

2. 虫卵

蛲虫的虫卵无色透明,为不对称的椭圆形,一侧扁平,另侧稍凸,大小为(50～60)μm×(20～30)μm,如图 13-6 所示。卵壳较厚,分三层,最外层为光滑的蛋白质膜,其内为壳质和脂层,但在光学显微镜下仅见内外两层。刚产出的虫卵内含一个蝌蚪期胚胎。

图 13-6　蛲虫的成虫与虫卵

(二)生活史

蛲虫的生活史简单,发育仅需要 1 个宿主(见图 13-7)。成虫在人体内主要寄生于盲肠、结肠和回肠下段,重度感染时也可出现于胃及食道等部位。虫体头端通常附着于肠黏膜上,以肠腔内容物、组织液或血液为营养。雌、雄成虫交配后,雄虫很快死亡,并被排出体外。当宿主入眠 1～3 h 后,受孕的雌虫脱离肠壁,向下移行,通过松弛的肛门括约肌爬出肛门外。在肛门皮肤黏膜上,受温度、湿度和氧压改变的刺激,雌虫开始大量产卵。一条雌虫产卵量可达 5000～17000 个。雌虫产卵后大多自然死亡,但也有少数雌虫可返回肠腔,或误入阴道、子宫、尿道和腹腔等部位,形成异位寄生。

虫卵在皮肤黏膜上,卵胚发育很快,约经 6 h 发育成熟并蜕皮 1 次,形成感染期卵。雌虫的产卵活动会引起宿主肛周皮肤黏膜瘙痒。当患者用手搔抓肛门周围皮肤时,虫卵可污染手指,再经口导致肛门-手-口直接感染。感染期卵也可通过污染的食物、玩具,或散落于床单、地面等,经口食入或随空气吸入等方式,导致人体间接接触或吸入感染。此外,虫卵还可在肛门附近孵化,幼虫经肛门进入肠内并发育为成虫,造成逆行感染。自感染期卵侵入人体到成虫成熟产卵需要 2~6 周。雌虫一般寿命为 1 个月,很少超过 2 个月。但儿童在集居场所中,由于反复接触而重复感染,会导致蛲虫病迁延不愈。

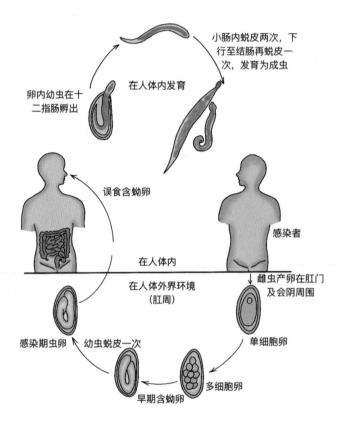

图 13-7 蛲虫的生活史

(三)致病机制与临床表现

成虫寄生于人体肠道可引起肠黏膜的损害。轻度感染者常无明显症状,严重感染者在临床上可表现出营养不良和代谢紊乱等症状和体征。雌虫偶尔钻入肠壁深层寄生而导致肠壁出血、溃疡甚至小脓肿形成。雌虫在肛周皮肤黏膜及会阴处移行、产卵时,会刺激局部皮肤,引起肛门瘙痒,患者临床表现为烦躁不安、失眠、食欲减退、夜间磨牙及夜惊等症状。长期反复严重的感染可影响儿童的身心发育。

产卵后的蛲虫有时也可逆行侵入宿主的泌尿生殖器官,引起相应组织器官的炎症反应及病理变化,如阴道炎、子宫内膜炎、输卵管炎和以尿道刺激症状为主的尿路感染等;或虫体侵入腹腔,导致腹膜炎和阑尾炎等。此外,蛲虫亦可在患者肺部寄生,造成异位损害,异位寄生处可形成以虫卵为中心的肉芽肿。

四、钩虫

钩虫(hookworm)是钩口科线虫的统称,至少包括 18 属和 100 个种。寄生人体的钩虫主要有两种,即十二指肠钩口线虫(*Ancylostoma duodenale*,Dubini,1943,简称十二指肠钩虫)和美洲板口线虫(*Necator americanus*,Stiles,1902,简称美洲钩虫)。钩虫寄生于人体小肠,可引起钩虫病(hookworm disease)。在肠道线虫中,钩虫的危害性最大,因为其不但可损伤肠黏膜造成消化道功能紊乱,而且可使人体长期慢性失血,重度感染者甚至会发生严重贫血。全世界钩虫感染人数约 9 亿,我国的感染人数一度达 3900 多万。钩虫是严重危害人民健康的寄生虫之一,粪便中检出钩虫卵或培养法孵出钩蚴可以确诊。首选驱虫药物有阿苯达唑和甲苯达唑。

（一）形态

1. 成虫

钩虫成虫虫体细长,约 1 cm,半透明,呈肉红色,死后呈灰白色。虫体前端较细,顶端有一发达的口囊,由坚韧的角质构成。因虫体前端向背面仰曲,形成颈弯。十二指肠钩虫的口囊呈扁卵圆形,其腹侧缘有 2 对钩齿。美洲钩虫口囊呈椭圆形,其腹侧缘有 1 对板齿。钩虫的咽管长度约为体长的 1/6,其后端略膨大,咽管壁肌肉发达,肌纤维的交替收缩与松弛形成"唧筒"样作用,有利于钩虫吸血并挤入肠道。

虫体前端有 3 组单细胞腺体,其中头腺 1 对,位于虫体两侧,分泌抗凝素及乙酰胆碱酯酶;咽腺 3 个,位于咽管壁内,主要分泌物为乙酰胆碱酯酶、蛋白酶及胶原酶,乙酰胆碱酯酶可破坏乙酰胆碱,降低宿主肠壁的蠕动,有利于虫体的附着;排泄腺 1 对,呈囊状,游离于原体腔的亚腹侧,分泌物主要为蛋白酶,能抑制宿主血液凝固。

钩虫雄性生殖系统为单管型,由睾丸、贮精囊和射精管组成。雄虫末端膨大,为角皮延伸形成的膜质交合伞。交合伞背辐肋的分支特点是鉴定虫种的重要依据之一。雄虫有一对交合刺。雌虫末端呈圆锥形,有的虫种具有尾刺,生殖系统为双管型,阴门位于虫体腹面中段或其前后。十二指肠钩虫与美洲钩虫成虫的形态和鉴别要点如表 13-1、图 13-8 及图 13-9 所示。

表 13-1　十二指肠钩虫与美洲钩虫成虫的形态鉴别要点

鉴别要点	十二指肠钩虫	美洲钩虫
大小	雌虫:(10～13)mm×0.6 mm	雌虫:(9～11)mm×0.4 mm
	雄虫:(8～11)mm×(0.4～0.5)mm	雄虫:(7～9)mm×0.3 mm
体形	前端与后端均向背面弯曲,体呈"C"形	前端向背面仰曲,后端向腹面弯曲,体呈"∫"形
口囊	腹侧前缘有2对钩齿	腹侧前缘有1对板齿
交合伞	撑开时略呈圆形	撑开时略呈扁圆形
背辐肋	远端分两支,每支再分三小支	基部先分两支,每支远端再分两小支
交合刺	两刺呈长鬃状,末端分开	一刺末端呈钩状,常包套于另一刺的凹槽内
阴门	位于体中部略后	位于体中部略前
尾刺	有	无

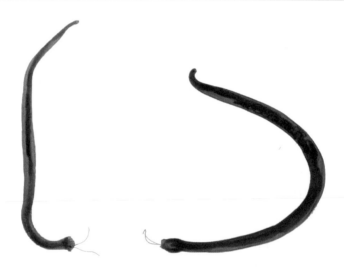

图 13-8　十二指肠钩虫(左)和美洲钩虫(右)成虫(雄虫)

2.幼虫

钩虫的幼虫分为杆状蚴和丝状蚴。自卵内刚孵出的幼虫称为杆状蚴(rhabditiform larva),为自由生活期幼虫,虫体体壁透明,前端钝圆,后端尖细,口腔细长,有口孔。杆状蚴有两期,第1期杆状蚴大小为(0.23～0.4)mm×0.017 mm,第2期大小约为0.4 mm×0.029 mm。丝状蚴(filariform larva)大小为(0.5～0.7)mm×0.025 mm;体表覆盖鞘膜,为第2期杆状蚴蜕皮时残留的旧角皮,对虫体有保护作用。当丝状蚴侵入人体皮肤时,鞘膜即被脱掉。钩虫口腔封闭,在与咽管连接处的腔壁背面和腹面各有1个角质矛状结构,称为口矛或咽管矛。口矛既有助于虫体的穿刺作用,其形态也有助于丝状蚴虫种的鉴定。丝状蚴的咽管细长,约为虫体的 1/5。

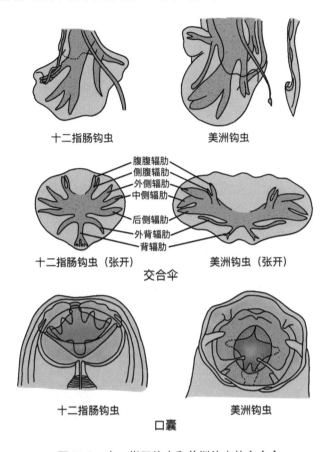

十二指肠钩虫　　　　　美洲钩虫

腹腹辐肋
侧腹辐肋
外侧辐肋
中侧辐肋
后侧辐肋
外背辐肋
背辐肋

十二指肠钩虫(张开)　　　美洲钩虫(张开)

交合伞

十二指肠钩虫　　　　　美洲钩虫

口囊

图 13-9　十二指肠钩虫和美洲钩虫的交合伞

3.虫卵

钩虫卵呈椭圆形,两端钝圆,卵壳较薄,无色透明,大小为
$(57\sim76)\mu m\times(36\sim40)\mu m$。随粪便排出时,卵壳内通常含
2~4 个卵细胞,卵壳与卵细胞之间有明显空隙(见图 13-10)。
在便秘者粪便内或粪便放置过久时,卵内细胞可继续分裂为
多细胞期呈桑葚状卵。十二指肠钩虫卵与美洲钩虫卵极为相
似,不易区别。

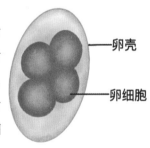

卵壳

卵细胞

图 13-10　钩虫卵

(二)生活史

十二指肠钩虫和美洲钩虫的生活史相似(见图 13-11)。

成虫寄生于人体小肠上段,借口囊内的钩齿或板齿咬附于肠黏膜,吸取宿主血液为食,也
可以淋巴液、肠黏液及脱落的上皮细胞为食。雌雄成虫交配后产卵,虫卵随宿主粪便排
出体外,在温暖(25~30 ℃)、潮湿(相对湿度 60％~80％)、荫蔽、含氧充足的疏松土壤

中,虫卵内细胞不断分裂;经 1～2 天,杆状蚴自卵内孵出,以土壤中的细菌及有机物为食;经 7～8 天发育,蜕皮 2 次为丝状蚴。丝状蚴具有感染宿主的能力,又称**感染期幼虫**(**infective larva**)。丝状蚴口孔封闭而不进食,多生活在距虫卵孵化约 50 cm 范围内的土壤表层。

丝状蚴对环境温度的变化十分敏感,具有明显的向温性和向湿性,当与人体皮肤(通常为脚和手)接触后,幼虫活动能力显著增强,依靠其机械的穿刺运动及酶的化学作用,通过毛囊、汗腺或皮肤破损处主动钻入人体皮肤内。多数幼虫进入皮肤时脱去鞘,经 0.5～1 h 后穿过皮肤,在皮下组织内移行,24 h 后进入小静脉或淋巴管,经右心由肺动脉至肺。大部分幼虫穿过微血管进入肺泡,并借助于小支气管、支气管上皮细胞纤毛的运动,向上移行至咽,随宿主的吞咽活动,经食管、胃到达小肠,此过程大约需要 1 周。幼虫在小肠内迅速生长发育,经 2 次蜕皮发育为成虫。自幼虫钻入皮肤至成虫交配产卵需 5～7 周。雌虫产卵数因虫种、虫数、虫龄不同而不同,每条十二指肠钩虫日平均产卵量 1 万～3 万个,美洲钩虫为 0.5 万～1 万个。成虫在人体内一般可存活 3 年。

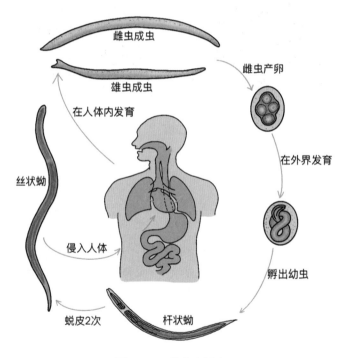

图 13-11　钩虫生活史

（三）致病机制与临床表现

两种钩虫的致病机制相似。幼虫的入侵、入侵后在肺部的移行及成虫在小肠定居均可对人体造成损害,但以成虫在小肠寄生阶段对人体的危害最为严重,可造成患者慢性失血。

钩虫病的临床表现可分为 3 期,即幼虫的皮肤侵袭期、肺部移行期及成虫的肠道寄生期。

1.幼虫所致病变及症状

幼虫所致病变主要是丝状蚴侵入皮肤和幼虫在肺部移行对宿主造成的损害。

(1)钩蚴性皮炎。人赤手赤足在田间劳动接触土壤后可导致钩虫丝状蚴侵入皮肤。丝状蚴侵入皮肤后数分钟至 1 h 后,足趾或手指间皮肤较薄处及其他暴露的皮肤处可出现充血斑点或丘疹,有烧灼感,即为钩蚴性皮炎,奇痒难忍,俗称着土痒或粪毒。搔破后常有继发感染,形成脓疮,最后经结痂、脱皮而愈,病程 2~3 周。

(2)呼吸系统病变。大量钩蚴侵入人体 3~5 天后移行至肺部,穿破肺微血管进入肺泡,引起肺部点状出血及炎症细胞浸润。患者可出现阵发性咳嗽、血痰及哮喘,甚至大量咯血,伴有发热、畏寒等症状。重者呈剧烈干咳和哮喘发作,表现为嗜酸性粒细胞增多性哮喘。

2.成虫所致疾病

钩虫成虫寄生于小肠,可引起消化道症状和贫血。

(1)消化道症状。钩虫成虫以口囊内的钩齿或切板咬附在肠黏膜上,形成多处散在性出血点、小溃疡及糜烂病灶,亦可形成大块片状出血性瘀斑,深度可达黏膜下层甚至肌层,可引起消化道出血或偶尔大出血;可引起食欲亢进、乏力、上腹部不适或隐痛,继而出现消化功能紊乱,如恶心、呕吐、腹痛、腹泻等症状;后期常因贫血、胃酸降低而致食欲减退、便秘、体重逐渐减轻等。钩虫感染早期或急性期的患者,外周血中嗜酸性粒细胞常达到 15% 以上,甚至高达 86%。钩虫病引起的消化道出血以黑便、柏油样便、血便和血水便为主,出血时间迁延不断而贫血严重。少数钩虫病患者表现为喜食一些粗硬食物,如生米、生豆等;贫血较重者还喜食煤渣、泥土、瓦片、炉灰、烟蒂等,此种现象称为**异嗜症(allotriophagy)**。

(2)贫血。钩虫对人体的主要危害是慢性失血引起的贫血。钩虫以钩齿或板齿及口囊咬附肠壁,摄取血液和肠黏膜为营养,使患者长期慢性失血,铁和蛋白质不断耗损,患者营养不良,从而造成血红蛋白的合成速度比细胞新生速度慢,使红细胞体积变小、色泽变浅,故呈低色素小细胞性贫血。患者表现为黏膜苍白心悸、四肢乏力、头昏、心率增快、皮肤蜡黄、面部及下肢浮肿以及贫血性心脏病的表现,故钩虫病又被称为黄肿病或懒黄病。

钩虫造成患者慢性失血的原因主要有:①钩虫以其锐利的钩齿、板齿咬破肠黏膜,损伤小血管引起出血;②钩虫吸血的同时头腺不断分泌抗凝素,从而利于吸血并使咬啮部位黏膜伤口不断渗血,其渗血量与虫体本身的吸血量大致相等;③虫体吸血后将血液迅速经其消化道排出,这是因为咽管频繁收缩与扩张形成了"唧筒"样作用,增加了宿主的失血量;④虫体经常更换咬啮部位,形成新的伤口,原伤口仍继续少量渗血。不同虫种所导致的失血量不同,应用放射性同位素 ^{51}Cr 等标记红细胞或蛋白质,测量每条钩虫每天所造成的人体失血量,美洲钩虫每天约为 0.03 mL,十二指肠钩虫每天约为 0.15 mL。

(3)婴幼儿钩虫病。婴幼儿钩虫病几乎全部为十二指肠钩虫引起,可能母体在孕期感染后,幼虫经胎盘或乳汁感染婴儿。患儿临床表现为急性便血性腹泻,大便呈黑色或柏油样,面色苍白,消化功能紊乱,发热,精神萎靡,肺偶可闻及啰音,心尖区有明显收缩期杂音,肝脾肿大,贫血多较严重,生长发育迟缓等。发病年龄多在 5～12 个月。婴儿钩虫病预后差,病死率为 3.6%～6.0%。

(四)感染与免疫

宿主对钩虫的免疫应答由钩虫丝状蚴侵入皮肤、幼虫在血循环及肺部移行和成虫在肠道寄生诱发,包括体液免疫和细胞免疫。钩虫感染亦可引起超敏反应,并存在多种机制逃避宿主的免疫攻击。

1.体液免疫

钩虫虫体体表抗原是激发宿主免疫应答的主要靶抗原之一。钩蚴表面的鞘抗原具有免疫原性和特异性。另外,钩虫的分泌抗原(ASP-1 和 ASP-2)均能诱导机体产生保护性免疫。人感染美洲钩虫时出现强烈的抗幼虫和成虫的抗体应答,以 IgM、IgG 和 IgE 水平升高为主。

2.细胞免疫

人体对钩虫的细胞免疫是由致敏 T 淋巴细胞介导的,主要表现为 Th2 型应答,由此激活肠黏膜内肥大细胞,增加循环的 IgE,外周血和局部组织的嗜酸性粒细胞增高,呈现出 I 型超敏反应。IgE 和变应原间相互作用引起的肥大细胞脱颗粒是嗜酸性粒细胞向局部迁移和激活的关键。肥大细胞蛋白酶可降解美洲钩虫成虫的表皮胶原。巨噬细胞受 IFN-γ 的激活成为杀伤细胞,可杀灭部分入侵的 3 期幼虫,在抗钩蚴免疫中起重要作用。

3.超敏反应

钩虫幼虫在侵入皮肤和肺泡时,可引起严重的 I 型超敏反应。幼虫的抗原刺激机体产生 IgE 类亲细胞抗体,诱导肥大细胞和嗜酸性粒细胞脱颗粒及炎性介质的释放,引起哮喘等速发型超敏反应。

4.免疫逃逸

钩虫分泌物具有引起 T 淋巴细胞及其他效应细胞的凋亡、减少或干扰炎症过程和选择性地抑制特异性免疫反应的功能,使其在宿主体内存活。钩虫释放的许多蛋白质具有免疫逃逸活性和自身保护作用。钩虫分泌 SOD 和 GST 的协同作用使它们在破坏宿主组织的同时自身免受损害。肥大细胞的封锁使寄生虫得以逃逸免疫作用。钩虫可以通过免疫调节抑制 T 细胞和 B 细胞,引起免疫抑制。

五、旋毛形线虫

旋毛形线虫(*Trichinella spiralis*，**Railliet**，1895)简称旋毛虫，其成虫和幼虫分别寄生于同一宿主的小肠和肌细胞内，猪、鼠、熊等150多种动物及人可作为该虫的宿主。帕特里克·曼森(Patrick Manson)于1881年首次在我国厦门猪肉中发现此虫，此后在全国各地先后发生了数百起旋毛虫病暴发，估计目前全国感染人数超过4000万。该虫引起的旋毛虫病(trichinellosis)是一种重要的人兽共患寄生虫病，主要因生食或半生食含有旋毛虫幼虫囊包的猪肉或其他动物肉类所致，临床上主要表现为发热、眼睑水肿、皮疹、肌肉疼痛等，重症患者可因并发症而死亡。肌肉活检发现幼虫或囊包是最准确的诊断方法。阿苯达唑为治疗本病的首选药物。

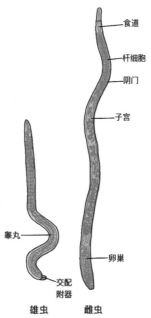

图13-12　旋毛虫成虫

(一)形态

1.成虫

旋毛虫成虫微小，呈细线状，乳白色，表皮光滑，头端较尾端稍细。雄虫大小为(1.0～1.8)mm×(0.03～0.05)mm，雌虫大小为(2.5～3.5)mm×0.05 mm。咽管为体长的1/3～1/2，在咽管后段的背侧为杆状体(stichosome)，是由数十个排列成串的单层圆盘状杆细胞(stichocyte)所组成，杆细胞分泌物经小管排入咽管腔，具有消化功能和免疫原性。两性成虫的生殖器官均为单管型，雄虫末端有2片叶状交配附器(alae)，无交合刺；雌虫子宫较长，中段含虫卵，后段和近阴道处则充满幼虫，自阴门产出，阴门位于虫体前1/5处(见图13-12)。

2.幼虫

刚产出的旋毛虫幼虫称为新生幼虫(newborn larvae)，大小约为124 μm×6 μm。新生幼虫在横纹肌内发育为成熟的幼虫，亦称感染性幼虫(infective larvae)、成囊期幼虫(encapsulated larvae)或肌肉期幼虫(muscle larvae)，大小约为1.0 mm×0.03 mm。由于在幼虫假体腔内含有血红蛋白，故呈淡橙红色，尤其是当大量幼虫集中在一起时这一特征更为明显。成熟的幼虫蜷曲于横纹肌内的梭形囊包中，囊包大小为(0.25～0.5)mm×(0.21～0.42)mm，其长轴与横纹肌纤维平行排列。一个囊包内通常含有1～2条幼虫。囊包壁由内、外两层构成，内

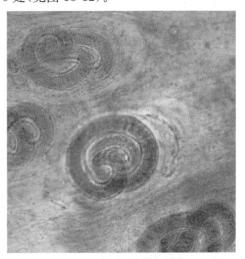

图13-13　旋毛虫幼虫囊包

层厚而外层较薄,由成肌细胞蜕变以及结缔组织增生形成(见图 13-13)。

(二)生活史

旋毛虫成虫寄生于宿主小肠,主要在十二指肠和空肠上段,幼虫则寄生于同一宿主的横纹肌细胞内,因此被旋毛虫寄生的宿主既是终宿主,也是中间宿主(见图 13-14)。旋毛虫在完成生活史的过程中不需要在外界发育,但必须转换宿主才能继续下一代生活史。人、家猪、犬、猫、鼠、野猪及熊等多种野生动物和马等食草动物均可作为本虫的宿主。

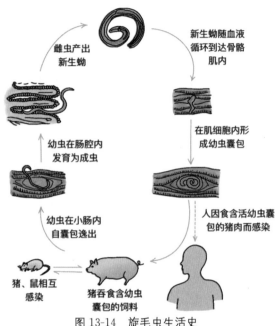

图 13-14 旋毛虫生活史

宿主主要是由于食入含有活幼虫囊包的肉类及肉制品而感染。在消化酶的作用下,幼虫自囊包内逸出,并钻入十二指肠及空肠上段的肠黏膜中,24 天后返回肠腔;在感染后 48 天内,幼虫经 4 次蜕皮发育为成虫。少数虫体可侵入腹腔或肠系膜淋巴结处寄生。感染后 35 天,虫体生殖系统发育成熟,雌虫雄虫交配,雄虫随即死亡,雌虫子宫内的虫卵发育为幼虫,约在感染后 5 天开始产幼虫。每条雌虫一生可产 1500～2000 条幼虫,产幼虫期可持续 4～16 周或更长。雌虫寿命一般为 1～2 个月。

产于肠黏膜内的新生幼虫侵入局部淋巴管或小静脉,随淋巴和血循环到达全身各处,但只有到达横纹肌内的虫体才能进一步发育。因幼虫的机械性刺激及其代谢产物的化学性刺激,使肌细胞受损,出现炎症细胞浸润,纤维组织增生。受累的肌细胞出现了结构和功能的明显变化而转变为营养细胞,其功能是给幼虫提供所需的营养物质并保护幼虫免遭宿主免疫反应的破坏。营养细胞被一层源于宿主的胶原所覆盖,胶原囊周围由毛细血管网包裹,约在感染后 1 个月形成了营养细胞-感染性第 1 期幼虫复合体,即旋毛虫幼虫囊包。成熟囊包对新宿主具有感染性,被新宿主吞食后,又可重复其生活史。囊包若无机会进入新宿主,多在感染后半年囊包两端开始钙化,有时钙化囊包内的幼虫可继续存活数年。

（三）致病机制与临床表现

旋毛虫的主要致病阶段是幼虫，其致病作用与食入幼虫的数量、活力和幼虫侵犯部位以及人体对旋毛虫的免疫力等因素有关。轻者可无症状，重者临床表现复杂多样，如未及时诊治可在发病后 3～7 周内死亡。旋毛虫引起临床表现的最低感染剂量为 70～150 条幼虫。根据虫体侵犯部位和临床表现的不同，可将旋毛虫的致病过程分为侵入期、幼虫移行期、囊包形成期 3 个连续的阶段。

1. 侵入期

侵入期也称肠道期（enteral or intestinal phase），是指幼虫在小肠内脱囊并钻入肠黏膜发育为成虫的过程，病程约 1 周。由于脱囊幼虫和成虫侵入肠黏膜，尤其是成虫以肠绒毛为食，加之虫体的排泄-分泌（excretory-secretory，ES）物及大量幼虫的刺激，引起十二指肠和空肠广泛炎症。

2. 幼虫移行期

幼虫移行期也称肠外期（parenteral phase）或肌肉期（muscular phase），即新生幼虫随淋巴、血循环到达各器官及侵入横纹肌内发育为幼虫囊包的过程，病程 2～3 周。新生幼虫在移行过程中可穿破各脏器的毛细血管，其毒性代谢产物引起全身中毒症状及过敏反应，导致全身性血管炎和肌炎。患者的典型临床表现为发热、眼睑和面部水肿，过敏性皮疹，肌肉疼痛及外周血中嗜酸性粒细胞增多等。全身性肌痛是本病最为突出的症状，患者肌肉肿胀，有硬结感，压痛与触痛明显，尤以腓肠肌、肱二头肌及肱三头肌为甚。

3. 囊包形成期

囊包形成期也称恢复期（convalescent phase），为受损肌细胞的修复期，可持续 4～16 周。随着虫体长大、蜷曲，寄生部位的肌细胞逐渐膨大呈纺锤状，形成棱形肌腔包绕虫体。囊包形成的同时，急性炎症消退，全身症状逐渐减轻或消失，但肌痛可持续数月之久。重症患者可因并发心肌炎、肺炎或脑炎等而死亡。心肌炎并发心力衰竭是本病患者死亡的主要原因。

（四）感染与免疫

1. 细胞免疫

旋毛虫抗原种类繁多，成分复杂，分为虫体抗原、表面抗原、杆细胞颗粒相关抗原及排泄分泌抗原。旋毛虫初感染的免疫局限在肠道，T 细胞对免疫应答和炎症反应的调控起着中心作用。主要效应细胞是 CD4$^+$ T 细胞，通过分泌细胞因子调节这些应答。CD4$^+$T 细胞中，Th1 亚群主要产生 IL-1、IL-2、IFN-γ；Th2 亚群主要产生 IL-3、IL-4、IL-5、IL-6、IL-10、IL-13 来诱导局部的炎症反应，刺激嗜酸性粒细胞生长，GM-CSF 诱导粒细胞和巨噬细胞增殖、分化并激活。在整个肌肉感染期内，淋巴因子表达谱偏重于 Th2 型，IL-5、IL-10 增加，外周血单核细胞中 CD8$^+$T 细胞数量增加，提示 CTL 参与了旋毛虫肌肉感染期的免疫应答。嗜酸性粒细胞在感染后第 2～5 周增加，数周至 3 个月后数量逐渐下降。

2. 体液免疫

旋毛虫感染诱导的宿主的体液免疫作用不如细胞免疫,新产出的幼虫在到达肌肉前也会被抗体依赖性细胞介导的细胞毒作用损伤,到达肠道后即产生 IgE 抗体、肥大细胞脱颗粒以及嗜酸性粒细胞增加,通过嗜酸性粒细胞-IgE-肥大细胞轴,选择性地保护宿主。各种抗体中 IgE 出现最早,从第二周起开始出现 IgM、IgA 及 IgG。

3. 超敏反应

旋毛虫幼虫在移行过程中,其毒性代谢产物引起全身中毒症状及过敏反应,导致全身性血管炎和肌炎。IgE-FcεR 受抗原激活致肥大细胞脱颗粒,释放炎性介质,产生 5-羟色胺等,导致血管通透性增加,组织水肿。

4. 免疫逃逸

旋毛虫幼虫通过在宿主肌肉中形成包囊将其隐藏起来,使免疫系统不能识别其存在,从而逃避宿主的免疫应答。旋毛虫对感染宿主的免疫调节包括免疫抑制和免疫增强两方面,主要是细胞免疫功能受抑制,Treg 功能增强,B 细胞激活,封闭抗体的产生,巨噬细胞数量增加、功能加强以及巨噬细胞活动受抑制。在整个感染过程中,上述现象可同时并存,是多种因子相互作用的结果。

六、其他常见线虫的相关特点

其他常见线虫的相关特点如表 13-2 所示。

表 13-2　其他常见线虫的相关特点

要点	班氏吴策线虫	马来布鲁线虫	盘旋尾线虫	广州管圆线虫	美丽筒线虫	异尖线虫	结膜吸吮线虫	毛首鞭形线虫
感染阶段	丝状蚴	丝状蚴	丝状蚴	感染期幼虫	感染期幼虫	感染期幼虫	感染期幼虫	含蚴卵
感染方式	经蚊叮咬	经蚊叮咬	经蚋叮咬	生食含有感染期幼虫的中间宿主螺类和食物	误食含有成囊幼虫的甲虫、蜚蠊	生食含感染期幼虫的海鱼及软体动物	经蝇叮附	误食含有感染期卵的食物或水
寄生部位	淋巴系统	淋巴系统	皮下组织	幼虫:人中枢神经系统 成虫:鼠肺动脉及右心室	口腔与食道黏膜和黏膜下层	幼虫:人体消化道 成虫:海洋哺乳动物胃部	眼结膜囊和泪管内	盲肠
主要致病	淋巴结炎、淋巴管炎、鞘膜积液、乳糜尿、象皮肿	淋巴结炎、淋巴管炎、象皮肿	皮下结节、失明	中枢神经系统异常、脑膜脑炎	口腔异物感	胃肠异尖线虫病	眼部炎症、异物感	消化系统症状、贫血

续表

要点	班氏吴策线虫	马来布鲁线虫	盘旋尾线虫	广州管圆线虫	美丽筒线虫	异尖线虫	结膜吸吮线虫	毛首鞭形线虫
诊断方法	外周血查微丝蚴	外周血查微丝蚴	皮下结节和眼部检查微丝蚴	血常规和脑脊液检查	挑破寄生部位黏膜取出虫体	胃内检获幼虫	自眼部取出虫体镜检	粪便查虫卵
治疗方法	乙胺嗪/呋喃嘧酮	乙胺嗪/呋喃嘧酮	伊维菌素	阿苯达唑和甲苯达唑联合用药	挑破寄生部位黏膜取出虫体	阿苯达唑辅以抗过敏、抗感染药物	1%的丁卡因滴眼	阿苯达唑和甲苯达唑

Box 13-1 抗丝虫药物——伊维菌素

丝虫病是世界卫生组织建议重点防治的六大热带病之一,包括淋巴丝虫病和盘尾丝虫病,在热带和亚热带地区广泛流行。来自日本东京北里大学的大村智教授和来自美国新泽西州麦德逊·德鲁大学的威廉·坎贝尔教授因在阿维菌素及其衍生物研发和治疗丝虫病中的卓越贡献,被授予2015年的诺贝尔生理学或医学奖。

大村智教授是一位天然产物专家,有着丰富的天然产物提取和分离经验。他对土壤中的链霉菌(可产生链霉素)特别感兴趣,率先提出在微生物中可寻找除抗生素以外的其他可用的生物活性物质。大村智教授和他在北里大学的同事们开发了大规模培养野生细菌的新技术,用这些方法从土壤样本中分离出新的链霉菌菌株,并从中挑选出最具希望的50种送往美国默克公司的药物实验室。在默克公司的实验室里,由坎贝尔领导的团队对各种菌株的有效性及其生物活性进行了研究。他发现从阿维链霉菌中分离出的一种被称为阿维菌素的物质对农场动物的寄生虫感染有效。对阿维菌素的化学结构稍作改变形成的一种新的化合物——伊维菌素对控制人类和动物寄生虫感染效果更加明显。从1988年起,在世界卫生组织的指导下,伊维菌素被用于防治盘尾丝虫病并取得了巨大的成功,先后使数千万人免于遭受盘尾丝虫感染导致的失明。

阿维菌素的发现是一个完美的科研合作案例:大村智培养出阿维链霉菌株,坎贝尔则从中分离得到具有活性的阿维菌素,二人及其团队合作促成了抗丝虫药物的研发成功,为人类治疗寄生虫病带来了巨大变化。科学如何改变世界,特别是造福于那些贫困国家的人们,这一研究便是最好的范例之一。

第二节　吸虫感染与免疫

寄生于人体的吸虫(trematode)均属于扁形动物门吸虫纲(Class Trematoda)复殖亚纲(Subclass Digenea)。已知能感染人体的吸虫有210多种,生活史复杂。

一、吸虫纲的特征

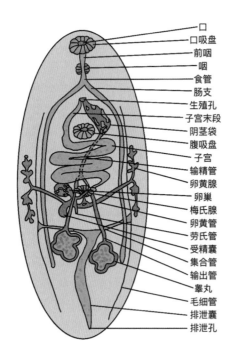

图 13-15　复殖吸虫的结构

口
口吸盘
前咽
咽
食管
肠支
生殖孔
子宫末段
阴茎袋
腹吸盘
子宫
输精管
卵黄腺
卵巢
梅氏腺
卵黄管
劳氏管
受精囊
集合管
输出管
睾丸
毛细管
排泄囊
排泄孔

(一)形态

吸虫成虫外形呈叶片状或长舌状,背腹扁平,左右对称。虫体由体壁(integument)和实质组织(parenchyma)组成,无体腔(body cavity)。体壁由皮层和皮层下的合胞体构成。皮层表面有陷窝、凸起、皱褶、体棘、感觉乳突等,其形态、数量、分布等因虫种与虫体部位而异。皮层下有外环肌和内纵肌,虫体依靠肌肉收缩活动。

吸虫成虫通常具有两个吸盘:口吸盘(oral sucker)与腹吸盘(ventral sucker)。吸虫的消化系统不完整,有口无肛。吸虫的消化系统由口(mouth)、前咽(prepharynx)、咽(pharynx)、食管(esophagus)和肠管(alimentary tract)组成。口位于口吸盘的中央,在虫体前端或腹面。肠管通常分为左、右两个肠支(caecum),向后延伸,末端为盲管。血吸虫等少数吸虫的两支肠支在虫体后部融合成单一的盲管。吸虫的消化系统具有消化和吸收功能。吸虫无肛门,未消化吸收的食物残渣经口排出(见图 13-15)。

除血吸虫外,可寄生于人体的吸虫均具有雌、雄两性的生殖器官,称为雌雄同体(hermaphroditic)。雄性生殖系统由睾丸(testis)、输出管(vas efferens)、输精管(vas deferens)、贮精囊(seminal vesicle)、前列腺(prostatic gland)、射精管(ejaculatory duct)或阴茎(cirrus)、阴茎袋(cirrus pouch)等组成。某些虫种的前列腺、阴茎袋、阴茎等可能缺失。睾丸一般为两个,但血吸虫为多睾丸。睾丸在虫体中部,每个睾丸发出 1 支输出管,输出管汇合形成输精管。输精管的远端形成雄性交配器官或阴茎。阴茎开口于生殖腔或生殖孔(genital pore),交配时可经生殖孔伸出体外,与雌性生殖器官远端相交接(见图 13-16)。

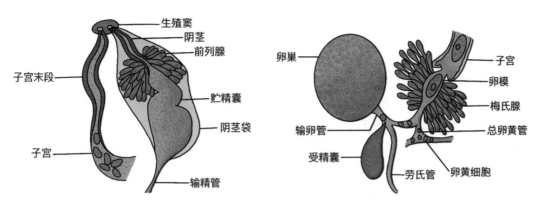

图 13-16　复殖吸虫成虫生殖系统结构模式图

雌性生殖系统由卵巢（ovary）、输卵管（oviduct）、卵模（ootype）、梅氏腺（Mehlis' gland）、受精囊（seminal receptacle）、劳氏管（Laurer's canal）、卵黄腺（vitelline gland）、卵黄管（vitelline duct）、子宫（uterus）等组成。初级卵黄小管汇聚形成左、右卵黄管，两侧的卵黄管合并形成总卵黄管，开口于卵模（见图 13-16）。雌、雄生殖系统的远端在生殖腔会合，开口于生殖孔。精子产生后从雄性生殖系统转入雌性生殖系统到达受精囊，卵的受精通常在输卵管。从卵黄腺来的卵黄细胞可排出形成卵壳的物质，卵模周围梅氏腺分泌物及子宫分泌物也参与卵壳的形成。卵壳在卵模内形成，包裹受精卵及卵黄细胞形成虫卵，进入子宫，经生殖孔排出。子宫末端靠近生殖孔的部分为肌性结构，具有阴道的作用。

吸虫的排泄系统位于虫体两侧，为对称的管状系统，由焰细胞（flame cell）、毛细管（capillary tubule）、集合管（collecting tubule）与排泄囊（excretory bladder）组成。焰细胞胞浆内有一束纤毛，纤毛颤动时很像火焰跳动，因而得名。纤毛颤动促使排泄液进入胞腔，经毛细管、集合管集中到排泄囊，最后经排泄孔（excretory pore）排出体外。排泄液中含有氨、尿素、尿酸等废物。

多数吸虫的虫卵一端有卵盖（operculum），卵壳可向外形成突起等附加结构。卵内含卵细胞（ovum）和卵黄细胞（yolk cell），分裂形成的幼虫称为毛蚴（miracidium）。毛蚴发育成熟后从卵盖孵出。血吸虫虫卵无卵盖。

（二）生活史

复殖吸虫属生物源性蠕虫，生活史复杂，需要宿主转换，有些甚至有多个中间宿主。吸虫的生活史离不开水，虫卵需要入水发育。吸虫的中间宿主为水生动物，第一中间宿主通常为淡水螺类，第二中间宿主依虫种而异，可为鱼类或节肢动物。终宿主大多为脊椎动物和人。

吸虫的生活史中既有有性世代，也有无性世代，有性世代和无性世代有规律地交替出现，称为世代交替（alteration of generation）。吸虫生活史的一般过程为：成虫交配后产出虫卵，虫卵在水中或被软体动物吞食后孵出毛蚴，毛蚴周身披有纤毛，运动活泼，进入中间宿主后经历胞蚴（sporocyst）、雷蚴（redia）阶段发育为尾蚴（cercaria）。尾蚴成熟后，从中间宿主体内逸出，在水中游动，侵入第二中间宿主体内或附着在某些物体表面形成囊蚴（metacercaria）。囊蚴经口进入终宿主的消化道，脱囊变为童虫，移行至寄生部位，逐渐发育为成虫。其中成虫为有性世代，进行有性生殖。其余各期属无性世代，胞蚴和雷蚴阶段可进行无性生殖。胞蚴体内有胚细胞团，反复分裂发育为多个雷蚴，从母体逸出。雷蚴体内的胚细胞团再分化发育为多个子雷蚴或尾蚴。

吸虫的感染阶段多为囊蚴。血吸虫缺少雷蚴和囊蚴阶段，尾蚴直接经皮肤侵入终宿主。吸虫均有保虫宿主（reservoir host），所以吸虫病为人兽共患病。

二、华支睾吸虫

华支睾吸虫（*Clonorchis sinensis*）是中华分支睾吸虫的简称，成虫主要寄生于人的肝胆管内，故也称肝吸虫（liver fluke），人常因生吃或半生吃淡水鱼类而感染。华支睾吸虫感染主要分布于远东地区，如中国、日本、朝鲜、越南及东南亚国家。我国北方以黑龙江、吉林、辽宁等省流行严重，南方以广东、广西特别是珠江三角洲一带为重流行区。近年来，华支睾吸虫的人群感染率有上升趋势，已成为我国一种常见的食源性寄生虫。在粪便标本中查获虫卵是确诊华支睾吸虫病常用的方法，十二指肠引流液可用于疑难病例的诊断。药物治疗首选吡喹酮。预防华支睾吸虫病的流行需要从三个方面着手：积极治疗患者和带虫者控制传染源，通过加强粪便管理、防止虫卵入水、定期清理鱼塘、药物灭螺等切断传播途径，加强健康教育、不生食鱼虾以保护易感人群。

（一）形态与生活史

华支睾吸虫具有典型的吸虫生活史特征，包括虫卵（egg）、毛蚴（miracidium）、胞蚴（sporocyst）、雷蚴（redia）、尾蚴（cercaria）、囊蚴（metacercaria）、童虫（juvenile）和成虫（adult）8 个阶段。

1. 形态

（1）成虫。华支睾吸虫的成虫体形狭长，背腹扁平，前端较细，后端钝圆，呈葵花籽状。虫体长 10～25 mm，宽 3～5 mm。口吸盘略大于腹吸盘，口吸盘位于虫体前端，腹吸盘位于虫体前 1/5 处。消化道不完整，口位于口吸盘的中央，咽呈球形，食管短，肠支沿虫体两侧直达后端。雌雄同体，雄性生殖器官有睾丸 1 对，呈分支状，前后排列，位于虫体后 1/3 处；雌性生殖器官有卵巢 1 个，边缘分叶，位于睾丸之前。受精囊呈椭圆形，在睾丸和卵巢之间。卵黄腺滤泡状，分布于虫体两侧，从腹吸盘向下延伸至受精囊水平。子宫从卵模开始盘绕而上，开口于腹吸盘前缘的生殖孔。排泄囊为一略带弯曲的长袋，前端到达受精囊处，开口于虫

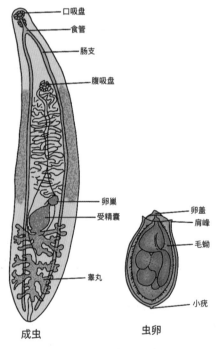

口吸盘
食管
肠支
腹吸盘
卵巢
受精囊
睾丸

卵盖
肩峰
毛蚴
小疣

成虫　　　　虫卵

图 13-17　华支睾吸虫的成虫和虫卵

体末端的排泄孔(见图 13-17)。

(2)虫卵。华支睾吸虫的虫卵平均大小为 29 μm×17 μm,是最小的人体蠕虫卵。虫卵呈黄褐色,形似芝麻,前端较窄,有卵盖;卵盖周围卵壳增厚形成肩峰,后端钝圆,有一结节样小突起称小疣。卵内含一个毛蚴(见图 13-17)。

2.生活史

华支睾吸虫的成虫寄生于人或食肉类哺乳动物如犬、猫等的肝胆管内。产出的虫卵随胆汁进入小肠,然后随粪便排出体外。虫卵入水后被第一中间宿主淡水螺(豆螺等)吞食,在螺体内孵出毛蚴,经历胞蚴和雷蚴阶段,形成大量尾蚴。成熟的尾蚴自螺体逸出,在水中游动,当遇到第二中间宿主(淡水鱼或虾)时,尾蚴借助吸盘吸附在鱼、虾体表,依赖头端分泌腺分泌的酶及尾部的运动侵入鱼、虾体内,发育为囊蚴。囊蚴呈圆形或椭圆形,大小约 0.14 mm×0.12 mm。囊壁有两层,幼虫迂曲在囊内。当终宿主食入含活囊蚴的鱼或虾时,囊蚴进入终宿主的消化道内,经消化液作用,幼虫脱囊。一般认为脱囊后的童虫经胆总管进入肝胆管发育为成虫,也可经组织移行进入肝脏。自囊蚴进入人体至发育为成虫并可在粪便中检获虫卵约需 1 个月。成虫在人体内的寿命可长达 20～30 年。犬、猫为华支睾吸虫的重要保虫宿主(见图 13-18)。

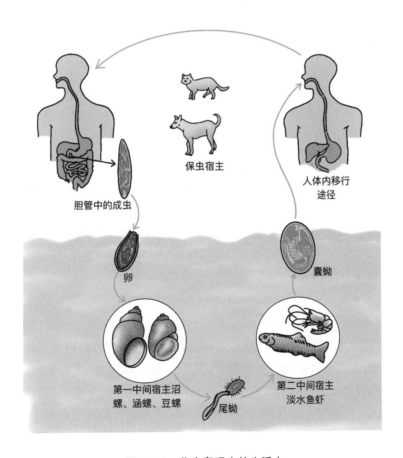

图 13-18　华支睾吸虫的生活史

（二）致病与临床表现

华支睾吸虫引发的病变主要在肝脏的次级胆管。成虫在胆管内吸附、蠕动,破坏胆管上皮及黏膜下血管,吸食血液。此外,虫体的分泌物、代谢产物的化学性刺激和虫体的机械性阻塞作用引起胆管内膜及周围的炎性反应,管壁因结缔组织增生而变厚,管腔变窄甚至阻塞,引起胆汁淤积。上方的胆管出现局限性扩张,严重者可发展为阻塞性黄疸。由于胆汁流通不畅,容易合并细菌感染,可出现胆管炎、胆囊炎。胆汁中可溶性葡萄糖醛酸胆红素在细菌性 β 葡萄糖醛酸苷酶的作用下形成难溶性胆红素钙,与虫卵、死亡的虫体碎片、脱落的胆管上皮细胞等形成胆管结石。华支睾吸虫寄生还可导致肝实质病变,肝细胞内胆汁淤积,使肝细胞发生变性、萎缩和坏死,纤维组织增生,包围肝小叶,并散布于肝细胞之间,可发展为胆汁淤积性肝硬化。长期慢性华支睾吸虫感染可增加胆管细胞癌的发病率,华支睾吸虫也因此被世界卫生组织认定为 I 类致癌因子。

华支睾吸虫病临床上一般表现为慢性过程,反复少量感染是主要原因。轻度感染者或感染初期患者常无明显的自觉症状。中度感染者表现为疲乏、食欲缺乏、厌油、消化不良、腹痛、腹泻、肝区隐痛、消瘦及低热等。重度感染者可有寒战、高热、肝大、肝区痛、黄疸等表现,晚期可发展为肝硬化,表现为门脉高压综合征,出现腹水、肝脾肿大、食管-胃底静脉及腹壁静脉曲张、消瘦、贫血等,可因并发上消化道大出血、感染导致肝昏迷而死亡。

（三）感染与免疫

华支睾吸虫感染可在宿主体内诱发体液免疫,在宿主的血清和胆汁中能够检测到特异性的 IgE 和 IgG 抗体。其中 IgG 抗体为参与体液免疫的主要免疫球蛋白,其水平与感染程度呈正相关,经有效治疗后 IgG 水平明显下降。华支睾吸虫感染的患者外周血中 Th 细胞显著降低,但 T 细胞总数无明显变化,提示华支睾吸虫感染可损伤宿主的免疫功能。动物实验研究表明,这种免疫功能抑制在治疗后可以恢复正常。此外,大鼠感染实验显示,感染华支睾吸虫后红细胞的免疫功能也受到抑制,C3b 受体花环率和红细胞黏附促进因子水平均降低,宿主通过免疫黏附清除循环免疫复合物的能力降低。

三、日本血吸虫

血吸虫(*Schistosoma japonicum*)也称裂体吸虫,因成虫寄生于人及哺乳动物的静脉血管中而得名。寄生于人体的血吸虫有 6 种,分别是曼氏血吸虫、埃及血吸虫、日本血吸虫、间插血吸虫、湄公血吸虫和马来血吸虫,其中以日本血吸虫、曼氏血吸虫和埃及血吸虫流行较广,危害也较大。我国仅有日本血吸虫的流行,主要分布于长江中下游及其以南的 12 个省、市、自治区。除我国外,亚洲的日本、菲律宾与印度尼西亚等国也有本虫的流行。人因接触疫水而感染。从粪便内检获虫卵或孵化出毛蚴以及直肠黏膜活检查获虫卵均可确诊日本血吸虫病。药物治疗首选吡喹酮。预防日本血吸虫病的流行需要从三个方面着手：积极治疗患者、带虫者和患病的家畜控制传染源；通过加强粪便管理，防止虫卵入水，消灭钉螺等切断传播途径；加强健康教育，禁止在有螺水体进行游泳、捕鱼等生活、生产活动以保护易感人群。

（一）形态与生活史

日本血吸虫的生活史包括虫卵、毛蚴、母胞蚴、子胞蚴、尾蚴、童虫、成虫 7 个阶段（见图 13-19）。

1. 成虫

日本血吸虫雌雄异体，虫体呈圆柱形，外观似线虫。雄虫较粗短，长 12～20 mm，宽 0.5～0.55 mm，乳白色，前端有发达的口吸盘和腹吸盘。自腹吸盘以下，虫体两侧向腹面卷折，形成一沟槽，因雌虫居留于此沟槽内，故称抱雌沟。雄虫的睾丸多为 7 个，呈串珠状排列于腹吸盘后方，生殖孔开口于腹吸盘下方。雌虫较雄虫细长，长 20～25 mm，宽 0.1～0.3 mm，前细后粗，口、腹吸盘不如雄虫发达。雌性生殖器官有 1 个卵巢，长椭圆形，位于虫体中部。虫体后端几乎被卵黄腺充满，发出的卵黄管向前延长，与卵巢发出的输卵管汇合入卵模，周围被梅氏腺围绕。卵模与子宫相接，子宫呈直管状，内含虫卵 50～300 个，串珠样排列，子宫开口于生殖孔。雌虫常居留于雄虫的抱雌沟内，呈雌雄合抱状态。成虫的消化系统有口、食道、肠管，没有咽。肠管在腹吸盘前分为两支，向后延伸至虫体后 1/3 处汇合成单一的盲管。成虫摄食血液，肠内容物可经口排放到宿主的血液中。

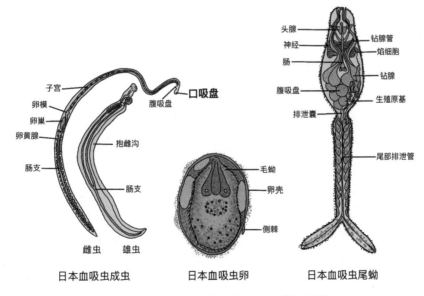

图 13-19 日本血吸虫的成虫、虫卵及尾蚴

2. 虫卵

日本血吸虫的成熟虫卵大小平均为 89 μm×67 μm，淡黄色，椭圆形，卵壳厚薄均匀，

无卵盖,有侧棘。卵壳外常被有宿主的坏死组织。卵内含一毛蚴,毛蚴与卵壳之间的间隙中常见大小不等的圆形或长圆形油滴状的头腺分泌物。这些分泌物含有中性黏多糖、蛋白质和酶,为可溶性虫卵抗原(soluble egg antigen,SEA),可经卵壳上的微孔释出,是虫卵致病的基础。

3. 尾蚴

日本血吸虫的尾蚴由体部和尾部组成,尾部又分尾干和尾叉。尾部分叉是血吸虫尾蚴的特点,其中体部长 100～150 μm,尾干长 140～160 μm,尾叉长 50～70 μm。体部前端为特化的头器。腹吸盘位于体部后 1/3 处,由发达的肌肉构成,具有较强的吸附能力。在尾蚴体中后部有 5 对单细胞腺,左右对称排列;其中 2 对位于腹吸盘前,称前钻腺,为嗜酸性,可使角蛋白软化,并溶解皮肤的表皮细胞间质、基底膜和真皮的基质等,有利于尾蚴钻入皮肤;另外 3 对位于腹吸盘后,称后钻腺,为嗜碱性,富含糖蛋白,遇水膨胀变成黏稠的胶状物黏着皮肤,有利于前钻腺分泌的酶定向流动,避免酶的流失。前后 5 对钻腺分别由 5 对腺管向前伸入头器,并开口于顶端。

4. 生活史

日本血吸虫的成虫寄生于人及多种哺乳动物的门脉-肠系膜静脉系统,借助吸盘吸附于血管壁,以血液为食。成虫发育成熟,交配后,雌虫离开雄虫,逆血流到肠黏膜下层小静脉末梢产卵。大部分虫卵沉积于肠壁的小静脉内,少部分随血流入肝。在宿主肝、肠组织血管中,沉积的虫卵多呈念珠状排列。虫卵约经 11 天发育成熟,内含一毛蚴。由于毛蚴分泌可溶性虫卵抗原,可引起局部组织发生炎症、坏死。在肠蠕动、肠内压、血管内压的作用下,肠壁坏死组织向肠腔溃破,虫卵与破溃组织落入肠腔,随粪便排出体外。不能排出的虫卵沉积在局部组织中,逐渐死亡、钙化。

含虫卵的粪便污染水体,在低渗环境、水温 25～30 ℃的适宜条件下,卵内毛蚴孵出。毛蚴在水中遇到适宜的中间宿主钉螺后主动侵入螺体,经历母胞蚴、子胞蚴无性增殖,形成数以万计的尾蚴。发育成熟的尾蚴自螺体逸出并在水中活跃游动。尾蚴常分布在水的表层,人或动物与含有尾蚴的疫水接触后,尾蚴受到皮肤温度及分泌物的刺激,通过吸盘和后钻腺分泌的黏蛋白等物质黏附于宿主皮肤上,利用前钻腺分泌的酶溶解宿主表皮,迅速钻入皮肤。钻入皮肤的尾蚴脱去尾部,发育为童虫。童虫在皮下组织中停留数小时,随后侵入小静脉或淋巴管,随血液循环到右心、肺,再由左心入体循环,到达肠系膜上、下动脉,经毛细血管到肝内门脉系统分支内寄生。童虫在此停留发育,当性器官初步分化时,遇到异性童虫即开始合抱,逆血流移行到肠系膜下静脉所属血管内寄居,逐渐发育为成虫。自尾蚴侵入宿主至成虫发育成熟并开始产卵约需 24 天。每条雌虫每日产卵300～3000 个。产出的虫卵在组织内发育成熟约需 11 天。成虫在人体内的平均寿命约4.5 年,最长可达 40 年之久(见图 13-20)。

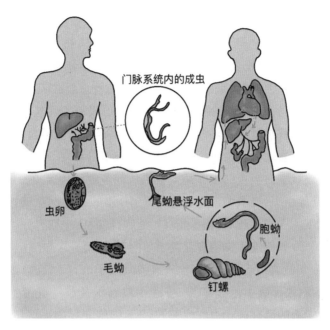

图 13-20 日本血吸虫的生活史

（二）致病与临床表现

1. 致病机理

日本血吸虫发育的不同阶段,尾蚴、童虫、成虫和虫卵均可对宿主引起不同的损害和复杂的免疫病理反应。由于各期致病因子的不同,宿主受累的组织、器官和机体反应也有所不同,引起的病变和临床表现亦具有相应的特点和阶段性。

（1）尾蚴致病。日本血吸虫的尾蚴可穿过皮肤引起尾蚴性皮炎,这是由尾蚴的分泌物和排泄物引发的超敏反应,病理变化为局部毛细血管扩张充血,伴有出血、水肿,中性粒细胞和单核细胞浸润。临床表现为尾蚴侵入部位出现粟粒至黄豆大小的丘疹,局部瘙痒。初次感染者这种反应不明显;反复多次感染者反应逐渐加重,严重者可伴有全身性水肿和多形红斑。

（2）童虫致病。日本血吸虫的童虫在宿主体内移行时,所经过的器官出现炎症和点状出血,以肺部病变最为明显。患者可出现发热、咳嗽、痰中带血甚至咯血、嗜酸性粒细胞增多等临床表现,这与童虫的机械性损害及其代谢产物或崩解产物引发的超敏反应有关。

（3）成虫致病。静脉内寄生的日本血吸虫成虫借助吸盘吸附于血管壁上的机械性刺激及代谢产物、排泄物等的化学性刺激,可引起静脉内膜炎和静脉周围炎,但临床表现不明显。

（4）循环抗原及免疫复合物。日本血吸虫寄生在人体静脉内,童虫、成虫和虫卵的分泌物、代谢产物和排泄物以及虫体表皮更新的脱落物排入血液中,并随血液循环至各组织,成为循环抗原。宿主对这些循环抗原产生相应的抗体,抗原抗体结合形成免疫复合物。不能被有效清除的免疫复合物沉积在肾小球等处的血管壁基底膜上,激活补体。补体中的 C3a 和 C5a 具有促使肥大细胞和嗜碱性粒细胞释放组胺等血管活性物质的作用,导致血管通透性增加。另外,C5a 的化学趋向性作用可吸引中性粒细胞集聚于复合物沉积的血管,中性粒细胞吞噬复合物,并释放蛋白溶解酶,损伤包括血管在内的局部组织,即Ⅲ型超敏反应,临床表现为蛋白尿、水肿、肾功能减退等。

(5)虫卵致病。日本血吸虫的虫卵是血吸虫病的主要致病因子。虫卵主要沉着在宿主的肝及结肠肠壁等组织,当虫卵内毛蚴成熟后,分泌的可溶性虫卵抗原透过卵壳微孔缓慢释放,被巨噬细胞吞噬处理后,提呈给 Th 细胞,同时巨噬细胞分泌 IL-1,激活 Th 细胞产生各种细胞因子,如促进 T 细胞各亚群增殖的 IL-2、增进巨噬细胞吞噬功能的 IFN-γ以及嗜酸性粒细胞刺激素(ESP)、成纤维细胞刺激因子(FSF)、巨噬细胞移动抑制因子(MIF)等。这些细胞因子吸引巨噬细胞、嗜酸性粒细胞及成纤维细胞等汇集到虫卵周围,形成以虫卵为中心的肉芽肿。虫卵肉芽肿是 T 细胞介导的Ⅳ型超敏反应,是血吸虫病的主要病变。

血吸虫虫卵肉芽肿在组织血管内形成,堵塞血管,破坏血管结构,导致血管周围组织纤维化,这类病变主要见于虫卵沉积较多的器官,如肝和结肠。在肝脏,虫卵肉芽肿位于汇管区的小叶间静脉,故肝小叶的结构没有破坏,肝功能一般不受影响。在重度感染患者中,门静脉周围出现广泛的纤维组织增生,切面上可见围绕在门静脉周围白色的纤维束从不同角度插入肝内,称干线型纤维化,这是晚期血吸虫病的特征性病变。由于小叶间静脉的广泛阻塞,导致门静脉高压,出现门脉高压症候群,患者有肝、脾肿大,侧支循环建立,腹壁、食管及胃底静脉曲张,消瘦、腹水以及上消化道出血等表现。在结肠,纤维化的发生导致结肠壁增厚形成息肉,致使虫卵不易落入肠腔,这是慢性、晚期血吸虫病患者粪便检查难以查到虫卵的原因。

虫卵肉芽肿的形成是宿主对致病因子的一种免疫应答。一方面,通过肉芽肿反应将虫卵破坏清除,并能隔离和清除虫卵释放的抗原,减少血液循环中抗原抗体复合物的形成和对机体的损害;另一方面,肉芽肿反应破坏了宿主的正常组织,不断生成的虫卵肉芽肿形成相互连接的疤痕,导致干线型肝硬化及肠壁纤维化等一系列病变。

2.临床表现

日本血吸虫病临床表现多样,主要取决于患者的感染度、免疫状态、营养状况、病程长短以及治疗是否及时等,可分为急性、慢性和晚期血吸虫病。

(1)急性血吸虫病。急性血吸虫病多见于无免疫力的初次重度感染的青壮年和儿童,慢性甚至晚期患者再次大量感染尾蚴后也可发生。发病多在夏秋季节,常在接触疫水后 1~2 个月出现。常见症状有发热、腹痛、腹泻,大便为黏液血便,肝脾肿大,干咳等。血常规可见嗜酸性粒细胞增多。患者粪便检查血吸虫虫卵或毛蚴孵化结果呈阳性。

（2）慢性血吸虫病。在流行区,90％的血吸虫病患者为慢性血吸虫病患者,慢性血吸虫病常因少量、多次感染而引起。急性血吸虫病未经治疗或治疗不彻底也可演变为慢性血吸虫病。患者常无明显临床症状或不适,部分患者有慢性腹泻,粪便中有黏液及脓血(劳累或受凉后加重),肝脾肿大、贫血和消瘦等。90％的患者可从直肠黏膜检获虫卵。

（3）晚期血吸虫病。晚期血吸虫病是指出现肝纤维化门脉高压综合征、生长发育严重障碍或结肠出现显著肉芽肿增生等症状的血吸虫病患者,多因反复或大量感染未经及时治疗或治疗不彻底,经过较长时间(5～15 年)的发展演变而来。在临床上常见的是以肝脾肿大、腹水以及因侧支循环建立所致的以食管-胃底静脉曲张为主的门脉高压综合征。

日本血吸虫成虫在门脉系统以外的静脉内寄生称异位寄生,而虫卵在门脉系统以外的器官或组织内沉积引发肉芽肿及纤维化则称异位损害。异位血吸虫病常见的病变部位在肺和脑。肺型血吸虫病约占异位血吸虫病的 60％,临床表现为干咳,痰少呈白色泡沫状,偶可带血。脑型血吸虫病患者常出现头痛、嗜睡、意识障碍、癫痫发作等,还伴有高热、嗜酸性粒细胞增多等。

（三）感染与免疫

血吸虫病是一种已被公认的免疫性疾病。血吸虫感染的免疫过程非常复杂,其与血吸虫在终宿主体内的四个不同阶段(尾蚴、童虫、成虫和虫卵)产生的抗原不同有关。

1. 尾蚴阶段

尾蚴经皮肤侵入人体时,尾蚴表皮的抗原和头部前钻腺、后钻腺的分泌物释放到宿主组织中,引发以 IgE 抗体为主的抗体反应,同时组织中伴有嗜酸性粒细胞浸润。通常人体初次接触血吸虫尾蚴不会引起皮肤过敏性反应,但可引起机体致敏。在致敏期(约19 天)后,机体再次接触血吸虫尾蚴时,引发速发型(Ⅰ型)超敏反应,患者表现为尾蚴性皮炎;也可由迟发型(Ⅳ型)超敏反应所致。

2. 童虫阶段

童虫移行过程中,表皮不断更新,初期会引发机体 Th1 型免疫应答。童虫的代谢产物和排泄物也会引发机体的超敏反应,荨麻疹和血中嗜酸性粒细胞增多即是免疫病理反应的表现。

3. 成虫阶段

为逃逸机体免疫系统的识别,一方面,日本血吸虫成虫表皮不断脱落更新;另一方面,通过吸食宿主血液获取宿主抗原伪装在虫体表面。虫体体表含多种蛋白酶和肽酶,可分解结合于虫体表面的免疫球蛋白,阻止抗体依赖性细胞介导的细胞毒作用。成虫脱落的表皮、肠道分泌物及虫体排泄物等免疫原引发以 Th2 应答为主的细胞免疫。机体的免疫应答向 Th2 型偏移的过程中,Th1 型免疫应答受到抑制,使机体对其他病原体如人免疫缺陷病毒等更易感。

4.虫卵阶段

虫卵是日本血吸虫的主要致病因素,其引发的虫卵肉芽肿属Ⅳ型超敏反应。虫卵分泌的可溶性虫卵抗原可刺激 CD4$^+$T 细胞产生多种细胞因子,以 Th2 型细胞因子为主,其中 IL-10、IL-4 和 IL-5 在血吸虫致病过程中起重要作用。与 Th1 型细胞因子抗虫卵肉芽肿、抑制肝纤维化相反,Th2 型免疫应答占主导时,形成的虫卵肉芽肿体积较大,并可加速肝纤维化的形成。

童虫、成虫及虫卵的各类抗原刺激机体产生抗体,形成大量免疫复合物,造成肾脏损伤,属Ⅲ型超敏反应。

对寄生于人体的 6 种血吸虫人均无免疫力。动物实验证明,许多种易感动物感染血吸虫后,宿主体内活的成虫使宿主产生适应性免疫应答,这种免疫应答既不能杀死体内已存在的成虫,也不能阻止其产卵,但对再次感染的尾蚴或童虫有一定的杀伤作用,即伴随免疫。

四、其他常见吸虫的相关特点

其他常见吸虫的相关特点如表 13-3 所示。

表 13-3　其他常见吸虫的相关特点

要点	布氏姜片吸虫	卫氏并殖吸虫	曼氏血吸虫	埃及血吸虫	肝片形吸虫	异形吸虫	棘口吸虫
感染阶段	囊蚴	囊蚴	尾蚴	尾蚴	囊蚴	囊蚴	囊蚴
感染方式	生食含囊蚴的水生植物	生食含囊蚴的溪蟹、蝲蛄	经皮肤	经皮肤	生食含囊蚴的水生植物	生食含囊蚴的淡水鱼、蛙等	生食含囊蚴的淡水鱼、蛙等
寄生部位	小肠	肺	肠系膜小静脉和痔静脉丛等处血管	膀胱静脉丛和骨盆静脉丛等处血管	牛、羊及其他哺乳动物的肝脏,偶可感染人	鸟类、哺乳动物及人的肠道	小肠
主要致病	腹痛、腹泻	胸肺型为主,咳嗽、胸痛、铁锈色痰	与日本血吸虫相似,但较轻微	无痛性终末血尿	童虫移行、成虫寄生导致小肠、肝脏损伤	肠道炎症及易位损害	肠道炎症
诊断方法	粪便标本中查获虫卵	痰液或粪便中查获虫卵	粪便标本中检获虫卵	尿液沉渣或膀胱黏膜活检查获虫卵	粪便或胆管引流液中检获虫卵	粪便标本中检获虫卵	粪便标本中检获虫卵
治疗药物	吡喹酮	吡喹酮	吡喹酮	吡喹酮	三氯苯达唑	吡喹酮	吡喹酮

第三节 绦虫感染与免疫

绦虫(cestode)属于扁形动物门的绦虫纲(Class Cestoda),因成虫扁平呈带状而得名。绦虫全部营寄生生活,可寄生人体的绦虫有30余种,分属于圆叶目(Order Cyclophyllidea)和假叶目(Order Pseudophyllidea)。

一、绦虫纲的特征

(一)形态与生活史

1.形态

绦虫成虫呈白色或乳白色,扁长如带状,左右对称、分节,虫体前窄后宽,体长因虫种不同可从数毫米至数米不等;缺少消化系统,亦无体腔。虫体分为**头节**(scolex)、颈部(neck)和链体(strobilus)。头节有固着器官(holdfast),具吸附功能。圆叶目绦虫的头节多呈球形,有4个**吸盘**(sucker);假叶目绦虫的头节呈梭形,有2条**吸槽**(bothrium)。颈部短而纤细,不分节,内含生发细胞,具生发功能。链体是虫体最显著的部分,由数个至数千个**节片**(proglottid)前后相连。靠近颈部的节片较细小,生殖器官尚未发育成熟,称为**未成熟节片**(immature proglottid)或幼节;向后至链体中部的节片逐渐变大,生殖器官发育成熟,称为**成熟节片**(mature proglottid)或成节;链体后部的节片体积最大,子宫中含大量的虫卵,称为**妊娠节片**(gravid proglottid)或孕节,其中圆叶目绦虫孕节除子宫外其他生殖器官均已退化,而假叶目绦虫的孕节结构与其成节结构相同。

绦虫体壁可分为皮层(tegument)和皮下层。皮层外表面有无数微小指状的微毛(microthrix),具有附着和吸收营养功能。皮下层主要由表层肌组成,包括环肌、纵肌及少量斜肌,包绕虫体整个实质器官。在实质组织中还散布钙或镁的碳酸盐微粒,被以包膜,呈椭圆形,称为**石灰小体**(calcareous body),可能有缓冲平衡酸碱度的作用。

绦虫的每个成熟节片内均有雌、雄生殖器官各一套。雄性生殖系统有数个至数百个呈圆形滤泡状的睾丸,每个睾丸发出一根输出管,然后汇合成输精管,延伸入阴茎囊,与贮精囊、射精管相连。雌性生殖系统有一个卵巢,大多分成左、右两叶,从卵巢发出的输卵管依次与阴道、卵黄总管连接,然后膨大成卵模,再与子宫相通。

圆叶目绦虫的卵多呈圆球形,外面的卵壳很薄,易脱落,内有较厚的胚膜;卵内是已发育的幼虫,具3对小钩,称**六钩蚴**(oncosphere)。假叶目绦虫的卵与吸虫卵相似,呈椭圆形,卵壳较薄,一端有小盖,卵内含1个卵细胞和多个卵黄细胞。

2.生活史

假叶目绦虫在生活史中需要 2 个中间宿主。成虫寄生于脊椎动物的消化道,虫卵自子宫孔排出。虫卵必须入水才能继续发育,孵出的幼虫有 3 对小钩,体外被有一层纤毛,称为**钩球蚴(coracidium)**,能在水中游动。钩球蚴在第一中间宿主剑水蚤体内发育成**原尾蚴(procercoid)**,原尾蚴进入第二中间宿主鱼或蛙等脊椎动物体内继续发育为**裂头蚴(plerocercoid or sparganum)**。裂头蚴已具成虫外形,但必须进入终宿主肠道后才能发育为成虫。

圆叶目绦虫在生活史中需要 1 个中间宿主,个别种类甚至不需要中间宿主。成虫寄生于脊椎动物的消化道,由于无子宫孔,虫卵随孕节自链体脱落而排出体外。虫卵在子宫中即已发育,内含 1 个六钩蚴,无纤毛。孕节被挤压或破裂后,虫卵散出,被中间宿主吞食后六钩蚴孵出,然后钻入宿主肠壁,随血流到达组织内,发育成各种**中绦期(metacestode)**幼虫,如**囊尾蚴(cysticercus)**、**棘球蚴(hydatid cyst)**、**泡球蚴(alveolar hydatid cyst)**、**似囊尾蚴(cysticercoid)**等。中绦期幼虫被终宿主吞食后,在肠道内受胆汁的激活才能脱囊或翻出头节,逐渐发育为成虫。

(二)生理与代谢

绦虫的成虫寄生于终宿主肠道里,虫体直接浸浴在宿主半消化的食物中,由于缺乏消化系统,只能依靠体壁的皮层来吸收营养。通过皮层扩散和主动运输等方式,绦虫可从宿主肠内吸收各种营养物质,包括糖类、氨基酸、脂肪酸、甘油、维生素、核苷以及嘌呤和嘧啶等。皮层表面带有尖棘的微毛既有固着作用,避免虫体因宿主肠蠕动而被排出体外,又能增加吸收面积和提高营养吸收效能。皮层胞质区的大量空泡具有对营养物质的胞饮作用和运输作用。有的绦虫头节上的顶突可能穿入宿主的肠腺,摄取黏液和细胞碎片以及其他营养微粒。另外,绦虫的皮层还有保护虫体、抵抗宿主消化液破坏等作用。

绦虫主要通过糖代谢获得能量。成虫主要靠糖酵解,少数也可能通过三羧酸循环和电子传递系统获得能量,如细粒棘球绦虫的原头蚴就具有完整的三羧酸循环功能。

(三)致病特点

1.成虫致病

绦虫的成虫寄生于宿主肠道中,可大量掠夺宿主的营养,但引起的症状并不严重,仅有腹部不适、消化不良、腹痛、腹泻或交替的腹泻与便秘等。成虫的致病特点主要是虫体固着器官(吸盘、小钩和微毛等)对宿主肠道的机械刺激和损伤作用,以及虫体代谢产物的毒害作用。个别种类的绦虫(如阔节裂头绦虫)可因成虫大量吸收宿主的维生素 B_{12} 而致宿主贫血。

2.幼虫致病

绦虫的幼虫在人体寄生造成的危害远比成虫严重,其严重程度因寄生的部位、数量不同而异。囊尾蚴、裂头蚴等可寄生在皮下和肌肉内引起结节或游走性包块,若侵入眼、脑等重要器官则可引起严重的后果。棘球蚴在肝、肺、眼、脑等处寄生,除了产生占位性病变外,其囊液具有强烈的免疫原性,一旦进入宿主组织可诱发过敏性休克,甚至死亡。

(四)宿主对绦虫的免疫应答

绦虫入侵机体后,宿主会产生对绦虫识别、抑制和清除的免疫应答,绦虫也可通过免疫逃逸对抗宿主的杀伤作用。绦虫排泄分泌物(excretory/secretory product,ESP)可诱导和调控宿主的免疫应答,与绦虫感染密切相关。一方面,ESP 可抑制宿主 DC、巨噬细胞、Th1 和 B17 细胞分泌 IL-1β、TNF-α、IFN-γ 和 IL-17A 等,还可以促进宿主 M2、Th2 及 B10 细胞分泌 IL-10 和 TGF-β,产生负向免疫效应,使绦虫逃避宿主的免疫攻击而建立长期感染。另一方面,有些绦虫 ESP 可促进宿主 DC 成熟及氧化亚氮的产生,发挥正向免疫应答,从而控制绦虫感染。

二、链状带绦虫

链状带绦虫(*Taenia solium* **Linnaeus,**1758)也称猪带绦虫、猪肉绦虫或有钩绦虫,呈世界性分布,主要流行于欧洲、中南美洲、非洲和亚洲。我国呈地方性流行,近年来人群感染呈上升趋势。成虫寄生于人的小肠,引起**猪带绦虫病**(**taeniasis suis**)。幼虫为猪囊尾蚴(cysticercus cellulosae),也称猪囊虫或囊虫,主要寄生于猪或人的皮下、肌肉、眼、脑等各种组织器官,引起**囊尾蚴病**(**cysticercosis**),亦称囊虫病,其危害远比成虫引起的绦虫病严重。检获虫卵、孕节或囊尾蚴可诊断本病。药物治疗可选用槟榔-南瓜子合剂、吡喹酮、阿苯达唑等,符合手术指征者可摘除囊尾蚴。对绦虫的防治要采取综合防治措施,包括加强健康宣传教育,切断传播途径,注意个人卫生,关键是不吃生的或未熟的猪肉。

(一)形态与生活史

1.形态

链状带绦虫的成虫呈乳白色,扁平,长带状,长 2~4 m,前端较细,向后渐扁阔(见图 13-21)。链状带绦虫的头节近似球形,直径 0.6~1 mm,有 4 个吸盘,顶端还有能伸缩的顶突,其上有 25~50 个小钩,相间排列成内外两圈,钩体内大外小。颈部纤细,长 5~10 mm。链体由 700~1000 个节片组成,幼节细小,外形短而宽,成节较大,近方形,每节具雌、雄生殖器官各一套。睾丸呈滤泡状,可有 150~200 个,散布于节片的两侧;卵巢在节片后 1/3 的中央,分为三叶,除左、右两叶外,在子宫与阴道之间另有一中央小叶;卵黄腺呈块状,位于卵巢之后。孕节最大,呈长方形,仅见充满虫卵的子宫,向两侧分支,每侧主干支分为 7~13 小支,排列不整齐,每一孕节内含虫卵 3 万~5 万个。

链状带绦虫的虫卵呈椭圆形,卵壳无色透明,壳薄且极易破碎,镜检所见虫卵多为没有卵壳的不完整虫卵。不完整虫卵呈球形或近似球形,直径为 31~43 μm;胚膜较厚,棕黄色,其上有放射状条纹;胚膜内是六钩蚴,呈球形,有 3 对小钩。

链状带绦虫的幼虫即猪囊尾蚴,乳白色,半透明,呈椭圆形,大小(8~10)mm×5 mm,囊内充满透明的囊液。囊壁分两层,外为皮层,内为间质层。间质层有一处向囊内增厚形成白点,为向内翻卷收缩的头节,其形态结构与成虫头节相同。

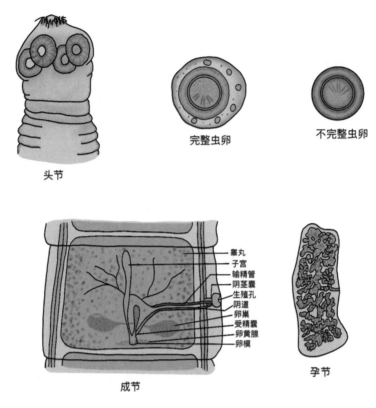

完整虫卵　　　　　不完整虫卵

头节

睾丸
子宫
输精管
阴茎囊
生殖孔
阴道
卵巢
受精囊
卵黄腺
卵模

成节　　　　　孕节

图 13-21　链状带绦虫形态模式图

2.生活史

链状带绦虫在生活史中需要 2 个宿主(见图 13-22)。其中,成虫寄生于人的小肠上段,以吸盘和小钩附着于肠壁。虫体末端的孕节从链体脱落,随粪便排出。当虫卵或孕节被家猪或野猪吞食后,虫卵在其小肠内经消化液作用,24~72 h 后六钩蚴逸出,钻入肠壁血管或淋巴管,到达全身各处,经 60~70 天后发育为囊尾蚴,以运动较多的肌肉中多见。被囊尾蚴寄生的猪肉俗称"米猪肉""豆猪肉"或"米糁肉"。囊尾蚴在猪体内可存活 3~5 年。当人食入生的或未熟的含囊尾蚴的猪肉后,幼虫受胆汁刺激而翻出头节,附着于肠壁,经 2~3 个月发育为成虫。成虫在人体内寿命可达 25 年以上。当人误食入虫卵或孕节后,六钩蚴可在人体内发育为囊尾蚴,但一般不能继续发育为成虫。此时,人是链状带绦虫的中间宿主。

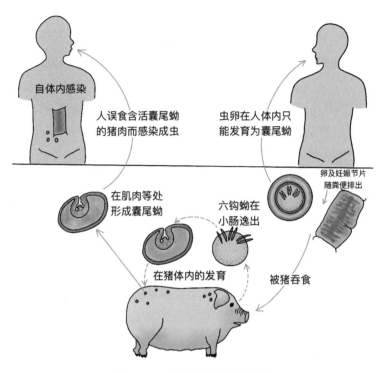

图 13-22　链状带绦虫的生活史

（二）致病与临床表现

链状带绦虫的成虫和幼虫均可致病，其中幼虫是主要致病原因，其危害性远高于成虫。

1. 成虫致病

人误食含囊尾蚴的猪肉后，囊尾蚴可在人的小肠内发育为成虫，引起猪带绦虫病。一般人体内只有 1 条成虫寄生，多者可达 6～7 条。成虫寄生于人体小肠内，其头节上的吸盘、顶突、小钩及体壁上的微毛附着于肠壁，机械刺激可损伤宿主肠道，虫体代谢产物对肠道也有刺激损伤作用，引起肠黏膜炎症反应，致宿主消化、吸收功能障碍。同时，虫体可大量夺取宿主的营养。

猪带绦虫病的临床症状一般较轻微。粪便中发现节片是患者求医最常见的原因。少数患者有上腹或全腹隐痛、消化不良、腹泻、体重减轻等症状；偶有因头节固着肠壁而致局部损伤者，严重者可穿破肠壁或引起肠梗阻。

2. 幼虫致病

人若误食链状带绦虫的虫卵，卵内的六钩蚴便可在人体组织内发育成囊尾蚴，引起囊尾蚴病（囊虫病）。人感染虫卵的方式有 3 种：①自体内感染，即体内有成虫寄生，若患者反胃、呕吐时，由于肠道的逆蠕动将孕节或虫卵反流入胃而感染；②自体外感染，即患者误食自己排出的虫卵而致感染；③异体感染，即误食他人排出的虫卵而致感染。

囊尾蚴在人体寄生部位广泛,寄生数量悬殊,可有一个至数千个不等。寄生部位主要是皮下组织、肌肉、脑和眼,其次为心、舌、口、肺、肝、腹膜、上唇、乳房、子宫、神经鞘和骨等。囊尾蚴寄生于组织内引起炎症反应和机械压迫作用,其危害程度因寄生部位和数量不同而不同。

依据寄生部位,囊尾蚴病主要分为3类:①皮下及肌肉囊尾蚴病:皮下及肌肉囊尾蚴病在临床上最常见。在患者皮下、黏膜下或肌肉组织中形成直径0.5~1.5 cm的圆形或椭圆形结节,多见于躯干和头部,四肢较少见,数目可由1个至数千个不等。结节硬度近似软骨,手可触及,无压痛,与皮下组织无黏连,无色素沉着。结节常分批出现,可自行逐渐消失。轻度感染者可无症状,重度感染者可有肌肉酸痛无力、发胀、麻木或呈假性肌肥大症等。②脑囊尾蚴病:脑囊尾蚴病危害最严重。脑囊尾蚴病的临床症状极为复杂,通常以癫痫发作、颅内压增高和精神症状为三大主要症状,其他可有头痛、头晕、恶心、呕吐、神志不清、抽搐、失语、痴呆、偏瘫和失明等。脑囊尾蚴病还可合并脑炎,使病变加重,严重者可死亡。③眼囊尾蚴病:囊尾蚴可寄生在眼的任何部位,但多数在眼球深部,以玻璃体和视网膜下多见。通常累及单眼,表现为视力障碍,眼底镜检查可见头节蠕动。囊尾蚴在眼内可存活1~2年,一旦死亡,虫体分解物可产生强烈刺激,引起眼内组织变性,导致玻璃体混浊、视网膜脱落、视神经萎缩,并发白内障、青光眼、细菌性眼内炎等,最终致眼球萎缩而失明。

(三)感染与免疫

囊尾蚴感染可引起人体组织器官局部或全身的非特异性和特异性免疫反答。在感染早期,以中性粒细胞为主引发宿主组织的免疫病理反应。中性粒细胞可释放嗜酸性粒细胞趋化因子,吸引大量的嗜酸性粒细胞聚集在囊尾蚴周围。在感染后期,以嗜酸性粒细胞和淋巴细胞浸润为主,巨噬细胞和上皮样细胞活跃,杀伤并清除虫体。同时,囊尾蚴可对抗宿主的免疫攻击,并逐渐适应宿主免疫系统得以生存。

囊尾蚴免疫逃逸的方式主要包括:①形成物理屏障免受宿主损害;②发生抗原变异可能比免疫应答更为迅速;③合成某些与宿主结构或功能相似的物质,进行自我伪装,以逃避宿主的免疫监视;④分泌一些活性物质,抑制或消除宿主的免疫应答;⑤释放抗补体的物质造成补体耗竭或释放其他因子抑制免疫应答和炎症反应。

三、肥胖带绦虫

肥胖带绦虫(*Taenia Saginata*,**Goeze**,1782)又称牛带绦虫、牛肉绦虫或无钩绦虫,呈世界性分布,主要流行于非洲、东欧及中东一些国家和地区,在我国主要流行于牧区及少数民族居住的地区。成虫寄生于人体小肠内,引起**牛带绦虫病**(**taeniasis bovis**)。幼虫寄生于牛的组织器官内,但对人不致病。粪检孕节可确诊牛带绦虫病。驱虫治疗可选用南瓜子-槟榔合剂或吡喹酮等。预防的主要措施包括不吃生的或未熟的牛肉,避免虫卵或孕节污染牧草、水源等。

（一）形态与生活史

1.形态

肥胖带绦虫与链状带绦虫在形态上相似,两者的主要区别如表 13-4 所示。这两种带绦虫的虫卵形态极为相似,在光学显微镜下难以鉴别。

表 13-4　链状带绦虫与肥胖带绦虫的形态区别

区别点	链状带绦虫	肥胖带绦虫
体长	2～4 m	4～8 m 或更长
节片	700～1000 节,较薄、略透明	1000～2000 节,较厚、不透明
头节	球形,直径约 1 mm,有顶突和 2 圈小钩	近方形,直径 1.5～2.0 mm,无顶突和小钩
成节	卵巢分三叶,睾丸 150～200 个	卵巢分左右两叶,睾丸 30～400 个
孕节	子宫分支不整齐,每侧 7～13 支	子宫分支较整齐,每侧 15～30 支
囊尾蚴	头节具顶突和小钩,可寄生于人体	头节无顶突和小钩,不寄生于人体

2.生活史

人是肥胖带绦虫的唯一终宿主。成虫寄生于人的小肠,孕节多单节脱离链体,蠕动力强,可主动从肛门逸出或随粪便排出体外。每一孕节含虫卵 8 万～10 万个,其中 40% 的虫卵需在外界发育 2 周才成熟并具有感染性。虫卵或孕节散播污染环境,若被中间宿主牛吞食后,卵内六钩蚴在小肠内孵出,钻入肠壁,随血循环到周身各处,尤其是到运动较多的股、肩、心、舌和颈部等肌肉内,经 60～70 天发育为牛囊尾蚴(cysticercus bovis)。牛囊尾蚴寿命可达 3 年(见图 13-23)。

人若生食或半生食含囊尾蚴的牛肉,囊尾蚴在人小肠内受胆汁刺激,头节翻出并吸附于肠黏膜,经 8～10 周发育为成虫。成虫寿命可达 20～30 年或更长时间。

（二）致病与临床表现

成虫寄生于人体小肠内,可引起肠黏膜机械性损伤,还可大量夺取宿主营养。寄生人体的肥胖带绦虫一般为 1 条,但在流行区常见多条感染者。

患者一般无明显症状,仅时有腹部不适、消化不良、腹泻或体重减轻等症状。由于肥胖带绦虫孕节活动力较强,几乎所有患者都能发现自己排出节片,多数有孕节自动从肛门逸出和肛门瘙痒症状。脱落的孕节在肠内移动受回盲瓣阻挡时,可加强活动而引起回盲部剧痛;另外,偶尔还可引起阑尾炎、肠腔阻塞等并发症。节片可在其他部位异位寄生,曾有在子宫腔、耳咽管等部位发现节片的报告。

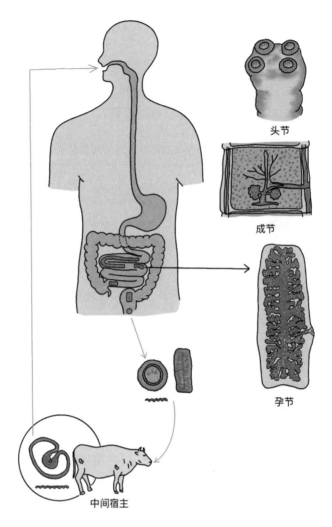

图 13-23　肥胖带绦虫的形态与生活史

四、细粒棘球绦虫

细粒棘球绦虫（*Echinococcus granulosus*，Batsch，1786）也称包生绦虫或犬绦虫，成虫寄生于犬科动物的小肠中，幼虫（棘球蚴）寄生于多种食草类动物或人的组织器官中，引起人兽共患**棘球蚴病**（echinococcosis）或**包虫病**（hydatid disease，hydatidosis）。本病呈世界性分布，严重危害人类健康和畜牧业生产，现已成为全球性的重要公共卫生问题。在我国主要流行于西部的农牧区，其中西藏、四川西部、青海、甘肃、宁夏、内蒙古和新疆等地最为严重。人的感染主要是与犬接触，其皮毛上虫卵污染手指后经口感染，或者食入被虫卵污染的水、食物，或在剪毛、挤奶、皮毛加工等活动中接触虫卵、误食而感染。对本病的治疗首选外科手术，但术中应注意避免过敏性休克和继发性感染。阿苯达唑、吡喹酮或甲苯达唑等有一定的治疗效果。对本病应采取综合性预防措施,主要包括加强健康教育,加强个人防护,防止虫卵感染。

（一）形态与生活史

1. 形态

细粒棘球绦虫的成虫较小,体长 2～7mm,平均 3.6mm。虫体由头节、颈部和链体组成,而链体通常只有幼节、成节和孕节各一节。头节略呈梨形,具有顶突和 4 个吸盘。顶突伸缩力很强,上有两圈大小相间呈放射状排列的小钩 28～48 个。成节的结构与带绦虫略相似,生殖孔位于节片一侧的中部偏后。睾丸 45～65 个,均匀地散布在生殖孔水平线前后方。孕节的生殖孔更靠后,子宫向两侧突出形成不规则的侧囊,含虫卵 200～800 个。虫卵的形态与链状带绦虫、肥胖带绦虫的虫卵相似,在光镜下难以区别(见图 13-24)。

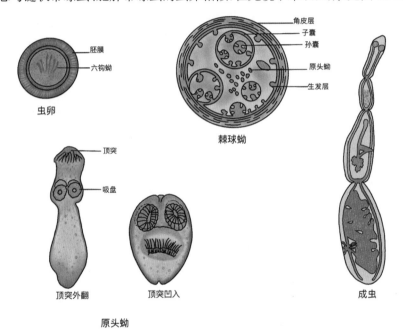

图 13-24　细粒棘球绦虫成虫和虫卵的形态

细粒棘球绦虫的幼虫称为棘球蚴或包虫,呈圆球形或近球形囊状体,直径从不足 1 cm 至数十厘米不等。棘球蚴为单房性囊,由囊壁和囊内容物组成,有的还有子囊和孙囊,囊壁外有宿主的纤维组织包绕。囊壁分两层,外层为角皮层(laminated layer),似粉皮状,厚约 1 mm,乳白色,半透明,易破裂。内层为生发层(germinal layer),亦称胚层,厚 7～20 μm,具有生发功能。囊腔内充满囊液,亦称棘球蚴液(hydatid fluid)。棘球囊液无色透明或微带黄色,内含多种蛋白质、肌醇、卵磷脂、尿素及少量糖、无机盐和酶,对人体有免疫原性。生发层向囊内长出许多**原头蚴(protoscolex)**,呈椭圆形或圆形,大小约为 170 μm×122 μm,为向内翻卷收缩的头节,其顶突和吸盘内陷,保护着数十个小钩。原头蚴与成虫头节的区别在于其体积小和缺少顶突腺生发囊(brood capsule)。顶突腺生发囊也称为育囊,是具有一层生发层的小囊,直径约 1 mm,由生发层的有核细胞发育而来。原头蚴可向生发囊内生长,也可向囊外生长,称为外生性原头蚴。子囊(daughter cyst)可由母囊(棘球蚴囊)的生发层直接长出,也可由原头蚴或生发囊进一步发育而成。子囊结构与母囊相似,其囊壁具有角皮层和生发层,囊内也可生长原头蚴、生发囊以及与子囊结构相似的小囊,称为孙囊(granddaughter cyst)。有的棘球蚴囊没有原头蚴、生发囊等,为不育囊(infertile cyst)。原头蚴、生发囊和子囊可从胚层上脱落,悬浮在囊液中,称为**棘球蚴砂(hydatid sand)**或囊砂。

2. 生活史

细粒棘球绦虫的终宿主是犬、狼等食肉动物,中间宿主主要包括羊、牛、骆驼、鹿等食草动物和人。

成虫寄生在终宿主的小肠上段,孕节或虫卵随宿主粪便排出,污染动物皮毛和周围环境,包括草地、牧场、畜舍、蔬菜、土壤、水源等。若中间宿主吞食了虫卵和孕节后,卵内的六钩蚴在小肠内孵出,钻入肠壁小静脉或淋巴管,随血液循环至肝、肺等组织器官,经 3～5 个月发育为棘球蚴。每个棘球蚴囊内含有数千至数万个原头蚴。若棘球蚴被终宿主吞食后,其所含的每个原头蚴都可发育为一条成虫。从感染至虫体发育成熟排出虫卵和孕节需 6～9 周。成虫寿命 5～6 个月。在人体内只有棘球蚴寄生,其存活时间长达 40 年甚至更久(见图 13-25)。

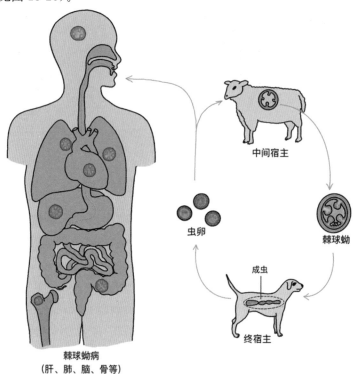

中间宿主

虫卵

棘球蚴

成虫

终宿主

棘球蚴病
(肝、肺、脑、骨等)

图 13-25　细粒棘球绦虫的生活史

(二)致病与临床表现

棘球蚴病也称包虫病,是人因误食细粒棘球绦虫卵而感染。棘球蚴可寄生于几乎所有人体部位,以肝最多见,肺次之,其他部位依次为腹腔、脑、甲状腺、脾、盆腔、肾、胸腔、骨、肌肉、胆囊、子宫、皮下、眼、卵巢、膀胱、乳房等。原发的棘球蚴感染多为单个,棘球蚴破裂后引起的继发感染常为多个,可同时累及数个器官。棘球蚴生长缓慢,一般感染半年后囊的直径达 0.5～1.0 cm,以后每年增长 1～5 cm,最大可达数十厘米。

棘球蚴对人体的危害以机械损害为主,其严重程度取决于棘球蚴的体积、数量、寄生部位和寄生时间。棘球蚴病的临床表现极其复杂,主要有以下几类:

1. 局部压迫和刺激症状

受累部位常有轻微疼痛和坠胀感。肝脏受累可有肝区疼痛、肝大,压迫胆管可致阻塞性黄疸、胆囊炎等。在肺部寄生可出现胸痛、咳嗽、呼吸困难等症状。在颅脑寄生可有头痛、呕吐、颅内压增高或癫痫等症状。在骨内寄生可破坏骨质,易造成骨折或骨碎裂。位置表浅的棘球蚴可在体表形成包块,触之坚韧,压之有弹性,叩诊时有震颤感。

2. 过敏反应和全身中毒症状

宿主常有皮肤瘙痒、荨麻疹、血管神经性水肿和嗜酸性粒细胞增多等症状。当囊液大量溢出时可引起严重的过敏性休克,甚至死亡。此外,患者可出现全身中毒症状,如食欲减退、体重减轻、消瘦、发育障碍和恶病质等。

3. 继发性感染

一旦棘球蚴囊破裂,可致继发性感染。若肝内棘球蚴囊破裂进入胆道,可引起急性炎症,出现寒战、高热、胆绞痛、黄疸等。若破入腹腔可致急性弥漫性腹膜炎。若破裂至支气管,可咳出生发囊、子囊和角皮碎片等。

(三)感染与免疫

宿主感染细粒棘球蚴可出现明显的炎性反应,嗜酸性粒细胞、淋巴细胞和巨噬细胞的数目升高。在感染早期,Th1 细胞占优势,淋巴细胞转化功能明显增强,有利于宿主阻止棘球蚴早期生长和转移;而在感染后期,可能以 Th2 细胞占优势,淋巴细胞转化功能明显降低,诱导宿主机体产生免疫抑制,最终有利于虫体长期存活。因此,棘球蚴的免疫是免疫保护和免疫损伤并存,并以细胞免疫造成的保护和损害为主。

由于棘球蚴为多细胞寄生虫,抗原成分复杂,并在生活史的不同阶段表达特定的抗原,诱导宿主产生不同的特异性免疫应答,涉及体液免疫和细胞免疫,因此其中的机制也较为复杂。

棘球蚴感染导致的免疫逃逸与宿主免疫系统的物理隔离、抗原变异和自我伪装以及干扰或调节宿主的免疫功能有关。

五、其他常见绦虫的相关特点

其他常见绦虫的相关特点如表 13-5 所示。

表 13-5　其他常见绦虫的相关特点

要点	曼氏迭宫绦虫	阔节裂头绦虫	微小膜壳绦虫	缩小膜壳绦虫	多房棘球绦虫	犬复孔绦虫
主要致病	曼氏裂头蚴病	阔节裂头绦虫病	微小膜壳绦虫病	缩小膜壳绦虫病	泡球蚴病	犬复孔绦虫病
寄生部位	眼、皮下、脑等	小肠	小肠	小肠	主要是肝脏	小肠
感染阶段	裂头蚴	裂头蚴	虫卵、似囊尾蚴	似囊尾蚴	虫卵	似囊尾蚴
感染方式	误食或经皮肤黏膜接触裂头蚴或原尾蚴	食入含裂头蚴的鱼	误食虫卵或含似囊尾蚴的昆虫	误食含似囊尾蚴的昆虫	误食虫卵	误食含似囊尾蚴的病蚤
诊断方法	检获裂头蚴	粪便查产卵或孕节	粪便查产卵或孕节	粪便查产卵或孕节	检获泡球蚴或原头蚴	粪便查虫卵或孕节
治疗方法	手术治疗	吡喹酮、阿苯达唑或槟榔-南瓜子合剂	吡喹酮、阿苯达唑	吡喹酮、阿苯达唑	手术治疗＋阿苯达唑	吡喹酮、阿苯达唑

思考题：

1. 线虫纲有什么特征？

2. 蛔虫和钩虫在生活史和致病上有什么异同点？

3. 吸虫纲的特征是什么？

4. 日本血吸虫的致病和免疫机制是什么？

5. 链状带绦虫和肥胖带绦虫在形态、生活史和致病方面有何不同？

6. 棘球蚴病有何危害？如何诊断？在诊断时应注意什么？

（何深一　杨青　周怀瑜）

第十四章　原虫感染与免疫

原虫(protozoa)是原生动物的简称,是一类能够独立完成生命活动的单细胞真核生物。原虫的整个虫体仅由一个细胞构成,但这一个细胞却能够完成摄食、代谢、呼吸、排泄、运动及生殖等全部功能。原虫体积微小,但不同虫种的大小差距很大,从几微米到几毫米。在自然界,原虫的种类繁多,达 65000 余种,多数营自生或腐生生活,广泛分布于地球表面的各类生态环境中。本章主要介绍原虫概述及常见原虫的形态、生活史、致病机制、临床表现和感染免疫特点。

第一节　原虫概述

寄生性原虫有近万种,生活于人和动物体内或体表。寄生于人体管腔、体液、组织或细胞内的致病性原虫称为**医学原虫(medical protozoa)**,目前已发现有 40 余种。某些致病性原虫严重危害人类健康,如疟原虫、锥虫、利什曼原虫、刚地弓形虫、溶组织内阿米巴等;还有些原虫引起人兽共患病,给畜牧业造成了重大损失;有些机会致病性原虫感染是免疫缺陷或免疫力低下患者的重要致死原因。本节主要介绍原虫的形态、生理特点、生活史类型、感染免疫和致病特点。

一、原虫的形态和生理特点

(一)形态

原虫的形态多样,可呈圆形、卵圆形、梨形、梭形或不规则形。原虫体形微小,肉眼一般无法辨认,直径为 2~200 μm。原虫结构和单细胞一样,由胞膜、胞质和胞核三部分组成。

1.胞膜

胞膜又称表膜或质膜,电镜下可见其为一层或一层以上的单位膜结构。其外层由蛋白质和脂质双分子层与多糖分子结合形成细胞被或糖萼,内层由紧贴的微管和微丝支撑,使虫体保持一定的形状。原虫表膜是其与宿主和外环境直接接触的界面,具有配体、受体、酶类和抗原等成分,参与原虫营养、排泄、运动、侵袭,以及逃避宿主免疫应答等生物学功能,对保持虫体的自身稳定和参与宿主的相互作用具有重要的意义。

2.胞质

胞质主要由基质、细胞器和内含物组成。原虫胞质有内质、外质之分,外质透明,呈凝胶状,具有运动、摄食、营养、排泄和保护等功能;内质为溶胶状,含各种细胞器和内含物,也是细胞核所在处,为细胞代谢和营养存储的主要场所。

3.胞核

胞核由核膜、核质、核仁和染色质组成,是原虫生存和生殖的重要结构。核膜为两层单位膜,具有微孔沟通核内外。核仁富含 RNA,染色质含蛋白质、DNA 和少量 RNA。寄生的原虫多数为泡状核(vesicular nucleus),染色质少而呈颗粒状,分布于核质或核膜内缘,只含 1 个核仁。少数纤毛虫为实质核(compact nucleus),核大而不规则,染色质丰富,常具有 1 个以上的核仁。

(二)生理过程

原虫的生理过程包括运动、摄食、代谢和繁殖等方面。

1.运动

原虫靠运动细胞器(鞭毛、纤毛和伪足等)来完成运动,如蓝氏贾第鞭毛虫以鞭毛的摆动做翻滚运动,纤毛虫依靠体表的纤毛摆动,溶组织内阿米巴滋养体借助伪足运动;还有的原虫没有明显的细胞器,如弓形虫的滋养体以扭动、滑动的方式运动,疟原虫的合子进行螺旋式运动。

2.摄食

原虫以渗透、胞饮和吞噬等方式摄取营养。

(1)**渗透(osmosis)**。渗透是指可溶性的小分子营养物质和离子通过被动扩散或主动运输的形式穿过胞膜,进入原虫体内。

(2)**胞饮(pinocytosis)**。胞饮是原虫对液体食物的摄入方式,如某些阿米巴原虫先在伪足表膜形成管状凹陷,然后断裂成许多小泡,将食物带入细胞内。

(3)**吞噬(phagocytosis)**。吞噬是原虫对固体食物的摄入方式。具有胞口的原虫(如疟原虫)可通过胞口将固体食物摄入,而不具有胞口的原虫则可通过表膜内陷将固体食物摄入胞内,如阿米巴将固体食物摄入胞内。吞噬摄入的食物在细胞内先形成食物泡,然后与溶酶体结合,再经各种水解酶的作用将食物消化、水解和吸收。

3.代谢

原虫一般是利用葡萄糖获取能量。糖的无氧酵解是原虫的主要代谢途径,有些种类的原虫还具有三羧酸循环的酶系。大多数原虫营兼性厌氧代谢,尤其是肠内寄生原虫;血液内寄生原虫可利用适量氧而行有氧代谢。原虫所需蛋白质、氨基酸主要从宿主摄取。原虫可利用各种酶类将其摄入体内的蛋白质分解为游离的氨基酸。原虫的多种生物合成途径需要辅助因子,如四氢叶酸(THFA)和对氨基苯甲酸(PABA)等。

4.生殖

原虫的主要生殖方式包括无性生殖和有性生殖,有些原虫的生活史还具有世代交替现象。

(1)**无性生殖(asexual reproduction)**。无性生殖包括二分裂、多分裂和出芽生殖。鞭毛虫为纵向二分裂,纤毛虫为横向二分裂,疟原虫有红细胞内期和红细胞外期的裂体增殖(schizogony)。疟原虫在蚊体内的成孢子细胞(sporoblast)是以外出芽法进行增殖,而弓形虫滋养体则以内出芽法进行增殖。

(2)**有性生殖(sexual reproduction)**。原虫的有性生殖包括结合生殖(conjugation)和配子生殖(gametogony)。结合生殖是较低级的有性生殖方式,仅见于纤毛虫纲。配子生殖是原虫在发育过程中先分化出有雌雄性别的配子,雌雄配子受精后形成合子(zygote),然后形成卵囊(oocyst),在卵囊内形成传染性的子孢子(sporozoite)。如疟原虫在蚊体内的配子生殖。

(3)**世代交替(alternation of generation)**。有些原虫的生活史具有世代交替现象,即无性生殖和有性生殖两种方式交替进行,如疟原虫在人体内行无性生殖,而在蚊体内行有性生殖。

二、医学原虫的生活史类型

医学原虫的生活史包括原虫生长、发育和繁殖等各个发育阶段。根据医学原虫传播方式的不同,可将其生活史分为人际传播型、循环传播型和虫媒传播型三种类型。

(一)人际传播型

该型原虫生活史简单,完成生活史只需一种宿主。有的原虫整个生活史中只有一个发育阶段,即**滋养体(trophozoite)**,一般以直接接触的方式传播,如阴道毛滴虫;有的原虫生活史中有滋养体和包囊两个阶段。滋养体具有运动和摄食功能,为原虫的生长、发育和繁殖阶段,也是原虫的感染和致病阶段;**包囊(cyst)**则处于静止状态,为原虫的感染阶段,一般通过饮水或食物进行传播,如溶组织内阿米巴和蓝氏贾第鞭毛虫。

(二)循环传播型

该型原虫生活史较复杂,完成生活史需要一种以上的脊椎动物宿主分别进行有性和无性生殖,其中之一为终宿主,其他的为中间宿主,如刚地弓形虫以猫为终宿主,以人、鼠或猪等为中间宿主。

(三)虫媒传播型

该型原虫完成生活史需经在吸血昆虫体内进行有性或无性繁殖,再通过叮咬传播给人或其他动物,如利什曼原虫和疟原虫需要在蚊体内进行发育繁殖,再通过蚊的叮咬传播给人。

三、原虫的感染免疫及致病特点

(一)原虫的感染免疫

寄生原虫的致病作用与虫种、株系、寄生部位及宿主的免疫力有关,不同类型的原虫致病机制不同。宿主本身对原虫的免疫应答主要涉及固有免疫和适应性免疫,但原虫可以产生免疫逃逸现象,从而逃避宿主的免疫应答。

1. 固有免疫

对于寄生于细胞中的原虫,血液和组织中的细胞如 DC、巨噬细胞、嗜酸性粒细胞、NK 细胞等细胞成分及补体等可溶性成分都是构成固有免疫防御功能的因素。机体固有免疫细胞表达多种 Toll 样受体,可分别识别寄生虫的核酸、蛋白质和糖脂等分子。刚地弓形虫和利什曼原虫的虫源性物质都可以通过 TLR/MyD88 信号通路活化 DC 和 NK 细胞,分泌的 IFN-γ 在感染早期发挥抗虫作用。

异常的红细胞对疟原虫入侵或生长具有限制作用,例如镰状细胞血红蛋白的杂合子或纯合子个体对恶性疟有抵抗作用。同样,缺乏 Duffy 因子的红细胞对间日疟原虫不敏感。另一些遗传性的红细胞异常,如地中海贫血和葡萄糖-6-磷酸脱氢酶缺陷患者对疟原虫具有先天性抵抗力。此外,发热、宿主性别等非特异性因素也可能影响宿主对各种原虫的抵抗力。虽然非特异性因素在宿主免疫中发挥的作用有限,但通常与宿主的适应性免疫联合发挥作用。

2. 适应性免疫

不同的原虫感染可诱导不同的体液免疫应答和细胞免疫应答。虽然抗体在原虫的适应性免疫中起一定作用,但对于细胞内寄生的原虫,细胞免疫起到了更为重要的作用。墨西哥利什曼原虫引起的皮肤利什曼病和热带利什曼原虫引起的东方疖患者能产生很强的适应性免疫,可完全清除体内的原虫而痊愈,并对再感染产生持久的抵抗力,不过这在原虫感染宿主中是十分少见的。大部分原虫感染诱导的特异性免疫不能清除体内已存在的寄生虫,但有助于降低虫荷,并对再感染具有一定的抵抗力,如疟原虫、刚地弓形虫和锥虫等原虫形成带虫免疫状态。

3. 超敏反应

宿主感染原虫后所产生的免疫应答一方面表现为对再感染的抵抗力,另一方面可诱导宿主产生超敏反应,引起组织损伤和免疫病理变化。如疟原虫抗原吸附在红细胞表面引起Ⅱ型超敏反应,出现免疫溶血。

4. 免疫逃逸

有些原虫可以产生免疫逃逸现象,从而逃避宿主的免疫应答。如寄生在巨噬细胞中的利什曼原虫和刚地弓形虫,虫体在细胞内形成纳虫泡,可以逃避宿主溶酶体酶的杀伤作用。CD4$^+$/CD25$^+$Treg 对很多胞内寄生的原虫如疟原虫、弓形虫和利什曼原虫的免疫应答具有抑制作用。

（二）致病特点

原虫对宿主的损害主要表现在以下几个方面：

1. 增殖作用

原虫体积微小，单个或数量很少的虫体不足以引起宿主局部组织、器官的损伤乃至全身的病理变化。只有在其生活史的某一发育阶段增殖到相当数量时，才能使宿主出现明显的损害和相应的临床症状。如疟原虫在红细胞内进行裂体增殖，虫体增殖达一定数量时造成红细胞周期性破裂，可导致患者出现有节律的寒热症状。

2. 播散作用

当虫体增殖至相当数量时，即具备了向临近或远方组织、器官播散的潜能，从而侵犯更多的组织和器官。如寄生于结肠的溶组织内阿米巴滋养体可从结肠壁的溃疡病灶侵入血管，随血流到达肝、肺等器官而引起病变。

3. 毒素作用

原虫的代谢产物、分泌物（含多种酶类）和死亡虫体的崩解物均具有毒性作用，可以经不同途径损伤宿主细胞、组织和器官。如在结肠寄生的溶组织内阿米巴滋养体分泌的半乳糖/乙酰氨基半乳糖凝集素、穿孔素等有强烈的溶细胞作用。

4. 机会性致病

有些原虫感染免疫功能正常的个体后，宿主并不表现出临床症状，暂时处于隐性感染状态。但当机体抵抗力下降或免疫功能不全时，例如艾滋病患者、长期接受免疫抑制剂治疗或晚期肿瘤患者，这些原虫的繁殖能力和致病力可增强，使患者出现明显的临床症状，甚至危及生命。此类原虫即被称为**机会性致病原虫**（**opportunistic protozoa**）。常见的机会性致病原虫有弓形虫、隐孢子虫和蓝氏贾第鞭毛虫。

四、常见医学原虫的分类和相关特点

在生物学分类上，原虫属于原生生物界（Kindom Protista）、原生动物亚界（Subkingdom Protozoa）下属的三个门，即肉足鞭毛门（Phylum Sarcomastigophora）、顶复门（Phylum Apicomplexa）和纤毛门（Phylum Ciliophora）。此外，根据运动细胞器的有无和类型，可将医学原虫分为鞭毛虫、阿米巴、纤毛虫和孢子虫四大类。常见医学原虫的相关特点如表 14-1 所示。

表 14-1　常见医学原虫的相关特点

要点	溶组织内阿米巴	杜氏利什曼原虫	蓝氏贾第鞭毛虫	阴道毛滴虫	锥虫	疟原虫	弓形虫
感染阶段	四核包囊	前鞭毛体	包囊	滋养体	锥鞭毛体	子孢子	滋养体/卵囊/包囊

续表

要点	溶组织内阿米巴	杜氏利什曼原虫	蓝氏贾第鞭毛虫	阴道毛滴虫	锥虫	疟原虫	弓形虫
感染方式	经口食入被包囊污染的食物和水	白蛉叮咬	经口食入被包囊污染的食物和水	直接或间接接触	舌蝇和锥蝽叮咬	蚊叮咬	经口食入猫粪中的卵囊和肉类中的包囊
寄生部位	肠及肠外组织（肝、肺、脑等）	单核-巨噬细胞系统	小肠	泌尿生殖	血液	肝脏/血液	有核细胞
主要致病	阿米巴病	黑热病	贾第虫腹泻	阴道炎	非洲锥虫病/美洲锥虫病	疟疾	弓形虫病
诊断方法	粪便生理盐水涂片查滋养体和包囊	骨髓穿刺法查前鞭毛体	粪便生理盐水涂片查滋养体和包囊	分泌物查滋养体	锥鞭毛体	厚薄血膜法查红内期原虫	体液或穿刺物涂片，染色镜检滋养体
治疗药物	甲硝唑	葡萄糖酸锑钠	甲硝唑	甲硝唑	苏拉明	双氢青蒿素哌喹片/乙胺嘧啶	乙胺嘧啶/磺胺嘧啶

第二节　溶组织内阿米巴

叶足虫属于肉足鞭毛门(Phylum Sarcomastigophora)的叶足纲(Class Lobosea)，形态特征为具有叶状伪足的运动细胞器，生活史一般分活动的滋养体期和不活动的包囊期，营无性繁殖。

溶组织内阿米巴(*Entamoeba histolytica*，Schaudinn，1903)属内阿米巴科的内阿米巴属，是致病性最强的阿米巴，又称痢疾阿米巴，是引起肠阿米巴痢疾和肠外阿米巴脓肿的病原体。该虫呈世界性分布，但以热带和亚热带地区常见。全球约有5000万人感染溶组织内阿米巴，每年死亡人数为4万～10万，在原虫病中死亡率仅次于疟疾。甲硝唑(metronidazole)是目前治疗阿米巴病的首选药物。

一、形态和生活史

溶组织内阿米巴的生活史包括滋养体(trophozoite)和包囊(cyst)两个时期(见图14-1)。

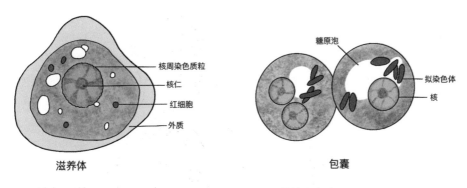

图 14-1 溶组织内阿米巴的滋养体和包囊

（一）形态

滋养体为虫体运动、摄食、增殖阶段，大小为 10～60 μm，有透明的外质（ectoplasm）和富含颗粒的内质（endoplasm）。内外质分界清楚，内质中常含有被吞噬的红细胞，有时也可见白细胞和细菌。滋养体借助单一定向的伪足而运动，内质内含 1 个球形的泡状核（vesicular nucleus），直径 4～7 μm。核膜内缘有单层均匀分布、大小一致的核周染色质粒（chromatin granules）；核仁小，位于中央，通过网状核纤丝与核膜相连。滋养体在肠腔内逐渐缩小，停止活动变成近似球形的包囊，包囊直径 5～20 μm，未成熟包囊有 1～2 个核；胞质内有一短棒状的营养储存结构即拟染色体（chromatoid body）和透明的糖原泡（glycogen vacuole）。其感染期为含四核的成熟包囊。

（二）生活史

溶组织内阿米巴生活史简单，其基本生活史过程为包囊-滋养体-包囊（见图 14-2）。四核包囊为其感染阶段，人因摄入被四核包囊污染的食品、饮水而感染。在胃、肠消化液的作用下，包囊在结肠内脱囊，形成 4 个核的滋养体，并很快分裂成 4 个滋养体，在结肠上端摄食细菌及消化的食糜为营养并进行二分裂增殖。虫体在肠腔内下移的过程中，随着肠内容物的脱水和环境变化等因素的刺激，形成圆形的前包囊，分泌出厚的囊壁，经两次有丝分裂形成四核包囊，随粪便排出。包囊在外界潮湿环境中可存活并保持感染性数日至一个月，但在干燥环境中易死亡。宿主腹泻时，未转化成包囊的滋养体可随粪便排出，但滋养体在外界自然环境中只能短时间存活，很快死亡。

溶组织内阿米巴滋养体大多寄生于结肠，可侵入肠黏膜，吞噬红细胞，破坏肠黏膜组织，引起肠壁溃疡，也可随血流进入其他组织或器官，引起肠外阿米巴病。

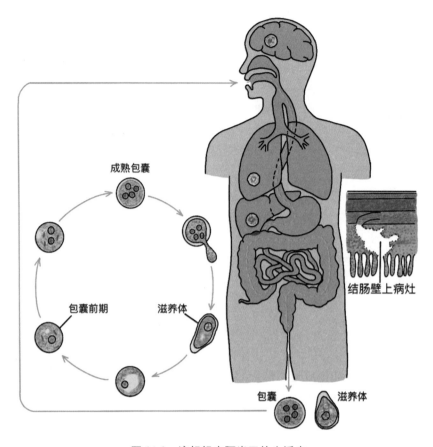

图 14-2　溶组织内阿米巴的生活史

二、致病机制和临床表现

(一)致病机制

宿主肠道内的阿米巴滋养体能否侵入宿主组织,与虫株毒力、细菌的协同作用和宿主的免疫力密切相关。

溶组织内阿米巴滋养体为主要的致病阶段,其侵犯宿主细胞的过程包括黏附于宿主细胞、破坏宿主细胞膜和溶解宿主细胞。研究表明,滋养体产生的致病因子主要有 3 种:分子量为 260 kDa 的半乳糖/乙酰氨基半乳糖凝集素(Gal/GalNAc lectin)、阿米巴穿孔素(amoeba perforin)和半胱氨酸蛋白酶(cysteine proteinases)。当滋养体接触宿主结肠上皮细胞时,滋养体首先借助其表面的分子量为 260 kDa 的半乳糖/乙酰氨基半乳糖凝集素吸附在肠黏膜上,接着分泌阿米巴穿孔素和半胱氨酸蛋白酶以破坏肠黏膜上皮屏障和穿破细胞,导致细胞损害,红细胞和细菌溶解,半胱氨酸蛋白酶具有降解宿主组织细胞蛋白质的作用,并通过降解黏膜产物和刺激宿主细胞蛋白的水解,促进虫体的黏附和侵入。

(二)病理变化和临床表现

1.肠阿米巴病

肠阿米巴病(intestinal amoebiasis)多发于盲肠或阑尾,也易累及乙状结肠和升结肠,偶及回肠。滋养体破坏肠黏膜上皮屏障,损伤宿主组织细胞,导致肠黏膜发生溃疡,引起肠阿米巴病。肠黏膜的典型病变特点是形成口小底大的烧瓶样溃疡,镜下可见滋养体和组织坏死,伴少量的炎症细胞,以淋巴细胞和浆细胞浸润为主,中性粒细胞极少见。急性病例中滋养体可突破黏膜肌层,引起液化坏死灶,形成的溃疡可深及肌层,并可与邻近的溃疡融合,引起大片黏膜脱落。

急性期的临床症状从轻度、间歇性腹泻到暴发性、致死性的痢疾不等。典型的阿米巴痢疾常有腹泻,一日数次,粪便果酱色,伴奇臭并带血和黏液,局限性腹痛,胃肠胀气,里急后重,厌食、恶心、呕吐等。急性暴发型患者有大量的黏液血便、发热、低血压、广泛性腹痛、强烈而持续的里急后重、恶心、呕吐和腹水。

慢性阿米巴病则长期表现为间歇性腹泻、腹痛、胃肠胀气和体重下降,可持续1～5年之久。有些患者会出现阿米巴肿(ameboma),亦称阿米巴性肉芽肿(amebic granuloma),呈团块状损害而无症状,主要是组织肉芽肿伴慢性炎症和纤维化,在肠钡餐透视时酷似肿瘤,病理活检或血清阿米巴抗体阳性可鉴别诊断。

肠阿米巴病最严重的并发症是肠穿孔和继发性细菌性腹膜炎,呈急性或亚急性过程。

2.肠外阿米巴病

肠外阿米巴病(extraintestinal amoebiasis)是肠黏膜下层或肌层的滋养体进入静脉,经血行播散至其他脏器(肝、肺、脑等)引起的阿米巴病,以阿米巴性肝脓肿(amebic liver abscess)最为常见。临床症状有右上腹痛并可向右肩放射,发热和肝大、伴触痛。肝脓肿穿刺可见巧克力酱样脓液,且可检出滋养体。多发性肺阿米巴病常发于右下叶,多因肝脓肿穿破膈肌而继发,主要有胸痛、发热、咳嗽和咳巧克力酱样的痰。约2%的患者可出现脑脓肿,临床症状有头痛、呕吐、眩晕、精神异常等。约45%的脑脓肿患者可发展成脑膜脑炎。阿米巴性脑脓肿的病程进展迅速,如不及时治疗则死亡率高。

三、感染与免疫

(一)固有免疫

阿米巴可以抵抗自然屏障作用而侵入肠壁及随血循环侵入组织。宿主对溶组织内阿米巴的固有免疫不强,但结肠上皮的黏膜屏障在抗阿米巴侵入组织中仍起着重要的防御作用,具有部分抑制阿米巴侵入的作用。另外,阿米巴滋养体可以激活补体的旁路和经典途径,发挥补体介导的细胞杀伤作用。

(二)适应性免疫

人体感染溶组织内阿米巴均可产生体液免疫和细胞免疫,但是以细胞介导的免疫应答发挥主要的保护作用。

1. 细胞免疫

T细胞在三个方面参与抗溶组织内阿米巴的作用:①在接触依赖作用下直接溶解阿米巴;②产生细胞因子,活化巨噬细胞抗阿米巴作用;③辅助B细胞产生抗体。阿米巴滋养体的抗原诱导特异性T细胞活化增殖,产生细胞因子TNF-α或TNF-β,进而活化巨噬细胞,发挥细胞免疫效应,通过细胞因子IFN-γ、IL-2、NO等发挥抗阿米巴作用。巨噬细胞介导的抗阿米巴活性是宿主抗阿米巴感染的基本模式。IFN-γ在抗阿米巴作用中起主要作用,IFN-γ可刺激中性粒细胞,也具有抗阿米巴活性。

2. 体液免疫

阿米巴病患者中,80%～100%具有特异性循环抗体以对抗溶组织内阿米巴。患者往往在感染后7天内出现高滴度抗体,主要的虫体抗原包括多丝氨酸溶组织内阿米巴蛋白(SREHP)和半乳糖/乙酰氨基半乳糖凝集素。当虫体侵入肠黏膜后,可刺激免疫系统产生sIgA抗体和特异性IgG抗体。

第三节　鞭毛虫

鞭毛虫是一类以鞭毛为运动细胞器的原虫,隶属于原生动物界(Protozoa)的眼虫门(Euglenozoa)、后滴门(Metamonada)和副基体门(Parabasalia)。其中,眼虫门为有动基体的鞭毛虫,主要有杜氏利什曼原虫及锥虫等;后滴门的鞭毛虫可寄生在人体肠道,又称肠鞭毛虫,主要有蓝氏贾第鞭毛虫等。

一、杜氏利什曼原虫

杜氏利什曼原虫(*Leishmania donovani*, **Ross**, 1903)寄生在宿主的单核-巨噬细胞中,是内脏利什曼病的病原体,由媒介昆虫白蛉传播。由于内脏利什曼病患者皮肤常有黑色素沉着及发热症状,故印度称其为黑热病(Kala-azar)。杜氏利什曼原虫分布很广,亚、欧、非、拉丁美洲均有本病流行,主要流行于印度及地中海沿岸国家。在我国,黑热病流行于长江以北的广大农村中。黑热病在流行病学上可分为人源型、犬源型和自然疫源型,犬是主要的保虫宿主。骨髓穿刺物涂片查杜氏利什曼原虫的无鞭毛体可进行诊断。其致病力较强,如不治疗,患者常因并发症而死亡。患者经特效药物葡萄糖酸锑钠(斯锑黑克)治疗后痊愈率较高,可获得终生免疫。

（一）形态和生活史

1. 形态

杜氏利什曼原虫有无鞭毛体和前鞭毛体两个时期（见图 14-3）。无鞭毛体（amastigote）又称利杜体（Leishman-Donovan body，LD body），存在于宿主的巨噬细胞内，虫体呈卵圆形，大小为 4.3 μm×2.9 μm，内有一个较大的圆形核。动基体（kinetoplast）位于核旁，着色较深，细小，呈杆状。从前端颗粒状的基体（basal body）发出一条根丝体（rhizoplast）。前鞭毛体（promastigote）寄生于白蛉消化道内，成熟的虫体呈梭形，长 11.3～15.9 μm（有时可达 20 μm），核位

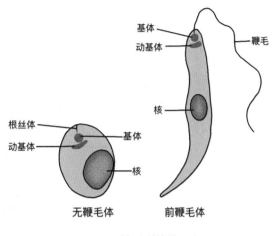

图 14-3　杜氏利什曼原虫

于虫体中部，动基体在前部。基体在动基体之前，由此发出一根鞭毛游离于虫体外。前鞭毛体运动活泼，鞭毛不停地摆动。

2. 生活史

杜氏利什曼原虫有在白蛉体内发育和在人体内发育的两个阶段（见图 14-4）。

（1）在白蛉体内发育。当雌性白蛉叮刺患者或被感染的动物时，血液或皮肤内含无鞭毛体的巨噬细胞被吸入白蛉胃内，经 48 h 后发育为短粗的前鞭毛体或梭形的前鞭毛体，至第 3～4 天大量前鞭毛体成熟。前鞭毛体活动明显加强，并以纵二分裂法繁殖。虫体逐渐向白蛉前胃、食道和咽部移动。第 7 天具感染力的前鞭毛体大量聚集在白蛉口腔及喙部。当白蛉叮刺健康人时，前鞭毛体随白蛉唾液进入人体。

（2）在人体内发育。进入人体或哺乳动物体内的前鞭毛体被多形核白细胞吞噬消灭，另一部分被巨噬细胞吞噬。前鞭毛体进入巨噬细胞后逐渐变圆，失去鞭毛的体外部分向无鞭毛体期转化。此时巨噬细胞内形成纳虫空泡（parasitophorous vacuole），并与溶酶体融合，使虫体处于溶酶体酶的包围之中。由于原虫表膜上存在的抗原糖蛋白可抗溶酶体所分泌的各种酶的作用，且其体表能分泌超氧化物歧化酶，对抗巨噬细胞内的氧化代谢物，因此虫体在纳虫空泡内进行分裂繁殖，最终导致巨噬细胞破裂。游离的无鞭毛体又可被其他巨噬细胞吞噬。

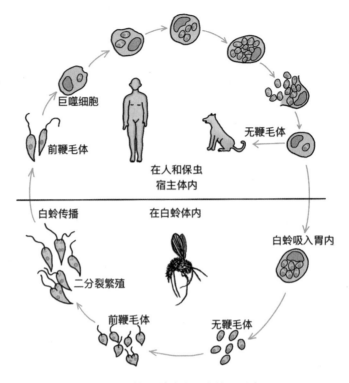

图 14-4 杜氏利什曼原虫的生活史

（二）致病机制和临床表现

1.致病机制

杜氏利什曼原虫无鞭毛体在巨噬细胞内繁殖,使巨噬细胞大量破坏和增生。巨噬细胞增生主要见于脾、肝、淋巴结、骨髓等器官。浆细胞也大量增生。细胞增生是脾、肝、淋巴结肿大的基本原因,其中脾肿大最为常见,出现率在 95％以上,后期则因网状纤维组织增生而变硬。

患者血液中红细胞、白细胞及血小板都减少,即全血象减少,这是由于脾功能亢进,血细胞在脾内遭到大量破坏所致。若患者脾肿大严重,常同时伴有全血细胞的显著减少。由于血小板减少,患者常发生鼻衄、牙龈出血等症状。此外,免疫溶血也是产生贫血的重要原因。研究表明,患者的红细胞表面附有利什曼原虫抗原;此外,杜氏利什曼原虫的代谢产物中有 1～2 种抗原与人红细胞抗原相同,因而机体产生的抗杜氏利什曼原虫抗体有可能直接与红细胞膜结合,在补体参与下破坏红细胞造成贫血。

肝肾功能受损,肝合成的清蛋白减少,经尿排出的清蛋白增加,造成患者血浆内清蛋白明显减少,球蛋白增加,导致清蛋白与球蛋白的比例倒置,IgG 滴度升高。尿蛋白及血尿的出现可能与患者发生肾小球淀粉样变性及肾小球内免疫复合物的沉积有关。

2.临床表现

（1）黑热病。黑热病也称内脏利什曼病,肝、脾肿大是黑热病最主要的体征,贫血是黑热病的重要症状之一。患者表现为长期不规则发热,常为双峰热型,伴脾、肝、淋巴结肿大;晚期患者面颊可出现色素沉着,出现消瘦、贫血、全血细胞减少,血清丙种球蛋白明显升高,清蛋白与球蛋白比例升高,蛋白尿和血尿。患者常发生鼻衄、牙龈出血等症状。

(2)皮肤型黑热病。在治疗过程中或治愈数年甚至十余年后,患者可发生皮肤病变,在面部、颈部、四肢或躯干等部位出现大小不等的皮肤结节或呈暗色丘疹状,在结节内可查到杜氏利什曼原虫的无鞭毛体。

(3)淋巴结型黑热病。该病的病变局限于淋巴结,主要表现为全身多处淋巴结肿大,其大小不一,较表浅,无压痛,无红肿,嗜酸性粒细胞增多。淋巴结活检可见无鞭毛体。

(三)感染与免疫

黑热病患者治愈后,可获得终身免疫,能够抵抗同种利什曼原虫的再感染。

1. 固有免疫

利什曼原虫前鞭毛体进入巨噬细胞是一种被动的吞噬过程,即识别吸附和内化。原虫以顶端吸附到巨噬细胞表面,由配体-受体介导,使原虫吸附到巨噬细胞表面,巨噬细胞通过伪足包裹原虫形成吞噬小体,可以通过经典途径、旁路途径和凝集素介导三种途径有效激活补体系统。利什曼原虫的前鞭毛体表面的脂磷酸聚糖(LPG)对于原虫成功感染至关重要,LPG 与巨噬细胞表面受体 CR1、CR3 和 CRP-RCC 结合,能有效抵抗补体成分引起的直接溶解,使虫体进入巨噬细胞中,在巨噬细胞中生存和繁殖。

2. 适应性免疫

(1)细胞免疫。宿主对利什曼原虫的免疫应答主要是细胞免疫,效应细胞主要为激活的巨噬细胞,通过细胞内产生的活性氧杀伤无鞭毛体。借助内含无鞭毛体巨噬细胞的坏死,达到清除虫体的目的。前鞭毛体通过黏附与吞噬两步侵入巨噬细胞。黏附的途径大体可分为两种:①配体-受体结合途径:原虫质膜中的分子量为 63 kDa 的糖蛋白(GP63)能与巨噬细胞表面受体结合,通过受体介导的细胞内吞作用使前鞭毛体进入巨噬细胞。②调理素介导的黏附:前鞭毛体通过激活免疫系统产生抗体,激活补体,抗体的 Fc 段或补体 C3b 与巨噬细胞表面的 FcR 或 C3b 受体结合。抵御利什曼原虫的关键成分是巨噬细胞、NK 细胞、CD4$^+$ Th1 细胞和 CD8$^+$ T 细胞及一些细胞因子如 IL-12、IFN-γ、TNF-α 等,这些成分对于消除各种利什曼原虫感染和持久的保护性免疫非常重要。

(2)体液免疫。有研究表明,抗体也参与宿主对利什曼原虫的免疫应答。在补体存在的情况下,抗利什曼原虫抗体在体外能溶解前鞭毛体,并能促进巨噬细胞吞噬,但没有证据说明抗体在体内有相应的作用。因此,大多认为抗体在控制利什曼病方面不起关键作用。

3. 免疫逃逸

利什曼原虫在巨噬细胞内寄生和繁殖,能利用各种机制逃逸宿主的免疫攻击,利什曼抗原可在巨噬细胞表面表达,从而逃避宿主的免疫反应。杜氏利什曼原虫感染不仅伴随有特异性细胞免疫的抑制,而且还可能导致机体对其他抗原产生细胞免疫和体液免疫应答的能力降低,即非特异性免疫抑制。

二、蓝氏贾第鞭毛虫

蓝氏贾第鞭毛虫(*Giardia lamblia*,**Stile**,1915)简称贾第虫,是一种呈全球性分布的寄生性肠道原虫。本虫在发展中国家及发达国家均有流行,水源传播是重要的感染途径。本虫主要寄生于人和某些哺乳动物的小肠,引起以腹泻和消化不良为主要症状的贾第虫病(giardiasis)。1681 年,荷兰学者列文虎克首先在他自己腹泻的粪便内发现了本虫。贾第虫感染在旅游者中流行,引起的腹泻也称"旅游者腹泻"。目前,贾第虫病已被列为全世界危害人类健康的十种主要寄生虫病之一。

(一)形态与生活史

蓝氏贾第鞭毛虫生活史简单,包括**滋养体和包囊**两个阶段(见图 14-5)。滋养体为营养繁殖阶段,包囊为传播阶段。滋养体呈纵切的倒置梨形,长 9～21 μm,两侧对称,前宽后尖,腹平背隆。一对细胞核位于虫体前端 1/2 的吸盘部位,有前侧、后侧、腹和尾鞭毛 4 对,均由**基体(basal body)**发出。包囊呈椭圆形,长 8～14 μm,宽 7～10 μm,囊壁较厚,与虫体间有明显的间隙。在碘染的标本内,未成熟包囊内含 2 个细胞核,成熟的包囊含 4 个细胞核。

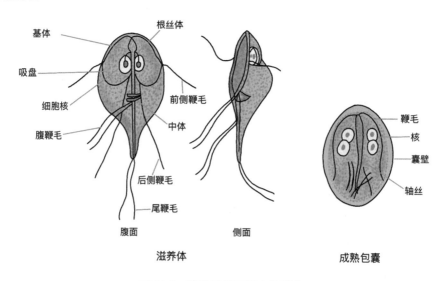

图 14-5　蓝氏贾第鞭毛虫的形态

人或动物摄入被包囊污染的水或食物而被感染。包囊在十二指肠脱囊形成 2 个滋养体,后者主要寄生于十二指肠或小肠上段。虫体借助吸盘吸附于小肠绒毛表面,以二分裂方式进行繁殖。在外界环境不利时,滋养体分泌囊壁形成包囊,随粪便排出体外。

(二)致病机制和临床表现

1.致病机制

贾第虫群对小肠黏膜表面的覆盖、吸盘对黏膜的机械性损伤、原虫分泌物和代谢产物对肠黏膜微绒毛的化学性刺激以及虫体与宿主竞争基础营养等因素均可影响肠黏膜的吸收功能,导致维生素 B_{12}、乳糖、脂肪和蛋白质吸收障碍。蓝氏贾第鞭毛虫的致病机制与下列因素有关:

(1)虫株致病力。人体吞入包囊后能否感染和发病与虫株致病力密切相关。不同虫株以及同一虫株表达不同表面抗原的克隆株有不同的致病力。

(2)宿主免疫力。对免疫缺陷者、先天或后天丙种球蛋白缺乏者而言,sIgA 缺乏不仅导致对贾第虫易感,而且感染后可出现慢性腹泻和吸收不良等严重临床症状。胃肠道分泌的 IgA 有清除肠道原虫的作用,但贾第虫滋养体能够分泌降解 IgA 的蛋白酶,虫体以此酶降解宿主的 IgA,因而得以在小肠内寄生、繁殖。

(3)二糖酶缺乏。二糖酶缺乏是导致宿主腹泻的原因之一。在贾第虫患者和模型动物体内,二糖酶均有不同程度的缺乏。动物实验显示,在二糖酶水平降低时,滋养体可直接损伤小鼠的肠黏膜细胞,造成小肠微绒毛变短甚至扁平。这提示二糖酶水平降低是小肠黏膜病变加重的直接原因,是造成腹泻的重要因素。

(4)病理学改变。患者的小肠黏膜呈现典型的卡他性炎症病理组织学改变,表现为黏膜固有层急性炎性细胞(多形核粒细胞和嗜酸性粒细胞)和慢性炎性细胞浸润,上皮细胞有丝分裂相数目增加,绒毛变短变粗,长度与腺腔比例明显变小,上皮细胞坏死脱落,黏膜下派氏集合淋巴结明显增生等。这些病理改变是可逆的,治疗后即可恢复正常。

2.临床表现

患者感染包囊后多为无症状带虫者。有临床症状者主要表现为急、慢性腹泻,后者常伴有吸收不良综合征。潜伏期平均为 1~2 周,最长者可达 45 天。急性期症状有恶心、厌食、上腹及全身不适,或伴低烧或寒战;突发性恶臭水泻,胃肠胀气,呃逆和上中腹部痉挛性疼痛;粪内偶见黏液,极少带血。幼儿病程可持续数月,出现吸收不良、脂肪泻、衰弱和体重减轻等。部分未得到及时治疗的急性期患者可转为亚急性或慢性期。亚急性期表现为间歇性排恶臭味软便(或呈粥样),伴腹胀、痉挛性腹痛,或有恶心、厌食、嗳气、头痛、便秘和体重减轻等。慢性期患者比较多见,周期性排稀便,甚臭,病程可达数年。严重感染且得不到及时治疗的患儿病程很长,常导致营养吸收不良和发育障碍。贾第虫偶可侵入胆道系统,引起胆囊炎或胆管炎。

(三)感染与免疫

1.固有免疫

乳汁内的游离脂肪酸、肠蠕动及肠黏膜本身对贾第虫感染均具有一定程度的先天防御作用。

2.适应性免疫

在蓝氏贾第鞭毛虫感染中,体液免疫和细胞免疫均起重要作用,在感染的急性期以体液免疫为主,而在感染的慢性期以细胞免疫为主。

(1)体液免疫。在清除肠道感染的蓝氏贾第鞭毛虫的过程中,体液免疫的作用可能是决定性的。血清和肠道局部黏膜中的抗体水平增高,特别是肠道内局部高滴度特异性

sIgA 对虫体的清除起关键作用;受染母乳内特异性 IgG 和 IgA 对婴儿有保护作用。血清内的特异性 IgG 和 IgM 抗体通过激活补体形成攻膜复合体,发挥细胞毒作用,杀伤滋养体。

（2）细胞免疫。细胞免疫在控制感染的过程中亦有重要作用。宿主体内的细胞免疫应答可刺激小肠黏膜固有层内的 CD4$^+$ T 细胞产生 IFN-γ,产生对贾第虫的细胞毒性作用。

3.免疫逃逸

滋养体表面抗原持续性产生变异,以便逃逸宿主体液免疫(特别是抗体)的攻击。贾第虫的抗原包括表面抗原和分泌性抗原。虫体表面抗原富含半胱氨酸蛋白(cysteine-rich proteins,CRP),为变异体表面蛋白(variant surface protein,VSP)。表面抗原发生变异可能是虫体逃逸宿主免疫反应的一种方式。

第四节　孢子虫

孢子虫(sporozoan) 隶属于原生动物界(Protozoa)、孢子虫门(Sporozoa)、球虫纲(Coccidea),全部营寄生生活,生活史相对复杂,多数有世代交替现象,且多种孢子虫可寄生于人体,对人类健康构成重大威胁。本节主要介绍疟原虫和刚地弓形虫。

一、疟原虫

疟原虫属于真球虫目(Eucoccidiida)、疟原虫科(Plasmodidae),能够特异性地寄生于两栖类、爬行类、鸟类、哺乳动物以及人类等。目前,寄生于人体中的疟原虫主要有 5 种,分别是间日疟原虫(*Plasmodium vivax*)、三日疟原虫(*Plasmodium malariae*)、恶性疟原虫(*Plasmodium falciparum*)、卵形疟原虫(*Plasmodium ovale*)和诺氏疟原虫(*Plasmodium knowlesi*),其中恶性疟原虫的感染致死率最高。

疟疾是由疟原虫感染宿主引起的严重传染病,主要通过携带疟原虫的按蚊叮咬而进行传播。在世界范围内,疟原虫的感染人群主要分布于撒哈拉以南的非洲地区。在我国流行最广的间日疟原虫以及恶性疟原虫主要分布于我国中部和南部地区。雌性按蚊是疟原虫的主要传播媒介。厚薄血膜法制作血涂片、显微镜检查红细胞内的疟原虫是目前诊断和鉴别虫种的主要方法。目前,世界卫生组织推荐以青蒿素类药物为基础的联合疗法治疗疟疾。青蒿素是中国药学家屠呦呦从青蒿中提取的,可有效治疗疟疾的药物,屠呦呦也成了首位获得诺贝尔奖的中国本土科学家。

Box 14-1　青蒿素是中医药献给世界的一份礼物

　　2015 年 10 月 5 日，瑞典卡罗琳斯卡医学院宣布将诺贝尔生理学或医学奖授予屠呦呦，以表彰她在寄生虫疾病治疗研究方面取得的成就。这是中国医学界迄今为止获得的最高奖项。20 世纪 60 年代，在氯喹抗疟失效、人类饱受疟疾之苦的情况下，屠呦呦接受了国家防治疟疾的抗疟研究任务。她通过整理中医药典籍，走访名老中医，汇集编写了 640 余种治疗疟疾的中药单秘验方集。通过改用低沸点溶剂提取的方法，富集了青蒿的抗疟组分，屠呦呦团队最终于 1972 年发现了青蒿素。青蒿素的发现，为世界带来了一种全新的抗疟药。如今，以青蒿素为基础的联合疗法（ACT）是世界卫生组织推荐的治疗疟疾的最佳疗法，挽救了全球数百万人的生命。

（一）形态与生活史

　　人类疟原虫的生活史涉及两个宿主，分别为按蚊和人类。其在人体内的发育过程包括红细胞外期（肝细胞内发育）以及红细胞内期阶段，而在按蚊体内的发育过程则包括有性的配子生殖期和孢子生殖期（见图 14-6）。

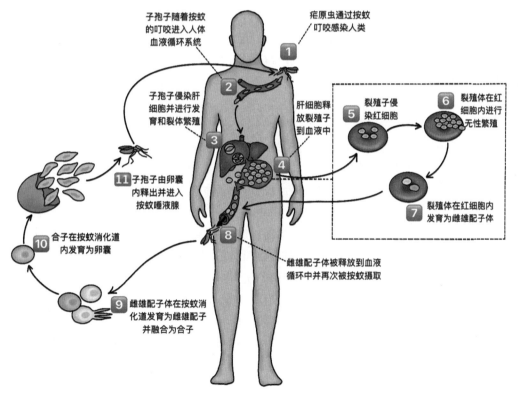

图 14-6　疟原虫生活史

1. 人体内发育阶段

(1)红细胞外期(exo-erythrocytic cycle)。红细胞外期简称红外期,当人被唾液腺内含有疟原虫子孢子(sporozoite)的按蚊叮咬后,疟原虫子孢子会随着按蚊唾液进入人体血液循环,从而开始了红细胞外期发育阶段,约30 min后部分子孢子侵入肝实质细胞,通过摄取肝细胞内营养进行发育并裂体增殖,最终发育为成熟的红细胞外期裂殖体(schizont)。接着,数以万计的裂殖子(merozoite)会由裂殖体内释出,一部分裂殖子被巨噬细胞吞噬,另一部分则对红细胞进行侵染,开始红细胞内期的发育。目前认为,间日疟原虫和卵形疟原虫的子孢子具有遗传学上不同的两种类型,即速发型子孢子(tachysporozoites,TS)和迟发型子孢子(bradysporozoites,BS)。当子孢子进入肝细胞后,速发型子孢子迅速完成红外期的裂体增殖,而迟发型子孢子侵入肝细胞后暂时处于休眠状态,又称为休眠子(hypnozoite),可以在肝脏中持续存在,并在数周甚至数年后重新激活开始裂体增殖,裂殖子释放到血液中,从而导致疟疾的复发。完成红外期发育所需的时间,间日疟原虫为7天,卵形疟原虫为9天,三日疟原虫为12.5天,恶性疟原虫为6天。

(2)红细胞内期(erythrocytic cycle)。红细胞外期的裂殖子从肝细胞释放出来并进入血液后,能够很快入侵红细胞并在红细胞中进行无性繁殖,称为红细胞内期,简称红内期(见图14-7)。侵入红细胞后的裂殖子先形成早期的滋养体,此时滋养体的细胞质呈纤细的环状,核位于细胞质的一侧,称为环状体。滋养体最终发育成含有一定数量裂殖子的裂殖体,红细胞破裂后释放出裂殖子,进而继续侵染其他的红细胞并重复红细胞内期的增殖过程,经过几代增殖后,部分裂殖体侵入红细胞后不再进行增殖,而是发育为雌配子体(macrogametocyte)或雄配子体(microgametocyte),此为疟原虫有性生殖的开始。

2. 在蚊体内发育阶段

疟原虫在按蚊体内的发育过程包括配子生殖期和孢子生殖期。当按蚊叮咬疟疾患者时,各个时期的疟原虫都可进入按蚊消化道,但只有雌、雄配子体不会被消化,且会在消化道内继续发育。在进入按蚊胃部后,雌、雄配子体会在几分钟内很快发育为雌、雄配子,当雄配子(male gamete)游近雌配子(female gamete)并钻进其体内后,两核融合在一起,即受精成为合子(zygote)。合子随即延长成为一端较尖、一端较钝圆并能蠕动的动合子(ookinete)。成熟动合子可穿过胃壁并停留在蚊胃弹性纤维膜下,发育为球形的卵囊(oocyst)。卵囊内的核和细胞质反复进行分裂,并形成成千上万的子孢子。卵囊不断长大,最终生长为直径50~60 μm,含有1000~10000个子孢子的成熟卵囊。随后子孢子由囊壁微孔溢出或者随着卵囊破裂释出,并随着血淋巴集中于按蚊的唾液腺。当受感染的按蚊再次叮咬人体时,子孢子即可随着唾液进入人体,再次开始在人体内的发育。

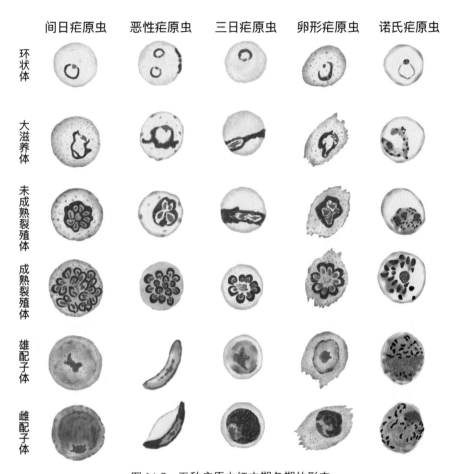

图 14-7　五种疟原虫红内期各期的形态

（二）致病机制与临床表现

疟原虫生活史中的致病阶段主要为红细胞内期的裂体增殖期。疟疾的发作过程包括潜伏期、疟疾发作以及疟疾的再燃和复发，其临床症状主要表现为寒战、高热、出汗退热、贫血、脾肿大等，无免疫力或者延误诊治的疟疾患者可因血液中原虫数量剧增而出现凶险症状（凶险性疟疾），主要表现为持续高热、抽搐、昏迷、重症贫血以及肾衰竭等，若诊治不及时则会导致较高的死亡率。

1. 潜伏期

疟原虫子孢子侵入人体后到临床症状出现之前的这段时间被称为潜伏期（incubation period），包括子孢子侵入肝细胞、经红外期发育为成熟裂殖体以及在红细胞内期进行数代裂体增殖三个过程。潜伏期延续时间长短与侵入人体内的子孢子数量、虫株种类以及机体免疫能力有关。恶性疟原虫的潜伏期一般为 7～27 天，三日疟原虫的潜伏期一般为 18～35 天，间日疟原虫的短潜伏期为 11～25 天，长潜伏期为 6～12 个月或者更长,卵形疟原虫的潜伏期为 11～16 天。

2.疟疾发作

疟疾发作是由红内期疟原虫裂殖体增殖破坏红细胞所致。裂殖子、原虫代谢产物、红细胞碎片散入血液,刺激巨噬细胞产生内源性致热原物质,与原虫代谢产物一起作用于体温调节中枢,通过神经系统调节引起冷、发热、出汗的症状。疟疾发作的典型表现为寒战、高热和出汗退热三个连续的阶段。能够引起疟疾发作的原虫数量的最低值称为发热阈值,发热阈值与原虫虫株、宿主免疫力以及耐受力有关。由于红细胞内期的裂体增殖期是导致疟疾发作的基础,因此疟疾发作的周期性与红内期裂体增殖的周期相一致,间日疟和卵形疟的发作周期为隔日发作,三日疟为隔两天发作一次,恶性疟每隔36～48 h 发作一次。如机体血液中有多种疟原虫混合感染,则会表现出无规律性发作。而随着药物治疗或者机体免疫力的增强,血液中大量原虫被清除,则相应的发作症状会逐渐消失。

3.疟疾的再燃和复发

疟疾初发停止后,患者在无重新感染的情况下,仅由残存于红细胞内的疟原虫在一定条件下重新大量繁殖而引起的疟疾发作称为疟疾的**再燃(recrudescence)**。而在疟疾初发后,红细胞内期的原虫已被清除,但是由于红细胞外期的休眠体复苏后进行裂体增殖,产生裂殖子感染红细胞而导致的疟疾发作称为疟疾的**复发(relapse)**。

(三)疟原虫的感染与免疫

1.固有免疫

固有免疫与宿主的疟疾感染史无关,而与宿主的种类、进化和遗传特性有关,无须病原感染就已经存在。宿主的固有免疫可保护宿主免遭疟疾感染或者减轻发病的严重程度。每种疟原虫侵入细胞时,需要识别红细胞表面的特异性受体,如恶性疟原虫裂殖子的红细胞受体为血型糖蛋白(glycophorin,GP)。目前人类红细胞可表达四种血型糖蛋白,分别为 GPA、GPB、GPC 和 GPD,其中 GPA 含量最多,为疟原虫裂殖子的主要受体。研究发现,缺乏血型糖蛋白的红细胞对恶性疟原虫侵入的敏感性降低,另外红细胞膜上表达的 Duffy 抗原/趋化因子受体(Duffy antigen/receptor for chemokines,DARC)也被证明为间日疟原虫以及诺氏疟原虫的表面受体。根据红细胞表面是否有 DARC 表达,可将人群分为 Duffy 阳性血型和 Duffy 阴性血型。流行病学研究结果表明,西非当地居民大多为 Duffy 阴性血型,其红细胞表面缺乏裂殖体入侵所必需的 Duffy 抗原,导致疟原虫无法感染,因此当地居民对间日疟原虫具有先天性抵抗力,该地区从未有过间日疟的流行;而东非由于当地居民大多为 Duffy 阳性血型,导致间日疟流行比较严重。该流行病学研究结果也从侧面印证了 DARC 为间日疟原虫的受体。

2.适应性免疫

人体在感染疟疾后诱导产生的适应性免疫具有极强的特异性。人体对于某种疟原虫产生的免疫能力对于异种疟原虫的攻击基本无保护作用,另外对疟原虫某一发育期产生的抗性对其他发育期也不一定具有抵抗力。为巩固有效免疫,必须用同种疟原虫反复感染。免疫力一旦形成,则能在相当长的时间内对机体起到保护作用。

(1)疟原虫抗原。疟原虫抗原主要来自虫体表面或者内部,包括未渗入裂殖子的疟原虫残留胞浆、含色素的膜结合颗粒、死亡或者变形的裂殖子、疟原虫空泡膜及其内容物、裂殖子分泌物以及疟原虫侵入红细胞时被修饰或者脱落的表被物质。在疟原虫的生活史各期,既有共同抗原,又有种、期特异性抗原,这些具有种、期特异性的抗原在产生保护性抗体方面可能具有重要的作用。目前,既具有免疫原性又有保护性的抗原主要分为两类:第一类为子孢子抗原,均匀分布于子孢子表面,称为环子孢子蛋白;第二类为红内期无性期抗原,如裂殖子表膜抗原以及棒状体抗原等。

(2)体液免疫。体液免疫在疟疾保护性免疫中起着重要的作用。当疟原虫血症出现后,人体血液内的免疫球蛋白如 IgG、IgM 以及 IgA 的水平明显提高,尤以前两者为甚。早期研究表明,将部分免疫个体的血清转移到非免疫个体,可在一定程度上保护患者免受疟疾的影响。流行病学研究也表明,某些疟疾抗体水平高与免疫保护有关。如在高疫区生活的冈比亚成年人与在伦敦生活的白种人血清中免疫球蛋白的含量,前者为后者的7 倍,说明人体反复受疟疾感染后,免疫球蛋白的合成率大为提高。血清中的抗体可以作用于疟原虫子孢子以及裂殖子,干扰疟原虫与宿主细胞表面受体的结合,从而阻止子孢子对肝细胞以及裂殖子对红细胞的入侵。另外,抗体与裂殖子或者受感染的红细胞的结合可以促进巨噬细胞以及中性粒细胞的识别,从而将病原体从体内清除。

(3)细胞免疫。细胞介导的保护性免疫可在缺乏抗体的条件下产生,具体表现为 T 细胞活化后分泌细胞因子,促进巨噬细胞对疟原虫感染的红细胞和游离裂殖子的吞噬能力;同时,巨噬细胞可以产生肿瘤坏死因子、白介素和活性氧等,通过破坏红细胞使其中的疟原虫变性死亡。

3.带虫免疫及免疫逃逸

人体感染疟原虫后,可对再感染产生一定程度的免疫力,但对其体内原有的疟原虫不能完全清除,而维持在一个低水平,并对同种疟原虫再感染具有一定的抵抗力。此种免疫状态称为**带虫免疫(premunition)**。

人类等宿主在遭受疟原虫侵染时可产生各种体液免疫和细胞免疫应答,以抑制疟原虫的侵染和增殖,同时疟原虫也可利用其自身的适应能力来对抗宿主的免疫杀伤作用。疟原虫在有免疫力的宿主体内通过对其自身抗原进行伪装等方式使其自身发生免疫原性的改变,导致宿主原有的体液免疫或者细胞免疫无法对疟原虫发挥作用,从而出现免疫逃逸现象。

二、刚地弓形虫

刚地弓形虫(*Toxoplasma gondii*,Nicolle & Manceaux,1908)属于球虫纲(Coccidea)、艾美目(Eimeriida)、艾美科(Eimeriidae)。1908 年,该虫首次在刚地梳齿鼠体内分离得到,因虫体呈弓形而被称为弓形虫。猫科动物是该虫的终宿主,人、哺乳类及鸟类等温血动物是其中间宿主。弓形虫呈世界性分布,全世界约有 1/3 的人感染该虫。

尽管大多数感染不引起明显的临床症状,但是当宿主免疫功能低下时可造成严重后果。

(一)形态与生活史

1.形态

在弓形虫的生活史中主要有 6 种形态:滋养体(trophozoite)、包囊(cyst)中的缓殖子(bradyzoite)、假包囊、裂殖体(schizont)、配子体(gametocyte)和卵囊(oocyst),其中假包囊、包囊和卵囊是主要的感染阶段(见图 14-8)。

速殖子外形呈香蕉形或新月形,一端较尖,另一端钝圆,长 4~6 μm,宽 2~3 μm。经吉姆萨染色后,细胞质呈蓝色,细胞核呈紫红色,胞核位于虫体中央。电镜下可见弓形虫内部包含分泌型细胞器棒状体(rhoptry)、微线体(microneme)、致密颗粒(dense granule)等,共生起源细胞器如线粒体(mitochondrion)和顶质体(apicoplast),以及真核生物中普遍存在的细胞器(细胞核、内质网、高尔基体、核糖体等,见图 14-8)。速殖子能侵染所有的有核细胞,并在中间宿主细胞中以内二芽殖(endodyogeny)的方式繁殖。

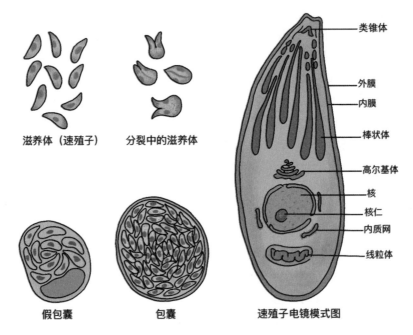

图 14-8 弓形虫的主要形态

缓殖子与速殖子形态相似,虫体稍小,存在于组织包囊(cyst)中。包囊呈圆形或椭圆形,大小不等,直径 5~200 μm;囊壁富有弹性,囊内包含数个至成百上千个缓殖子。包囊长期存在于宿主多种器官组织中,比如肺、心脏、骨骼肌和脑内。

裂殖体位于猫科动物小肠绒毛上皮细胞内,呈长椭圆形,内含 4~29 个裂殖子(merozoite),呈扇状排列。裂殖子呈新月状,较速殖子小。裂殖子侵入新的肠上皮细胞后发育形成雌、雄配子体(gametocytes)。雌配子体呈圆形,进而发育成雌配子(macrogametes),直径 10~20 μm;雄配子体较小,成熟后发育成 12~32 个雄配子

（microgametes）。雄配子两端尖细,前段有两根鞭毛。雌、雄配子结合发育为合子（zygote），进一步发育为卵囊。猫粪便中的卵囊呈圆形或椭圆形,直径为 $10\sim12~\mu m$,囊壁较厚。成熟卵囊内含有 2 个孢子囊（sporocyst）,各含 4 个新月形子孢子（sporozoite）。

2.生活史

弓形虫的生活史包括有性生殖和无性生殖两个阶段（见图 14-9）。猫科动物既是弓形虫的终宿主,也是其中间宿主；人、哺乳类及鸟类等温血动物是其中间宿主。弓形虫的有性生殖只发生在猫科动物小肠上皮细胞内,而无性生殖可以在肠外其他组织细胞内进行。

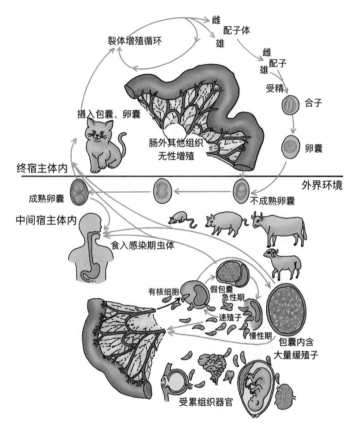

图 14-9　弓形虫的生活史

（1）终宿主体内发育:猫科动物因摄入含有弓形虫包囊的动物肉类或被卵囊污染的食物或水而发生感染。包囊内缓殖子或卵囊内子孢子在小肠内逸出后,小部分虫体侵入肠壁,经血液或淋巴液转移至肠外各器官组织内进行繁殖（其发育过程如同在中间宿主），大部分则会侵入肠上皮细胞进行裂体生殖。成熟裂殖子从肠上皮细胞逸出后会侵入新的肠上皮细胞。经过数代裂体增殖后,部分裂殖子发育为雌雄配子体,进而发育为雌雄配子。雌雄配子结合形成合子,最后发育为卵囊,卵囊进入肠腔,随粪便排出。在外界适宜条件下,卵囊经 2~4 天发育成熟。通常,猫吞食含有包囊的食物后 3~10 天就能排出卵囊,而吞食卵囊后则需20天以上才能排出卵囊。猫在排卵高峰时每天可排出上千万个卵囊。

(2)中间宿主体内发育:中间宿主(如人、羊、猪、牛、鼠等)在食入含有包囊的肉类或饮用被猫粪中的卵囊污染的水后,子孢子或缓殖子会侵入肠壁,经血液或淋巴液扩散到全身各器官组织(如脑、心、肝、肺和肌肉等)的有核细胞内进行无性生殖,形成一个含有十多个或几十个速殖子的假包囊。速殖子增殖到一定数量后,宿主细胞就会破裂,速殖子逸出并侵入新的细胞,如此反复增殖。当宿主免疫功能正常时,速殖子侵入脑或肌肉等组织后,虫体增殖速度下降,并分泌成囊物质,形成含有缓殖子的包囊。包囊可以在宿主体内存活数月至数年,甚至终生。当宿主免疫功能低下时,包囊破裂,缓殖子会转变成速殖子,进入血液或其他组织继续发育繁殖。

(二)致病机理与临床表现

1.致病机理

弓形虫的致病作用与虫体的毒力及宿主的免疫状态有关。根据虫株对动物致死率等指标,弓形虫分为强毒株和弱毒株。强毒株侵入宿主后会迅速增殖,可引起小鼠出现急性症状并死亡;弱毒株侵入机体后增殖缓慢,可在组织中形成包囊。宿主可以长期带虫生活,往往感染数量很大时才会造成宿主死亡。

速殖子期是弓形虫急性感染期的主要致病阶段。虫体随着血流及淋巴液到达身体各处,侵入宿主细胞后会快速增殖,导致大量细胞被破坏。逸出虫体又会侵入临近细胞,如此反复破坏,引起组织局部形成坏死灶、水肿及单核细胞等炎性细胞浸润。

弓形虫包囊是慢性感染期的主要形式。包囊存在于多种组织中,以肌肉和脑组织最为多见。包囊随着缓殖子增殖而不断变大,挤压邻近组织,造成功能障碍。部分包囊增大到一定程度会出现破裂,释放出的缓殖子大部分被宿主免疫系统识别而破坏,小部分缓殖子可侵入新的细胞形成包囊。缓殖子可刺激机体出现迟发型超敏反应,如发生在脑部,宿主则会出现慢性脑炎的症状。部分包囊也会形成坏死灶或钙化灶等。

2.临床表现

大多数健康人感染弓形虫后往往为隐性感染,无明显的临床症状。偶尔会出现轻微症状,比如淋巴结肿大、肌肉疼痛等,持续数周或数月症状慢慢消失。

若妇女在孕前感染弓形虫,则胎儿受到的影响较小,这主要是因为母亲体内已经形成免疫力。但若孕妇在怀孕早期,特别是孕期前3个月感染弓形虫,可造成胎儿出现流产、早产、死产,或脑积水、小脑畸形、脑炎、视网膜脉络炎和精神运动障碍等。孕后期感染弓形虫后,胎儿或新生儿往往表现为隐性感染,有的出生数月或数年后才出现临床症状。

隐性感染者患有恶性肿瘤或接受器官移植,长期使用免疫抑制剂或患AIDS者,都有可能出现急性弓形虫病症状,甚至并发弓形虫脑炎而死亡。

(三)感染与免疫

弓形虫是一种机会性致病原虫,机体的免疫状态与感染的发展及转归密切相关。人对弓形虫有较强的自然免疫力,只有在免疫功能低下时才会出现感染活化及明显的临床症状。

1.固有免疫

固有免疫是宿主抵抗弓形虫感染的第一道防线。宿主细胞的 Toll 样受体在识别弓形虫后会活化接头蛋白 MyD88,促进中性粒细胞、DC 及单核细胞产生 IL-12 等促炎因子。固有淋巴细胞是新近被发现的一类淋巴细胞亚群。宿主误食携带弓形虫的食物后,小肠中的固有淋巴细胞会产生 Th1 型细胞因子 TNF-α 和 IFN-γ。

2.适应性免疫

(1)细胞免疫。细胞免疫在弓形虫感染的适应性免疫当中起着主导作用,其主要是通过诱导 T 淋巴细胞和巨噬细胞等产生多种具有生物活性的细胞因子而发挥作用。比如活化的巨噬细胞可以产生 IL-1β 和 TNF-α,DC 和巨噬细胞能产生 IL-12。IL-12 能刺激 NK 细胞、$CD4^+$ T 细胞和 $CD8^+$ T 细胞增殖,并分泌大量 IFN-γ。IFN-γ 是抗弓形虫感染过程中起主导作用的细胞因子,能诱导宿主细胞内的吲哚胺 2,3-双氧酶(IDO)分解色氨酸,造成虫体因缺乏色氨酸而增殖受到抑制。另外,IFN-γ 还能诱导巨噬细胞释放氧化亚氮和活性氧来杀死胞内寄生弓形虫。

(2)体液免疫。弓形虫感染能激发人体产生特异性抗体。在感染早期 IgM 和 IgA 升高,前者在 4 个月后逐渐减少;IgA 消失较快,1 个月后被高滴度的 IgG 所替代,并维持较长时间。IgG 能通过胎盘传至胎儿,并于婴儿出生 5~10 个月后消失。

思考题:

1.原虫的致病有什么特点?
2.原虫的感染免疫涉及哪些方面?
3.溶组织内阿米巴的致病机制是什么?
4.杜氏利什曼原虫的致病机制和临床表现是什么?
5.蓝氏贾第鞭毛虫的感染免疫有什么特点?
6.疟原虫生活史包括哪些过程?
7.结合弓形虫的生活史及致病机制,哪些人群受到的威胁最为严重?

(丛华　韩冰　周春雪)

第十五章　医学节肢动物及传病

　　节肢动物是无脊椎动物的重要门类，其种类繁多，全世界已记录的节肢动物约占动物种类总数的87％。节肢动物分布广泛，几乎有生物存在的环境就有节肢动物的存在，甚至有些种类是寄生在人体及其他动物体内的寄生虫。节肢动物中有些种类通过刺螫、寄生和传播病原生物体等方式危害人类健康，这类具有医学重要性的节肢动物称为**医学节肢动物(medical arthropod)**。本章将概括介绍医学节肢动物，以及医学昆虫和医学蜱螨的特征和传病。

第一节　医学节肢动物概述

　　医学节肢动物与人类关系密切，可以在人和动物之间传播病原体。本节主要介绍医学节肢动物的特征、分类、危害和防治，以及病媒节肢动物的判定依据。

一、节肢动物的特征与分类

（一）节肢动物的特征

（1）虫体两侧对称，身体及对称分布的附肢均分节，因此称为节肢动物。

（2）虫体具有由几丁质及醌单宁蛋白(quinone tanned protein)组成的坚硬的外骨骼(exoskeleton)。

（3）循环系统为开放式，整个循环系统的主体称为血腔，内含血淋巴。

（4）发育史大多经历蜕皮(ecdysis，molt)和变态(metamorphosis)。

（二）与医学有关的节肢动物

1.蛛形纲

　　蛛形纲(Arachnida)虫体分头胸和腹两部或头胸腹愈合成一个整体，称为躯体(idiosoma)，成虫具足4对，无触角。本纲具有医学重要性的种类有蜱、螨、蜘蛛、蝎子等。

2.昆虫纲

昆虫纲(Insecta)虫体分头、胸、腹三部。头部着生触角1对,具有感觉功能;胸部有足3对,具有运动功能。本纲具有医学重要性的种类有蚊、蝇、白蛉、蠓、蚋、虻、蚤、虱、臭虫、蟑螂、锥蝽、桑毛虫、松毛虫、毒隐翅虫等。

3.甲壳纲

甲壳纲(Crustacea)虫体分头胸和腹两部;触角2对,着生在头胸部前方;步足5对,生于头胸部两侧;多数种类营水生生活。本纲具有医学重要性的种类有淡水蟹、淡水虾、蝲蛄、剑水蚤、镖水蚤等。

4.唇足纲

唇足纲(Chilopoda)虫体窄长,腹背扁平,通常10节以上,由头及若干形态相似的体节组成。头部有触角1对,每一体节各有足1对,第一体节还有1对毒爪,螯人时毒腺排出有毒物质伤害人体。本纲具有医学重要性的种类有蜈蚣等。

5.倍足纲

倍足纲(Diplopoda)体呈长管形,多节,由头及若干形态相似的体节组成。头部有触角1对,除第一体节外,每节有足2对,所分泌的物质常引起皮肤过敏,也有个别种类被证明为寄生虫的中间宿主。本纲具有医学重要性的种类有马陆等。

二、医学节肢动物的危害与防制

(一)直接危害

节肢动物本身对人体的直接危害有骚扰和吸血、螯刺和毒害、引发过敏反应、寄生等。

1.骚扰和吸血

蚊、白蛉、蠓、蚋、虻、蚤、臭虫、虱、蜱、螨等都能叮刺吸血,造成骚扰,影响人工作和睡眠。蚊虫在夏天一般2天吸血一次。研究表明,臭虫一生可吸人血163次。非洲某些地区婴儿贫血与臭虫吸血有关。

2.螯刺和毒害

由于某些节肢动物具有毒腺、毒毛或者体液有毒,螯刺时可分泌毒液注入人体而使人受害。如蜈蚣、蝎子、毒蜘蛛等刺咬人后,不仅局部产生红、肿、痛,而且可引起全身症状;硬蜱叮刺后唾液可使宿主出现蜱瘫痪,近年来,蜱虫咬人致死的事件时有报道。

3.引发过敏反应

节肢动物的唾液、分泌物、排泄物和皮壳等都是异性蛋白,可引起人体的过敏反应,如尘螨引起的哮喘、鼻炎等,粉螨、尘螨、革螨引起的螨性皮炎等。蚊、蠓、蚤、臭虫等螯刺人体后也会引起过敏。

4.寄生

蝇类幼虫寄生于人体可引起蝇蛆病（myiasis），潜蚤寄生于人体可引起潜蚤病（tungiasis），疥螨寄生于人体可引起疥疮（scabies），蠕形螨寄生于人体可引起蠕形螨病（demodicidosis），粉螨、跗线螨等侵入肺、肠、尿路可引起肺螨病、肠螨病和尿螨病。

（二）间接危害

节肢动物可携带病原体传播疾病。传播疾病的节肢动物称媒介节肢动物或媒介昆虫，由节肢动物传播的疾病称虫媒病。虫媒病的种类很多，其病原体有病毒、立克次体、细菌、螺旋体、原虫、蠕虫等。根据病原体与节肢动物的关系，可将节肢动物传播疾病的方式分为机械性传播与生物性传播两类。

1.机械性传播

节肢动物对病原体的传播只起携带输送的作用，病原体可以附在节肢动物的体表、口器上或通过消化道从而散播，借机转入另一个宿主，形态和数量均不发生变化，但仍保持感染力。如蝇传播痢疾、伤寒、霍乱等。

2.生物性传播

病原体在节肢动物体内经历了发育或（和）增殖阶段，才能传播到新的宿主。对病原体来说，这种过程是必需的。例如，某些原虫和蠕虫在节肢动物体内的发育构成生活史中必需的一环，待病原体发育至感染期或增殖至一定数量之后才能传播。生物性传播具有一定的选择性，只有某些种类的节肢动物才适合某些种类病原体的发育或增殖。例如，班氏微丝蚴只在某些蚊种体内才能发育至感染期的丝状蚴，登革热病毒也只在某些蚊种体内才能大量增殖并传播。根据病原体在节肢动物体内发育或增殖的情况，可分为以下四种形式：

（1）发育式。病原体在节肢动物体内只有发育，没有数量的增加，如丝虫幼虫期在蚊体内的发育。

（2）增殖式。节肢动物成为病原体的增殖场所，只有数量的增加，但无可见的形态变化，如病毒、立克次体、细菌、螺旋体等。这些病原体须在其易感节肢动物的体内达到一定量时，才具有传播能力。

（3）发育增殖式。病原体在节肢动物体内不但发育，数量也大增。病原体只有在发育及增殖完成后才具有感染性，如疟原虫在蚊体内的发育和增殖。

（4）经卵传递式。有的病原体不仅在节肢动物体内增殖，而且侵入雌虫的卵巢，经卵传递，以致下一代也具有感染力，如硬蜱体内的森林脑炎病毒、蚊体内的日本脑炎病毒、软蜱体内的回归热疏螺旋体等。有的节肢动物的幼虫感染病原体，但不传播，经卵传递至下一代幼虫才有传播能力，如恙螨幼虫感染恙虫立克次体后，一次感染媒介可产生众多的感染后代，产生更大的传播作用。

我国重要的医学虫媒病如表 15-1 所示。

表 15-1 我国重要的虫媒病

类别	病名	病原体	重要的传播媒介
病毒病	流行性乙型脑炎	日本脑炎病毒	三带喙库蚊
	登革热	登革热病毒	埃及伊蚊、白纹伊蚊
	森林脑炎	森林脑炎病毒	全沟硬蜱
	新疆出血热	新疆出血热病毒	亚东璃眼蜱
	流行性出血热	汉坦病毒	革螨
立克次体病	流行性斑疹伤寒	普氏立克次体	人虱
	鼠型斑疹伤寒	莫氏立克次体	印鼠客蚤
	恙虫病	恙虫立克次体	地里纤恙螨、红纤恙螨
	Q 热	贝氏立克次体	蜱
细菌病	鼠疫	鼠疫杆菌	印鼠客蚤、方形黄鼠蚤、长须山蚤
	野兔热	土拉伦斯菌	蜱、革螨
螺旋体病	虱媒回归热	俄拜氏疏螺旋体	人虱
	蜱媒回归热	波斯疏螺旋体	钝缘蜱
	莱姆病	伯氏包柔疏螺旋体	全沟硬蜱
原虫病	疟疾	疟原虫	中华按蚊、嗜人按蚊、微小按蚊、大劣按蚊
	黑热病	杜氏利什曼原虫	中华白蛉、中华白蛉长管亚种、硕大白蛉吴氏亚种
蠕虫病	马来丝虫病	马来布鲁线虫	中华按蚊、嗜人按蚊
	班氏丝虫病	班氏吴策线虫	致倦库蚊、淡色库蚊

（三）医学节肢动物的防制

医学节肢动物的防制是预防和控制各种虫媒传染病的重要手段，医学节肢动物的防制方法包括环境治理、物理防制、化学防制、生物防制、遗传防制及法规防制六方面。在制订系统的综合防制措施时，可以有选择地联合采用。

三、病媒节肢动物的判定

防治虫媒病，首先要确定其传播媒介，才能采取有效的防制措施阻断传播途径。传播媒介的确定可从下述几个方面着手进行：

（一）生物学的证据

病媒节肢动物与人的关系密切，必须刺吸人血，或舐吸人的食物，以嗜吸人血者最为重要；数量较多，往往是当地的优势种或常见种类；寿命较长，能保持病原体完成发育和增殖所需的时间。

（二）流行病学证据

媒介虫种的地理分布及季节消长与某种虫媒病流行地区以及流行季节相一致，则提示为传播媒介的可能虫种。

（三）自然感染的证据

在流行地区的流行季节采集可疑的节肢动物，分离到自然感染的病原体，如果是原虫和蠕虫，则要查到感染期。但是，确定媒介还需其他方面的资料。

（四）实验室证据

用人工感染的方法证明病原体能在某种节肢动物体内增殖或能发育至感染期，并能传染给易感的实验动物。实验室内的感染试验可证实媒介节肢动物对病原体的易感性，还可测定易感性的程度。

第二节　医学昆虫

在节肢动物里，昆虫占其总数的 80%，是动物界种类最多（75 万种以上）、数量最大的一个纲。昆虫与人类经济和健康有极密切的关系，是医学节肢动物中最重要的一个组成部分。

一、昆虫纲的主要特征

昆虫的成虫虫体分头、胸、腹三部分，头部有触角 1 对、复眼 1 对，胸部有足 3 对（见图 15-1）。医学昆虫的口器主要有三种类型，即咀嚼式口器、刺吸式口器和舐吸式口器。

昆虫从幼虫变为成虫要经过外部形态、内部结构、生理功能、生活习性及行为和本能上的一系列变化，这些变化过程的总和称为变态（metamorphosis）。变态分为完全变态和不完全变态两类。

（1）**完全变态（complete metamorphosis）**。昆虫生活史阶段在卵之后有幼虫、蛹和成虫等期，其特点是要经历 1 个蛹期，各期之间在外部形态、生活习性等方面差别显著，如蚊、蝇、白蛉及蚤等。

（2）**不完全变态（incomplete metamorphosis）**。这类昆虫幼虫的形态特征和生活习性与成虫有所不同，因其程度的不同又可分为渐变态、半变态和过渐变态。渐变态幼虫与成虫的形态和生活习性相似，但体积小，性器官尚未发育，经数次蜕皮后，性器官逐渐发育成熟。此类幼体称若虫，如臭虫、虱及蜚蠊等都属于渐变态。

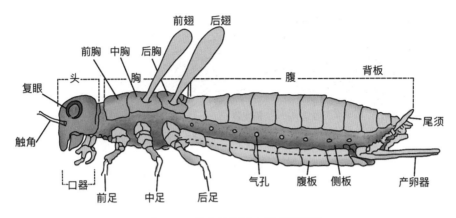

图 15-1　昆虫外部形态模式图(雌)

二、蚊

蚊属于双翅目、蚊科(Culicidae)，是一类重要的医学昆虫。蚊与其他双翅目昆虫在形态上的区别是：①喙细长，比头部长好几倍；②翅脉特殊，翅脉与翅缘有鳞片；③足细长，覆有鳞片。蚊的分布很广，凡有人类生活的地方几乎都有蚊类的活动。蚊的种类很多，迄今为止全世界已记录的蚊虫共 3 个亚科，38 个属，3350 多个种和亚种。我国的蚊类目前也已发现 17 个属，350 种以上，其中按蚊、库蚊、伊蚊 3 个属的蚊种占半数以上。

（一）形态

1.成虫外部形态

蚊是小型昆虫，体长 1.6～12.6 mm，呈灰褐色、棕褐色或黑色，分头、胸、腹三部分。头部有复眼 1 对，另有触须 1 对、触角 1 对和刺吸式口器 1 套。胸部有足 3 对，细长；翅 1 对，狭长，翅上有鳞片(见图 15-2)。

2.内部构造

蚊具有消化、排泄、呼吸、循环及生殖等系统。其中，与流行病学有关的主要为消化

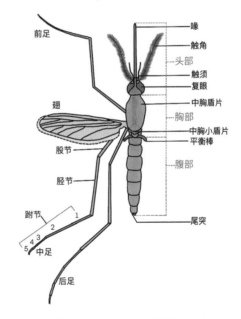

图 15-2　雌库蚊身体结构

和生殖系统(见图 15-3)。消化系统的唾液腺可分泌抗血凝素,能阻止吸入的红细胞凝集,与传播疾病有重要关系。

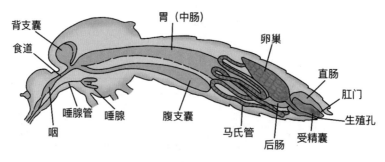

图 15-3　雌成蚊内部解剖结构

(二)生活史

蚊的发育为全变态,生活史分四个时期,即卵、幼虫(孑孓)、蛹和成虫。前三个时期生活于水中,而成虫生活于陆地上(见图 15-4)。

1.卵

雌蚊产卵于积水中。蚊卵小,长不到 1 mm。按蚊卵呈舟形,两侧有浮囊,产出后浮在水面。库蚊卵呈圆锥形,无浮囊,产出后粘在一起形成卵筏。伊蚊卵一般呈橄榄形,无浮囊,产出后单个沉在水底。蚊卵必须在水中才能孵化,在夏天通常经 2～3 天后幼虫孵出。

2.幼虫

初孵的幼虫长约 1.5 mm,幼虫共分四龄。经 3 次蜕皮,成为第四龄幼虫时,体长可较第一龄幼虫增长 8 倍。幼虫体分为头、胸、腹三部分,各部着生毛或毛丛。头部有触角、复眼、单眼各 1 对,口器为咀嚼式,两侧有细毛密集的口刷,迅速摆动以摄取水中的食物。胸部略呈方形,不分节。腹部细长,分 9 节,前 7 节形状相似,在第八节背面有气孔器与气门或细长的呼吸管。按蚊无呼吸管,有气门 1 对,库蚊呼吸管细长,伊蚊呼吸管粗短。

3.蛹

蛹呈逗点状,胸背两侧有 1 对呼吸管,不食,能动,常停息在水面,若遇到惊扰时即潜入水中。蛹的抵抗力强,在无水情况下,只要保持一定的湿润,仍能发育羽化为成蚊。

4.成蚊

蚊羽化后不久即行交配、吸血、产卵。自卵发育至成蚊所需时间取决于温度、食物及环境诸因素,在适宜条件下需 9～15 天,一年可繁殖 7～8 代。

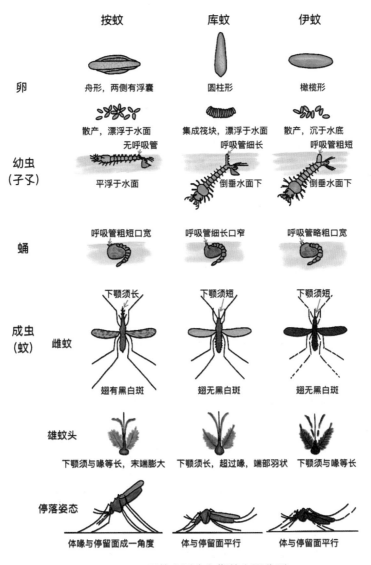

图 15-4　三属蚊生活史各期的主要鉴别

（三）生态与生理

1. 孳生习性

成蚊产卵的地点就是幼虫的孳生地，蚊虫孳生地的区别在调查和防治上有重要的意义。各种蚊虫对孳生环境有一定的选择性，可分为五大类型。各类蚊虫的孳生地及其代表蚊种、与之相关的疾病如表 15-2 所示。

表 15-2　蚊虫孳生地及其代表蚊种

水体类型	代表性水体	代表蚊种	传播疾病
稻田型	稻田,沼泽,芦苇塘,池塘,沟渠,浅潭,草塘,清水坑	嗜人按蚊,中华按蚊,三带喙库蚊	疟疾,马来丝虫病,流行性乙型脑炎
缓流型	清洁的小溪,灌溉沟渠,溪床,积水梯田,渗水坑岸边草丛缓流	微小按蚊	疟疾
丛林型	丛林浓荫下的山溪,庇荫的山涧溪床,石穴,泉潭等小型清洁积水体	大劣按蚊	疟疾
水型	地面洼地积水,阴沟,下水道,污水坑,沙井,浅潭,清水粪缸,积肥坑,污水池	淡色库蚊,致倦库蚊	班氏丝虫病
容器型	人工容器(缸、罐、坛、桶等)积水,轮胎积水,石穴积水,植物容器(树洞、竹筒、叶腋、椰子壳等)积水	埃及伊蚊,白纹伊蚊	登革热

2. 栖息习性

雌蚊吸血后即寻找比较阴暗、潮湿、避风的场所栖息,其在室内多栖于蚊帐内、床下、屋角、门后、墙面及杂物上,在室外多栖于草丛、洞穴、树下及人畜房屋附近的农作物中。

蚊的栖性大致分为三种类型:①家栖型:蚊吸饱血后仍停留在室内,待胃血消化、卵巢成熟才飞离房舍,寻找产卵场所,如淡色库蚊、嗜人按蚊。②半家栖型:蚊吸血后稍在室内停留,然后飞出室外栖息,如中华按蚊、日月潭按蚊。③野栖型:蚊自吸血至产卵完全在野外,如大劣按蚊。

3. 蚊基因组测序

至今,科学家们已经完成了三大主要致病蚊属——伊蚊、按蚊和库蚊的基因组测序。在这三个蚊属中,库蚊最具多样性,而且地理分布最广,测序表明其基因组与其他蚊种之间存在明显差异:库蚊的基因组中有 18883 个编码蛋白质的基因,比伊蚊要多 22%,比按蚊要多 52%,包括 500 个免疫反应相关基因,其中有些与伊蚊的类似,但比按蚊或黑腹果蝇的相关基因要少。通过比较这三种蚊子的基因组,我们可能会发现控制蚊虫传播疾病的新线索。为什么蚊子能够携带病原体,使之在体内发育并传播疾病,但自身却能够抵抗感染？新近的研究通过单细胞测序技术,对蚊子的免疫系统进行了首次大规模调查,发现了过去从未见过的新型免疫细胞。蚊子对疟原虫之类的寄生虫似乎有一个恰到好处的免疫反应:既能有效对抗感染,使之不会杀死蚊子,又没有强烈到消灭寄生虫。利用基因编辑技术改造蚊子有望防控蚊媒传染病。

Box 15-1　利用基因编辑技术改造蚊子以防控蚊媒传染病

美国"生命科学"(Live Science)网站曾评选出了威胁人类生命的十大动物杀手。出人意料的是,居于首位的既不是毒蛇、鳄鱼,也不是大白鲨、老虎、狮子,而是毫不起眼的蚊子。因为蚊子能传播疟疾、登革热、乙脑、黄热病、丝虫病、西尼罗热、寨卡病毒病和基孔肯雅热等十几种蚊媒传染病,全世界每年仅仅因疟疾、登革热而致死的人数多达上百万,而目前尚没有有效的疫苗和防控手段。

2017 年,美国加州大学昆虫学家奥马尔·阿克巴里(Omar Akbari)使用 CRISPR/Cas9 技术首次成功改造了埃及伊蚊。阿克巴里在蚊子胚胎中注入一点引导 RNA,CAS9 就会自动将目标基因"剪掉"。当剪掉一点色素基因后,蚊子就从黑色变成了黄色。剪掉翅膀生长基因后,"无翅蚊子"就诞生了。如果在蚊子的体内加入"自毁基因",或者剪掉某些传病基因,那么消灭疟疾、登革热等虫媒病也是有可能的。但也有科学家担忧,基因编辑的蚊子可能会对生态环境造成不利影响,甚至成为生物武器,需要引起人们的重视。

(四)我国主要的传病蚊种及其传播疾病

蚊虫除直接叮刺吸血、骚扰睡眠外,更严重的是传播多种疾病。我国的蚊传病有疟疾、淋巴丝虫病、流行性乙型脑炎、黄热病和登革热(或登革出血热)五类。蚊传的人体疾病都是生物性的,不论其病原体为原虫、丝虫还是病毒,都必须经过在媒介蚊体内的发育和增殖阶段,才能传给新的宿主。我国常见蚊种与传播的疾病如表 15-3 所示。

表 15-3　我国常见的蚊种与传播的疾病

蚊种	主要特征	分布	传播疾病
中华按蚊	成蚊体呈灰褐色,雌蚊触须有 4 个白环,翅前缘具有 2 个白斑	我国大部分地区	疟疾(我国平原地区),马来丝虫病
嗜人按蚊	成蚊体呈灰褐色,雌蚊触须末端有 2 个互相连接的白环,翅尖端白斑小	我国独有蚊种,分布在北纬 34°以南	疟疾,马来丝虫病
微小按蚊	成蚊体呈棕褐色,雌蚊触须有 3 个白环,翅前缘有 4 个白斑,足跗节呈暗色	我国南方山地和丘陵	疟疾(我国南方),班氏丝虫病
大劣按蚊	成蚊体呈灰褐色,雌蚊触须有 4 个白环,翅前缘有 6 个白斑,第 5 纵脉有 6 个黑斑,股节和胫节有白斑	我国南方特别是海南、云南西部和广西南部的山林地区	疟疾(我国南方),实验感染班氏丝虫

续表

蚊种	主要特征	分布	传播疾病
淡色库蚊 致倦库蚊	成蚊喙无白环,足跗节无淡色环,腹部背面有基白带,淡色库蚊基白带下缘平整,致倦库蚊基白带下缘呈弧状或半圆形	致倦库蚊分布在我国南方广大地区(北纬32°~34°以南),淡色库蚊分布于我国长江流域及以北地区	班氏丝虫病(我国南方),流行性乙型脑炎
三带喙库蚊	成蚊体呈棕褐色,喙中段有1个宽白环,触须尖端为白色,腹节背面基部有淡黄色狭带	我国除新疆和西藏地区外均有分布	流行性乙型脑炎
白纹伊蚊	成蚊体呈黑色,有银白色斑点,中胸盾板正中有1个白色纵纹,后跗1~4节有基白环,末节全白,腹部背面2~6节有基白带	分布较广,北纬34°以南常见	登革热,流行性乙型脑炎

三、其他常见医学昆虫

其他常见医学昆虫的简介如表 15-4 所示。

表 15-4　其他常见医学昆虫的简介

昆虫种类	生活史	生态及习性	传播疾病
白蛉	完全变态,卵—幼虫—蛹—成虫	雄蛉吸食汁液,雌蛉吸血	黑热病,皮肤利什曼病,皮肤黏膜利什曼病,白蛉热
臭虫	不完全变态,卵—若虫—成虫	雌雄虫及若虫均吸血	骚扰,吸血
蜚蠊	不完全变态,卵—若虫—成虫	隐匿在离食物、水较近的狭缝,昼伏夜行,杂食性	直接危害(咬食衣物和书籍,污染食物),体表携带病原体
蝇	完全变态,卵—幼虫—蛹—成虫	杂食性,边吃边吐边排粪	机械性传播疾病
蠓	完全变态,卵—幼虫—蛹—成虫	雄蠓吸食汁液,雌蠓吸血	丝虫病,皮炎及过敏反应,病毒病
蚋	完全变态,卵—幼虫—蛹—成虫	吸血骚扰	丝虫病
虻	完全变态,卵—幼虫—蛹—成虫	雌虻吸食大型家畜(牛、马)的血	罗阿丝虫病,土拉菌病,炭疽

续表

昆虫种类	生活史	生态及习性	传播疾病
虱	不完全变态，卵—若虫—成虫	虱若虫和成虫都仅嗜吸人血，每日吸血多次，有边吸血边排粪的习性，对温度和湿度都极其敏感	流行性斑疹伤寒，虱媒回归热
蚤	完全变态，卵—幼虫—蛹—成虫	两性都吸血，通常一天需吸血数次	鼠疫，地方性斑疹伤寒，绦虫病

第三节　医学蜱螨

一、蛛形纲的特征

蛛形纲的特征是躯体分头胸部及腹部或头胸腹愈合为一体，无触角，无翅，成虫有足4对，其中蝎亚纲（Scorpiones）、蜘蛛亚纲（Araneae）和蜱螨亚纲（Acari）有医学意义。蜱螨亚纲许多种类可以传播多种疾病，是医学节肢动物中重要的类群。

（一）形态

蜱螨类是小型节肢动物，小的虫体长仅 0.1 mm 左右，大者可达 1 cm 以上。虫体呈圆形、卵圆形或长形，由颚体（gnathosoma，又称假头 capitulum）与躯体（idiosoma）两部分组成。颚体位于躯体前端或前部腹面，由口下板、螯肢、须肢及颚基组成（见图 15-5）。躯体呈袋状，表皮有的较柔软，有的形成不同程度骨化的背板。此外，在表皮上还有各种条纹、刚毛等。有些种类有眼，多数位于躯体的背面。腹面有足 4 对。有或无气门，位于第 4 对足基节的前或后外侧。生殖孔位于躯体前半部，肛门位于躯体后半部。蜱螨的形态区别如表 15-5 所示。

表 15-5　蜱螨形态的区别

区别点	蜱	螨
体形	大，2～10 mm	小，0.1～1 mm
体毛	稀少，形状简单	多而密布
口下板	明显，有锯齿	不明显，无锯齿
螯肢	发达，有齿	不发达，无齿

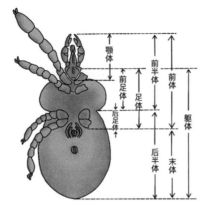 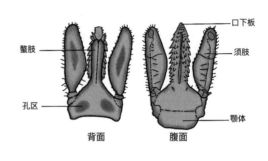

图 15-5　颚体的结构

(二)生活史

蜱螨类生活史可分为卵、幼虫、若虫和成虫等期。幼虫有足 3 对,若虫与成虫有足 4 对。若虫与成虫形态相似,但生殖器官未成熟。蜱螨生活史发育过程中可有 1～3 个或更多个若虫期。成熟雌虫可产卵、产幼虫,有的可产若虫,有些种类行孤雌生殖(parthenogenesis)。

二、蜱

蜱(tick)属于蜱螨亚纲的寄螨目(Parasitiformes)、蜱总科(Ixodida)。有的成虫在躯体背面有壳质化较强的盾板,通称为硬蜱(hard tick),属硬蜱科(Ixodidae);背面无盾板者通称为软蜱(soft tick),属软蜱科(Argasidae)。全世界已发现了 850 多种蜱,其中硬蜱科有 700 多种,软蜱科约有 150 种,纳蜱科有 1 种。比较重要的种类有全沟硬蜱(Ixodes persulcatus)、草原革蜱(Dermacentor nuttalli)、亚东璃眼蜱(Hyalomma asiaticum kozlovi)和乳突钝缘蜱(Ornithodoros papillipes)等。

(一)形态

蜱虫体呈椭圆形,未吸血时腹背扁平,背面稍隆起,成虫体长 2～10 mm;饱血后胀大如赤豆或蓖麻子大小,有时可长达 30 mm。表皮革质,背面或具壳质化盾板。虫体分颚体和躯体两部分。硬蜱和软蜱的形态区别如表 15-6、图 15-6 和图 15-7 所示。

表 15-6　硬蜱和软蜱形态的区别

区别点	硬蜱	软蜱
假头	从背面能看到	从背面看不到
须肢	强壮,不能移动	可移动,灵活
盾板	有盾板且明显(雌的盾板大,雄的盾板小)	两性区别不明显,雌大雄小
气孔板	气孔板在第 4 对腿后面	气孔板在第 3～4 对腿之间

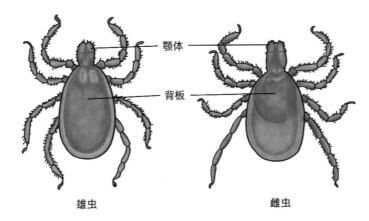

图 15-6　全沟硬蜱成虫背面

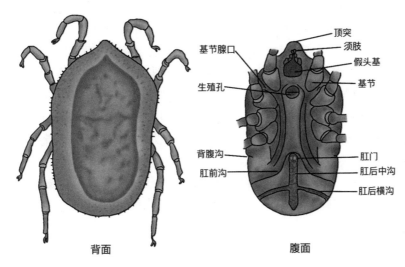

图 15-7　软蜱

（二）生活史与行为习性

1.生活史

蜱的发育过程分卵、幼虫、若虫和成虫四个时期。成虫吸血后交配落地,爬行在草根、树根、畜舍等处,在表层缝隙中产卵。硬蜱一生产卵一次,吸饱血后在 4～40 天内全部产出,可产卵数百至数千个。软蜱一生可产卵多次,一次产卵 50～200 个。产卵后雌蜱即干死,雄蜱一生可交配数次。蜱卵呈球形或椭圆形,大小 0.5～1 mm,色淡黄至褐色,常堆集成团。在适宜条件下,卵可在 2～4 周内孵出幼虫。幼虫形似若虫,但体小,足 3 对,幼虫经 1～4 周蜕皮为若虫。硬蜱若虫只发育 1 期,软蜱若虫经过 1～6 期不等。若虫足 4 对,无生殖孔,再到宿主身上吸血,落地后经 1～4 周蜕皮而为成虫。硬蜱完成一代生活史所需时间由 2 个月至 3 年不等;多数软蜱需半年至 2 年。硬蜱寿命 1 个月到数十个月不等;软蜱的成虫由于多次吸血和多次产卵,一般可活 5～6 年到数十年。

蜱在生活史中有更换宿主的现象,根据其更换宿主的次数可分为以下四种类型:

(1)单宿主蜱:单宿主蜱的发育各期都在一个宿主身上,雌虫吸饱血后落地产卵,如微小牛蜱(Boophilus microplus)。

(2)二宿主蜱:二宿主蜱的幼虫与若虫寄生同一宿主,而成虫寄生另一宿主,如残缘璃眼蜱(Hyaloma detritum)。

(3)三宿主蜱:三宿主蜱的幼虫、若虫、成虫分别在三个宿主身上寄生,如全沟硬蜱、草原革蜱。90%以上的硬蜱为三宿主蜱,蜱媒疾病的重要媒介大多也是三宿主蜱。

(4)多宿主蜱:多宿主蜱的幼虫、各龄若虫和成虫以及雌蜱每次产卵前都需寻找宿主寄生吸血,每次吸饱血后离去。软蜱多为多宿主蜱。

2.习性

蜱的幼虫、若虫、雌雄成虫都吸血。宿主包括陆生哺乳类、鸟类、爬行类和两栖类,有些种类侵袭人体,多数蜱种的宿主很广泛,例如全沟硬蜱的宿主包括哺乳类200种、鸟类120种和少数爬行类,并可侵袭人体,这在流行病学上有重要意义。硬蜱多在白天侵袭宿主,吸血时间较长,一般需要数天。软蜱多在夜间侵袭宿主,吸血时间较短,一般从数分钟到1 h。蜱的吸血量很大,各发育期吸饱血后可胀大几倍至几十倍,雌性硬蜱甚至可达100多倍。蜱的嗅觉敏锐,对动物的汗味和二氧化碳很敏感,当与宿主相距15 m时即可感知,由被动等待变为活动等待,一旦接触宿主即攀登而上。如栖息在森林地带的全沟硬蜱,成虫在寻觅宿主时,多聚集在小路两旁的草尖及灌木枝叶的顶端等候,当宿主经过并与之接触时即爬附到宿主身上。

蜱对宿主的寄生部位常有一定的选择性,一般在皮肤较薄,不易被搔动的部位。例如全沟硬蜱寄生在动物或人的颈部、耳后、腋窝、大腿内侧、阴部和腹股沟等处。

三、螨

(一)尘螨

尘螨（dust mites）中,与人类过敏性疾病关系密切的主要是屋尘螨(*Dermatophagoides pterongssinus*)、粉尘螨(*D. farinae*)和埋内宇尘螨(*Euroglyphus maynei*)。成虫呈卵圆形,乳黄色,体长0.17~0.50 mm。颚体有螯肢一对,须肢一对。躯体表面有细密或粗皱的皮纹和少量刚毛。发育过程有卵、幼虫、第一期若虫、第二期若虫和成虫五期。尘螨分布广泛,营自生生活,以粉末性物质为食,如面粉、粮食、人和动物的皮屑、花粉和真菌等。尘螨主要通过宿主携带散布。尘螨的排泄物、分泌物和死亡虫体的分解产物等是过敏原,粪粒的致敏性最强。上述物质被分解为微小颗粒,通过铺床叠被、打扫房屋等活动,使尘埃飞扬,过敏体质者吸入后产生超敏反应。尘螨性过敏属于外源性变态反应,患者往往有家族过敏史或个人过敏史。尘螨过敏包括过敏性哮喘、过敏性鼻炎和过敏性皮炎。

(二)蠕形螨

蠕形螨(demodicid mites)属真螨目、辐螨亚目、肉食螨总科(Cheyletoidea)、蠕形螨科

(Demodicidae)、蠕形螨属(*Demodex*),是一类永久性寄生螨,寄生于多种哺乳动物的毛囊、皮脂腺或内脏中,对宿主的特异性很强。目前已知有140余种(亚种),寄生于人体的有毛囊蠕形螨(*Demodex folliculorum*)和皮脂蠕形螨(*D. brevis*)。发育过程有卵、幼虫、前若虫、若虫和成虫五期。蠕形螨具有低度致病性,其危害程度取决于虫种、感染度和人体的免疫力等因素,并发细菌感染可加重症状。绝大多数感染者无自觉症状,或仅有轻微痒感或烧灼感。虫体的机械刺激和其分泌物、排泄物的化学刺激可引起皮肤组织的炎症反应。人体蠕形螨可破坏上皮细胞和腺细胞,引起毛囊扩张,上皮变性。

思考题:

1. 简述医学节肢动物的危害。
2. 如何判定病媒节肢动物?
3. 蚊蝇传播疾病的特点有何不同?
4. 蜱螨形态和习性上有何不同?

（李艳　丛华）

第十六章　免疫耐受

机体免疫系统可区分"自己"和"非己"。针对外来非己抗原,机体可诱发免疫系统的应答进行清除;而针对自身抗原(self antigen),机体则形成免疫耐受以避免免疫系统的攻击。免疫耐受对于维持机体免疫稳态至关重要。微生物感染与宿主免疫耐受之间联系紧密,因而控制病原微生物感染、调控免疫耐受对于相关疾病的防控具有重要意义。本章主要从免疫耐受概述、免疫耐受的形成机制、微生物感染与宿主免疫耐受的关系、免疫耐受的调控及其应用几个方面进行介绍。

第一节　免疫耐受概述

免疫耐受(immunological tolerance)是指适应性免疫系统对某种抗原的特异性不应答,这一状态由特异性淋巴细胞先前接触该抗原后被诱导形成。若淋巴细胞特异性识别抗原后发生失活或被清除,机体再次接触该抗原时则不产生特异性应答。在此过程中,机体免疫系统仅对该特定抗原不产生应答,但对其他无关抗原仍可产生正常的免疫应答。因此,免疫耐受最基本的特点是抗原特异性和免疫记忆性。免疫耐受与免疫缺陷或免疫抑制存在明显不同,后二者表现为机体对全部或大部分抗原的不应答,因而并不具备抗原特异性和免疫记忆性。此外,免疫耐受的形成需要经特定抗原的诱导,存在潜伏期。区别于诱导免疫应答的免疫原,诱导免疫耐受的抗原被称为**耐受原**(tolerogen)。

对于免疫耐受现象的认识最早始于 20 世纪 40 年代雷·欧文的报道,基因不同的异卵双生小牛在出生后很长一段时间内对彼此的皮肤移植物不发生排斥反应,但对来自无关小牛的皮肤移植物仍有明显的排斥反应。20 世纪 50 年代,彼得·梅达瓦等研究者先后在胚胎期和新生期动物体内成功诱导了获得性免疫耐受(acquired immunological tolerance)。给晚期胎鼠注射来自另一品系小鼠的细胞,其出生后对来自该品系小鼠的皮肤移植物不产生排斥反应。与此类似,给新生期 A 系小鼠注射 B 系小鼠的淋巴细胞,A系小鼠成年后对来自 B 系小鼠的皮肤移植物不发生排斥反应,但对来自其他品系(C 系)小鼠的皮肤移植物仍可发生排斥反应(见图 16-1)。基于上述相关领域的研究发现,弗兰克·伯内特提出了克隆清除学说,即淋巴细胞在发育成熟的过程中,识别自身抗原的未成熟淋巴细胞可被清除或"禁忌",从而实现适应性免疫系统对自身抗原的耐受。伯内特和梅达瓦二人因对获得性免疫耐受的发现及创造性贡献,共同荣获了1960年的诺贝尔生理学或医学奖。

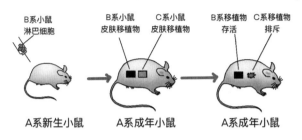

图 16-1　获得性免疫耐受

Box 16-1　天然免疫耐受现象的发现

　　1945年,雷·欧文报道了基因不同的异卵双生小牛互相含有对方血型的红细胞,因胎盘血管融合使其造血细胞可在对方体内自由循环并相互交换,这些小牛形成了两种不同血型的红细胞共存于体内的血型嵌合体(chimeras)。弗兰克·伯内特和弗兰克·芬纳(Frank Fenner)据此推测机体可识别胚胎发育阶段所接触的"自身"抗原,并对其具有耐受性,因而不诱发免疫应答,但是对其他"非己"抗原则会产生免疫反应。随后,彼得·梅达瓦利用小牛的皮肤移植实验证实,绝大多数具有血型嵌合体的异卵双生小牛在出生后很长一段时间内对彼此的皮肤移植物完全耐受,不发生排斥反应。这些研究验证了弗兰克·伯内特和弗兰克·芬纳的假说,也充分证实了天然免疫耐受现象的存在。

第二节　免疫耐受的形成机制

　　机体免疫系统对自身抗原不产生免疫应答,即**自身耐受(self tolerance)**。自身耐受缺损可致机体免疫系统对自身抗原产生应答,称为**自身免疫(autoimmunity)**,所引发的疾病称为自身免疫病(autoimmune disease)。自身耐受根据其形成阶段和部位的不同,可分为**中枢耐受(central tolerance)**和**外周耐受(peripheral tolerance)**两种。中枢耐受和外周耐受的发生机制不同,二者共同协作以形成和维持机体对自身成分的免疫耐受。

一、中枢耐受与外周耐受

中枢耐受是指未成熟淋巴细胞在中枢淋巴器官遇到自身抗原而形成的耐受。自身抗原广泛存在于中枢淋巴器官,包括在各组织器官普遍表达或经血液广泛传播的自身抗原,也包括一些外周组织特异性抗原。淋巴细胞发育成熟过程中,未成熟的自身反应性T细胞和B细胞特异性识别胸腺或骨髓中的自身抗原,发生凋亡清除、无能或者抗原特异性的改变,进而形成中枢耐受。

外周耐受是指成熟淋巴细胞在外周组织遇到自身抗原而形成的耐受。部分组织特异性自身抗原仅表达于外周组织,并不表达于中枢淋巴器官。针对这部分自身抗原的自身反应性淋巴细胞克隆不能通过中枢耐受被清除或"禁忌",因而可正常成熟并输出至外周组织。成熟的自身反应性T细胞和B细胞在外周组织中识别自身抗原,发生失活或被清除,进而形成外周耐受。

下面将从中枢耐受和外周耐受两个层次分别介绍T细胞耐受和B细胞耐受的形成机制。

二、T细胞耐受

T细胞耐受分为T细胞中枢耐受和T细胞外周耐受。

(一)T细胞中枢耐受

胸腺作为T细胞发育成熟的中枢淋巴器官,是T细胞中枢耐受形成的场所。未成熟的自身反应性T细胞在胸腺中识别自身抗原,可发生**克隆清除(clonal deletion)**或发育成Treg输出至外周。

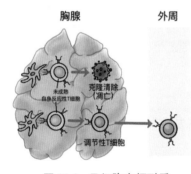

图 16-2　T 细胞中枢耐受

1. 克隆清除

克隆清除是T细胞中枢耐受形成的主要机制。胸腺细胞(胸腺中处于发育过程中的T细胞)经历TCR基因重排后,形成各种表达不同抗原特异性TCR的未成熟T细胞克隆,其中大部分自身反应性T细胞克隆通过阴性选择被清除。在由皮质向髓质移行的过程中,未成熟T细胞与DC、巨噬细胞以及髓质上皮细胞等胸腺APC相遇。胸腺APC将自身的各种循环蛋白和细胞相关蛋白抗原以肽-MHC分子复合物的形式表达于细胞表面。若未成熟自身反应性T细胞以其TCR高亲合力识别结合胸腺APC表面的肽-MHC分子复合物,则会发生凋亡,导致相应的T细胞克隆被清除,此为克隆清除。克隆清除是胸腺清除自身反应性T细胞的关键环节,这一过程又称为胸腺细胞的阴性选择。通过阴性选择,继续发育成熟的T细胞离开胸腺,进入外周淋巴组织(见图 16-2)。

2. 胸腺 Treg

一部分未成熟自身反应性 CD4$^+$ T 细胞以其 TCR 识别胸腺 APC 表面肽-MHC 分子复合物后,在胸腺中发育成为抗原特异性 Treg,称为**胸腺调节性 T 细胞(thymic regulatory T cell,tTreg)**。这些 Treg 离开胸腺进入外周,抑制针对自身抗原的免疫应答,参与诱导和维持外周耐受(见图 16-2)。

(二)T 细胞外周耐受

在胸腺中形成的 T 细胞中枢耐受并不能完全清除所有自身反应性 T 细胞。针对部分仅出现于外周的组织特异性抗原,其自身反应性 T 细胞在胸腺中发育成熟并输出至外周,然后依赖外周耐受机制防止对相应的自身抗原产生应答。在外周组织,多种机制相互协同,共同参与诱导并维持 T 细胞对自身抗原的耐受。

1. T 细胞无能

成熟 T 细胞的活化需要双信号刺激。其中,第一信号来自 T 细胞表面的抗原受体对抗原肽-MHC 分子复合物的识别,即抗原特异性信号;第二信号来自 T 细胞表面共刺激受体对共刺激分子的识别,即共刺激信号。若仅存在第一信号而缺乏充分的第二信号,会导致 TCR 信号的传递受阻或抑制性受体的激活,使 T 细胞进入功能性的无应答状态,这一过程称为 **T 细胞无能(T cell anergy)**。无能 T 细胞不具备对相应抗原产生特异性免疫应答的能力。T 细胞无能是 T 细胞外周耐受形成的重要机制之一。例如,表达自身肽-MHC 分子复合物的上皮细胞通常不表达共刺激分子,可为相应的自身反应性 T 细胞提供活化所需的第一信号,但无法为其提供第二信号,最终导致自身反应性 T 细胞的无能。所以,当无能的自身反应性 T 细胞再次遇到相应的自身抗原时,如 DC 提呈的自身肽-MHC 分子复合物,即使存在足够的共刺激信号,也无法被其活化。

2. T 细胞凋亡

成熟的自身反应性 T 细胞在外周组织中识别自身抗原,可发生凋亡而被清除。若自身反应性 T 细胞高亲合力识别自身抗原,在缺乏共刺激信号和生长因子作用的情况下,可通过线粒体途径诱导 T 细胞的凋亡。若自身反应性 T 细胞受到抗原的反复刺激和活化,可通过其表面的 Fas 结合自身或邻近 T 细胞表面的 FasL,通过死亡受体途径诱导 T 细胞的凋亡,这一过程又称为**活化诱导的细胞死亡(activation-induced cell death,AICD)**。线粒体凋亡途径和死亡受体凋亡途径所诱发的成熟自身反应性 T 细胞的凋亡清除对于维持 T 细胞对自身抗原的外周耐受至关重要。这两种途径中相关基因的缺失可导致小鼠发生全身性的自身免疫反应。

3. 免疫豁免

机体内的脑、眼、睾丸、胎盘等部位可通过血-脑、血-胎盘等解剖屏障与免疫系统相对隔离,豁免于免疫应答的攻击,被称为免疫豁免部位(immunologically privileged site)。这些免疫豁免部位不仅可以产生 TGF-β 等细胞因子,抑制局部的免疫反应,还可以表达高水平的 FasL 并作用于效应淋巴细胞表面的 Fas,诱导淋巴细胞凋亡以抑制免疫应答。免疫豁免是 T 细胞对特殊部位自身抗原形成外周耐受的重要机制。若病变或外伤等因素打破相应部位的免疫豁免,可导致某些自身免疫病(如交感性眼炎)的发生。

4. 免疫忽视

免疫忽视(immunologic ignorance) 是指具有活性和功能的自身反应性淋巴细胞与相应自身抗原在机体内共存,但却不被活化而诱发免疫应答的一种忽视状态。免疫忽视的确切机制尚未完全明确,可能是由于自身抗原浓度过低或与抗原受体结合较弱所致。免疫忽视不同于 T 细胞无能,在炎症或高浓度自身抗原等特定条件下,处于免疫忽视状态的淋巴细胞可被活化。

5. Treg 的抑制作用

由 $CD4^+$ 胸腺细胞在胸腺中识别自身抗原发育而成的 tTreg 也称天然调节性 T 细胞(natural Treg,nTreg),是机体内重要的抑制性细胞亚群。此外,初始 $CD4^+$ T 细胞在外周淋巴器官识别自身或外来抗原,亦可被诱导形成 Treg,称为外周调节性 T 细胞(peripheral Treg,pTreg)或诱导性调节性 T 细胞(induced Treg,iTreg)。Treg 的表型特征是 $CD4^+$ $Foxp3^+$ $CD25^{high}$,参与抑制机体免疫应答,维持自身免疫耐受。Treg 可通过多种机制来抑制 T 细胞的活化和效应功能,包括分泌抑制性细胞因子 IL-10 和 TGF-β、表达 CTLA-4 以竞争结合 APC 表面的 B7 以及消耗 T 细胞存活所需的 IL-2 等。

6. T 细胞抑制性受体的调节

免疫检查点 CTLA-4 和 PD-1 是 T 细胞表面重要的抑制性受体,参与负向调控 T 细胞应答,是诱导和维持 T 细胞对自身抗原形成外周耐受的重要机制。T 细胞表面的 CTLA-4 与 APC 表面的 B7 高亲和力结合,可向 T 细胞传递抑制信号,抑制 T 细胞的活化并终止免疫应答。*CTLA-4* 基因缺失导致小鼠出现淋巴细胞过度活化、淋巴结和脾脏肿大以及多器官淋巴细胞浸润等自身免疫病症状。T 细胞表面的 PD-1 可结合 APC 及其他组织细胞表面的 PD-L1 或 PD-L2,产生抑制性信号,抑制抗原诱发的 T 细胞应答。*PD-1* 基因缺失导致小鼠发生狼疮样肾病和关节炎等自身免疫性疾病。

三、B 细胞耐受

B 细胞耐受分为 B 细胞中枢耐受和 B 细胞外周耐受。

(一)B 细胞中枢耐受

骨髓作为 B 细胞发育的中枢淋巴器官,是 B 细胞中枢耐受形成的场所。高亲合力识别骨髓中自身抗原的未成熟自身反应性 B 细胞,会发生抗原特异性改变,或者发生凋亡而被清除;低亲合力识别骨髓中自身抗原的未成熟自身反应性 B 细胞,则会变成无能 B 细胞离开骨髓。

1. 受体编辑

骨髓中的 B 细胞前体经历免疫球蛋白基因重排后,发育形成各种表达不同抗原特异性 BCR 的未成熟 B 细胞克隆。若未成熟自身反应性 B 细胞以其 BCR 高亲合力识别骨髓中高浓度的自身抗原,尤其是识别细胞表面的多价抗原时,其 BCR 会发生交联并向胞内传递强烈的信号,导致 *RAG* 基因的重新激活,从而启动免疫球蛋白轻链基因的再次重排,主要表现为新一轮的 VJ 重组,即清除之前已重排的轻链基因并产生新的轻链基因,从而表达新的、不识别自身抗原的 BCR,这一过程被称为受体编辑(receptor editing)。未成熟自身反应性 B 细胞通过受体编辑改变其抗原特异性,从而消除其自身反应性,是 B 细胞中枢耐受的重要机制(见图 16-3)。

2. 克隆清除

当未成熟自身反应性 B 细胞以其 BCR 高亲合力识别骨髓中的多价自身抗原时,如 BCR 交联所诱发的受体编辑失败,则细胞会发生凋亡而被清除,如图 16-3 所示。这一过程为 B 细胞的"克隆清除",即通过对 B 细胞库的阴性选择来清除自身反应性 B 细胞。通过阴性选择的未成熟 B 细胞离开骨髓,在脾脏中进一步发育为成熟 B 细胞。

3. B 细胞无能

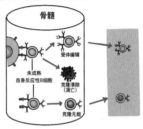

图 16-3　B 细胞中枢耐受

若未成熟的自身反应性 B 细胞以其 BCR 低亲合力识别骨髓中的自身抗原,或者识别骨髓中的可溶性抗原而无法引起 BCR 交联时,则会进入一种永久的功能性无应答状态,成为无能 B 细胞(anergic B cell)而离开骨髓(见图 16-3)。无能 B 细胞的抗原受体表达下调,抗原受体信号传递受阻,即使在抗原特异性 T 细胞的辅助之下,也无法被特异性抗原所激活。

(二)B 细胞外周耐受

在缺乏特异性 Th 细胞辅助的情况下,成熟 B 细胞识别外周组织中的自身抗原后,会进入功能性无应答状态或发生凋亡,形成 B 细胞的外周耐受。此外,B 细胞亦通过其抑制性受体的调节作用和免疫忽视等机制参与 B 细胞外周耐受的形成。

1. B 细胞无能与凋亡

成熟 B 细胞的活化亦需要抗原特异性信号(第一信号)和 Th 细胞提供的共刺激信号(第二信号)。若自身蛋白抗原已诱导相应 T 细胞克隆的无能或者清除,在缺乏特异性 Th 细胞辅助的情况下,自身反应性 B 细胞识别外周组织中的自身抗原会转变为无能 B 细胞。高亲合力结合自身抗原的 B 细胞可通过线粒体途径发生凋亡。外周自身反应性 B 细胞受到自身抗原的反复刺激,亦可通过活化诱导的细胞死亡而被清除。此外,某些活化 B 细胞在生发中心经历体细胞高频突变后,有可能转变为识别自身抗原的自身反应性 B 细胞,这部分细胞不能进一步增殖,最终发生凋亡而被清除。

2. B 细胞抑制性受体的调节

B 细胞表面的抑制性受体如 CD22 和 FcγRⅡB 是维持 B 细胞活化阈值的重要分子。当自身反应性 B 细胞以低亲合力识别自身抗原时,这些抑制性受体参与相应免疫耐受的产生与维持。但在 Th 细胞的辅助下,B 细胞对外来抗原可产生免疫应答。

第三节 微生物感染与宿主免疫耐受

不同微生物对宿主免疫系统会产生不同的影响。微生物与宿主的共生可能源于宿主对这些微生物的免疫耐受,从而导致其在宿主体内的长期定植。某些特殊病原微生物的宫内感染亦有可能诱导免疫耐受,使得新生宿主的适应性免疫系统对病原体不产生应答,从而导致病原体在宿主体内的长期存在。此外,某些病原微生物感染还可能会破坏宿主对自身抗原所形成的耐受,诱发或加重自身免疫病。

一、微生物共生与宿主免疫耐受

存在于皮肤、肠道以及其他组织中的共生微生物尽管属于非己抗原,但是并不诱导宿主的免疫应答,因此这一现象可被认为是宿主对共生微生物的免疫耐受。由于多数共生微生物不能侵入上皮屏障,因而无法被宿主的适应性免疫系统识别和攻击。再者,这些共生微生物通常情况下并不激活固有免疫,因此无法通过诱导共刺激分子的表达来有效激活适应性免疫应答。此外,共生微生物可通过其代谢产物来扩增甚或诱导和活化Treg,抑制 Th1、Th2 等效应细胞以及记忆细胞的分化与产生,从而抑制宿主针对这些微生物的适应性免疫。

二、微生物感染与宿主免疫耐受

巨细胞病毒、风疹病毒等特定病原微生物的宫内感染可导致新生个体中细胞介导免疫应答的严重受损。先天性巨细胞病毒或风疹病毒感染的患儿无法产生针对巨细胞病毒或风疹病毒抗原的淋巴细胞增殖反应,其体内病毒的清除往往需要数年。由此,胚胎早期的感染有可能导致机体对相应病原体的免疫耐受。

某些自身免疫病的发生发展与病原微生物的感染密切相关。感染可通过不同途径打破机体的自身耐受,从而诱发或加重自身免疫病。一方面,感染导致的炎症和组织损伤是一些自身免疫病发生发展的重要环境因素。病原微生物感染可诱导固有免疫应答,导致组织 APC 的活化。这些活化的 APC 通过增加共刺激分子的表达和炎性细胞因子的释放,促进局部组织微环境中自身反应性 T 细胞的活化。这种由感染导致的非病原体特异性 T 细胞的活化又称为旁观者活化。例如,以自身抗原联合微生物佐剂免疫小鼠,可打破其自身耐受并诱发自身免疫性疾病。此外,感染导致的局部组织损伤亦可破坏某些部位的免疫豁免,使得自身抗原的暴露机会增加,激活自身反应性淋巴细胞并诱发自身免疫病。另一方面,某些病原微生物表达的抗原与宿主的自身抗原分子相似,二者之间可产生免疫交叉反应,即由微生物感染激发的免疫应答可导致针对自身抗原的免疫反应,这一现象为分子模拟。例如,链球菌感染可引发以心肌炎为主要临床表现的风湿热,其原因就是抗链球菌的抗体与心肌蛋白之间发生交叉反应。DNA 测序结果亦证实心肌蛋白和链球菌蛋白之间存在许多同源的短序列。

第四节　免疫耐受的调控及其应用

免疫耐受作为机体保护自身成分免于遭受免疫系统攻击的必要机制,对于预防自身免疫病的发生具有重要意义。免疫耐受的重建和维持是治疗自身免疫病的关键环节。同样,诱导建立免疫耐受也是防治超敏反应和移植排斥反应的重要措施。另外,机体免疫系统可能对某些肿瘤抗原存在免疫耐受,从而导致肿瘤的发生发展,因此终止机体免疫系统对肿瘤抗原的免疫耐受也是肿瘤免疫治疗的重点环节。

一、免疫耐受的建立及其应用

(一)口服耐受

经口摄入抗原而形成的全身适应性免疫耐受为口服耐受。口服耐受很可能是防止免疫系统对食物蛋白和共生细菌产生应答以避免损伤机体的重要机制。有动物实验证实,口服蛋白抗原可抑制经其他途径进入机体的相同抗原所诱导的适应性免疫应答,从而抵抗某些自身免疫性疾病的发生,但是相关的临床试验目前仍未有实质性的突破。

(二)骨髓移植

在同种异体器官移植前,将供者骨髓细胞输注给受者,使受者体内形成造血干细胞嵌合体,以诱导其对同种异基因移植物的长期耐受。这一策略在少数肾脏移植患者中进行了尝试并获得了成功,但因骨髓移植的潜在风险,其应用在一定程度上受到限制。

(三)阻断共刺激信号

目前,共刺激途径的阻断已经用于自身免疫病的治疗。CTLA-4-Ig(abatacept)可阻断 B7 与 CD28 的结合,抑制 T 细胞的活化,现已用于类风湿性关节炎和银屑病的治疗。CD58-IgG1 的融合蛋白(alefacept)可抑制 CD2 和 CD58 的结合,常规用于银屑病的治疗。阻断共刺激信号在动物实验中可诱导 T 细胞对同种异基因抗原的耐受,但临床试验中尚不能诱导受者对同种异基因移植物的长期耐受。

二、免疫耐受的终止及其应用

(一)增强 DC 的功能

组织中的未成熟 DC 因缺乏共刺激信号,往往诱导 T 细胞无能或 Treg 的产生。因此,利用免疫佐剂刺激 DC 的成熟及共刺激分子的表达,可以打破免疫耐受,增强免疫应答,用于肿瘤等疾病的免疫治疗。

（二）阻断免疫检查点

利用抗体阻断免疫检查点 CTLA-4 和 PD-1 对 T 细胞活化的抑制作用,是打破免疫耐受、增强抗肿瘤免疫应答的重要措施。目前,利用 CTLA-4 抗体治疗晚期黑色素瘤已取得不错的效果;而针对 PD-1 通路的阻断抗体不仅用于黑色素瘤的治疗,同时也可用于非小细胞肺癌和头颈部肿瘤的治疗。

三、免疫耐受调控策略的影响因素

免疫耐受的诱导形成和维持取决于抗原与机体两方面的因素,因此对免疫耐受的调控不仅需要考虑抗原的性状、剂量、免疫途径,还需要考虑机体免疫系统的发育成熟度和功能状态等。

（一）抗原相关因素

1. 抗原性状

通常情况下,若抗原为小分子、可溶或者非聚合单体形式,因其不易被 APC 摄取、加工和提呈,故更容易成为耐受原而诱导机体的免疫耐受。与之相反,若抗原为大分子、颗粒或聚合形式,如细胞或细菌性抗原,因其很容易被巨噬细胞等 APC 摄取、加工、提呈给 T 细胞以诱发应答,所以更容易成为免疫原而刺激机体的适应性免疫应答。佐剂的使用可将可溶性抗原转变为颗粒形式或者激发固有免疫以活化 APC,从而达到增强抗原刺激适应性免疫应答的效果。因此,在无佐剂使用的情况下,抗原更容易诱导免疫耐受。

2. 抗原剂量

对于大多数蛋白抗原来讲,在一定阈值范围内,其所激发适应性免疫应答的效应会随剂量的增加而增强。有实验研究证实,初次免疫时使用不同的抗原剂量,会导致机体对再次免疫产生不同的效应。若初次免疫时给予的抗原剂量过低,当再次以合适剂量的抗原刺激机体时,免疫系统可表现为无应答,这一现象被称为**低带耐受（low zone tolerance）**。若初次免疫时所给予的抗原剂量过高,当以合适剂量的抗原再次刺激机体时,免疫系统表现的不应答或者抑制称为**高带耐受（high zone tolerance）**。

3. 抗原免疫途径

抗原的不同入体途径对免疫耐受或者应答的诱导往往也会产生不同的效果。通常情况下,口服抗原容易诱导全身免疫耐受的形成。口服抗原会诱发肠道固有层的局部抗体应答,但同时诱导对相同抗原的全身免疫耐受状态。这种分离耐受（split tolerance）对于避免由食物抗原引发的变态反应（allergy）具有重要意义。经静脉注射直接进入血液的抗原容易引起免疫耐受,而经皮下或肌内注射的抗原则较易诱导免疫应答。

（二）机体相关因素

个体的发育阶段直接影响免疫系统的发育成熟度。因胚胎期个体免疫系统尚处在发育阶段,新生期个体免疫系统仍未发育完善,此时机体接触抗原更易诱导免疫耐受的发生。成年期个体免疫系统已发育成熟,此时机体接触抗原更易诱发免疫应答。另外,机体的免疫功能状态对免疫耐受的诱导和维持也产生着重要影响。机体处于免疫抑制状态时较易诱导耐受,如环磷酰胺、环孢霉素、糖皮质激素等免疫抑制药物与抗原联合应用有助于诱导免疫耐受。

思考题:

1. 试述中枢耐受和外周耐受的形成机制。
2. 试述免疫耐受调控策略在相关疾病防治中的应用。
3. 试述病原微生物感染与宿主免疫耐受的关系。

（王群）

第十七章　感染、肿瘤与免疫

　　1910 年，美国洛克菲勒研究所的年轻病理医生弗朗西斯·佩顿·劳斯（Francis Peyton Rous）首次报道禽类肉瘤的无细胞滤过液感染可以诱发健康禽类的恶性肿瘤，从而首次提出了"致瘤病毒"的概念。1994 年，幽门螺杆菌被国际癌症研究机构定义为 I 类致癌物质，成了第一个被证实的致癌细菌。截至目前，已分离鉴定出 30 余种 150 多株动物肿瘤病毒。对致瘤病毒的深入研究揭示了抑癌基因失活或原癌基因活化诱导细胞转化在肿瘤发生中的重要作用，极大地推动了肿瘤相关研究。

　　伴随致癌病原的发现和深入研究，慢性感染及持续炎性刺激与免疫细胞交互作用进而导致细胞增殖异常与肿瘤发生的机制逐渐被揭示，成为肿瘤研究的重要领域，为肿瘤干预提供了重要靶点。本章将围绕感染、肿瘤与免疫，重点讲述常见致癌微生物及其致癌机制，以及肿瘤免疫学的基本原理。

第一节　致癌微生物与肿瘤抗原

　　1910 年，劳斯发表文章，首次明确了传染性因子可诱发肿瘤。为了纪念劳斯，后人将其命名为劳斯肉瘤病毒（Rous sarcoma virus，RSV）。后续研究证实，RSV 是一种重组了宿主 *src* 基因的逆转录病毒。RSV 携带的外源性 *src* 基因异常表达导致细胞内部信号网络失调，细胞转化与肿瘤发生，而正常细胞内 *src* 基因表达是受严格调控的，因此 *src* 基因被认为是原癌基因。后续 *fps*、*myc*、*myb*、*erbA* 等多个原癌基因被陆续发现。由于开创性地发现了病毒致肿瘤的现象，劳斯荣获了 1966 年的诺贝尔生理学或医学奖。

　　迄今为止，已发现多种细菌和病毒的慢性感染与肿瘤发生密切相关，如幽门螺杆菌（H. pylori，Hp）与胃癌，Epstein-Barr 病毒（EBV）与鼻咽癌，乙型肝炎病毒（hepatitis B virus，HBV）、丙型肝炎病毒（hepatitis C virus，HCV）与肝癌，人乳头瘤病毒（human papilloma virus，HPV）与宫颈癌等。国际癌症研究中心最新的研究显示，2018 年，全球有 220 万新发癌症病例由传染性病原体感染引起，占新发癌症病例的 13%。表 17-1 所示为已知与人类肿瘤相关的几种致癌微生物，其中幽门螺杆菌、人乳头瘤病毒、乙型肝炎病毒和丙型肝炎病毒四大类致癌病原体与肿瘤关系最为密切。

表 17-1　人类致癌微生物与肿瘤

肿瘤病原	相关癌症	相关程度	基因整合	促发因素
人乳头瘤病毒	宫颈癌	++	+	性行为,其他因素
	口咽癌	++	+	性行为
	皮肤癌	+	+	遗传易感性,紫外线
乙肝病毒	肝癌	++	+	黄曲霉毒素,其他因素
丙肝病毒	肝癌	++	−	肝再生,其他因素
人类嗜 T 细胞病毒	T 细胞白血病	++	+	−
EB 病毒	伯基特(Burkitt)淋巴瘤	++	+	疟疾
	鼻咽癌	++	+	亚硝胺
	霍奇金病	−	−	
人 8 型疱疹病毒	卡波西肉瘤	++	+	HIV 免疫抑制
幽门螺杆菌	胃癌	++	−	

一、致癌微生物

(一)致癌病毒

自从 RSV 被确认为致癌病毒后,已经证明有上百种病毒与哺乳动物肿瘤相关。下面介绍与人类肿瘤关系最为密切的三种致癌病毒。

1. 人乳头瘤病毒

(1)人乳头瘤病毒(human papillomavirus,HPV)与肿瘤。HPV 属于乳多空病毒科中的乳头瘤病毒属,是一种共价双链环状 DNA 病毒,主要侵犯人的皮肤和黏膜,导致增生性病变。德国癌症研究中心的科学家哈拉尔德·祖尔·豪森(Harald zur Hausen)博士最早在宫颈癌活检标本中检测到了 HPV16、HPV18 的基因序列,证实 HPV 的 $E6$、$E7$ 基因可整合于宫颈癌宿主细胞的染色体内,是诱发宫颈癌的关键基因。豪森博士因此获得了 2008 年的诺贝尔生理学或医学奖。这一重要发现使得宫颈癌成为迄今为止病因最明确的癌症,为实现宫颈癌的早期预防和彻底根除奠定了重要基础。

Box 17-1　HPV 诱发宫颈癌的发现

20 世纪 50～60 年代,科学家们通过比较患有宫颈癌和没有患宫颈癌女性的生活方式,发现宫颈癌在较早开始性生活或有多个性伴侣的女性中更为常见。癌症本身不会传染,但宫颈癌的流行模式与性传播疾病很相似,提示了病毒性感染与宫颈癌的潜在联系,这引起了哈拉尔德·祖尔·豪森博士的极大兴趣。联想到患有生殖器疣的女性可以发展成宫颈癌的临床报道,以及理查德·夏普(Richard Shope)报道的一种乳头瘤病毒会导致兔子的疣和癌症的工作,豪森博士提出了类似的病毒可能是人类宫颈癌诱因的假说,并在宫颈癌样本中先后检测到了人 HPV-11、HPV-16 和 HPV-18 的存在,其中 HPV-16 在约一半的宫颈癌患者中被检测到,HPV-18 存在于约 1/5 的宫颈癌样本中。

1995 年成立的国际宫颈癌生物学研究小组先后两次在全球不同国家进行检测,发现几乎所有的宫颈癌样本(99.7%)都含有 HPV 病毒,有力证实了 HPV 感染是宫颈癌的诱因。目前已经确定了 100 多种不同类型的 HPV,幸运的是,只有大约 12 种被认为是高风险 HPV,其中 HPV-16 和 HPV-18 引起了 70% 的宫颈癌和宫颈癌前病变。豪森博士因确定了 HPV 诱发宫颈癌的作用,为实现宫颈癌的疫苗预防奠定了重要基础,因此荣获了 2008 年的诺贝尔生理学或医学奖。

到目前为止,科学家已经发现了 100 余种 HPV 病毒。根据与恶性肿瘤发生的密切程度可将 HPV 分为高危型、中危型和低危型三型,其中高危型(HPV-16 和 HPV-18)与宫颈癌等恶性肿瘤密切相关。研究显示,99% 的宫颈癌患者呈 HPV 阳性,此外,HPV 还与阴道癌、外阴癌、肛门癌等其他多种癌症密切相关。

(2)HPV 慢性感染促进肿瘤发生的机制。HPV 感染重塑了宿主局部免疫微环境,促进了病毒免疫逃逸,形成了持续性感染。HPV 具有复杂的免疫抑制作用,可通过直接或间接途径抑制细胞的 MHC 表达,从而抑制抗原提呈,逃逸免疫监视。HPV 感染部位还可以检测到 Treg 数量明显升高,抑制 T 细胞激活及细胞因子产生。此外,HPV 可通过多种机制抑制干扰素信号通路,E6、E7 蛋白抑制 STAT1 表达;E6 蛋白与干扰素调节因子 3(IRF-3)结合,抑制其转录活性;E7 蛋白与 IRF-1 结合,抑制 IRF-1 介导的 IFN-α mRNA 转录。

HPV 癌基因 *E6* 和 *E7* 诱导细胞恶性转化是肿瘤产生的重要原因。HPV 持续性感染诱发宫颈癌的过程复杂,可持续 10～20 年。HPV 感染不会直接导致宿主细胞的死亡,而是通过自身编码的病毒蛋白促进细胞增殖、转化。病毒早期基因 *E6*、*E7* 是已经明确的最重要的 HPV 致癌基因,E6、E7 蛋白可以体外直接转化宫颈上皮细胞,通过多种机制导致细胞的异常增殖。研究证实,E6 蛋白能促进细胞周期检控点分子 p53 的降解,E7 可使抑癌蛋白 Rb 失活,进而上调转录因子 E2F 表达,促使细胞周期从 G1 到 S 期,促进细胞增殖。此外,E7 与 p27、p21 和 p15 等细胞周期蛋白依赖激酶抑制剂结合,干扰细胞周期进程,促进细胞异常增殖。除细胞周期蛋白之外,HPV E6 与 Myc 相互作用,把 Myc 招募到端粒酶逆转录酶(human telomerase reverse transcriptase,hTERT)启动子上,激活 hTERT 表达,导致细胞恶性增殖。

高危型 HPV 还可将基因片段或整个基因组 DNA 整合入宿主细胞基因组。基因整合影响了病毒调节蛋白的表达,可导致 E6、E7 致癌基因转录调控异常和过量表达。另一方面,HPV 整合导致宿主细胞癌基因激活、抑癌基因失活以及宿主染色体重排和基因组稳定性降低,从而有利于细胞的永生化或转化。

(3)HPV 的防治:目前临床上已研发出二价、四价和九价疫苗,能够安全预防持续性 HPV 感染所致癌症,直接造福女性接种者。这几种疫苗所覆盖和针对的 HPV 亚型数量不同,二价疫苗(Cervarix)针对 HPV-16 型和 HPV-18 型(70% 的宫颈癌、90% 的肛门癌,很大比例的阴道癌、外阴癌、口咽癌等)。四价疫苗和九价疫苗相比于二价疫苗的优势在于除了防癌,还预防生殖器疣(90% 由 HPV-6 型和 HPV-11 型导致),九价疫苗相比于四价疫苗的优势在于可防止 HPV 感染的亚型更多。

2.乙型肝炎病毒

肝炎病毒是指以侵害肝脏为主,引起病毒性肝炎的一组不同种属的病毒。目前肝炎病毒主要包含甲、乙、丙、丁、戊五个型别,其中乙型肝炎病毒(HBV)和丙型肝炎病毒(HCV)是诱发肝癌的主要元凶。

(1)HBV 与肝癌。HBV 属于嗜肝 DNA 病毒科,是部分双链 DNA 病毒,全长仅约 3.2 kb。HBV 的转录模板为共价闭合环状 DNA(covalently closed circular DNA,cccDNA),主要以微小染色体的形式存在于肝细胞内,是 HBV 持续性感染和难以清除的根本原因。

Box 17-2　HBV 研究新进展——李文辉发现 HBV 受体及其重要意义

1965 年,巴鲁克·布隆伯格(Baruch Blumberg)发现了抗原性物质 Aa(澳抗)。1970 年,英国的丹尼等在澳抗阳性的肝炎患者血液中分离获得病毒颗粒,并用电子显微镜确定澳抗是乙肝病毒颗粒的表面蛋白质(HBsAg),后人将丹尼观察到的感染性病毒粒子命名为 Dane 颗粒。1977 年,马里奥·里泽托(Mario Rizzetto)在 HBV 感染患者肝细胞中发现了一个新抗原(Delta 抗原,HDAg),后续研究确定丁型肝炎病毒(HDV)是 HBV 的卫星病毒,其感染依赖 HBV 辅助提供的病毒囊膜。HBV 只感染人类和黑猩猩,1984 年,严瑞琪等证实树鼩也能被 HBV 感染。多个研究组报道 PreS1 的 2~48 位氨基酸是 HBV 感染的关键片段,但 30 多年来,HBV 功能性受体始终未能被发现。

2007年,李文辉及其团队从树鼩入手,绘制了树鼩肝细胞基因表达图谱。他们利用 PreS1(2~48)作为探针和原代培养的树鼩肝细胞,结合光交联技术、双重亲和纯化技术和高分辨质谱分析手段,于 2012 年发现钠离子-牛黄胆酸钠共转运多肽(NTCP)特异性结合 PreS1。在 HBV/HDV 易感的肝细胞中敲低 NTCP,或在非感染细胞系中稳定表达 NTCP,均证明 NTCP 的确是 HBV/HDV 病毒感染细胞所必需的功能性受体。长期以来,人们一直在寻找 HBV 和 HDV 受体,NTCP 的发现是该领域的一项巨大进步,对病毒性肝炎的基础与临床研究产生了深远的影响。目前模拟的多肽药物 Myrcludex B 可竞争性阻断 HBV/HDV 感染,在临床试验中取得了很好的治疗效果。

1965年,美国医生巴鲁克·布隆伯格首次在一位澳大利亚土著居民的血液中发现了抗原性物质 Aa(澳大利亚抗原,简称澳抗),后改称乙肝表面抗原(HBsAg)。1966年,布隆伯格及其合作者发表文章,提出澳抗与急性病毒性肝炎之间有密切关系,并为乙肝疫苗研制做出了巨大贡献,布隆伯格也因此荣获了 1976 年的诺贝尔生理学或医学奖。1981年,HBV 血源性疫苗问世,后续表达 HBsAg 的亚单位疫苗制备成功并广泛使用,大大降低了 HBV 的传播,并降低了 HBV 相关肝癌的发生。

HBV 感染与肝硬化及肝癌关系密切,是世界范围内的重要公共健康问题。《2017年全球肝炎报告》显示,全球约有 2.57 亿人感染 HBV。HBV 在不同地区的流行率和主要基因型不同。目前已经发现的 HBV 基因型有 A~J 共 10 种,以 A、B、C、D 四种基因型为主,我国主要为 B、C 基因型,欧美以 A、D 基因型为主。与 B 基因型不同,HBV C型在年轻患者中复制活性低,但却与肝癌突变高度相关。我国 HBV 携带者约 9000 万人,其中约 2800 万人为慢性乙肝患者。我国的肝癌病例中,有 70%~80% 是 HBV 感染所导致。

(2)HBV 慢性感染促进肝癌发生的机制。HBV 感染后临床表现呈多样性,可表现为重症肝炎、急性肝炎、慢性肝炎或无症状携带者,其中部分慢性肝炎可演变成肝硬化或肝癌。急性 HBV 感染的预后与年龄相关,95% 以上的新生儿、20%~30% 的 1~5 岁儿童及不到 5% 的成年人会发展为慢性感染。HBV 感染肝细胞并不影响肝细胞活性,宿主的抗病毒免疫应答与 HBV 的相互作用是影响 HBV 感染性疾病转归和 HBV 慢性感染进程的重要因素,宿主免疫应答导致的肝细胞损伤也是 HBV 相关肝脏疾病发生的重要机制。

HBV 通过多种机制逃逸抗病毒固有免疫和适应性免疫应答,形成持续性感染。HBV 感染通常不能有效诱导 I 型干扰素应答,HBV 因此被称为隐匿病毒。同时,HBV 慢性感染个体 NK 细胞数量低下、功能异常,是病毒免疫逃逸的重要机制。病毒特异性T 细胞是机体清除 HBV 的主要机制,慢性 HBV 感染与病毒特异性 T 细胞反应受损密切相关。HBV 携带者以及 HBV 转基因小鼠中,外周及肝脏中 CD8$^+$ T 细胞处于免疫耗竭(exhaustion)状态,表现为高表达抑制性受体,细胞增殖能力及分泌细胞因子、杀伤效应分子能力降低。HBV 特异性 T 细胞功能抑制的机制复杂,一方面 HBV 抑制 DC 的功能,抗原提呈受限;另一方面 HBV 慢性感染引起多种抑制性免疫细胞数量增加,包括 M2 型巨噬细胞、Treg、髓源抑制性细胞(myeloid derived suppressor cell,MDSC)等,抑制抗病毒免疫应答。

HBV 可以通过多种方式促进肝癌的发生,涉及免疫介导的慢性肝脏炎症导致的遗传损伤的积累、持续氧化应激、HBV 的 DNA 整合到宿主基因组中的插入突变等途径。

①免疫和炎症因子。HBV 慢性感染引起的持续性炎症在癌症发展中起着至关重要的作用。在肝脏中,反复的炎症循环诱导了细胞凋亡和肝细胞再生,增加了肝癌发生的风险。NF-κB 和 STAT3 是抵抗肿瘤免疫监视、调节肿瘤血管生成和肿瘤细胞侵袭能力的两个重要通路。HBV 感染及其介导的炎症刺激 NF-κB 持续活化,促进肝癌发生。同样是 HBV 感染促进 IL-6 等炎性因子释放,诱导 STAT3 活化,促进肝癌发展。此外,慢乙肝患者中,HBV 特异的 CD4$^+$ 和 CD8$^+$ T 细胞功能耗竭,DC、NK 和 NKT 细胞数目下降和功能耗竭,免疫检查点分子 PD-1、CTLA-4 和 TIM-3 表达上调,同时固有免疫应答受损,特别是 Toll 样受体表达下调与失能。另外,HBV 引起的慢性炎性反应还会招募 Treg 和髓源抑制性细胞,并激活肝星状细胞,产生 IL-10 和 TGF-β 等细胞因子,进一步导致抗肿瘤免疫应答和免疫监视功能的受损。

②HBV 基因整合。在 80%~90% 的 HBV 相关肝细胞肝癌中发现了整合的 HBV 序列,其中 50% 含有 *HBx* 基因整合。HBx 蛋白是一种多效应的、具有反式激活作用的病毒蛋白,可激活细胞内的癌基因表达和多种分子通路异常活化,引起肝细胞转化与癌变。*pre-S2/S* 基因的整合可使细胞不断产生 HBsAg,成为持续性 HBsAg 携带者;同时 *pre-S2/S* 具有反式激活作用,导致细胞基因表达异常。此外,HBV 插入还可引起细胞基因组不稳定,基因和染色体缺失和易位,产生 DNA 扩增和融合转录产物,引起 miRNA、癌基因和抑癌基因的表达异常,促进肝癌的发生发展。

3.丙型肝炎病毒

丙型肝炎病毒属于黄病毒科肝炎病毒属,是由脂膜包裹的正链 RNA 病毒。HCV 基因易变异,目前可至少分为 6 个基因型及 67 个亚型。与 HBV 不同,HCV 复制过程无 DNA 中间体,其基因并不能整合到肝细胞基因组。目前认为 HCV 慢性感染导致持续性肝细胞损伤、慢性炎症、氧化应激和细胞因子的作用,促进肝纤维化、肝硬化与肝细胞增殖,从而导致肝癌发生。HCV 引起肝细胞病变的机制及临床表现与 HBV 类似,不同之处是:①隐性感染者更多见;②更易发展为慢性,许多 HCV 感染者发病时已成慢性,有 50%~60% 的病例转为慢性肝炎,其中 20%~30% 最终发展为肝硬化与肝癌;③HCV 免疫原性较弱,难以刺激机体产生高水平的抗体,容易导致免疫耐受或持续性感染,对再感染亦无保护力。

由于 HCV 的高度可变性,目前尚无有效的疫苗预防 HCV 感染。但近年来,丙型肝炎治疗取得了重大突破,多种可以直接作用于 HCV 非结构蛋白(NS3/4A、NS5A、

NS5B)进而抑制病毒复制的小分子药物被发现,这些小分子药物被称为直接抗病毒药物(direct-acting anti-viral agent,DAA)。目前,多种 DAA 药物联合的鸡尾酒疗法可以在很短的时间内(一般为 12 周)有效清除 HCV,有效率高达 95%～99%,数百万人的生命得以挽救。

Box 17-3 丙型肝炎病毒及 HCV 的发现

20 世纪 70 年代中期,美国国立卫生研究院输血医学部传染病科主任哈维·阿尔特(Harvey J. Alter)等证明,大多数输血后肝炎病例不是由甲型肝炎病毒或乙型肝炎病毒引起的,而是由一种未知、具有病毒特征的病原体引起的,并可通过血液传播给黑猩猩(也是人类以外唯一易感的宿主)。1987 年,迈克尔·霍顿(Michael Houghton)等从感染黑猩猩的血液中提取了 DNA 片段,研究人员预测,其中一些片段可能来自未知病毒。因为肝炎患者的血液中可能存在针对病毒的抗体,研究人员使用患者血清来鉴定克隆的编码病毒蛋白的病毒 DNA 片段,最终发现了一个阳性克隆来源于黄病毒家族的一种新型 RNA 病毒,称之为丙型肝炎病毒。1997 年,圣路易斯华盛顿大学的研究员查尔斯·莱斯(Charles M. Rice)等通过基因工程技术获得了没有失活变异的丙型肝炎病毒的 RNA,注射到黑猩猩的肝脏中后,在黑猩猩的血液中检测到了病毒,并观察到了与慢性肝病患者相似的病理变化,从而证明了输血介导的肝炎可以单纯由 HCV 感染引起。为此,哈维·阿尔特、迈克尔·霍顿和查尔斯·莱斯荣获了 2020 年的诺贝尔生理学或医学奖。

(二)致癌细菌——幽门螺杆菌

幽门螺杆菌感染是慢性胃炎的最常见原因,是胃癌的 I 类致癌原。1982 年,巴里·马歇尔(Barry J. Marshall)和罗宾·沃伦(J. Robin Warren)首次从胃活检组织中分离培养出幽门螺杆菌,确定了其导致胃炎和胃溃疡的作用,并因此荣获了 2005 年的诺贝尔生理学或医学奖。

目前认为,幽门螺杆菌单独并不能诱发癌症,但其定植到胃黏膜引起大量炎症反应导致慢性萎缩性胃炎,慢性持续的黏膜炎症引起肠上皮化生、异常增生和癌变。幽门螺杆菌感染在不同阶段的胃黏膜病变中均发挥重要作用。对幽门螺杆菌感染者进行规范的根除治疗,能够有效降低胃癌发病率。除胃癌外,幽门螺杆菌还与胃黏膜相关淋巴瘤的发生有关。与未感染者相比,幽门螺杆菌阳性患者中这种淋巴瘤的发生率高 3.6 倍。

人是幽门螺杆菌的唯一自然宿主,全世界人群感染率高达 50%。胃癌组织中幽门螺杆菌阳性率为 69%～95%。幽门螺杆菌主要通过人群的消化道,即"口-口""粪-口"途径传播。养成良好的卫生习惯,比如饭前洗手、施行分餐制、不对婴儿进行口对口喂食,有利于预防幽门螺杆菌感染。

二、肿瘤抗原

肿瘤抗原是指在细胞癌变过程中出现的新抗原(neoantigen)以及肿瘤细胞异常或过度表达的抗原物质。肿瘤抗原可以诱导机体的抗肿瘤免疫应答,是肿瘤免疫诊断和免疫防治的分子基础。

人们在实验性或自发性动物肿瘤及人类肿瘤细胞表面发现了多种抗原。肿瘤抗原可以根据诱发因素或特异性等不同标准进行分类。根据诱发因素的不同,肿瘤抗原可以分为理化因素诱发的肿瘤抗原、致癌微生物诱发的肿瘤抗原和自发肿瘤抗原等。下面重点介绍根据肿瘤抗原特异性进行分类的方法。

(一)肿瘤特异性抗原

肿瘤特异性抗原(tumor-specific antigens, TSA)是指仅表达于肿瘤细胞而不存在于正常细胞的抗原。其中,将在某些肿瘤中特异表达而其他肿瘤不表达的肿瘤特异性抗原称为高特异性肿瘤特异性抗原,如人恶性黑色素瘤基因编码的黑色素瘤特异性抗原存在于黑色素瘤细胞中,但正常黑色素细胞和其他肿瘤不表达;而有的肿瘤特异性抗原在多种肿瘤中表达,称为低特异性肿瘤特异性抗原,如突变的 *ras* 癌基因产物可见于消化道癌、肺癌等多种癌症类型。近交系小鼠间的肿瘤移植排斥实验证实了肿瘤特异性抗原的存在(见图 17-1),因此肿瘤特异性抗原又称**肿瘤特异性移植抗原(tumor specific transplantation antigens, TSTA)**。肿瘤特异性抗原可诱发机体免疫系统产生特异性免疫,且主要诱发 T 细胞免疫应答。

(1)理化因素诱生的肿瘤特异性抗原。在化学致癌剂(如氨基偶氮染料、二乙基硝酸等)或物理致癌因素(如紫外线、X 射线、放射性粉尘等)诱发的动物肿瘤中均检出了肿瘤特异性抗原,它们是嵌合在肿瘤细胞双层类脂膜中的糖蛋白,有较强的免疫原性,易被宿主免疫系统识别和排斥,如 Meth A 纤维肉瘤表达的 Meth A 抗原,小鼠肥大细胞瘤 P815 表达的 P815A 和 P815B 抗原。在近交系动物中,理化因素诱发的肿瘤抗原一般具有个体特异性,甚至同一理化因素在同一动物不同部位诱发的肿瘤,其抗原特异性亦不同。因此,应用单一抗血清不能检出某一理化因素诱导的所有肿瘤,也难以研制出对某一化学致癌物诱发的不同肿瘤均有效的单一肿瘤疫苗。

(2)病毒诱生的肿瘤抗原。在病毒诱发的肿瘤中,病毒基因整合到宿主细胞基因组,合成病毒基因编码的蛋白,并以抗原肽-MHCⅠ类分子复合物的形式表达在肿瘤细胞表面。DNA 病毒(如多瘤病毒、猴空泡病毒、腺病毒等)可直接与宿主细胞基因组 DNA 整合,通过病毒的转化基因诱发宿主肿瘤。RNA 逆转录病毒的基因组逆转录成 DNA 后可整合到宿主细胞基因组中,进而诱发肿瘤。同一种病毒诱发的肿瘤,不论其组织来源或动物种系如何,均表达相同的肿瘤特异性抗原,无种属及组织特异性。但不同病毒诱生的肿瘤抗原,其分子结构和生物学特性各异,即具有病毒特异性。

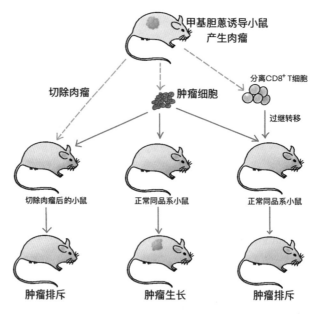

图 17-1　同品系小鼠移植排斥试验证明肿瘤特异性抗原存在

（二）肿瘤相关抗原

肿瘤相关抗原（tumor-associated antigens，**TAA**）是指既表达于肿瘤细胞也表达于正常细胞表面，但在细胞发生癌变时表达量明显增加的一类抗原。由于肿瘤相关抗原多为正常细胞的一部分，故此类抗原只表现出量的变化而无严格的肿瘤特异性，而且其免疫原性较弱，难以刺激机体产生抗肿瘤免疫应答。最常见的肿瘤相关抗原是胚胎抗原。肿瘤相关抗原不但可用作肿瘤早期诊断的辅助指标，而且对疗效的评估、复发转移及预后的判断都有一定的指导意义。

胚胎抗原（embryonic antigens）是胚胎发育期由胚胎组织产生的正常成分，出生后逐渐消失或表达量很低。当细胞癌变时胚胎抗原重新合成，成为诊断肿瘤的一个重要辅助指标。目前已发现多种胚胎抗原，其中对甲胎蛋白和癌胚抗原的研究最为深入。

（1）甲胎蛋白（alpha fetoprotein，AFP）。甲胎蛋白是一种 70 kDa 的分泌糖蛋白，主要由胎肝和卵黄囊产生。正常成人血清中含量极微（不超过 20 ng/mL），当肝细胞发生损伤（如肝切除等）或癌变时，血清中甲胎蛋白的含量急剧增加。甲胎蛋白是诊断原发性肝癌的最常用标志物，诊断阳性率为 60%～70%。

（2）癌胚抗原（carcinoembryonic antigen，CEA）。癌胚抗原是一种 180 kDa 的膜结合型糖蛋白，最初在结肠癌和直肠癌组织中检出。高水平癌胚抗原出现于 2～6 个月胎儿的肠、胰和肝脏等组织，故称为"癌胚抗原"。健康机体由消化道分泌的癌胚抗原大多进入肠腔，血清中水平极低（2～5 ng/mL 甚至更低）。在消化道及乳腺恶性肿瘤患者血清中均可检测到高水平的癌胚抗原。临床上观察癌胚抗原的动态水平，有助于对疗效以及复发、转移的判断。

第二节 抗肿瘤免疫效应机制

致癌病原慢性感染及持续炎性刺激与免疫细胞交互作用,进而导致细胞突变和细胞增殖异常是肿瘤发生的重要原因之一。机体针对致癌病原体的免疫反应一方面清除病原感染,另一方面也可以发挥抗肿瘤免疫作用。

伯内特提出的免疫监视学说最早提出机体免疫系统能识别并及时清除突变细胞,从而防止肿瘤的发生。针对突变细胞,机体既可产生固有免疫应答,也可产生针对肿瘤抗原的适应性免疫应答。发挥抗肿瘤免疫效应的细胞主要包括 T 细胞、NK 细胞、γδT 细胞、NKT 细胞和巨噬细胞等。

一、抗肿瘤固有免疫应答

固有免疫是开启机体抗肿瘤免疫应答的开关,既可以提供清除肿瘤细胞的效应细胞,也可以通过提呈肿瘤抗原、分泌细胞因子参与启动肿瘤特异性免疫应答。

1. 自然杀伤细胞

NK 细胞发挥杀伤效应不需要预先致敏,并且不受 MHC 限制,是早期抗肿瘤的重要细胞,是机体抵抗肿瘤的第一道防线。肿瘤细胞表面低表达或缺失 MHC I 类分子,使得 NK 细胞的抑制性受体信号解除,启动对肿瘤细胞的杀伤。NK 细胞主要通过四种方式杀伤肿瘤细胞:①通过细胞表面 FcγRⅢ(CD16)识别肿瘤细胞表面的抗原-抗体复合物,引发 ADCC;②Fas/FasL 途径;③穿孔素-颗粒酶途径;④释放 IFN-γ、TNF-α 等细胞因子。肿瘤患者外周血及肿瘤微环境中的 NK 细胞通常存在数量减少、功能降低的现象,大大限制了机体的抗肿瘤应答。

2. 巨噬细胞

巨噬细胞可通过多种途径发挥抗肿瘤作用:①加工和提呈肿瘤抗原,激活 T 细胞以产生特异性抗肿瘤免疫应答;②活化的巨噬细胞通过释放溶酶体酶和氧化代谢产物,如 NO 等直接杀伤肿瘤细胞;③活化的巨噬细胞可释放 TNF-α、IL-12、IFN-γ、CSF 等直接作用于肿瘤细胞或调节抗肿瘤免疫应答;④巨噬细胞表面有 Fc 受体,通过结合抗体,以 ADCC 的方式杀伤肿瘤细胞。但肿瘤微环境中的**肿瘤相关巨噬细胞(Tumor associated macrophages,TAM)**失去了杀伤肿瘤的功能,而对肿瘤的发生、发展、侵袭和转移具有促进作用。

3. γδT 细胞

γδT 细胞多分布在全身各处上皮组织内,通过非 MHC 分子限制性方式发挥细胞毒作用,能杀伤对 NK 细胞不敏感的靶细胞,同样被认为是肿瘤免疫监视的第一道防线。

γδT 细胞杀伤肿瘤细胞等靶细胞的机制与 NK 细胞和 CTL 相似。

4. NKT 细胞

NKT 细胞识别 CD1d 分子提呈的糖脂类小分子抗原而快速活化,活化后的 NKT 细胞增殖并分泌大量细胞因子,包括 IL-4、IL-12、IFN-γ 等,发挥免疫调节作用。同时,活化的 NKT 细胞通过表达穿孔素和颗粒酶发挥广谱的细胞毒作用。与 NK 细胞和 CD8$^+$CTL 相比,NKT 细胞内含有更多的穿孔素和颗粒酶,可以快速杀伤肿瘤细胞。

5. DC

DC 作为专职 APC,能高效地摄取、加工处理和提呈抗原,显著刺激未致敏 T 细胞的活化增殖,发挥抗肿瘤作用。近几年的研究显示,DC 对肿瘤细胞也具有直接的抑制作用。

二、抗肿瘤适应性免疫应答

适应性免疫应答在清除肿瘤中发挥着核心作用。APC 将肿瘤抗原提呈给 T 细胞和 B 细胞并将其活化,使之成为致敏的 T 细胞和 B 细胞,从而发挥特异性杀伤肿瘤细胞的作用和产生特异性抗体。

1. αβ T 细胞

αβT 细胞是肿瘤免疫的主要细胞,包括 MHC I 类分子限制的 CD4$^+$ T 细胞和 MHC II 类分子限制的 CD4$^+$ T 细胞。CD8$^+$ T 细胞可识别肿瘤细胞本身提呈的肿瘤抗原肽-MHC I 类分子的复合物,活化成为效应性 CTL,通过穿孔素-颗粒酶途径直接杀伤肿瘤细胞,也可通过 Fas/FasL 途径诱导肿瘤细胞发生凋亡,是抗肿瘤免疫应答最主要的效应细胞。CD4$^+$ T 细胞可识别 APC 提呈的 MHC II 类分子与肿瘤抗原的复合物,活化成为效应性 Th 细胞,通过分泌各种细胞因子如 IL-2、IFN-γ 等,辅助诱导和激活 CTL,并调节 NK 细胞、巨噬细胞和 DC 的抗肿瘤效应,在抗肿瘤免疫应答中发挥重要的辅助作用。

2. B 细胞和抗体

当 B 细胞接受肿瘤抗原刺激后,在 Th2 细胞的辅助下,分化增殖为浆细胞并分泌相应抗体,通过以下途径介导抗肿瘤效应:①ADCC;②抗体的调理作用(opsonization):吞噬细胞等可通过其表面 Fc 受体的介导作用,增强对肿瘤细胞的吞噬或杀伤;③补体依赖的细胞毒作用(complement-dependent cytotoxicity,CDC):细胞毒性抗体与肿瘤细胞结合后,在补体的参与下溶解肿瘤细胞;④与肿瘤细胞上的相应受体结合,影响肿瘤细胞的生物学行为,抑制肿瘤的生长和转移。但某些抗体还可直接促进肿瘤生长或具有封闭抗体效应,可通过与肿瘤细胞表面抗原结合,阻碍效应细胞对肿瘤细胞的识别和攻击,从而有利于肿瘤的生长。总体来说,由于肿瘤抗原免疫原性较弱,因此患者体内自然产生的抗体不是抗肿瘤免疫的重要效应机制。

第三节　肿瘤的免疫逃逸

在细胞突变致肿瘤发生和发展的过程中，机体的免疫系统一直在与之抗衡，免疫系统通过免疫监视功能识别和清除突变的细胞，以维持机体的生理平衡稳定。肿瘤微环境中的免疫细胞对肿瘤的发生发展发挥关键的调控作用。2011 年，罗伯特·施雷伯（Robert D. Schreiber）等提出了**肿瘤免疫编辑（cancer immunoediting）**理论，认为免疫系统和肿瘤的相互作用主要分为以下三个阶段（见图 17-2）：

（1）免疫监视阶段（elimination phase），即免疫系统对早期肿瘤细胞进行攻击。

（2）免疫相持阶段（equilibrium phase），即免疫系统对肿瘤的杀伤和肿瘤生长处于动态平衡。

（3）免疫逃逸阶段（escape phase），即肿瘤借助不同机制逃避机体免疫系统的攻击。

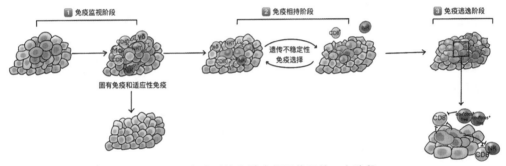

图 17-2　免疫系统和肿瘤相互作用的三个阶段

临床实践表明，多数患者的肿瘤能以不同的方式逃逸机体的免疫，肿瘤的免疫逃逸机制十分复杂，目前尚未完全明了，但总体上可从肿瘤细胞自身因素及宿主免疫状态两方面进行解释。

一、肿瘤细胞相关的逃逸机制

1. 肿瘤细胞的免疫原性弱及抗原调变

多数肿瘤细胞仅表达低水平的肿瘤特异性抗原或肿瘤相关抗原，且免疫原性很弱，故肿瘤生长早期不足以刺激机体产生足够强度的免疫应答。另外，由于肿瘤细胞间也存在免疫原性的差异，免疫原性较强的肿瘤可诱导有效的抗肿瘤免疫应答，易被机体消灭，而那些免疫原性相对弱的肿瘤则能逃脱免疫系统的监视而选择性增殖。经过不断选择，肿瘤细胞表面抗原减少、减弱或丢失，使肿瘤细胞不易被宿主免疫系统识别，从而逃避免疫攻击，这种现象称为**抗原调变（antigenic modulation）**。

2.肿瘤细胞 MHC I 类分子表达低下或缺失

某些肿瘤细胞内 PSMB8、PSMB9、TAP1、TAP2 表达降低,致使细胞表面 MHC I 类分子表达低下或缺失,使 CTL 不能识别肿瘤细胞表面的抗原,因此逃逸宿主免疫系统的攻击。

3.肿瘤细胞共刺激分子的缺乏

在 T 细胞和 B 细胞特异性识别和激活过程中,需要 CD28 等黏附分子与肿瘤靶细胞表面相对应的配体 B7 等结合,提供活化的共刺激信号。某些肿瘤可表达 MHC I 类分子,将肿瘤抗原提呈给 T 细胞,但因缺乏共刺激分子 B7、ICAM-1、LFA-3 等,仍不能诱导机体产生有效的免疫应答。

4.肿瘤细胞分泌免疫抑制因子

某些肿瘤细胞可分泌 TGF-β、IL-10 和 PGE2 等抑制性细胞因子,增强 Treg 的免疫抑制效应,从而抑制机体抗肿瘤免疫的产生,并驯化多种浸润免疫细胞,形成有利于肿瘤生长的**肿瘤微环境(tumor microenvironment)**。

5.肿瘤细胞表面"抗原覆盖"或被封闭

肿瘤细胞表面抗原被某些物质覆盖的现象称为抗原覆盖。抗原覆盖的机制包括:①肿瘤细胞可表达高水平的黏多糖,覆盖肿瘤抗原而干扰宿主免疫效应细胞识别和杀伤肿瘤细胞;②血清中存在的封闭因子(如封闭抗体或可溶性抗原)可封闭肿瘤细胞表面的抗原决定表位或效应细胞的抗原识别受体,从而使肿瘤细胞不易被机体免疫系统识别,逃避淋巴细胞的攻击。

6.诱导免疫细胞凋亡

某些肿瘤细胞可表达 FasL,而活化的肿瘤抗原特异性 T 细胞可高表达 Fas,二者结合介导肿瘤抗原特异性的 T 细胞发生凋亡。

7.代谢重编程,释放大量小分子物质

肿瘤细胞为适应其快速增殖的需求,发生代谢重编程,以有氧糖酵解的方式获取大量 ATP 及生物合成中间产物,释放乳酸等代谢产物,抑制固有免疫细胞及 T 细胞应答,促进肿瘤免疫逃逸。

二、宿主免疫系统相关的逃逸机制

宿主免疫系统相关的逃逸机制包括机体免疫系统的功能障碍和免疫抑制性的肿瘤微环境。

1.机体免疫系统的功能障碍

先天性免疫缺陷、后天获得性免疫功能低下的个体(如 HIV 感染或长期应用免疫抑制剂的患者),其肿瘤的发生率往往较高。

2.免疫抑制性的肿瘤微环境

肿瘤在其发生发展过程中所处的微环境由肿瘤细胞、间质细胞、微血管、微淋巴管、众多细胞因子及浸润细胞等共同构成。肿瘤微环境中,浸润的免疫细胞多表现为抑制性表型,如肿瘤局部浸润的肿瘤相关巨噬细胞(TAM)和肿瘤细胞可分泌 IL-10、IL-6、TGF-β_1等免疫抑制性细胞因子,抑制抗肿瘤免疫应答,并能促进血管生成和肿瘤转移。肿瘤局部有浸润的大量 MDSC、Treg、耐受性树突状细胞(tolerogenic dendritic cell)等,这些抑制性免疫细胞亚群高表达免疫抑制性分子或者分泌可溶性因子,抑制抗肿瘤免疫效应细胞的功能,使肿瘤浸润的 CTL、NK 细胞、巨噬细胞等抗肿瘤免疫细胞表现出免疫功能耗竭的状态,高表达免疫检查点分子 CTLA-4、PD-1、TIM-3、LAG-3 和 2B4 等,IFN-γ、IL-2 和 TNF-α等功能分子表达水平下降,抑制免疫细胞的杀伤功能并促进肿瘤侵袭和转移。

思考题:

1. 常见的人类致肿瘤病毒及其致癌机制是什么?

2. 肿瘤抗原如何分类?

3. 机体抗肿瘤有哪些免疫效应机制?

4. 肿瘤如何逃逸机体的免疫攻击?

(马春红 武专昌)

第十八章　超敏反应

适应性免疫应答具有免疫记忆性,机体针对相同或相似抗原的再次刺激可产生快速而增强的应答反应。在特定条件下,当机体受到某些抗原再次刺激时,会出现以生理功能紊乱或组织细胞损伤为特征的异常适应性免疫应答,称为**超敏反应(hypersensitivity)**。

超敏反应的分类方法很多。1963 年,两位英国科学家罗伯特·库姆斯(Robert Coombs)和菲利普·盖尔(Philip Gell)根据超敏反应发生的机制和临床特征,将其分为四型:Ⅰ型超敏反应,即速发型超敏反应;Ⅱ型超敏反应,即细胞毒型或细胞溶解型超敏反应;Ⅲ型超敏反应,即免疫复合物型超敏反应;Ⅳ型超敏反应,即迟发型超敏反应。其中,Ⅰ、Ⅱ、Ⅲ型超敏反应是由抗体介导的,Ⅳ型超敏反应是由 T 细胞介导的。

第一节　Ⅰ型超敏反应

Ⅰ型超敏反应发生迅速,一般再次接触抗原后数分钟即可出现临床症状,故称为速发型超敏反应。临床医学中,Ⅰ型超敏反应又称为**过敏反应(anaphylaxis)**或**特应症(atopy)**,相关疾病被称为过敏反应、变态反应或速发型超敏反应。过敏反应是最常见的一种免疫紊乱,影响了美国和欧洲约 20％的个体,在全球范围内的流行率也逐渐提高。过敏反应反复发作可导致慢性过敏性疾病。Ⅰ型超敏反应的特点是:①发生迅速,消退亦快;②IgE 介导,肥大细胞、嗜碱性粒细胞和嗜酸性粒细胞释放生物活性介质引起局部或全身反应;③多为生理功能紊乱,少数可发生组织细胞损伤;④具有明显的个体差异和遗传倾向,某些特应性个体(atopic individual)易发生过敏反应。

一、Ⅰ型超敏反应的发生机制

引起Ⅰ型超敏反应的抗原称为**变应原(allergen)**。变应原的种类很多,包括吸入性变应原,如花粉、真菌孢子、尘螨等;食物性变应原,如奶、蛋、鱼、虾等蛋白;接触性变应原,如昆虫毒液;药物性变应原,如青霉素、磺胺、普鲁卡因等。这些药物没有免疫原性,但进入机体后与蛋白结合成为变应原。变应原进入机体诱导特异性 B 细胞产生 IgE 抗体,IgE 是引发Ⅰ型超敏反应的主要因素。

Ⅰ型超敏反应发生的机制如图 18-1 所示,其发生的过程分为三个阶段。

（一）致敏阶段

变应原初次进入机体后,在 Th2、Tfh 细胞的辅助下,可选择性诱导特异性 B 细胞产生 IgE 类抗体,IgE 与肥大细胞的结合称为致敏反应。IgE 通过 Fc 段与肥大细胞和嗜碱性粒细胞表面的高亲和力受体 FcεRⅠ结合,IgE 变得稳定,使肥大细胞和嗜碱性粒细胞处于致敏状态,称为致敏的肥大细胞和致敏的嗜碱性粒细胞。致敏阶段是指自变应原进入机体后,诱发机体产生 IgE 并结合至肥大细胞或嗜碱性粒细胞的过程。若长期不接触相应变应原,致敏状态可逐渐消失。

（二）激发阶段

当相同变应原再次进入机体时,变应原与局部或全身致敏肥大细胞和嗜碱性粒细胞表面两个或两个以上相邻的 IgE 特异性结合,导致 FcεRⅠ交联(cross-link),通过

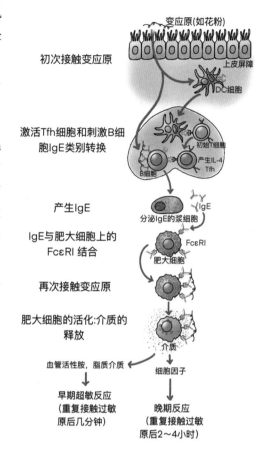

图 18-1 Ⅰ型超敏反应的发生机制

FcεRⅠ的 γ 链激活信号传导级联反应,使致敏细胞活化。活化的肥大细胞和嗜碱性粒细胞通过**脱颗粒(degranulation)**释放预存介质,同时细胞膜内脂质代谢合成并释放新合成介质,引起局部或全身反应。

预存介质是预先合成的、储存在胞质颗粒内的介质,包括组胺、蛋白酶、嗜酸性粒细胞趋化因子、中性粒细胞趋化因子等。组胺是最重要的介质,其作用包括使血管平滑肌扩张,血管内皮通透性增加;使脏器平滑肌收缩;刺激黏膜腺体分泌;刺激皮肤中的感觉神经末梢,引起痒的症状。新合成的介质是指肥大细胞和嗜碱性粒细胞活化后产生的新介质,包括白三烯、前列腺素 D2 和血小板活化因子(platelet activating factor,PAF)。白三烯和前列腺素 D2 的作用与组胺相似,但效果更强、作用更持久。血小板活化因子能使血小板凝聚,释放血管活性胺类,增加血管通透性,也能吸引嗜酸性粒细胞。

（三）效应阶段

活化的效应细胞释放生物活性介质作用于靶组织和器官,引起局部或全身性过敏反应,分为**速发相反应(immediate phase reaction)**和**迟发相反应(late phase reaction)**两个

阶段。速发相反应是在接触变应原后 30～60 s 内发生作用,持续 1～2 h,主要由预存介质组胺介导,又称早期反应。迟发相反应是在接触变应原 4～6 h 后发生,可持续 1～2 天或更长时间,主要由新合成的脂质介导,又称晚期反应。在晚期反应中,局部浸润的嗜酸性粒细胞和 Th2 细胞起主要作用,也可发现 Th1 和 Th17 细胞、中性粒细胞、巨噬细胞。Th2 细胞分泌的 IL-4 和 IL-13 可促进 Th2 细胞分化、B 细胞活化和抗体转类产生 IgE。速发相反应一般不引起明显的组织损伤,迟发相反应可引起组织损伤。

二、Ⅰ型超敏反应性疾病

Ⅰ型超敏反应性疾病的发生与遗传及环境因素密切相关。近年来提出的一些学说认为,相对清洁的环境可减少机体暴露于细菌、病毒和真菌等病原体的机会,从而导致免疫系统的失衡,使过敏性疾病的发生增加。与正常人相比,Ⅰ型超敏反应性疾病患者血清中 IgE 水平明显升高,肥大细胞数量增多,FcεRⅠ也较多。

多种Ⅰ型超敏反应性疾病是由非微生物抗原的免疫反应引起的。Ⅰ型超敏反应性疾病的临床表现与变应原的性质、入侵途径及剂量有关。吸入性变应原通常引起过敏性鼻炎或支气管哮喘;通过皮肤进入的变应原引起局部荨麻疹;食物性变应原引起胃肠道过敏,常伴有荨麻疹;进入血液的变应原可引起过敏性休克。

(一)呼吸道过敏反应

呼吸道过敏反应常因吸入花粉、尘螨、真菌和动物毛屑或呼吸道病原微生物感染引起,过敏性鼻炎(allergic rhinitis)和支气管哮喘(bronchial asthma)是临床常见的呼吸道过敏反应性疾病。再次吸入的变应原与鼻腔和眼结膜中肥大细胞表面的特异性 IgE 结合引起肥大细胞脱颗粒,释放组胺等使鼻黏膜、球结膜和睑结膜血管扩张,通透性增强,黏膜分泌增加,产生鼻塞、流涕、喷嚏、流泪、眼睑肿胀等症状,此为过敏性鼻炎,又名枯草热(hay fever)或花粉症。慢性过敏性鼻炎主要由迟发相反应引起。若变应原进入下呼吸道,组胺等活性介质使支气管平滑肌收缩,黏膜血管扩张,渗出及腺体分泌增多,导致支气管管腔狭窄、呼吸困难,此为支气管哮喘。哮喘是一种炎症性疾病,由反复的速发型超敏反应和晚期肺过敏反应引起,约 70% 的哮喘患者与 IgE 介导的反应有关。嗜酸性粒细胞、中性粒细胞释放的溶酶体酶、氧自由基和细胞因子引起炎症反应以及气道上皮的脱落,造成气道高反应性,使得温度、刺激性气体等非特异性环境因素也可诱发哮喘。呼吸道病毒和细菌感染是哮喘或既往哮喘恶化的一个诱发因素。

(二)皮肤过敏反应

皮肤常见的过敏反应包括荨麻疹和特应性皮炎(湿疹)。再次接触药物、食物、昆虫毒液、肠道寄生虫等来源的变应原,皮肤中的肥大细胞会脱颗粒释放活性介质,使局部血管扩张,通透性增强,产生**红斑风团反应(wheal and flare reaction)**,组胺刺激皮肤内感觉神经末梢引起瘙痒。

(三)消化道超敏反应

鱼、虾、蛋、奶等食物性变应原使得消化道黏膜内肥大细胞脱颗粒,释放介质,导致胃肠道腺体分泌、渗出和平滑肌收缩,引起腹痛、呕吐、腹泻等症状,发生过敏性胃肠炎,又称食物过敏症(food allergy)。

（四）过敏性休克

过敏性休克是一种全身性的速发型超敏反应,以许多组织水肿和血压下降为特征,是最严重的 I 型超敏反应性疾病。大量变应原通过血液进入机体,可使全身结缔组织中的肥大细胞及血液中嗜碱性粒细胞同时释放组胺,使全身小血管扩张、血浆渗出、有效血容量急剧下降,发生**过敏性休克(anaphylactic shock)**,同时伴有皮肤红斑、呕吐、腹绞痛、腹泻和呼吸困难,如不及时抢救,患者将迅速死亡。青霉素过敏性休克为最常见的药物过敏性休克,头孢菌素、链霉素和普鲁卡因等也可引起。少数情况下,初次注射青霉素也可发生过敏性休克,患者可能曾无意中接触过青霉素或青霉素样物质,或吸入空气中的青霉菌孢子而使机体处于致敏状态。另外,应用破伤风抗毒素或白喉抗毒素等动物免疫血清进行治疗或预防时,有些患者可能注射过相同的动物血清制剂被致敏,从而发生血清过敏性休克。

通过皮肤试验查明变应原,避免与之接触是预防 I 型超敏反应发生最有效的方法。抗毒素皮试阳性但又必须使用者,可采用小剂量、短间隔(20～30 min)、多次注射抗毒素血清的方法进行脱敏治疗。已经查明而难以避免接触的变应原(如花粉、尘螨等),可采用小剂量、较长时间间隔、反复多次皮下注射相应变应原的方法进行脱敏治疗。对于 I 型超敏反应患者,可根据情况利用抑制生物活性介质合成和释放、生物活性介质拮抗药或改善效应器官反应性的药物进行对症治疗。另外,可用人源化抗 IgE Fc 单克隆抗体、抗 IL-5 的抗体等进行免疫治疗。

Box 18-1　过敏现象及抗过敏药物的发现

1890 年,法国著名生理学家、病理学家查尔斯·里歇(Charles R. Richet)开创了现代血清疗法。1900 年,里歇开始研究热带水母体内的毒素,发现某些动物第一次注射毒素后能够存活,进行第二次注射时,小剂量的毒素即可导致动物死亡。他通过反复实验,认识到免疫不仅对机体具有保护作用,当机体对抗原敏感性增强时,也会出现免疫过度,使机体产生病理反应甚至死亡,他把这种现象称为"过敏"。这一发现突破了对免疫的传统观念,里歇也获得了 1913 年的诺贝尔生理学或医学奖。

20 世纪早期,人们发现了组胺在过敏反应中的重要作用。组胺是人体组织内的一种血管活性胺,以肥大细胞内含量为最高。肥大细胞脱颗粒时释放组胺,引起毛细血管舒张和通透性增强,呈现过敏反应。意大利药理学家丹尼尔·鲍维(Daniel Bovet)首次合成了抗组胺药物,并由此获得了 1957 年的诺贝尔生理学或医学奖。

第二节　Ⅱ型超敏反应

Ⅱ型超敏反应是由 IgG 或 IgM 类抗体介导，补体、巨噬细胞和 NK 细胞参与，以细胞溶解或组织损伤为特征的超敏反应，又称**细胞毒性超敏反应**(cytotoxic hypersensitivity)。

一、Ⅱ型超敏反应的发生机制

机体细胞表面的抗原成分，如血细胞表面的同种异型抗原、异嗜性抗原、改变的自身抗原或吸附在组织细胞表面的外来抗原等可刺激机体产生 IgG 或 IgM 类抗体，与靶细胞表面的抗原或半抗原特异性结合，导致靶细胞的损伤，从而诱发Ⅱ型超敏反应。

IgG 或 IgM 类抗体与靶细胞表面的相应抗原结合后，通过激活补体、调理作用、ADCC 或炎症反应造成组织损伤，具体机制如下：抗体与抗原结合后形成抗原-抗体复合物，通过经典途径激活补体系统，在共同末端通路形成攻膜复合物，导致靶细胞的溶解；通过抗体或补体成分的调理作用，促进吞噬细胞对靶细胞的吞噬、损伤；抗体通过 Fab 段结合靶细胞，其 Fc 段与 NK 细胞或巨噬细胞等效应细胞的 Fc 受体结合，导致效应细胞的活化，进而杀伤靶细胞，即 ADCC；另外，补体活化产生的裂解片段 C3a 和 C5a 等具有趋化因子特性，能募集更多的中性粒细胞和巨噬细胞介导炎症反应，通过释放水解酶和细胞因子等引起组织损伤（见图 18-2）。

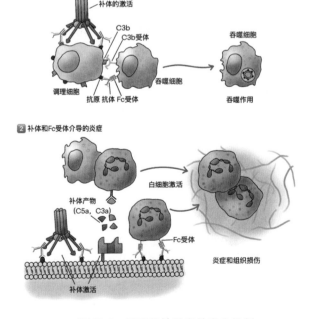

图 18-2　Ⅱ型超敏反应的发生机制

二、Ⅱ型超敏反应性疾病

多种细菌、病毒等感染可导致Ⅱ型超敏反应疾病的发生,如 A 族溶血性链球菌与人心内膜、肾小球基底膜存在共同抗原,感染后可导致心内膜炎、肾小球肾炎的发生,病毒等可损伤肺泡基底膜,产生针对肺泡和肾小球基底膜的自身抗体,损伤邻近的血管内皮细胞,导致肺出血和肾炎,即肺出血-肾炎综合征。药物等非感染因素也可导致多种Ⅱ型超敏反应性疾病。

（一）新生儿溶血症

新生儿溶血症主要指母子血型不合引起的免疫性溶血。在人类 26 个血型系统中,以 ABO 血型不合最常见,Rh 血型不合较少见,但 Rh 溶血症的症状比 ABO 溶血症发生得快且严重。Rh 血型不合引起的免疫性溶血多发生于 Rh$^-$ 的母亲,首次分娩时 Rh$^+$ 胎儿红细胞进入母体、曾流产或输过 Rh$^+$ 血液等情况下,Rh 抗原刺激母体产生 IgG 类抗体。当 Rh$^-$ 的母亲再次妊娠时,母体内的抗 Rh 抗体可通过胎盘进入 Rh$^+$ 胎儿体内,与红细胞表面的 Rh 抗原结合,导致红细胞的溶解而发生新生儿溶血症。Rh$^-$ 孕妇注射抗 Rh(D)IgG 类抗体可预防 Rh(抗 D)溶血症的发生。

（二）输血反应

输血反应多发生于 ABO 血型不合的输血。人体内存在与自身血型抗原不对应的血型抗体,天然血型抗体属于 IgM 类。如果将大量红细胞输给具有相应抗体的个体,IgM 类抗体可与红细胞表面抗原结合,通过经典途径激活补体,形成攻膜复合体裂解红细胞,并通过补体和抗体的调理作用促进吞噬细胞破坏红细胞,引起致命的血管内溶血。反复输血可使机体产生抗血小板或白细胞抗体,引起非溶血性输血反应。

（三）自身免疫性溶血性贫血

感染流感病毒、EB 病毒或服用甲基多巴类药物以后,能使红细胞膜表面成分发生改变,刺激机体产生红细胞自身抗体,通过激活补体、调理作用、ADCC 作用裂解红细胞,从而引起自身免疫性溶血性贫血。

（四）血细胞减少症

青霉素、奎宁和磺胺等药物及其代谢产物可作为半抗原与红细胞、血小板、粒细胞表面蛋白质结合,刺激机体产生 IgG 抗体。IgG 抗体与血细胞表面半抗原结合,会导致溶血性贫血、血小板减少性紫癜或粒细胞减少症。停止使用药物,血细胞减少将消失。

此外,有的Ⅱ型超敏反应性疾病属于无细胞/组织损伤的异常生理反应(见图 18-3),如毒性弥漫性甲状腺肿(Graves 病)和重症肌无力。Graves 病是因为抗促甲状腺激素受体的自身抗体与甲状腺细胞表面的促甲状腺素受体结合,刺激甲状腺上皮细胞合成和分泌甲状腺素,导致甲状腺功能亢进。重症肌无力是抗乙酰胆碱受体的自身抗体在神经-

肌肉接头处结合乙酰胆碱受体,使之内化并降解,导致肌细胞对乙酰胆碱的反应性降低,发生以骨骼肌进行性肌无力为特征的自身免疫性疾病。

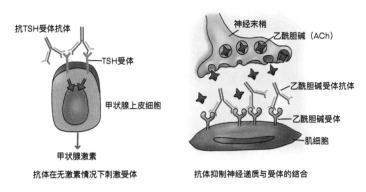

图 18-3　无细胞/组织损伤的异常生理反应

第三节　Ⅲ型超敏反应

　　Ⅲ型超敏反应的起因是游离抗原与 IgG 或 IgM 类抗体结合形成免疫复合物,免疫复合物沉积在局部或全身多处毛细血管基底膜,激活补体,在血小板、嗜碱性粒细胞、中性粒细胞等效应细胞的参与下,引起以充血水肿、局部坏死和中性粒细胞浸润为特征的炎症反应、组织损伤。因此,Ⅲ型超敏反应又称免疫复合物型超敏反应或血管炎型超敏反应。

一、Ⅲ型超敏反应的发生机制

　　引起Ⅲ型超敏反应的抗原为可溶性抗原,包括微生物及其代谢产物、血浆制品、自身抗原、动植物抗原等。可溶性抗原与抗体结合形成免疫复合物,循环中的免疫复合物可被单核-巨噬细胞吞噬清除,若抗原持续存在可导致大量免疫复合物的产生,超出机体有效清除免疫复合物的能力。另外,约 1000 kDa 的中等大小的免疫复合物不易从肾排出,也不易被吞噬细胞清除,可在某些部位发生沉积。免疫复合物特别容易沉积在血管静水压高且血管迂曲、血流缓慢易产生旋涡的组织,如肾小球基底膜、关节滑膜、动脉交叉口和脉络丛等处。另外,肾小球基底膜带负电荷,利于带正电荷的抗原和抗体在此处沉积。

　　沉积的免疫复合物通过经典途径激活补体,裂解产生的 C3a 和 C5a 具有过敏毒素及趋化因子的作用。一方面,C3a 和 C5a 与肥大细胞和嗜碱性粒细胞的相应受体结合,释放血管活性胺,引起局部血管通透性、渗出增加,出现水肿,血管活性物质使血管内皮细胞间隙增大,血管通透性增加,加重免疫复合物的沉积。另一方面,C3a 和 C5a 可趋化中性粒细胞、巨噬细胞至免疫复合物沉积部位，聚集的中性粒细胞、巨噬细胞可吞噬免疫复合物，并释放蛋白水解酶、胶原酶和弹性纤维酶等溶酶体酶损伤血管壁及周围组织。此外，血管壁的破坏导致凝血途径激活，血小板聚集，并且肥大细胞或嗜碱性粒细胞活化释放的血小板活化因子，亦可使血小板聚集、激活，促进血栓形成，可引起局部出血、坏死。血小板活化还可释放血管活性胺类物质，进一步加重水肿（见图18-4）。

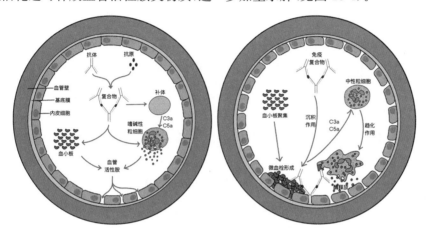

图 18-4　Ⅲ型超敏反应的发生机制

二、Ⅲ型超敏反应性疾病

根据细菌、真菌、病毒等感染及异种动物血清或其他可溶性抗原进入机体途径的不同，可诱发局部或全身性Ⅲ型超敏反应性疾病。

（一）局部免疫复合物病

1. Arthus 反应

1903 年，法国生理学家尼古拉斯-莫里斯·阿瑟（Nicolas-Maurice Arthus）发现用马血清反复经皮下注射给家兔后，当再次注射时，可在注射局部出现红肿、出血和坏死等剧烈炎症反应，称为 Arthus 反应。后来发现，局部反复注射胰岛素、狂犬病疫苗或动物来源的抗毒素后，也可在注射局部出现红肿、出血和坏死等炎症反应，称为类 Arthus 反应。

2. 吸入性Ⅲ型超敏反应

真菌孢子和鸽粪中的蛋白等吸入性抗原与相应抗体形成免疫复合物后，在肺泡基底膜沉积可引起肺炎或肺泡炎。因吸入霉草中的嗜热放线菌引起的肺炎称为"农民肺"，因吸入鸽粪中的蛋白引起的疾病称为"养鸽者病"。

（二）全身性免疫复合物病

1. 血清病

一次性注射大量异种血清 1～2 周后，通常会出现发热、皮疹、淋巴结肿胀、关节疼痛、蛋白尿等异常反应，表现为肾炎、关节炎和皮肤红斑，称为血清病。注射的血清量越大,发病率越高。

2.链球菌感染后肾炎

A族溶血性链球菌感染2～3周后,体内产生抗链球菌抗体,与链球菌可溶性抗原结合形成循环免疫复合物,在肾小球基底膜沉积,造成基底膜损伤。也可由其他病原微生物如葡萄球菌、肺炎双球菌、乙型肝炎病毒或疟原虫感染后引起。

3.系统性红斑狼疮

细胞受损后释放核内容物,产生抗DNA抗体,DNA-抗DNA复合物反复沉积于肾小球、关节或其他部位的血管内壁,引起系统性红斑狼疮,表现为肾小球肾炎、关节炎和脉管炎等。

4.类风湿性关节炎

类风湿性关节炎是一种复杂的疾病,涉及四肢的大小关节,遗传和环境因素共同导致对自身抗原耐受能力的下降。循环的IgM或IgG抗体与自身IgG分子的Fc段反应,这些自身抗体被称为**类风湿因子(rheumatoid factor, RF)**,可能参与损伤性免疫复合物的形成。另外,70%的患者可检测到环瓜氨酸肽抗体,环瓜氨酸肽抗体的产生可能与组织损伤有关。

第四节 Ⅳ型超敏反应

Ⅳ型超敏反应的发生与抗体和补体无关,是由T细胞介导的、以单个核细胞浸润和组织损伤为主要特征的炎症反应。Ⅳ型超敏反应在再次接触抗原后数小时后才发生,48～72 h达到高峰,因此又称为**迟发型超敏反应(delayed-type hypersensitivity)**。

一、Ⅳ型超敏反应的发生机制

引起Ⅳ型超敏反应的抗原可以是胞内寄生的细菌、原虫、真菌、病毒等病原体,也可以是环境中的物质,如重金属、常春藤毒素、化妆品和染发剂等。这些物质多为小分子半抗原,与皮肤中的蛋白结合后成为完全抗原。

抗原经APC摄取、加工处理形成抗原肽-MHC分子复合物,提呈给表达特异性抗原受体的T细胞,使之活化和分化成为效应性T细胞,即致敏T细胞,包括Th1细胞、Th17细胞和CTL。当相同的抗原再次进入机体后,经APC摄取、加工处理,通过MHC分子提呈给致敏T细胞。Th1细胞活化增殖,释放细胞因子和趋化性细胞因子,刺激骨髓产生单核细胞,使巨噬细胞数量增加,促进巨噬细胞和淋巴细胞聚集至抗原存在部位,活化的巨噬细胞进一步释放炎症细胞因子等加重炎症反应,在局部产生以T细胞和巨噬细胞浸润为主的炎症反应。抗原若不能被有效清除,Th1 细胞将持续分泌细胞因子,导致巨噬细胞在感染局部大量积聚,引起组织损伤。抗原激活 Th17 细胞,产生的 IL-17 募集单核细胞和中性粒细胞到达局部参与组织损伤。因此,巨噬细胞除作为 APC 外,也是重要的效应细胞。另外,效应 CTL 通过识别细胞内的微生物抗原而被激活,使靶细胞溶解或凋亡。Ⅳ型超敏反应的发生机制如图 18-5 所示。

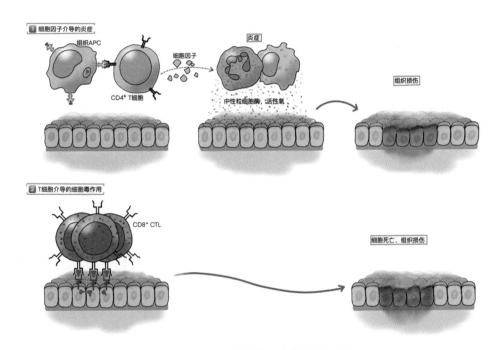

图 18-5　Ⅳ型超敏反应的发生机制

二、Ⅳ型超敏反应性疾病

结核杆菌等分枝杆菌和某些原虫等胞内寄生物感染可引起传染性超敏反应,也可通过直接接触非病原性小分子物质引起接触性皮炎。可通过皮试法检测机体对某种抗原的应答程度,用以明确Ⅳ型超敏反应,如结核菌素皮试。方法是于上臂皮内注射一定量抗原,观察注射部位 48～72 h,若出现红肿、硬结为皮试阳性(详见第九章)。

(一)传染性超敏反应

结核杆菌感染后寄生于巨噬细胞,在 Th1 细胞产生的 IFN-γ 的作用下,巨噬细胞活化并杀伤结核杆菌。如果结核杆菌不能被有效清除,则会形成局部大量迟发型超敏反应 T 细胞和巨噬细胞浸润的慢性感染,炎症灶内巨噬细胞占 80%～90%。巨噬细胞在 Th1 细胞分泌的细胞因子的持续刺激下,过度活化成为形态类似上皮细胞的上皮样细胞,有些相互融合,形成多核巨细胞(multi-nucleared giant cell)。T 细胞、巨噬细胞和多核巨细胞一起形成肉芽肿(granuloma)结节,避免感染的扩散。肉芽肿病变常见于结核病(详见第九章)、麻风病和血吸虫病等。

（二）接触性皮炎

当皮肤接触化妆品、重金属、油漆、染料和常春藤毒素等小分子半抗原物质时，可发生局部炎症反应。这些小分子半抗原渗透入皮内，与皮肤蛋白质结合，形成抗原，激发 CD4$^+$T 细胞应答。再次接触相应抗原后，可发生接触性皮炎，导致局部皮肤出现红肿、硬结、水疱，严重者可出现剥脱性皮炎，慢性表现为丘疹和鳞屑。

思考题：

1. 举例说明感染与超敏反应的关系。
2. 比较四种类型超敏反应的异同。
3. 简述抗体在超敏反应发生中的作用。

（高立芬　朱法良）

第十九章　免疫防治

经过漫长的进化,人体免疫系统已经成为一个复杂而功能完善的有机统一体。在正常情况下,机体的免疫系统可以适时启动免疫应答,发挥免疫防御、免疫自稳及免疫监视作用,对外抵抗病原体的侵袭感染,对内消灭应激受损细胞和发生癌变的细胞。在掌握了免疫系统的运作规律之后,我们可以运用合适的技术手段进行人为干预,增强免疫防御功能以预防感染性疾病;或者通过免疫调节手段增强或抑制机体的免疫功能,达到治疗疾病的目的。

第一节　免疫预防

免疫学正是在古人与传染病的斗争中发展起来的。机体受到病原体感染后会产生以保护性抗体和效应性 T 细胞为主的记忆性免疫反应,当机体再次受到同样病原体的威胁时,可以迅速产生应答反应清除病原体。免疫预防是性价比最高的大众健康手段,人类运用此策略普及了疫苗接种,从而控制或消灭了天花、脊髓灰质炎、麻疹、白喉、百日咳等烈性传染病,改变了人类的疾病谱,提高了人类预期寿命和人口数量,这是人类医学史上最伟大的成就之一。

疫苗是指为了预防、控制传染病的发生和流行,人工制备的用于预防接种的生物制品。随着时代的发展,疫苗的应用范围已经不再局限于预防,而且也不再局限于传染病。

一、疫苗的发展历程

(一)疫苗的诞生

最早的疫苗萌芽于古代以人痘接种来预防天花的实践(详见第一章)。人痘接种的方式有很大风险,而且疫苗来源受限,无法普及。英国乡村医生爱德华·詹纳根据给患牛痘的病牛挤奶女工会出现牛痘而不感染天花的表现,发明了牛痘接种法。詹纳据此在1798 年发表了论文,介绍了这一重大发现,并将此项技术命名为接种疫苗,再后来演化成了疫苗。1979 年,世界卫生组织宣布在全世界范围内消灭了天花,这是人类历史上第一次消灭一种传染病。由爱德华·詹纳推广的牛痘接种法是一项划时代的伟大发明，为人类预防并消灭天花做出了关键的贡献，从此人类医学事业翻开了新的篇章。

Box 19-1　牛痘苗的发明

事实上，爱德华·詹纳并不是最早使用牛痘疫苗的人。1774年，英国一位奶牛饲养工本杰明·杰斯蒂（Benjamin Jesty）发现自己饲养的牲畜接触牛痘后获得了对天花的免疫，于是他给自己的妻子和两个孩子接种了牛痘。这并不是一时冲动，因为当地的许多农民都知道挤奶女工不会感染天花。杰斯蒂的故事是历史上第一个可以被证实的真正意义上的疫苗接种，可惜他并没有将这一方法推广开来。不推广则不能让更多的人受益，这不符合开放、公益的科学精神，因而未能获得广泛的认可。

爱德华·詹纳发明牛痘苗80多年后，出现了一位在传染性疾病病原体和疫苗方面开天辟地的科学巨人，即法国科学家路易·巴斯德。巴斯德开辟了微生物领域，创立了一整套独特的微生物学基本研究方法，开始用"实践—理论—实践"的方法进行研究。巴斯德在实践中发现，细菌在人工培养基上生长会丢失其毒性，例如引起家禽霍乱的巴斯德菌，当其在体外培养条件下传代时，后代细菌将被"减毒"而不再致病。受此启发，巴斯德在1881年改进了减弱病原微生物毒力的方法，用减毒的炭疽、鸡霍乱病原菌分别免疫绵羊和鸡获得成功。后来巴斯德又发明了狂犬病减毒活疫苗。

（二）疫苗的发展

卡尔梅特（Calmette）和介朗（Guerin）从牛身上分离到了肺结核杆菌，在历经长达13年的213次传代培养后，他们给婴儿口服进行免疫效果试验，这就是最早的卡介苗。很快，卡介苗就由口服改为皮内注射，并添加了佐剂，在新生儿抵抗粟粒性肺结核和结核性胸膜炎中被证明有明显的效果。

1886年，丹尼尔·埃尔默·萨蒙（Daniel Elmer Salmon）和西奥博尔德·史密斯（Theobald Smith）发表了关于灭活猪霍乱疫苗的研究，推动了灭活疫苗的发展。到19世纪末，人类研制成功了伤寒、鼠疫和霍乱的灭活疫苗，这些曾经严重危害人类健康的传染病开始得到控制。

1890年，在柏林科赫实验室工作的埃米尔·冯·贝林和北里柴三郎发现，在注射过低剂量白喉或破伤风毒素的动物血清中有一种强效的抗毒素，证实了抗毒素可以在破伤风或白喉杆菌的动物攻击实验中提供保护。后来发现毒素通过甲醛变性后仍具有诱导保护性的免疫原性，这种被称为类毒素的物质是一种很好的疫苗，其也丰富了疫苗的种类。

1930年，出现了在鸡胚尿囊绒毛膜上培养活病毒的技术，此后抗病毒疫苗得以迅速发展。预防黄热病的疫苗很快获得了成功，约翰·恩德斯（John F. Enders）及其同事们研制了灭活的脊髓灰质炎疫苗，口服减毒活疫苗——沙宾疫苗也得以发展和普及。流行性腮腺炎、麻疹、风疹、水痘等病毒性疾病疫苗也相继研制成功。

二、疫苗的分类

基于用途的不同,疫苗可以分为预防性疫苗和治疗性疫苗两类。预防性疫苗主要用于疾病的预防,接受者为健康个体或新生儿,是传统意义上的疫苗。治疗性疫苗主要用于患病的个体,接受者为患者,用于治疗疾病。例如,美国食品药品管理局批准了癌症治疗性疫苗普列威(Provenge),用于治疗前列腺癌转移的病例;古巴和秘鲁批准了用于治疗肺癌的疫苗"古巴肺癌疫苗"(CimaVax)。治疗性疫苗种类少、用量小,通常所言的疫苗即为预防性疫苗。预防性疫苗可以根据习惯分为以下几类:

(一)减毒活疫苗

减毒活疫苗(attenuated live vaccine)的有效成分是被削弱或消除了致病性,但仍然具有生命力的病原体。常用的脊髓灰质炎、腮腺炎、风疹、水痘、结核杆菌、伤寒等疫苗都是减毒活疫苗。减毒活疫苗是目前应用最多的疫苗。

减毒活疫苗的突出优势是病原体可以在宿主体内复制,产生持续性的抗原刺激,抗原的数量、性质和作用部位均与天然病原体的感染相似,所以免疫原性一般很强。多数减毒活苗具有90%以上的效力,接种次数少,甚至一剂即可达到目标,其保护作用通常延续多年。这种优势同时也带来了缺点,如在免疫功能差的部分个体可能引发感染,突变可能恢复毒力等。随着技术的进步,对病原毒力分子基础的认识不断深化,可以更合理地进行减毒。如果要达到更为可靠的减毒效果,而且不能恢复毒力,则后一种隐患可以逐渐消除。为避免前一种隐患,应尽量选择其他类型的疫苗。

(二)灭活疫苗

灭活疫苗(inactivated vaccine)的病原体已经失去活性,也就是所谓的死疫苗。常见的灭活疫苗有脊髓灰质炎、流感、狂犬病、百日咳、伤寒等疫苗。

灭活疫苗的突出优势是安全性好,使用稳定;缺点也显而易见,如免疫原性弱,往往必须加强免疫。需要注意的是,并不是所有病原体经灭活后均可以成为高效的疫苗,其中一些疫苗是低效、免疫记忆持续期短的疫苗,如灭活后可注射的霍乱疫苗。这些低效疫苗大多数将被新型疫苗代替。

(三)类毒素疫苗

类毒素是经甲醛变性处理后的外毒素或肠毒素。变性处理保留了毒素的免疫原性,同时使毒素对机体的伤害大大减弱。当病原体的致病性主要来自外毒素或肠毒素时,预防毒素的伤害比消灭病原体更加重要。常用的类毒素疫苗(toxoid vaccine)有破伤风疫苗、白喉疫苗、百日咳疫苗等。

(四)亚单位疫苗

并不是只有完整的抗原分子才能激发免疫反应,有的只需要包括必要抗原决定簇在内的部分亚单位就可以。DNA重组技术使得获取大量纯的抗原分子成为可能。与传统上以病原体为原料制备的疫苗相比,使用基因重组技术获得的疫苗其质量更易控制。从使用效果来看,有些亚单位疫苗(subunit vaccine)的免疫原性并不弱,比如重组乙肝疫苗。也有一些疫苗免疫原性较低,可以使用佐剂来辅助增强。

亚单位疫苗甚至可以进一步缩小成多肽,也叫作**多肽疫苗(peptide vaccine)**。多肽疫苗通常由化学合成技术来制备,其优点是成分更加简单,质量更易控制。多肽疫苗在分子量缩小的同时也带来了免疫原性显著降低的缺点,所以多肽疫苗一般需要特殊的结构设计、特殊的递送系统或佐剂。

（五）载体疫苗

将抗原基因以无害的微生物作为载体引入体内诱导免疫应答,这样制备的疫苗被称为**载体疫苗(carrier vaccine)**。载体疫苗是一种新概念疫苗,相当于把减毒活疫苗与亚单位疫苗结合了起来,集中了减毒活疫苗免疫原性强和亚单位疫苗表位准确性好这两方面的优点。细胞免疫在一些疾病中特别重要,目前诱导细胞免疫的方法还不够好,而载体疫苗可以在体内有效诱导细胞免疫,这是载体疫苗的一大优点。在实验中使用的重要载体有牛痘病毒的变体、脊髓灰质炎病毒、腺病毒、疱疹病毒、沙门氏菌、志贺氏菌等;还可以将细胞因子的基因加入载体疫苗,以增强免疫反应或者改变免疫反应的类型。

（六）核酸疫苗

核酸疫苗(nucleic acid vaccine)的主要成分不是蛋白质抗原,而是DNA,所以也称为DNA疫苗或者裸DNA疫苗。核酸疫苗利用人体细胞的蛋白质翻译系统,持续小剂量地表达出抗原蛋白,进而刺激人体免疫系统形成免疫记忆。DNA并没有连接到一个可复制的载体上,所以疫苗不会在人或动物体内复制,这是它与活疫苗的关键不同之处。核酸疫苗应包括一个能在哺乳动物细胞内高效表达的强启动子元件和一个合适的mRNA转录终止序列。在接种时一般采取肌内注射的方式,DNA进入细胞质,然后到达细胞核,但并不会整合到基因组内。肌细胞分裂增殖不会太快,注射的DNA与质粒也没有高度的同源性,所以发生基因重组的可能性较小,安全性和稳定性较好。为了预防RNA病毒引起的传染病,近年来开展了多种RNA疫苗的研发工作。

作为新型疫苗之一,核酸疫苗优点很多。核酸疫苗可以诱导产生CTL应答,可以克服蛋白亚单位疫苗易发生错误折叠和糖基化不完全(或不恰当)的问题;而且稳定性好,变异可能性小,产品质量控制较容易,生产成本较低;预期使用剂量小,而且更易实现多价。

这种新型疫苗的潜在问题也很多。不能完全排除疫苗的核酸与宿主DNA发生同源重组的可能,目前只是在动物实验中进行了验证,人用疫苗的效应尚无定论;尚不能排除激活自身免疫和诱导免疫耐受的可能。不过这些都是理论预期,在至今为止的实践中尚未被证实。

（七）可食用疫苗

将抗原基因导入可食用的植物,如香蕉、马铃薯、番茄等,通过食用其果实或其他成分而启动保护性免疫反应,这种疫苗就是**可食用疫苗(edible vaccine)**。一般而言,这种新概念疫苗安全性良好,但表达抗原的质与量是关键技术问题,可能需要研究恰当的佐剂来提高效果。作为食物的植物细胞在进入人消化道后可将抗原有效递送到黏膜下淋巴系统,这是目前为数不多的可有效启动黏膜免疫的形式,是该类疫苗的突出优点。

三、疫苗的研发与生产

通过疫苗进行免疫预防的基础在于诱导机体的保护性免疫应答,并产生长期记忆。如果疾病的保护性免疫反应机理清楚,则通过"模拟自然感染过程"的策略就可以实现。对于艾滋病等缺少疫苗的传染病,我们需要进一步了解这些疾病的免疫保护和免疫损害机理,通过基础免疫学、临床免疫学和药学技术的进步逐步完善。对于治疗性疫苗的研发,也是依据免疫保护和免疫损害的机理,采用疫苗的原理进行特异性免疫治疗。综上,疫苗研发的前提条件是完成病原学和病理学的基础科研,进而将基础免疫学理论研究和临床免疫学积累的数据统筹分析,选择疫苗研发的基本思路,然后才能进入疫苗研发的操作阶段。

疫苗研发的操作是困难、复杂、高风险而且投资巨大的,它包括临床研究、工艺开发和检定方法研究。研发的最后一个阶段是生物制品许可申请材料的准备、注册和疫苗投产。一般情况下,疫苗研发的整个过程需要 10 年以上的时间。目前仍然有艾滋、结核、疟疾等重大传染病缺少有效的预防性疫苗,还不断有新的传染病如 COVID-19 出现,新疫苗的研发仍是当前免疫学界的重大任务。

全球超过 70 亿人需要接种疫苗,使得疫苗成了当今生产过程中设计和监测最为严格、依从性最好的产品之一。全世界大多数国家都建立了相应的法规,并设立了专门的监管机构。全球范围内统一疫苗的许可和监管将对安全有效的疫苗快速进入市场发挥积极推动作用。

疫苗生产的第一步是生产用于诱导免疫应答的抗原,包括生产病原体本身,或生产来自病原体的重组蛋白或核酸。下一步是纯化抗原,然后进行制剂,最终的产品中可能还包括免疫佐剂、稳定剂或者防腐剂。疫苗的生产操作必须在严格控制的标准环境中进行,避免任何污染。疫苗对不良环境条件和不当操作的敏感性因疫苗成分不同而有所不同,通常减毒活疫苗比灭活疫苗和类毒素更容易受影响。很多疫苗在允许的范围内加入了稳定剂,或者采用冻干等办法来改善这个问题。

四、疫苗的应用

第二次世界大战之后,各国开始有计划地为国民进行预防接种。计划免疫可以让接种者科学地安排接种时间,特别是小儿计划免疫。小儿计划免疫是根据儿童的免疫特点和传染病发生的情况制定的免疫程序。利用安全有效的疫苗,对不同年龄的儿童进行有计划的预防接种,可以提高儿童的免疫水平,达到控制和消灭传染病的目的。在各国政府的协同之下,如今全球死于传染病的人数大大下降,儿童免疫接种率被视为世界卫生组织全球战略成功的标志之一。

Box 19-2　中国计划免疫政策

20世纪70年代中期，我国制定了《全国计划免疫工作条例》，将普及儿童免疫纳入国家卫生计划，其主要内容为"四苗防六病"，即卡介苗、脊髓灰质炎三价糖丸疫苗、百白破三联疫苗和麻疹疫苗的基础免疫以及及时加强免疫接种。随着经济发展和科技进步，计划免疫不断扩大其内容。目前我国计划免疫的主要内容是预防结核、乙肝、脊髓灰质炎、百日咳、白喉、破伤风、麻疹、风疹、流行性腮腺炎、乙型脑炎、流行性脑脊髓膜炎、甲肝。特定重点人群还要预防出血热、炭疽、钩体病。部分发达地区已经把流感列入了计划免疫。

接种疫苗最常见的不良反应是一过性发热、局部红肿痛、食欲减退、嗜睡和过敏等。疫苗中的辅料或佐剂也可引起炎症、脓肿等不良反应。这些常见的不良反应大多可以自愈或者经过简单治疗即可痊愈。最严重的情况是偶尔导致的过敏反应、血小板减少症和急性关节炎，这些严重并发症的发生率通常少于十万分之一。

接种疫苗无效的情况偶尔见于疫苗相关病例和疫苗偶合事件。疫苗相关病例即为疫苗对少数个体无效，不能保护被接种者免于受到病原体感染；极少数情况下是疫苗本身引起了被接种者的感染，比如减毒活疫苗有成为病原体的可能。疫苗偶合事件则是因为接种时间与感染时间的巧合，或者被接种者特殊体质的巧合造成的，并非疫苗本身的问题。极少数人身上发生的偶合事件难以完全避免。

疫苗产业是生物医药产业的重要组成部分，主要包括从事疫苗的研究、开发、生产、销售和配送等各个环节的企业。伴随着人口增长和经济发展，疫苗产业也在持续增长。中国是目前世界上最大的疫苗生产国。虽然目前世界上有50多个国家都有自己的疫苗研发企业，但大型疫苗公司主要位于美国和欧洲。

第二节　免疫治疗

机体免疫功能异常是多种疾病发生发展的重要原因，如自身免疫性疾病、免疫功能缺陷、感染慢性化乃至肿瘤等。机体其他系统结构与功能异常产生的病理过程也可能会影响免疫应答。依据免疫学原理，针对疾病的发生机制，利用免疫学手段人为干预或调整机体的免疫功能，达到治疗疾病的目的，这种措施就称为免疫治疗。当前在免疫治疗领域进展最迅速的是肿瘤的免疫治疗，特别是治疗性抗体和细胞过继免疫疗法，在改善患者的生存质量、延长患者生命等方面取得了明显进步。

一、免疫治疗的分类

依据不同的分类方式,免疫治疗可分为免疫增强疗法与免疫抑制疗法,特异性免疫治疗与非特异性免疫治疗,或者分为主动免疫治疗与被动免疫治疗。

(一)免疫增强疗法与免疫抑制疗法

免疫增强疗法是指能增强机体免疫系统的敏感程度和免疫应答水平的方法,主要用于治疗感染性疾病、肿瘤、免疫缺陷等免疫功能低下的疾病。该疗法又被称为免疫调节治疗,所使用的制剂称为免疫调节剂,包括疫苗、抗体、免疫细胞、细胞因子和非特异性免疫增强剂等。

免疫抑制疗法是指能减弱机体免疫系统的敏感程度和免疫应答水平的方法,主要用于治疗由于免疫功能亢进而引起的疾病,例如过敏、自身免疫病、移植排斥、炎症等。免疫抑制疗法所使用的制剂包括淋巴细胞及其表面分子的抗体、诱导免疫耐受的疫苗、负调节性免疫细胞或者干细胞、非特异性免疫抑制剂等。

(二)特异性免疫治疗与非特异性免疫治疗

特异性免疫治疗是指可以引起或者增强特异性免疫应答的治疗手段,目前常用的方法包括输注特异性免疫应答产物,利用抗体特异性地剔除免疫细胞亚群或进行靶向治疗,接种治疗性疫苗。特异性免疫应答的产物包括抗体和效应性淋巴细胞等生物活性物质,能使机体立即获得针对某一特异性抗原的抵抗力,即人工被动免疫。相对于接种疫苗(人工主动免疫),该疗法见效快,但维持时间短,通常只用于紧急预防和治疗。抗体是近年来免疫治疗中应用较多的药物。利用抗原抗体相结合的特异性,一方面可以直接靶向结合抗原,清除病原体或激活补体/免疫细胞来发挥免疫效应(免疫增强疗法);另一方面也可以特异性识别并结合表达相应抗原分子的免疫细胞,将后者作为抗原剔除,如用抗 CD4 单克隆抗体剔除 $CD4^+T$ 细胞,这样能有效抑制 $CD4^+T$ 细胞介导的免疫应答水平(免疫抑制疗法)。

非特异性免疫治疗是指不针对任何特异性的致病因素,仅在整体水平上增强或者抑制机体的免疫应答水平。在临床上主要手段是非特异性免疫增强剂和免疫抑制剂的应用,对机体免疫功能呈现广泛的增强或抑制,易导致不良反应。

(三)主动免疫治疗与被动免疫治疗

主动免疫治疗(active immunotherapy)是指在疾病发生之前给机体输入抗原性物质,激活机体的免疫系统,使机体产生或者增强抵抗疾病的能力。最经典的应用就是接种疫苗,比如被狗咬伤后注射狂犬病疫苗,或者在创伤后注射破伤风类毒素。

被动免疫治疗(passive immunotherapy)是指在疾病发生后,将对该疾病有免疫力的供者的免疫应答产物转移给受者,或将自身淋巴细胞在体外活化处理后回输自身以治疗疾病,又称过继免疫治疗(adoptive immunotherapy)。可用于被动免疫治疗的制剂包括抗体、小分子肽、免疫细胞和干细胞等。

二、基于抗体的免疫治疗

抗体治疗的基本原理包括中和作用、阻断效应、介导溶解靶细胞等,使用的抗体包括免疫血清、单克隆抗体和基因工程抗体。

(一)免疫血清

用血清进行免疫治疗始于 1890 年,冯·贝林和北里柴三郎把曾经感染过破伤风杆菌而依然存活的动物的血清注射给刚感染破伤风杆菌的动物,发现可以防止破伤风的发作,从而开创了血清疗法(serum therapy)。此后,**免疫血清(immune serum)**被广泛用于抗毒治疗,特别是抗生物毒素的危害,如毒蛇咬伤的急救、白喉毒素的抗毒治疗等。在遇到无特效药的严重感染性疾病时,免疫血清疗法也不失为一个紧急治疗措施,如临床上就把 COVID-19 康复患者的血清用于该病重症患者的辅助治疗。

免疫血清中含有保护性抗体,但也含有大量无效蛋白和其他物质,这些杂质大量进入机体也会带来不良后果,其中比较严重的就是血清病(serum sickness)。为解决此类问题,人们发明了将免疫血清进行分离纯化的方法,制备出用于治疗的丙种球蛋白,减少了杂质含量。在大面积烧伤和严重感染,以及治疗原发性免疫缺陷病和自身免疫性炎症疾病时,静脉注射丙种免疫球蛋白得到了较广泛的应用。

因为免疫血清源自异体乃至动物,具备强的免疫原性,因此可将抗体进行酶解,尽可能去除抗体 Fc 段,以降低抗体的免疫原性,但并不能完全解决异源蛋白带来的不良反应问题。

(二)单克隆抗体

为了获得高特异性的、均质性的抗体,并能满足工业化、标准化生产的需求,乔治·科勒(George Kohler)和塞萨尔·米尔斯坦(Cesar Milstein)于 1975 年建立了制备单克隆抗体的技术。**单克隆抗体(monoclonal antibody,mAb)**简称单抗,是由一个 B 细胞克隆针对单一抗原表位产生的结构均一、高度特异的抗体。

1. 单克隆抗体制备原理——杂交瘤技术

制备单克隆抗体首先要免疫动物。待免疫的动物产生高滴度的特异性血清抗体后,即可取其脾细胞(B 细胞)用于单克隆抗体的制备。随后进行体外细胞融合,目前一般用聚乙二醇将脾细胞和骨髓瘤细胞融合。使用选择性培养基可筛选出既能够分泌抗体又能长期存活的杂交瘤细胞。

常用的选择性试剂为 HAT,也就是次黄嘌呤(H)、氨基蝶呤(A)与胸腺嘧啶核苷(T)的混合物。骨髓瘤细胞多为 HGPRT(次黄嘌呤鸟嘌呤磷酸核糖转移酶)缺陷株,或者是 TK(胸苷激酶)缺陷株。在正常途径受阻的情况下,缺乏这两种酶的任意一种,细胞将不能利用旁路途径合成必需的核酸而死亡。HAT 中的氨基蝶呤是正常途径的阻断剂,次黄嘌呤和胸腺嘧啶核苷分别是 HGPRT 和 TK 的底物。具备 HGPRT 和 TK 的细胞在正常途径受阻时,能够利用 H 和 T 依靠旁路途径合成 DNA 和 RNA 而继续生存。B 细胞含有 HGPRT 和 TK,与骨髓瘤细胞融合后可以弥补骨髓瘤细胞的缺陷,因此只有杂交瘤细胞可以继续存活(见图 19-1)。

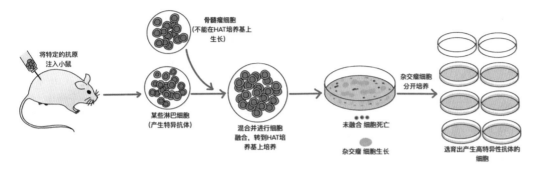

图 19-1　杂交瘤技术的原理

2.单抗治疗的应用

单抗主要用于抗肿瘤治疗,也用于治疗自身免疫性疾病。

(1)免疫偶联抗肿瘤。化疗药物、放射性同位素、生物毒素等细胞毒性物质对肿瘤细胞具有强大的杀伤作用,但是缺少特异性,也会同时损伤机体正常细胞,因此应用受到限制。单克隆抗体的特异性强,可以作为靶向载体,通过偶联上述细胞毒性物质,制成抗肿瘤单抗偶联物(免疫偶联物),也就是所谓的"生物导弹"。单抗偶联物比裸抗体的杀伤效果好,能明显提高疗效,降低对机体的不良反应。

(2)免疫检查点阻断抗体治疗肿瘤。免疫检查点是一类免疫抑制性分子,可以调节免疫反应的强度和广度,从而避免正常组织的损伤和破坏。在肿瘤的发生、发展过程中,免疫检查点是免疫耐受的主要原因之一。免疫检查点疗法就是通过共抑制或共刺激信号等一系列途径来调节 T 细胞活性以提高抗肿瘤免疫反应的治疗方法。

激活后的 T 细胞会表达一些能够抑制 T 细胞功能的、带有负调节作用的表面分子(PD-1、CTLA-4),单克隆抗体药物会与这些分子相互作用破坏其功能,使得 T 细胞可以存活更久并且继续增殖来增强其抗癌的能力。免疫检查点疗法的靶位点主要有 3 个:PD-1、CTLA-4 和 PD-L1。近年来,开展了大量针对这些靶分子的药物临床实验。目前,国内批准用于免疫检查点疗法的药物只有两种,一种是帕博利珠单抗(Pembrolizumab),另一种是纳武利尤单抗(Nivolumab)注射液,都只能与 PD-1 相互作用。

(3)免疫分子特异性抗体治疗自身免疫病及免疫排斥。1986 年,美国食品药品管理局批准了第一个治疗用的抗 CD3 分子——鼠源单抗 OKT3,用于临床治疗急性心、肝、肾移植排斥反应。目前上市的单克隆抗体药物针对的靶分子主要为肿瘤相关靶分子和自身免疫病相关靶分子,它们在新药市场上占据了很大份额。

TNF-α 是一种促炎性细胞因子,在免疫反应、炎症和对损伤的反应中起重要作用。近年来,用抗 TNF-α 抗体来治疗克罗恩病、类风湿性关节炎、强直性脊柱炎、银屑病关节炎、糖尿病、多发硬化症、脑卒中、恶性肿瘤、心肌炎和心力衰竭等疾病的新疗法引起了广泛关注,也使著名的阿达木单抗连续多年位列全球畅销药物前列。

IL-6 及其受体也是热门靶点。全球首个 IL-6R 单抗——托伐珠单抗(Tocilizumab)于 2009 年上市,临床试验证明其对类风湿性关节炎、全身性青少年特发性关节炎和卡斯特曼病(Castleman disease)具有突出疗效。首个 IL-6 单抗——粉妥昔单抗(Siltuximab)于 2014 年获批,与 IL-6R 单抗一起应用在系统性自身免疫性疾病如系统性红斑狼疮、系统性硬化症、多发性肌炎等疾病的治疗中。目前国内外的 IL-6/IL-6R 在研单抗药物有几十种。

近年来,抗体治疗领域已从传统的肿瘤、自身免疫病逐步扩展到神经性疾病、抗感染和代谢性疾病,研究发现了一些治疗新靶点。

3. 单抗治疗的限制

单克隆抗体在临床应用中取得了一定疗效,但也存在一些限制性因素,这些因素主要包括:

(1)目前所制备的单抗多为鼠源性抗体,应用到人体后,作为异种蛋白会刺激人体产生人抗鼠抗体效应(human anti-mouse antidies,HAMA),从而影响其疗效的发挥,甚至可以产生类似于血清病的超敏反应。

(2)抗体的分子量较大,不能有效地渗入实体肿瘤内部发挥作用。

(3)目前制备的抗肿瘤单抗多数针对肿瘤相关抗原,缺少针对肿瘤特异性抗原的抗体;不同个体和不同组织来源的肿瘤相关抗原存在质和量的差异,因此单抗的疗效也存在差异。

(4)注入体内的单抗可能被体液中的游离抗原结合而封闭,能真正到达肿瘤局部的抗体量较少。

(5)单抗偶联物的稳定性差,只有内化进入细胞的药物才能发挥细胞毒作用,所以药物过早脱落或不能释放都会影响治疗效果。

(三)基因工程抗体

为了解决单抗应用中的局限性问题,基因工程抗体应运而生。基因工程抗体是通过 DNA 重组和蛋白质工程技术,在基因水平上对抗体分子进行切割、拼接或修饰,重新组装而成的新型抗体分子。基因工程抗体的设计思路是保留天然抗体的特异性和主要生物学活性,减少无关的结构,或者给抗体分子添加新的生物学功能,以实现免疫原性低、特异性高、组织渗透力强、功能更完备的设计目的。基因工程抗体可分为人源化改造抗体、小分子抗体、双特异性抗体和噬菌体抗体等。

1. 人源化改造抗体

人源化改造抗体（humanized modified antibody）是为了降低鼠源性单抗的免疫原性，减少 HAMA 的产生。最早的人源化抗体是**人-鼠嵌合抗体（human-mouse chimeric antibody）**，由鼠源性抗体的 V 区与人抗体的 C 区融合而成。这种抗体的人源化程度不高，仍然具有免疫原性。为了进一步减少人-鼠嵌合抗体中的鼠源成分，人们将鼠源性抗体 V 区中的互补决定区序列移植到人抗体 V 区框架中，构成了互补决定区移植抗体（grafted CDR），也就是**人源化抗体（humanized antibody）**。人源化抗体分子中的鼠源性成分很少，旨在结合抗原的互补决定区区域，免疫原性比嵌合抗体显著减弱。进一步通过核糖体、噬菌体、酵母展示技术及转基因鼠技术，逐步提高人源化程度至百分之百而生产出来的基因工程抗体被称为**人源抗体（humanized antibody）**。人源抗体完全是人源化成分，在人体中应用不会激发针对抗体的免疫应答。人源化改造抗体的过程如图 19-2所示。

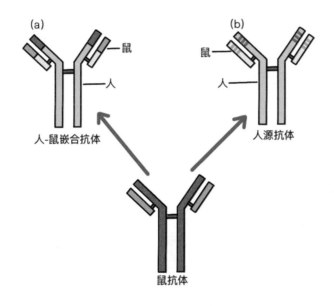

图 19-2　人源化改造抗体

2. 小分子抗体

抗体改造的另一大方向是制备**小分子抗体（minimolecular Ab）**。小分子抗体只包含完整天然抗体分子的部分功能片段（V 区），分子量减小至原来 1/3 或更小的基因工程抗体。抗体分子缩小后具备明显的优点，如免疫原性弱，组织渗透性好，易透过血管壁并且可以渗入实体肿瘤内部，有利于作为药物载体使用。同时缺点也很明显，如结合力较完整天然抗体分子下降，体内半衰期短等。小分子抗体可分为以下五类：

（1）Fab 片段：由 VH、CH1 及完整的 L 链组成，大小相当于完整抗体的 2/3。

（2）Fv 片段：由 VH 和 CH1 组成，没有 L 链，大小为完整抗体的 1/3。

（3）单链抗体：由一段连接肽将 VH 和 VL 连成一条多肽链，大小为完整抗体的 1/6，又称单链 Fv(single chain Fv, ScFv)。

（4）单域抗体：由 VH 或者 VL 的单一结构域构成，大小相当于完整抗体的 1/12。

（5）最小识别单位：由单个互补决定区构成的小分子抗体，其大小仅相当于完整抗体的 1%。

以上各种形式的小分子抗体，基本上分子量越小则亲和力越弱。

3. 双特异性抗体

还有一些基因工程抗体类型具备开发前景，包括双功能抗体、噬菌体抗体和胞内抗体等。双功能抗体的两个抗原结合区域是不同的，可以分别结合两种不同抗原表位，又称双特异性抗体(bispecific antibody)。双特异性抗体可以设计成结合两种抗原表位，也可以设计成一端结合抗原表位，另一端结合免疫细胞或者药物等效应物。

4. 噬菌体抗体

噬菌体抗体(phage antibody)是利用噬菌体表面展示技术制备的一种融合蛋白，将人抗体 V 区基因与一种丝状噬菌体外壳蛋白的基因连接，转染细菌后在其膜表面表达 Fv 片段-噬菌体外壳蛋白的融合蛋白。通过噬菌体表面展示技术可以构建噬菌体抗体文库，产生针对多种抗原表位的人源化抗体，比杂交瘤技术简单易行，培养成本低，适合大规模产业化。

三、基于细胞的免疫治疗

输血疗法是最早的细胞治疗。细胞是生命活动的基本单元，细胞治疗发展至今已经引起了国际医学界的广泛关注。

（一）免疫效应细胞疗法

免疫效应细胞疗法是将经体外扩增、活化的自体或异体免疫效应细胞输入机体，增强免疫应答水平，直接或者间接杀伤病变细胞或肿瘤细胞。

淋巴因子激活的杀伤细胞(LAK)是将外周血单个核细胞经体外 IL-2 刺激培养后产生的效应细胞，主要用于杀伤肿瘤细胞。细胞因子诱导的杀伤细胞(CIK)是外周血单个核细胞经抗 CD3 单克隆抗体和 IL-2、IFN-γ、TNF-α 等细胞因子体外诱导分化获得的杀伤细胞，其增殖效率和杀伤活性强于 LAK。肿瘤浸润淋巴细胞(TIL)是由患者肿瘤病灶局部分离的淋巴细胞，经体外 IL-2 刺激培养扩增后回输给患者的效应细胞，比 LAK 的特异性更好。

NK 细胞作为天然免疫细胞，具有杀伤肿瘤细胞的能力，可用于治疗肿瘤，但体外扩增较为困难。目前已经开展了由造血干细胞定向诱导分化成 NK 细胞的研究，以解决这个问题。

（二）基因工程改造免疫细胞的过继疗法

嵌合抗原受体(chimeric antigen receptor, CAR)基因修饰的 T 细胞(CAR-T)过继治

疗被认为是肿瘤治疗领域的重大突破,改善了 LAK、TIL 等过继免疫细胞疗法存在的个体差异大等问题。CAR-T 疗法就是嵌合抗原受体 T 细胞免疫疗法,通过基因工程技术,将 T 细胞激活,并装上 CAR(肿瘤嵌合抗原受体),即改造成了 CAR-T 细胞。CAR-T 细胞借助其"定位导航装置"即 CAR,专门识别体内肿瘤细胞,并释放大量的多种效应因子,从而能高效地杀灭肿瘤细胞,达到治疗恶性肿瘤的目的(见图 19-3)。

1993 年,CAR-T 疗法的概念首次被提出。2010 年,用 CAR-T 疗法治疗白血病取得了令人振奋的结果。不过,CAR-T 疗法也有其局限性,已经批准上市的 CAR-T 都只能针对特定的患者,目前还缺乏通用型 CAR-T。另外,CAR-T 疗法也有严重的不良反应,主要是细胞因子释放综合征(也称细胞因子释放风暴,cytokine release storm,CRS)和神经毒性,如果处理不及时可能会危及生命。

研究人员用与 CAR-T 疗法类似的思路开展了为 NK 细胞配置 CAR 来进行治疗的几项实验,结果令人鼓舞。与接受 CAR-NK 细胞治疗的动物相比,接受 CAR-T 细胞治疗的动物肝脏、肺和肾等器官受到了较为严重的损害,体内炎症细胞因子水平增加,暗示 CAR-NK 的免疫疗法可能比 CAR-T 疗法更安全。因此,CAR-NK 将成为细胞治疗领域的下一个热点。

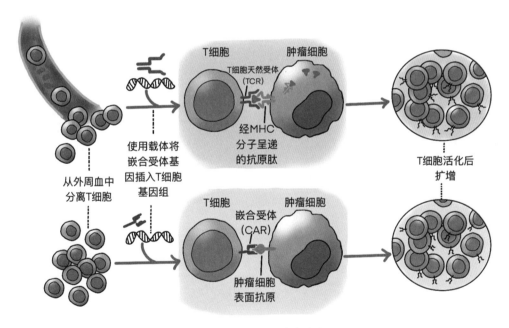

图 19-3　CAR-T 治疗流程

(三)干细胞移植

干细胞(stem cell)即为起源细胞,是一种未充分分化,处于较原始状态的细胞,具有自我更新复制的能力,具有发育成各种组织器官的潜在功能,医学界称之为万用细胞。1957 年,发明了通过骨髓移植来治疗白血病的方法,这是造血干细胞治疗的最初应用。

　　干细胞有四种主要来源,即胚胎组织、胎儿组织、成体组织和经基因重组后分化的体细胞,后者又称为诱导多能干细胞(iPSC)。按分化潜能的大小,干细胞基本上可分为三种类型:一类是全能干细胞,它具有形成完整个体的分化潜能;另一类是多能干细胞,这种干细胞具有分化出多种细胞组织的潜能,但却失去了发育成完整个体的能力,发育潜能受到一定的限制;还有一类干细胞为单能干细胞(也称为专能干细胞或偏能干细胞),这类干细胞只能向一种类型或密切相关的两种类型的细胞分化。目前全球在研的干细胞产品接近 200 种,尽管干细胞移植疗法尚处于研究阶段,但其发展趋势已经日渐明朗,未来将深刻影响医学的发展。

　　思考题:

　　1.疫苗拯救的生命远比药物更多,可以说疫苗比药物更重要,为何普通人了解的疫苗知识却比药物更少?

　　2.为何对疫苗的监管比对药物更加严格?

　　3.异体干细胞输注之后,为何免疫排斥反应不明显?

(王嘉宁)

第二十章　免疫学技术与病原生物检测

随着现代生命科学和其他相关学科技术的发展,新的标记技术和检测手段不断涌现,极大地促进了免疫学技术的发展。同时,新型免疫学技术的建立、完善和广泛应用也推动了生命科学研究和临床诊疗技术的发展。感染性疾病的致病原主要包括病原微生物和寄生虫,除了形态学检测,免疫学技术也越来越广泛地应用于病原体检测、疾病诊断、机制研究及病情监测和疗效评价等各个方面。本章将介绍常见的免疫学相关技术及其应用,以及常见病原生物的检测方法。

第一节　抗原抗体检测技术

根据抗原抗体反应的高度特异性,可以用已知的抗原(或抗体)来检测未知的抗体(或抗原)。长期以来,基于抗原抗体反应设计形成了多种免疫学实验技术,广泛应用于病原体及特异性分子检测。本节主要介绍抗原抗体反应的特点、基本过程、反应的类型及常见检测技术。

一、抗原抗体反应的特点

(一)高度的特异性

抗体分子的互补决定区与相应的抗原表位结构互补,二者结合具有高度特异性。一种抗原能刺激机体产生特异性抗体,并能与该抗体特异性结合,利用这一特点,可以用抗原特异性抗体检测病原生物的特定抗原。

(二)结合的可逆性

抗原与抗体主要借助氢键、静电引力、范德华力和疏水键等分子表面化学基团间的非共价键结合。由于非共价键结合的不稳定性,导致抗原抗体结合是可逆的。一方面,抗原抗体反应是一种可逆反应,在特定温度下,平衡常数不变;另一方面,由于抗原抗体的结合不稳定,改变酸碱度和离子强度可以影响抗原抗体结合或分离。

（三）抗原抗体反应阶段性

抗原抗体反应可分为两个阶段:第一个阶段是抗原抗体特异性结合阶段。抗原分子与抗体分子之间是互补结合,该反应迅速,且一般不出现肉眼可见的反应。第二阶段为可见反应阶段,是由较小的抗原-抗体复合物相互聚集形成较大且肉眼可见免疫复合物的过程。此阶段所需时间从数分钟、数小时到数日,且易受温度、电解质和酸碱度的影响。

（四）抗原抗体浓度比例影响免疫复合物的大小

抗原抗体浓度比例是影响形成免疫复合物大小的重要因素之一。当抗原和抗体一方处于过饱和状态（见图 20-1A 和图 20-1C）时,虽然能形成免疫复合物,但不易继续聚合形成肉眼可见的复合物。当反应体系中抗原和抗体比例适中（见图 20-1B）时,可早期形成较小的免疫复合物,并且存在游离的抗原表位或游离的抗体互补决定区。不同复合物通过游离抗原表位和抗体的互补决定区结合进一步聚集,并最终形成肉眼可见的免疫复合物。

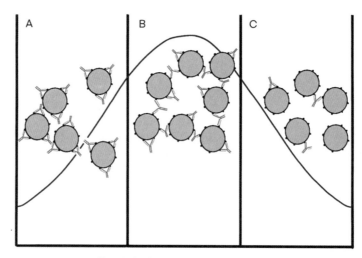

图 20-1　抗原与抗体的比例对抗原抗体复合物的影响

（五）亲和力和亲合力

亲和力（affinity）指单个抗原决定簇和抗体分子的单个互补决定区之间的亲和强度,可以用抗原抗体结合反应的平衡常数表示。抗原决定簇和抗体互补决定区之间结构的吻合程度是抗原抗体亲和力的主要影响因素。如图 20-2 所示,A 图抗原抗体吻合程度高于 B 图,则 A 图所示的亲和力大于 B 图。

亲合力（avidity）是抗原的多个决定簇和多价抗体结合的整体强度。亲合力受抗体的结合价数和抗原的结合价数影响,是抗原抗体结合力的总和。但亲合力不是若干亲和力的简单加和作用,其作用力往往呈几何级数增长。

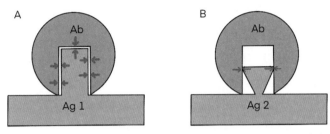

图 20-2 抗原决定簇与抗体互补决定区的吻合程度影响二者间的亲和力

二、抗原抗体反应的影响因素

(一)酸碱度和电解质

抗原抗体反应的最适 pH 值为 6~8,pH 值过高或过低均可影响抗原抗体反应。通常,蛋白抗原和抗体的等电点分别为 3~5 和 5~6,当反应体系的 pH 值接近其中一方的等电点时,抗原或抗体所带正负电荷相等,易导致非特异性反应,出现假阳性反应。另外,当抗原抗体特异性结合后,亲水性降低,易受电解质的影响。实验中常用 0.85% 的氯化钠溶液或其他离子溶液作为稀释液,以提供适当浓度的电解质。

(二)温度

适当的温度可加速抗原抗体复合物的形成,在一定范围内,温度越高,反应速率越快。但是,温度过高(56 ℃以上)可使蛋白质抗原或抗体变性失活,影响实验结果。通常 37 ℃是抗原抗体反应的最适温度,但在实验过程中,为了降低非特异性结合,经常采用 4 ℃。

三、常见的抗原抗体免疫学实验技术

(一)凝集反应

凝集反应(agglutination reaction)是指颗粒性抗原(完整的细胞、细菌等抗原)与相应抗体形成肉眼可见免疫复合物(凝集物)的反应。凝集反应又可分为直接凝集反应和间接凝集反应。直接凝集反应是指颗粒性抗原直接与抗体发生的凝集反应,分为玻片法和试管法,前者可用于人类血型鉴定和细菌鉴定、分型等,属定性试验,操作简便、快速;间接凝集反应可进行半定量检测,可用于检测伤寒或副伤寒杆菌和诊断布氏菌病(瑞特试验)。

(二)沉淀反应

沉淀反应(precipitation reaction)是指水溶性抗原与相应抗体反应形成肉眼可见免疫复合物(沉淀物)的反应。在液体中进行的沉淀反应有沉淀环反应、絮状沉淀反应和免疫比浊;在半固体介质(如琼脂糖凝胶)中进行的沉淀反应有单向琼脂扩散试验和双向琼脂扩散试验等,可用于进行定性检测,也可用于定量检测。

(三)补体参与的抗原抗体反应

这类反应利用红细胞及其抗体形成的免疫复合物是否能激活反应体系中的补体导致溶血,判定检测系统是否发生抗原抗体反应。补体结合试验和溶血空斑形成试验(见后述)便属于此类反应。补体结合试验曾用于检测细菌和病毒的抗原或抗体。因为该试验操作烦琐,影响因素多,所以逐渐被其他方法所取代。

(四)免疫标记技术

免疫标记技术是将抗原抗体反应与标记技术相结合,以检测抗原或抗体的免疫学实验方法,常用的标记物有生物酶、荧光素、放射性核素、化学发光物质及胶体金等。免疫标记技术极大地提高了抗原抗体反应的灵敏度,不但能对待检抗原或抗体进行定性和精确定量测定,而且借助光学显微镜或电子显微镜技术,还能分析抗体或抗原在组织细胞内的分布和定位。

1.酶免疫测定法

酶免疫测定法(enzyme immunoassay,EIA)是一种用酶标记一抗或二抗检测特异性抗原或抗体的方法。首先将抗原或抗体与酶共价偶联,酶与加入的等量底物作用生成有色物质,可以通过目测观察,也可以用分光光度计检测光密度值,分析判断待检物质的相对含量。研究者结合标准品得到标准曲线,就可以精确分析待检抗体或抗原的浓度。本实验可检测可溶性抗原或抗体,也可检测组织或细胞表面的特异性抗原。用于标记的酶有辣根过氧化物酶(horseradish peroxidase,HRP)、碱性磷酸酶(alkaline phosphatase,AP)等,常用的方法有**酶联免疫吸附试验(enzyme linked immunosorbent assay,ELISA)**和酶免疫组化技术(immuno-enzymatic histochemical assay)。

(1)间接ELISA。间接ELISA常用于检测液相中的未知抗体。先将已知抗原包被于塑料板或微球上,洗除多余抗原后再加待检标本(如果标本中含有相应的特异性抗体,可与固相上的抗原结合,形成抗原抗体复合物),洗除没有反应的物质,加入酶标记的二抗或酶标记的葡萄球菌A蛋白(staphylococcal protein A),最后加底物显色并检测光密度值。

(2)双抗体夹心ELISA。双抗体夹心ELISA是应用最多的ELISA方法,在临床诊断中用于检测血清、脑脊液、胸腔积液、腹水等各种液相中的可溶性抗原。实验过程中,先将已知抗体吸附在固相上(包被),洗去未吸附的抗体;加入待检标本,充分作用后洗除未结合的抗原成分;加入已知的酶标抗体孵育后再洗除未结合的酶标抗体;加底物后,酶分解底物产生有色物质。另外,通常包被抗体和酶标抗体是针对抗原分子中不同抗原决定簇的单克隆抗体(见图20-3)。

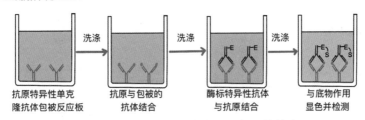

图 20-3　间接 ELISA 和双抗体夹心 ELISA 的基本原理

（3）生物素-亲和素系统。生物素（biotin）又称辅酶 R 或维生素 H；亲和素（avidin）是一种碱性糖蛋白，又称卵白素或抗生物素。生物素和亲和素的结合是不可逆的，同时二者均具有与其他示踪物质（如荧光素、过氧化物酶及铁蛋白、抗原、抗体等）结合的能力。

亲和素有四个相同的亚单位，可结合生物素或酶、胶体金等物质。一分子辣根过氧化物酶可以结合多分子的生物素，同时生物素又可以和抗体结合。先把亲和素、生物素化过氧化物酶按一定比例制成亲和素生物素过氧化物酶复合物，从而保证每个亲和素有一个游离结合位点，可与生物素化一抗或二抗结合，而另外三个结合位点则与生物素化过氧化物酶结合形成复合物（avidin-biotin peroxidase complex，ABC）。在此基础上，游离的亲和素还可结合更多的生物素化过氧化物酶，反复作用，形成一种较大的类似网格的复合物，从而极大地提高了酶染色敏感性（见图 20-4）。

（4）免疫组化技术。免疫组化技术是应用标记抗体在组织或细胞原位进行抗原抗体反应，通过显色反应分析抗原在组织或细胞内的定位，并可进行定性或定量检测的免疫技术。免疫组化技术最大的优势就是可以原位分析抗原在组织和细胞中的表达，也可以通过抗原表达分析组织的细胞组成、免疫细胞浸润情况等。另外，免疫组化技术的检测抗体可以用生物酶标记，也可以用荧光素标记。

（5）免疫印迹技术（immunoblotting）。免疫印迹技术又称 Western blotting，其首先通过十二烷基磺酸钠-聚丙烯酰胺凝胶（SDS-PAGE）电泳，按分子量大小分离样本中的蛋白质，接着将凝胶中的蛋白样本转印至固相载体膜上（硝酸纤维素膜或 PVDF 膜），再用标记的特异性单克隆抗体对蛋白质进行定性及定量分析。该技术既可检测细胞不同部位的蛋白如质膜蛋白、线粒体蛋白及细胞核蛋白等，也可检测血清或组织细胞培养上清中的蛋白组分。用间接法检测靶蛋白时，通常用 HRP(或 AP)标记的二抗与特异性抗体作用。另外，显色技术也在不断改进，使灵敏度得到了极大提高。

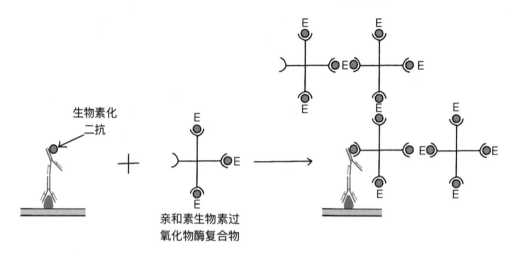

图 20-4　生物素-亲和素系统的工作原理

（6）免疫共沉淀(co-immunoprecipitation, Co-IP)。免疫共沉淀技术是研究细胞内蛋白质与蛋白质相互作用的一种技术，是以抗体和抗原之间的专一性作用为基础研究蛋白质相互作用的经典方法。免疫共沉淀技术的基本原理是：在细胞裂解液中加入针对某蛋白质 X 的抗体和蛋白 A/G 琼脂糖微球复合物，充分反应形成免疫复合物后，经过沉淀、洗脱，收集免疫复合物，然后进行 SDS-PAGE 电泳及免疫印迹技术分析，以确定蛋白质 X 与蛋白质 Y 的相互作用，或对免疫复合物进行后续蛋白质测序或质谱分析，寻找与蛋白质 X 相互作用的新蛋白质(见图 20-5)。免疫共沉淀技术具有特异性强、敏感度和可信度高等优点，可用于可溶性抗原及细胞表面抗原的分析及蛋白质类抗原的分离。在免疫共沉淀技术中，不能确定两种蛋白质的结合是否是直接结合，可能由第三者起桥梁作用。

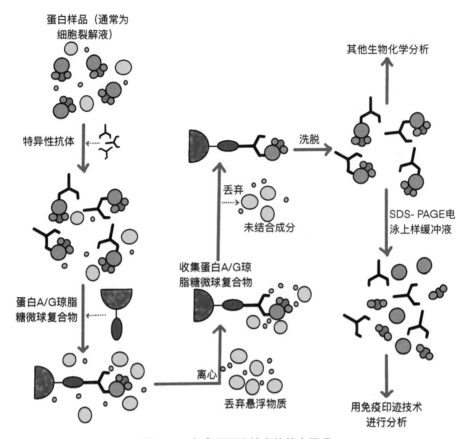

图 20-5　免疫共沉淀技术的基本原理

2.免疫荧光技术

免疫荧光技术又称荧光抗体技术,是用荧光素标记的特异性抗体检测抗原的方法,常用的荧光素有异硫氰酸荧光素(fluorescein isothiocyanate,FITC)、藻红蛋白(phycoer-ythrin,PE)和别藻蓝蛋白(allophycocyanin,APC)等。这些物质在激发光的作用下可发射荧光,FITC 发黄绿色荧光,而 PE 发红色荧光。它们所发出的荧光可用荧光显微镜、激光扫描共聚焦显微镜或流式细胞仪进行检测研究。还有利用酶分解本身不发荧光的底物(如四甲基伞形酮)使其发光,称化学发光酶免疫测定。此外尚有生物发光免疫测定及电化学发光免疫测定等。应用免疫荧光法检测的组织切片采用冷冻切片,可防止固定液对抗原的损伤。

(1)直接荧光法。直接荧光法是将荧光素标记的已知抗体直接进行细胞或组织染色,测定未知抗原。直接荧光法检测不同的抗原需要不同的特异性荧光抗体。

(2)间接荧光法。间接荧光法是用一抗与样本中的抗原结合,再用荧光素标记的二抗与一抗作用的染色方法。此方法既可检测抗原又可检测抗体。若检测抗原,一抗为已知的;若检测抗体,抗原是已知的。标记二抗可通过信号放大提高灵敏度,并为标记和检测提供了更大的灵活性。

（3）蛋白质芯片技术。蛋白质芯片又称蛋白质微阵列，是一种高通量的蛋白功能分析技术。该技术将大量蛋白质分子或抗体等有序地固化于支持物的表面，组成密集二维分子阵列；然后与荧光标记的生物探针（如特异性抗体、酶底物等）或探针库作用，将未与芯片上的蛋白质结合的标记探针洗除后，运用特定仪器（荧光扫描仪或激光共聚焦扫描仪）测定荧光强度，通过荧光强度分析待检物质的表达变化。蛋白质芯片技术可用于研究蛋白质-蛋白质、蛋白质-核酸、蛋白质-磷脂间的相互作用，筛选小分子靶标和蛋白激酶的底物等，还可用于临床诊断和监测疾病状态。

3. 放射免疫测定法

放射免疫测定法（radioimmunoassay，RIA）是通过检测放射性同位素标记的抗原或抗体的放射性检测抗体或抗原反应的实验技术，同时具有敏感性高、特异性强、重复性好及标本用量少等优点，广泛应用于激素、药物等微量物质的检测。常用的放射性同位素有 ^{131}I、^{125}I、^{14}C、^{32}P 等。放射性免疫测定法分液相放射免疫测定和固相放射免疫测定。

（1）液相放射免疫测定。液相放射免疫测定是将同位素标记的一定量已知抗原与标本中未知抗原和定量的已知抗体混合，二者竞争性结合抗体，分别形成标记抗原抗体复合物和非标记抗原抗体复合物。然后分别收集抗原抗体复合物及游离的抗原，并通过测定其放射活性，分析标本中待检抗原的含量。

（2）固相放射免疫测定。固相放射免疫测定的原理方法与 ELISA 基本相同，将已知抗原或抗体吸附在固相的载体上，用间接 ELISA 测抗体或双抗体夹心 ELISA 测抗原。区别是标记物为放射性同位素，用同位素液闪仪检测其放射性强度。

4. 免疫胶体金技术

用胶体金颗粒标记抗体或抗原，以检测未知抗原或抗体的方法称为免疫胶体金技术（immunological colloidal gold signature，ICS）。在碱性条件下，胶体金颗粒表面带负电荷，与蛋白质的正电荷基团间靠静电相互吸引而结合，不影响蛋白质活性。胶体金还可以与其他许多生物分子如糖蛋白、脂蛋白、激素、植物血凝素及亲和素等结合。因此，可以利用胶体金的物理学特性来标记一些生物活性物质作为免疫探针，使胶体金标记技术在免疫组化、免疫斑点和免疫层析等技术中均得到应用。另外，胶体金还可以与荧光、生物素亲和素、流式细胞仪等技术相结合，从不同角度进行免疫分析。

（1）斑点免疫金染色法/斑点免疫金银染色法。斑点免疫金染色法/斑点免疫金银染色法是将斑点 ELISA 与免疫胶体金结合起来的一种方法，即将蛋白质抗原直接点样在硝酸纤维膜（NC 膜）上，与特异性抗体反应后，再滴加胶体金标记的第二抗体，结果在抗原抗体反应处发生金颗粒聚集，形成肉眼可见的红色斑点，即为斑点免疫金染色法。但是只用胶体金颗粒标记灵敏度不高，为此在胶体金颗粒标记的基础上加入含银物理显影液，从而产生了所谓的斑点免疫金银染色法。该方法中，银离子吸附在胶体金颗粒周围，使显色结果呈现金属银的蓝灰色，显色信号进一步放大，有效提高了敏感度。

（2）胶体金在免疫层析快速诊断中的应用。斑点免疫金渗滤法是在染色测定法的基础上，在硝酸纤维素膜下垫有吸水性强的垫料，即渗滤装置。将其一端浸入或滴加样品液，由于毛细作用，样品将沿着硝酸纤维素膜移动，当移动至固定有抗体的区域时，会发生特异性结合，阳性结果使膜上测试线呈红色斑点或条带。其分类与 ELISA 类似，可分为间接法或夹心法。图 20-6 所示是检测人绒毛膜促性腺激素（HCG）的工作原理。

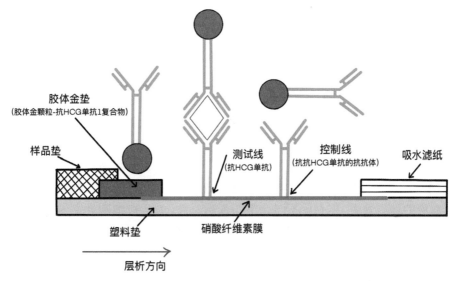

图 20-6 胶体金免疫层析法检测 HCG 示意图

（五）抗原抗体技术在蛋白鉴定、纯化方面的应用

1. 免疫沉淀

免疫沉淀是抗原检测和纯化的常用技术，其原理为针对特定靶蛋白的抗体与样品（细胞裂解物等）中的靶蛋白形成免疫复合物，随后用蛋白 A-磁珠或蛋白 G-磁珠将该免疫复合物从混合物中捕获并沉淀下来，再用洗脱缓冲液将靶蛋白从磁珠上洗脱下来，最后通过蛋白电泳和免疫印迹技术对靶蛋白进行鉴别和分析。

2. 免疫亲和层析技术

免疫亲和层析技术又称免疫亲和色谱技术，该技术通过靶抗原与偶联于不溶性支持物上的特异性抗体相互作用纯化靶抗原。首先将所需抗原特异的抗体共价耦联于固体支持物（如琼脂糖微球）上，然后使含抗原的复杂混合物通过柱子，并与特异性抗体结合。未结合的物质被洗脱掉后，再通过改变 pH 值、暴露于高盐或其他破坏抗原抗体相互作用的缓冲液下洗脱结合的抗原。此技术是纯化重组蛋白的常用方法。

第二节 免疫细胞相关实验技术

本节介绍与免疫细胞的分离和制备、表型鉴定、增殖检测和功能研究等相关的常见免疫细胞相关实验技术。

一、免疫细胞的分离

(一)外周血单个核细胞的分离

单个核细胞(peripheral blood mononuclear cells,PBMC)包括淋巴细胞和单核细胞。PBMC是免疫学研究中常用的细胞,也是获取T淋巴细胞和B淋巴细胞或进一步制备DC常用的材料。实践中我们常根据PBMC(比重1.070±0.001)与其他血细胞(红细胞和多核白细胞比重为1.092)比重的不同,应用淋巴细胞分离液(葡聚糖-泛影葡胺溶液,比重1.077±0.001),通过密度梯度离心法分离PBMC。将外周血加入预存有淋巴细胞分离液的离心管中,离心后不同比重的细胞分离,单个核细胞处于淋巴细胞分离液和血浆交界面上。

(二)DC的诱导培养

DC是人体内重要的抗体提呈细胞,在外周血和器官内含量极低,所以研究用的DC多是通过其前体细胞诱导而来的。人DC可由外周血中DC的前体细胞在GM-CSF和IL-4的作用下分化成具有典型形态特征及功能的DC。首先分离外周血中的PBMC,置于细胞培养板中使之贴壁,弃去不贴壁细胞;然后加入含有GM-CSF和IL-4的细胞培养液诱导培养;最后可以用流式细胞仪鉴定细胞表型。实验动物(如小鼠)的DC一般用骨髓细胞诱导获得,方法与前述类似。

(三)小鼠巨噬细胞的分离

实验室使用的小鼠巨噬细胞主要包括腹腔来源和骨髓来源的巨噬细胞。从小鼠腹腔提取巨噬细胞,最常用的方法是先向小鼠腹腔内注射刺激物制造无菌炎症环境以募集巨噬细胞,再灌洗腹腔细胞,通过贴壁获取巨噬细胞。刺激物主要有6%的无菌淀粉或2%~3%的巯基乙酸盐肉汤。从骨髓获得巨噬细胞则首先分离骨髓细胞,然后在培养基中添加M-CSF,体外培养诱导产生巨噬细胞。相较于腹腔来源的巨噬细胞,骨髓诱导产生的巨噬细胞状态更稳定,可重复性更好。

(四)免疫细胞的分离与纯化

1.免疫磁珠分离法

免疫磁珠分离法是一种高效、简便的免疫细胞分离和纯化的实验方法,还广泛应用于其他多种细胞的分离和纯化。该技术根据待分离细胞表达的标志性分子,首先将针对特异性分子(如CD3、CD4、CD8分子)的单克隆抗体吸附在磁珠上,然后使免疫细胞表面抗原与连接着磁珠的特异性抗体结合，在外加磁场中，带有相应细胞的磁珠吸附于靠近磁铁的管壁上，从而与不能结合磁珠的细胞分离（见图 20-7）。免疫磁珠分离法可分为正选法和负选法，如果磁珠结合的细胞是所需要细胞则为正选法，反之为负选法。

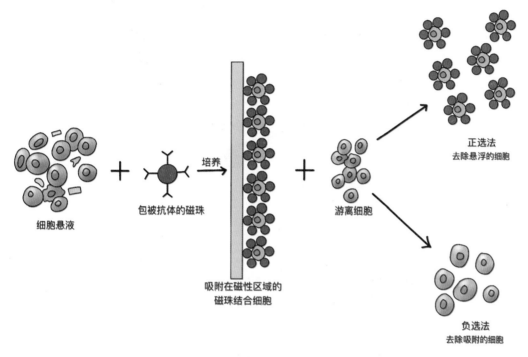

细胞悬液　包被抗体的磁珠　培养　吸附在磁性区域的磁珠结合细胞　游离细胞　正选法 去除悬浮的细胞　负选法 去除吸附的细胞

图 20-7　免疫磁珠分离法的基本原理

2.流式细胞术分析/分选细胞

流式细胞术是一种集光学、流体力学、电力学及计算机技术等于一体的，可对细胞进行多参数监测、分析或分选的实验技术。如图 20-8 所示，当标记的待分选细胞通过流动室由喷嘴流出，呈一连串均匀小液滴，每一液滴中包裹一个细胞。单细胞流在适当部位受激发光照射发出各种荧光信号，被接收器捕获并经计算机分析计算，指令特定分选部件将所欲分选的细胞附以电荷；带电液滴在分选器的作用下偏向带相反电荷的偏导板，落入适当容器中，达到分选（sorting）的目的。流式细胞术可同时对细胞进行多参数分析（即同时对细胞多种分子的表达情况进行分析），能对细胞表型、分类、增殖、代谢、周期和凋亡等进行检测分析，广泛应用于基础医学研究、临床疾病诊断和预后检测分析。

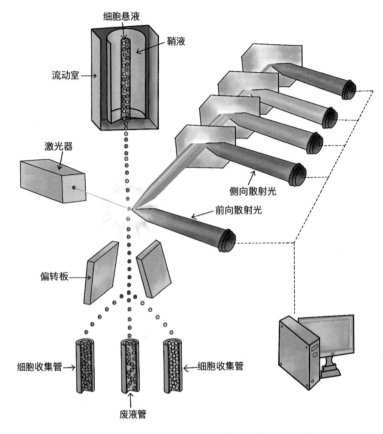

图 20-8　流式细胞仪的细胞分选工作原理图示

Box 20-1　流式细胞仪和流式细胞术

　　流式细胞术是基于流式细胞仪对细胞或生物颗粒进行多参数快速检测、分选和分析的技术。流式细胞仪是一种集流体力学、激光技术、电子物理技术、光电技术、计算机以及单克隆抗体和荧光标记技术为一体的高技术设备。基于此，流式细胞术的发展和完善凝结了众多不同学术背景、不同科研领域的科学家的心血，并且随着生命科学、相关学科及制造技术的发展而逐步完善。

　　一、流式细胞仪——从设想到产品

　　1934 年，安德鲁·摩尔达文（Andrew Moldavan）首次提出了制造这样一种设备的设想：其可以在亮视野显微镜下用光电记录装置对流过玻璃毛细管的单个血红细胞进行计数。盖伊·库恩斯（Guy H. Coons）于 1940 年通过测定由紫外线激发标记抗体的荧光染料所发出的荧光，检测了肺炎链球菌。1953 年，美国电气工程师华莱士·库尔特（Wallace H. Coulter）根据库尔特原理制造出了细胞计数装置。同年,克罗斯兰-泰勒(P. J. Crosland-Taylor)发现管中轴线流过的鞘液流速越快,载物通过的能力越强,并具有较强的流体动力聚集作用,他由此设计了一个流动室,这奠定了现代流式细胞仪中的液流技术基础。

1965 年,马克·富威勒(Mack Fulwyler)发明了细胞分离装置——现代流式细胞仪的先驱。接下来,赫森伯格(L. A. Herzenberg)创造了术语“流式细胞术”(fluorescence activated cell sorter,FACS)来描述一种细胞分离系统,其中荧光被用作细胞分选标记。1967 年,霍尔姆(G. Holm)等设计了通过汞弧光灯激发荧光染色的细胞,再由光电检测设备计数的装置。1968 年,沃尔夫冈·戈德(Wolfgang H. Göhde)与沃尔夫冈·迪特里希(Wolfgang M. Dittrich)合作开发了一种通过细胞内荧光对细胞进行分类的流式细胞仪系统。1973 年,史坦肯(J. A. Steinkamp)设计了一种利用激光激发双色荧光色素标记的细胞,既能分析计数,又能进行细胞分选的装置,这样就基本完成了现代 FCM 计数的主要历程。1974 年,利用斯坦福大学的专利和赫森伯格等人的专业知识,美国的贝顿·狄金森(Becton Dickinson,BD)公司生产出了第一台商业化的荧光活化细胞分类仪(FACS-Ⅱ)——流式细胞仪。随后,在 1975 年和 1978 年,德国帕特克(Partec)公司和美国库尔特(Coulter)公司分别推出了自己的流式细胞仪产品。

二、流式细胞术的应用领域

早期的流式细胞术只能同时检测 1～2 个参数,到 20 世纪 90 年代初已能检测7 个参数,现在流式细胞术能同时检测 30 余个参数。

流式细胞术在细胞生物学、免疫学、血液学、肿瘤学、遗传学和微生物学等基础医学和临床医学中得到了广泛应用。另外,流式细胞术在食品科学、环境科学、兽医学,甚至在植物学和物理学等领域也得到了广泛应用。我们相信,随着流式细胞术的不断发展和完善,其应用领域一定能得到进一步拓展。

二、免疫细胞的鉴定和功能测定

(一)免疫细胞的鉴定

流式细胞术是细胞表型检测和分析最常用的方法,该技术可同时检测细胞上多种分子的表达并进行统计分析,从而更全面真实地反映细胞的生理状态。本技术既可检测细胞表面分子,也可检测细胞质或细胞核内的分子表达或磷酸化修饰变化。在此以人 Th1 淋巴细胞亚群分析为例介绍流式细胞术实验的基本过程:首先,确认人 Th1 细胞表型,即 Th1 细胞表达的典型分子(一般用 CD3、CD4 和 IFN-γ)。其次,根据流式细胞仪参数选择合适的标记荧光素,保证各种荧光素所发荧光差异足够大且可检测。最后,将靶细胞染色并用流式细胞仪检测。流式细胞术只能对细胞悬液中的细胞进行分析,不能对组织细胞进行原位分析。对组织细胞进行原位分析可以用酶标记免疫组化或荧光标记免疫组化技术。

（二）淋巴细胞增殖和功能检测

1. 淋巴细胞增殖检测

细胞增殖是细胞研究中常用的检测指标,常用的试验方法包括形态计数法、放射性同位素掺入法、BrdU 和 EdU 检测法、MTT/CCK-8 比色法和 CFSE 染色法等。另外,某些特殊细胞(T 淋巴母细胞)可以运用细胞形态学检测法研究细胞增殖情况。

（1）形态计数法:T 细胞膜表达 TCR 和丝裂原(如植物血凝素、刀豆蛋白 A)受体,接受丝裂原刺激后,细胞形态会发生变化,如细胞体积增大、不规则,细胞质增多,细胞核变松散且出现较多核仁。形态计数法就是对这些细胞进行计数,分析其活化情况。

（2）BrdU 和 EdU 检测法:BrdU(5-溴-2′-脱氧尿嘧啶)是胸腺嘧啶核苷类似物,可竞争性替代胸腺嘧啶(T)掺入到新合成的 DNA 分子中。如果在培养基中加入 BrdU,则随着细胞增殖,BrdU 能掺入新合成的 DNA 分子中,使分裂细胞的核酸中含有 BrdU。具体方法是用相应的抗 BrdU 抗体与经过固定的细胞 DNA 分子中的 BrdU 特异性结合,再与标记二抗共孵育,最后观察分析。

EdU(5-乙炔基-2′-脱氧尿嘧啶核苷)是一种新发现的胸腺核苷类似物,也可替代胸腺嘧啶(T)掺入到新合成的 DNA 分子中。EdU 和 BrdU 比较,其最大的优势是 EdU 可以和特定荧光染料($apollo^R$ 荧光染料)发生共轭反应,使标记细胞发出荧光,可直接对活细胞发出的荧光进行检测分析。

（3）放射性同位素掺入法:放射性同位素(如^{3}H、^{125}I)掺入法首先是用放射性同位素(^{3}H)标记胸腺嘧啶核苷得到^{3}H-TdR,加入培养体系中,在实验终止前 8～15 h 加入^{3}H-TdR,^{3}H-TdR 随着增殖细胞 DNA 复制,掺入到新合成的 DNA 分子中。细胞增殖水平越高,掺入的放射性同位素越多。可用液体闪烁仪测定样本 β 射线放射活性,分析淋巴细胞增殖水平。

（4）MTT/CCK-8 比色法:MTT 是一种噻唑盐,化学名为 3-(4,5-二甲基噻唑-2)-2,5-二苯基四氮唑溴盐,为一种淡黄色可溶性物质。MTT 可被线粒体中的琥珀酸脱氢酶还原为紫褐色的甲臜颗粒,该颗粒溶于异丙醇或二甲基亚砜,用酶标仪测定溶液的 OD 值,细胞增殖水平越高,OD 值越大。CCK-8 原理与 MTT 非常相似,其基于一种名为 WST 的物质,WST 的化学名称为 2-(2-甲氧基-4-硝苯基)-3-(4-硝苯基)-5-(2,4-二磺基苯)-2H-四唑单钠盐。WST 与线粒体琥珀酸脱氢酶的反应产物是水溶性的,更稳定,更敏感,并且可以在实验过程中多次检测,便于确定最佳测定时间。

（5）CFSE 染色法:5,6-羧基荧光素二乙酸丁二酰酯(5,6-carboxyfluorescein diacetate succinimidyl ester,CFSE)可与细胞内的蛋白质共价结合形成稳定化合物,在细胞分裂时可平均分配到子代细胞中。这样,细胞每分裂一次荧光强度就减半,通过流式细胞术检测细胞荧光强度的变化,荧光强度减小幅度越大的细胞,增殖状态越好。如图 20-9 所示,左侧散点图与右侧直方图相对应,虚线所对应的细胞群体是实线对应群体第四次分裂所得细胞群体。

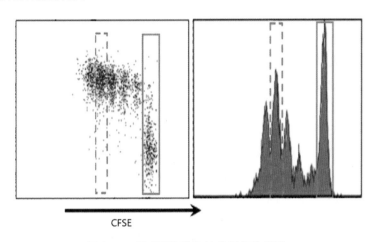

图 20-9 用 CFSE 染色法分析细胞增殖

2.抗原特异性 T 淋巴细胞的分析——抗原肽-MHC 分子四聚体技术

抗原肽-MHC 分子四聚体技术可用来定量分析抗原特异性 CTL,可为研究机体抗病毒或抗肿瘤等免疫应答提供重要信息。该方法基于特异性抗原肽、可溶性 MHC 分子在体外正确折叠,并与亲和素结合形成复合物。生物素化的抗原肽-MHC 复合物再与荧光素标记的亲和素作用,其中一分子的亲和素与四分子的生物素化抗原肽-MHC 复合物结合,形成抗原肽-MHC 分子四聚体复合物。四聚体与 T 淋巴细胞悬液共孵育,荧光素标记的四聚体与特异性 T 细胞结合,最后应用流式细胞术检测分析。图 20-10 所示是以MHC I 类分子形成的四聚体为例展示该试验技术的工作流程。

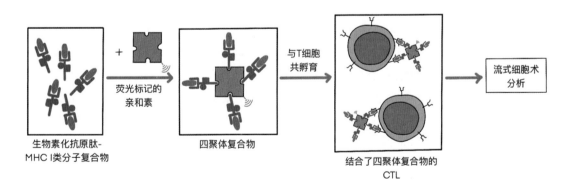

图 20-10 抗原肽-MHC 分子四聚体技术工作流程

3.T 细胞和 NK 细胞介导的细胞毒试验

T 细胞和 NK 细胞介导的细胞毒试验是一种检测 CTL 或 NK 细胞杀伤功能的试验技术,方法是将 CTL 或 NK 细胞与靶细胞按一定比例共同培养,CTL 或 NK 细胞会表现出破坏、溶解靶细胞的特性。可通过 ^{51}Cr 释放法或乳酸脱氢酶释放法检测 T/NK 细胞的细胞毒活性。

4.抗体分泌功能的检测

抗体分泌功能的检测可以从两个方面分析 B 淋巴细胞合成抗体的能力：一方面可以分析 B 细胞分泌抗体的总量或特异性抗体的量，另一方面可以分析单个 B 细胞的合成分泌功能。前者可运用 ELISA 或流式微球方法检测分析，后者可以通过溶血空斑形成试验和酶联免疫斑点法检测分析。

溶血空斑形成试验又称空斑形成细胞试验，是体外检测 B 细胞抗体产生功能的一种方法，可分为琼脂溶血空斑试验和液相单层溶血空斑试验。方法是首先用绵羊红细胞（SRBC）免疫动物，从免疫动物脾脏获取淋巴细胞（活化的 B 细胞即浆细胞）并计数；然后将其与 SRBC、补体、琼脂共同混合，铺于载玻片或培养皿中，37 ℃孵育。SRBC 与活化的 B 细胞分泌的抗体结合，并在补体的参与下溶解，B 细胞周围的 SRBC 裂解形成透明区，即溶血空斑。一个空斑区代表一个抗体形成细胞（浆细胞），通过计算溶血空斑数目可得出浆细胞的数量。

5.细胞因子检测

细胞因子检测包括活性检测、浓度检测和分泌细胞及其 mRNA 表达水平的检测。细胞因子活性检测往往根据细胞因子的功能特点设计，比如 IL-2 是 T 细胞增殖所必需的，我们可通过检测其对 T 细胞增殖的促进作用分析其活性。本书主要介绍检测溶液（血清、细胞培养上清等）中细胞因子和分泌细胞的检测技术。

（1）ELISA 检测细胞因子浓度。ELISA 检测细胞因子浓度是用 ELISA 方法检测血清中细胞因子浓度最常用的实验技术，具体方法如前所述。

（2）流式微球法检测细胞因子。流式微球法是将特制的微球与待检分子特异性单克隆抗体铰链形成复合物，与待检溶液共孵育，再与荧光素标记的待检因子抗体共孵育，利用流式细胞仪检测。流式微球法检测可溶性分子是 ELISA 的替代方法，可用来检测细胞因子、生长因子或抗体等。相对于 ELISA 试验，该方法所需样品量少，操作简单，节省时间，可同时检测多种靶分子，并且灵敏度不弱于 ELISA。

（3）细胞因子分泌细胞的检测。酶联免疫斑点法（enzyme linked immunospot，ELISPOT）又称免疫斑点法（immunospot assay），是利用 ELISA 原理，将已知抗体包被在固相载体上，再加入目标细胞静置培养；抗体与细胞分泌的特异性分子（细胞因子、抗体和生长因子等）结合，特异性抗体与包被的相应抗原结合后，去除细胞，依次加入检测用抗体和底物并显色，形成以细胞为中心的深色区、外周为浅色晕的色斑；若细胞不分泌待检靶分子则不着色（见图 20-12）。在立体显微镜下计数着色的斑点，也可用专用仪器计数分析。本方法不仅用于检测细胞因子分泌细胞，还可用于检测抗体生成细胞和其他蛋白分泌细胞的检测分析。

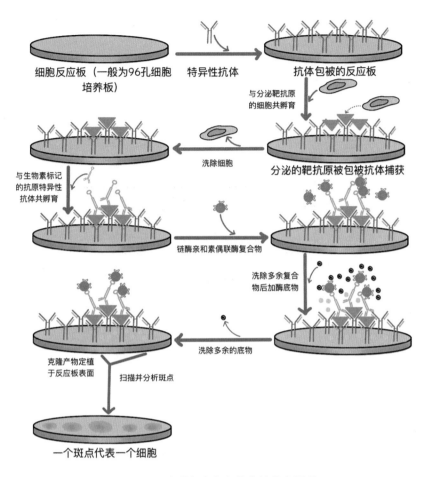

图 20-11　酶联免疫斑点技术的基本原理

（4）细胞因子表达水平的检测。可以通过检测特定细胞因子的 mRNA 表达水平或检测细胞因子蛋白表达情况确定细胞因子表达水平。前者通常运用逆转录 PCR 技术检测细胞因子 mRNA 的表达水平，细胞因子蛋白可以通过 Western blotting 技术、ELISA或流式微球法检测。

6. 细胞凋亡检测

凋亡是一种重要的生理和病理过程，有多种方法可检测分析细胞凋亡，本书主要介绍 Annexin V/PI 双染法。Annexin V/PI 双染法是运用流式细胞术检测细胞凋亡常用的方法。Annexin V 是一种可与细胞膜上的磷脂酰丝氨酸（phosphatidylserine，PS）特异结合的蛋白质，PS 位于正常细胞的胞浆侧，在细胞凋亡或坏死时 PS 发生外翻，暴露于细胞表面的 PS 可与 Annexin V 结合。碘化丙啶（propidium iodide，PI）作为一种小分子，可与双链 DNA 分子结合，不能通过正常细胞的细胞膜，但可以通过凋亡或死亡细胞破损的细胞膜。如图 20-12 所示，右下象限为早期凋亡细胞群体；右上象限为晚期凋亡和死亡细胞群体；左上象限为继发性死亡细胞群体（主要为处理过程中死亡的细胞）；左下象限则为正常细胞群体。

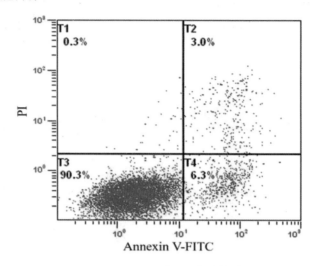

图 20-12　Annexin V/PI 双染法检测凋亡

第三节　病原生物学检测

日常生活中，能引起人们患病的病原生物包括病原微生物和寄生虫。对病原生物引起的疾病，一方面可根据患者的临床症状及体征进行诊断，另一方面还需进行病原学检测，对患者标本中的病原生物进行种属鉴定，必要时进行药敏试验和菌株毒力试验，以探明病因，明确病原体特征，指导临床医生制定有效的治疗策略。病原生物的实验室检查可从病原学检测和免疫学检测两个方面来进行。

病原学检测一般包括采集标本、病原体形态学检查、病原体分离培养、生化反应、种属的血清学鉴定、药敏试验、病原体抗原及其核酸检测，有时还需进行相关的动物实验。

感染病原生物后，机体免疫系统因受抗原物质刺激而产生相应的抗体，这些特异性抗体存在于血清或其他体液中，其含量的增高与病程的进展高度相关。可采用相应的免疫学试验方法来明确感染的病因。

一、病原微生物的检测

（一）标本的采集与送检

病原体感染的实验室诊断结果的准确性与标本采集的质量密切相关。为保证检出率，避免诊断错误，标本的采集应遵循以下原则：

（1）严格无菌操作，避免标本被污染。

（2）尽可能在疾病早期以及药物使用前采集标本。对已使用药物患者的标本应注明药物种类，以便实验室采取适当措施处理。

（3）采集的标本必须尽快送检。大多数微生物标本可以冷藏送检，但对某些细菌（如脑膜炎奈瑟菌），在送检中要注意保温。

（4）检测特异性抗体时，需要采取急性期与恢复期双份血清，第一份尽可能在发病后立即采取，第二份在发病后 2～3 周采取。

（5）标本做好标记，详细填写化验单，以保证各环节准确无误。

（二）病原体的实验室检测方法

根据病原体生物学性状及免疫学特性的差异，不同类型病原生物的检测方法不同。常用的检测指标有以下几类：

1.病原微生物的形态和结构

在光学显微镜下，选择合适的放大倍数及经过相应的染色，可以观察到细菌、真菌的菌体形态及特殊结构，如常用油镜放大 1000 倍后，经革兰染色观察临床标本中病原菌的菌体形态，用抗酸染色法来鉴别结核分枝杆菌的感染，用墨汁负染法可观察细菌荚膜，用镀银染色法观察螺旋体等。而真菌的菌丝和孢子经几十倍或几百倍放大后即可观察到。病毒的个体非常微小，光镜下多不可见，要观察病毒的形态与结构，需要使用电子显微镜放大几万至几十万倍方能看到。所以在临床实验室诊断时，不进行病毒形态的检测。在少数情况下，也可利用免疫荧光或酶标记抗体染色镜检的方法进行快速诊断。

2.病原微生物的生长特性

将病原微生物接种在适宜的人工制备的培养基质中，由于其特性不同，会表现出各自独特的生长现象，依此可进行鉴定。如能在无生命培养基中生长的细菌和真菌，可观察记录其菌落的特点。也可通过特定的实验观察其代谢能力的差异，如生化反应等。随着仪器设备的不断更新发展，细菌检测的技术水平不断提高，更加快速、灵敏、准确和自动化。目前自动化微生物鉴定及药敏分析系统已广泛应用于临床检查。实验中，操作员将培养基上分离的菌落配制成纯菌液，加入鉴定系统设备中，计算机分析待检标本中未知细菌的生化反应结果并转化成数据信息，将其与数据库中的细菌条目信息进行比对，可将细菌鉴定到属、种、亚种或生物型。

病毒是非细胞型微生物，必须在适宜的活细胞中才能繁殖。虽然病毒的培养技术难度较大，需时较长，但其特异性强，是病毒病原学诊断的"金标准"。常用的病毒分离培养方法有细胞培养法、鸡胚培养法和动物接种。目前病毒分离培养中最常用的方法是细胞培养法。细胞培养法按其生长方式可分为单层细胞培养和悬浮细胞培养；按其来源、染色体特征及体外传代次数等又可分为原代细胞培养、二倍体细胞培养和传代细胞培养。可根据病毒的特性选择适宜的细胞培养方法。病毒接种细胞后，可通过观察细胞致病变作用、红细胞吸附现象、干扰现象等生长现象进行初步鉴定。

3.病原微生物的相关成分检测

病原微生物的相关成分检测包括核酸检测、特异蛋白组分检测和特异性抗体检测。

(1)核酸检测。核酸检测是一种快速、特异性检测病原微生物感染的方法,特别是对于难以在临床实验室培养的病毒来说更为重要。目前核酸检测技术在病毒病的诊断中应用越来越广泛,常用的有核酸扩增技术、核酸杂交技术、基因芯片技术、基因测序技术等。在应用核酸检测技术时应注意的是,核酸检测阳性表明有病原微生物的感染,但并不一定表示标本中或病变部位有活的病原体存在,有时需结合培养的结果,才能做出正确的判断。而对于基因序列尚不完全清楚或新出现的致病菌,此种检测方法的使用将受到限制。

近些年发展成熟的高通量测序技术能一次对几十万到几百万条 DNA 分子进行序列测定。如运用高通量测序技术可对细菌全基因组序列和 16S rDNA 等目标区域测序,既可用于标本中病原菌的分类鉴定,又可用于菌群结构和物种多样性分析及系统发育的研究。另外,随着质谱分析法、生物芯片技术等先进的、高通量的技术在病原菌检测中的应用,其在不久的将来会逐渐取代现有的微生物鉴定方法。

(2)特异蛋白组分检测。可采用免疫学标记技术直接检测标本中病原微生物的特异性抗原,目前常用酶联免疫测定法和免疫荧光测定法,具有操作简单、特异性强、敏感度高的特点,可检测到纳克甚至皮克量的抗原。

(3)特异性抗体检测。特异性抗体检测亦称血清学试验。病原微生物侵犯机体后,无论是显性还是隐性感染,都能刺激机体产生相应的抗体。用已知病原体的抗原检测患者血清标本中有无相应抗体,可以诊断病原微生物的感染情况或进行流行病学调查,如诊断伤寒沙门菌感染的肥达试验(Widal test)、鉴定流感病毒的血凝抑制试验(hemagglutination inhibition test)等。血清学试验适用于免疫原性较强的病原菌及病程较长的传染病的诊断。由于血清抗体出现的快慢和效价的高低可受多种因素的影响,所以在进行检测和结果判断时,应综合考虑多方面因素,如患者用药情况、免疫接种、隐性或显性感染史及个体的免疫状态等。

二、寄生虫的检测

人体寄生虫学诊断技术主要包括病原学检测、免疫学检测和分子生物学检测三个方面。本部分将针对常用的各种诊断技术进行概述。

(一)病原学检测

病原学检测技术主要包括粪便检查、血液检查、排泄物与分泌物检查、组织活检及动物接种和体外培养等。病原学检查结果是寄生虫病确诊的依据,是诊断寄生虫病的"金标准"。

1.粪便检查

粪便检查是人体寄生虫学诊断中最基本、最常用的检测方法。通过粪便可以确诊 20 多种原虫和 50 多种蠕虫及某些医学节肢动物。

(1)标本要求:粪便必须新鲜、足量(一般为 5~10 g),无尿液污染,送检时间一般不超过 24 h。在检查肠内原虫滋养体时,最好立即进行检查,或暂存在 35~37 ℃的条件下待查。盛粪便容器必须洁净,检查时,操作者要严格按照粪检程序操作。

(2)检查方法:①直接涂片法。直接涂片法可用于检查蠕虫卵、原虫的包囊及滋养体等,若连续做三次涂片,可提高检出率。直接涂片法简便快捷,主要包括生理盐水直接涂片法、碘液染色直接涂片法和金胺-酚-改良抗酸染色法等。②改良加藤厚涂片法。该方法既可定性又可定量,适用于蠕虫卵的检查。③浓聚法。浓聚法主要包括沉淀法和浮聚法。沉淀法主要用于检测比重大于水的多数原虫包囊和蠕虫卵,而浮聚法主要用于检测比重较小的钩虫卵、微小膜壳绦虫卵及某些原虫包囊(见图 20-13)。④幼虫孵化法。某些虫卵在适宜条件下能孵出幼虫,可用肉眼或放大镜观察,从而进行诊断或提高检出率,并可用于虫种鉴定。该法主要包括钩蚴培养法和毛蚴孵化法。⑤肛门拭子法。该法主要用于检查蠕形住肠线虫卵和带绦虫卵,主要包括透明胶带拭子法和棉签拭子法。⑥带绦虫孕节检查。用清水将绦虫节片清洗干净,置于两张载玻片之间,轻轻压平,镜检;也可用注射器插入孕节片子宫内注入墨汁或卡红液,镜检。

2.血液检查

血液检查是诊断疟疾、丝虫病最常用的方法。方法是采耳垂、指尖等外周血,用薄血膜法和厚血膜法进行制片(见图 20-14),然后进行吉姆萨和瑞氏染色后镜检。间日疟原虫感染应在发作数小时内采血,恶性疟原虫感染应在发作初期采血。丝虫微丝蚴检查,采血时间为晚上 9 时至凌晨 2 时。当血中的微丝蚴数量少时,还可以采用离心浓集法和活微丝蚴浓集法。

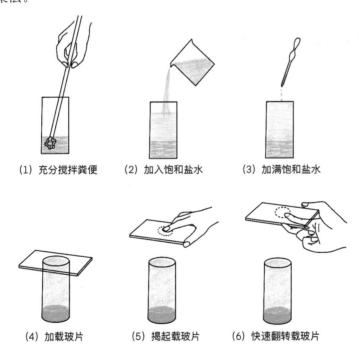

(1) 充分搅拌粪便　　(2) 加入饱和盐水　　(3) 加满饱和盐水

(4) 加载玻片　　(5) 揭起载玻片　　(6) 快速翻转载玻片

图 20-13　饱和盐水漂浮法

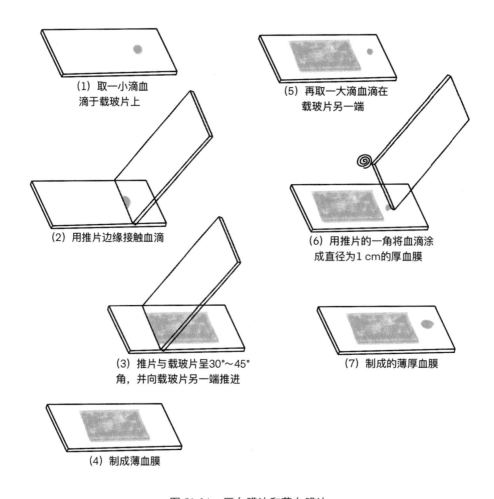

(1) 取一小滴血
滴于载玻片上

(5) 再取一大滴血滴在
载玻片另一端

(2) 用推片边缘接触血滴

(6) 用推片的一角将血滴涂
成直径为1 cm的厚血膜

(3) 推片与载玻片呈30°~45°
角，并向载玻片另一端推进

(7) 制成的薄厚血膜

(4) 制成薄血膜

图 20-14　厚血膜法和薄血膜法

3. 排泄物与分泌物检查

取痰液、尿液、鞘膜积液、阴道分泌物及前列腺液、十二指肠液及胆汁和脑脊髓液等直接镜检或者离心浓集后取沉淀镜检。

4. 组织活检

对于寄生于皮肤、皮下组织、肌肉、淋巴结、组织器官中的寄生虫，可采用组织活检和穿刺的方法进行取材、涂片和观察；利什曼原虫无鞭毛体可通过髂骨穿刺的方法对骨髓穿刺物进行检查确诊。

5. 动物接种和体外培养

有些寄生虫可以通过动物接种和体外培养的方法进行检测。刚地弓形虫可采取动物接种的方法进行检查：取疑似患者的脑脊液、淋巴结组织液或死亡不久的畸形胎儿脑组织液 1 mL 注入小鼠（以昆明鼠为最佳）腹腔。待小鼠发病后，抽取腹腔液，同时取肝、脾及脑做涂片，镜检。阴道毛滴虫可采用体外培养的方法检查：取阴道分泌物或前列腺液接种于肝浸汤培养基中，置于 37 ℃的培养箱中培养 1~2 天，取沉淀涂片镜检。

（二）免疫学检测

免疫学检测是借助寄生虫抗原和宿主抗体在体外特异性结合后会出现的各种现象，对样品中的抗原或抗体进行定性、定量及定位检测。该方法有沉淀反应、凝集反应以及标记抗原或抗体进行的免疫反应，主要包括免疫荧光法、放射免疫分析法及酶联免疫分析法，可用于多种寄生虫病的免疫诊断。

（三）分子生物学检测

核酸分子探针、聚合酶链式反应、单克隆抗体、基因芯片及 DNA 测序等分子生物学技术都可应用于多种寄生虫病的诊断。

思考题：

1. 简述 ELISA 技术的种类和应用。
2. 简述细胞膜表面蛋白的常用检测方法。
3. 简述病原微生物的常用检测手段。
4. 简述寄生虫的常用检测方法。

（朱法良　周亚滨　周春雪）

主要参考文献

[1]JANEWAY C A Jr. Immunobiology[M]. 9th ed. New York and Abingdon: Garland Science Publishing,2017.

[2]GOLDSBY R,KINDT T J,OSBORNE B A. Kuby immunology[M]. 8th ed. New York：McGraw-Hill,2018.

[3]ABBAS A K, LICHTMAN A H, PILLAI S. Cellular and molecular immunology[M]. 9th ed. Philadelphia：Elsevier,2018.

[4]MALE D,BROSTOFF J, ROITT I. Immunology[M]. 13th ed. Philadelphia：Elsevier,2016.

[5] OPAL S M. A brief history of microbiology and immunology [M] In: ARTENSTEIN A. Vaccines：A Biography. New York：NY. Springer, 2010.

[6]STANLEY A P,Walter A O,Paul A O. Vaccine[M]. 2 版. 北京：人民卫生出版社,2017.

[7] KENNETH J R. Sherris medical microbiology[M]. 7th ed. New York：McGraw-Hill, 2018.

[8]STEFAN R. Jawetz, Melnick & Adelberg's medical microbiology[M]. 28th ed. New York：McGraw-Hill, 2019.

[9]WARREN L. Review of medical microbiology & immunology：a guide to clinical infectious diseases[M]. 16th ed. New York：McGraw-Hill, 2020.

[10]PANIKER C K J. Paniker's textbook of medical parasitology[M]. 7th ed. New Delhi：Jaypee Brothers Medical Publisher, 2013.

[11]GERALD D, SCHMIDT, LARRY S. Roberts' foundations of parasitology [M]. 9th ed. New York：McGraw-Hill, 2013.

[12] DUBEY J P. Toxoplasmosis of animals and humans[M]. 2nd ed. Boca Raton：CRC Press Taylor & Francis Group, 2010.

[13] RICHARD V G, HAZEL M D, MARK Z, et al. MIMS' medical microbiolo-

gy and immunology[M]. 6th ed. London:Elsevier,2019.

[14]TIFFANY L A, KIM M, CHRISTOPHER C K. Immunology and microbiology[M]. New York:Kaplan,2017.

[15]SASAI M, YAMAMOTO M. Innate, adaptive, and cell-autonomous immunity against Toxoplasma Gondii infection[J]. Exp Mol Med. 2019,51(12):1-10.

[16]KURUP S P, BUTLER N S, HARTY J T. T cell-mediated immunity to Malaria[J]. Nat Rev Immunol,2019,19(7):457-471.

[17]曹雪涛. 医学免疫学[M]. 7版. 北京:人民卫生出版社,2018.

[18]马春红. 医学免疫学[M]. 4版. 北京:高等教育出版社,2020.

[19]曹雪涛,何维. 医学免疫学[M]. 3版. 北京:人民卫生出版社,2015.

[20]李凡,徐志凯. 医学微生物学[M].9版. 北京:人民卫生出版社,2018.

[21]李明远,徐志凯. 医学微生物学[M].3版. 北京:人民卫生出版社,2015.

[22]殷国荣,王中全. 医学寄生虫学[M].5版. 北京:科学出版社,2018.

[23]吴观陵. 人体寄生虫学[M].4版. 北京:人民卫生出版社,2013.

[24]诸欣平,苏川. 人体寄生虫学[M]. 9版. 北京:人民卫生出版社,2018.

[25]詹希美. 人体寄生虫学[M]. 5版. 北京:人民卫生出版社,2001.